DICTIONNAIRE
DE MÉDECINE.

DE L'IMPRIMERIE DE T.-F. RIGNOUX,
Imprimeur de l'Académie royale de Médecine,
rue des Francs-Bourgeois-Saint-Michel, n° 8.

DICTIONNAIRE

DE MÉDECINE,

PAR MM. ADELON, BÉCLARD, BIETT, BRESCHET, CHOMEL, H. CLOQUET, J. CLOQUET, COUTANCEAU, DESORMEAUX, FERRUS, GEORGET, GUERSENT, LAGNEAU, LANDRÉ-BEAUVAIS, MARC, MARJOLIN, MURAT, ORFILA, PELLETIER, RAIGE-DELORME, RAYER, RICHARD, ROCHOUX, ROSTAN, ROUX, ET RULLIER.

TOME ONZIÈME.

HÉMÉ—HYST.

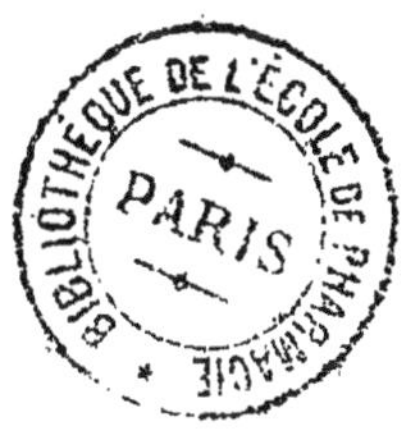

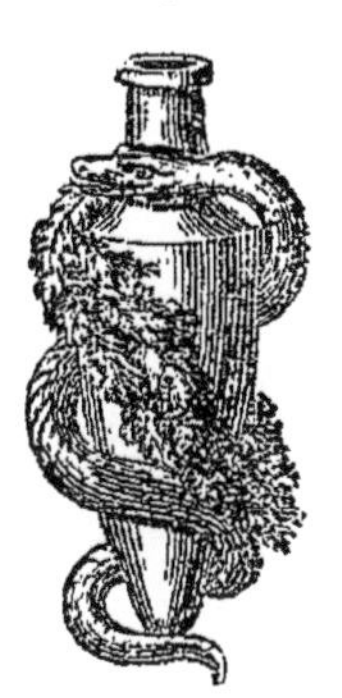

A PARIS,

CHEZ BÉCHET JEUNE,

LIBRAIRE DE L'ACADÉMIE ROYALE DE MÉDECINE,
place de l'École de Médecine, nº 4.

NOVEMBRE 1824.

DICTIONNAIRE DE MÉDECINE.

HEM.

HÉMÉRALOPIE, s. f., *hemeralopia*, *visus diurnus*, *amblyopia crepuscularis*, *cæcitas nocturna*, *dysopia tenebrarum*; de ἡμέρα, jour, et de ὀπτόμαι, voir; vue de jour. On désigne communément par cette dénomination une affection dans laquelle il y a diminution ou abolition presque complète de la faculté de voir pendant le temps que le soleil est sous l'horizon, tandis que la vue s'exerce d'une manière parfaite lorsque cet astre éclaire le lieu où se trouve le malade. Quelques auteurs ont prétendu que le mot *héméralopie*, dérivé de ἡμέρα, jour, α privatif, ἀλόω, user, et ὤψ, œil, et signifiant privation de l'usage des yeux pendant le jour, s'appliquait à une maladie tout opposée, à la nyctalopie, qui, par la même raison, exprimerait ce que nous comprenons ici sous le nom d'*héméralopie;* mais cette dernière étymologie n'est pas admise, et presque tous les auteurs ont adopté la première.

L'héméralopie est souvent précédée de céphalalgie et d'étourdissement. M. Boyer l'a vue succéder à une douleur et à un engourdissement d'un membre, qui cessaient pendant le jour et reparaissaient chaque soir. Tantôt l'affection est peu marquée dès le principe : le malade éprouve vers l'approche de la nuit une diminution de la vue qui, baissant progressivement dans chaque accès, finit par s'éteindre après plusieurs jours; tantôt il est tout à coup privé de la faculté de distinguer les objets pendant le crépuscule; le lendemain il recouvre la vue avec le lever du soleil; et la cécité se reproduit chaque soir. Dans la plupart des cas, la cécité n'est qu'incomplète. Le malade aperçoit une lumière peu éloignée, il distingue les corps brillans placés à quelque distance de lui. D'autres fois, ce qui est plus rare, la clarté de la lune, la lumière artificielle la plus vive ne font aucune impression sur l'œil. Ce qu'il y a de particulier dans l'affection qui nous occupe, c'est que les malades voient aussi bien que toute autre personne lorsque des nuages épais voilent le soleil et rendent le jour très-obscur, et qu'ils cessent de distinguer les objets quand cet astre disparaît de l'horizon, quoique par la réflexion de la lumière répandue dans l'atmosphère ces objets soient encore très-éclairés. Aussi l'héméralope distingue-t-il le moment où le soleil s'élève sur notre horizon et celui où il en disparaît dans des temps nébuleux qui rendent ce passage inappréciable pour le reste des hommes.

Dans le plus grand nombre des cas, les yeux ne présentent aucune lésion manifeste; les humeurs ont conservé leur transparence : quelquefois la pupille est un peu dilatée; ses oscillations sont moins rapides que de coutume.

Certains symptômes, qui ne sont point inséparables cependant de l'héméralopie, accompagnent souvent cette affection. Ainsi une douleur ou une pesanteur de tête qui augmente vers le soir, des étourdissemens, surtout lorsque la tête est baissée, des signes de pléthore ou d'embarras gastrique, coïncident fréquemment avec l'héméralopie. Cette maladie se prolonge rarement au delà de trois ou quatre mois, même lorsqu'elle est abandonnée à elle-même. Elle cesse ordinairement après quelques jours de traitement. Elle est assez sujette à revenir chaque année à la même époque.

Les causes de l'héméralopie ne sont pas très-bien connues. Si l'on en juge par les circonstances où cette affection s'est principalement manifestée, on serait tenté de l'attribuer à l'influence du froid et de l'humidité. Elle se montre épidémiquement chez les marins et les soldats de terre. On a remarqué que ceux que l'on plaçait en sentinelle dans des lieux bas et humides, exposés à l'ouest ou au midi, en étaient principalement atteints; tandis qu'elle épargnait les sentinelles postées dans des endroits secs et élevés, et jouissant d'une exposition contraire. Les matelots ou les soldats de marine qui s'exposent pendant la nuit à l'inclémence de l'air, en sont fréquemment affectés. L'héméralopie est endémique dans certains lieux. M. R. Chamseru a décrit celle qui se manifeste tous les printemps dans le village de Saint-Martin, près la Roche-Guyon, et dans celui de Follainville qui en est voisin. Ces deux villages, bornés au nord par une montagne de carbonate de chaux, sont exposés aux vents de sud-ouest et embrassés par une anse de rivière qui en augmente l'humidité.

L'affection commence au mois de mars et disparaît peu à peu en juillet; elle cesse ordinairement vers le milieu d'août. Elle attaque les individus de tous les âges, à l'exception de la première enfance, et exclusivement les gens qui vivent du travail de leurs mains. Les femmes y sont moins sujettes que les hommes, ce qui tient probablement à la différence des travaux. Un vingtième de la population est atteint d'héméralopie dans le village de Saint-Martin. La proportion est plus grande dans le village de Follainville. Dans celui-ci, la maladie attaque plus du dixième de ses habitans. La cécité nocturne s'est montrée dans une pension de Paris, située au sud-ouest et exposée à des vapeurs marécageuses. Sauvages rapporte qu'une épidémie a été observée aux environs de Montpellier. Enfin on prétend que l'héméralopie est très-commune à la Chine, où la culture du riz nécessite de vastes inondations et entretient une humidité constante. Malgré tous ces faits qui tendent à prouver l'influence du froid et de l'humide sur le développement de l'héméralopie, on peut croire qu'il existe quelqu'autre influence qui n'a point encore été appréciée, car on s'expose très-souvent à ces causes sans qu'elles produisent la maladie qu'on attribue à leur action, et beaucoup de lieux ont une exposition semblable à celle des villages de Saint-Martin et de Follainville sans être frappés de la même maladie. Le froid et l'humidité sont des causes très-communes, et l'héméralopie est loin d'être observée fréquemment.

La nature ou cause prochaine de l'héméralopie est fort obscure. On a attribué cette affection à la diminution de sensibilité de la rétine. M. Demours croit qu'elle a son siége dans le cerveau et qu'elle a quelque analogie avec la berlue ou ce qu'on a nommé *imaginations*. D'autres ont pensé que la cécité nocturne était le résultat d'une disposition particulière des humeurs de l'œil qui se raréfient et deviennent transparentes par la chaleur du jour, se condensent et deviennent troubles pendant la nuit. Cette dernière explication est peu probable. L'examen attentif des yeux ne laisse apercevoir aucun trouble dans la transparence des humeurs. Quant aux premières opinions, il est difficile de décider si la diminution de la faculté de voir tient à une lésion de la rétine, du nerf optique ou de la partie de l'encéphale destinée à la perception de la lumière; et lors même que des observations d'anatomie comparée apprendraient de quelle organisation dépend le singulier phénomène de l'héméralopie (on sait en effet que chez certains oiseaux la vue devient très-confuse vers le soir, tandis que chez d'autres elle ne s'exerce avec perfection qu'après le coucher du soleil), il resterait à déterminer le genre d'influence qu'exerce la présence du soleil sur l'horizon, indépendamment de la lumière plus ou moins vive que cet astre répand. L'héméralopie paraît différer assez de l'amaurose dite idiopathique; dans celle-ci on distingue d'autant mieux les objets qu'ils sont plus éclairés par la lumière naturelle ou artificielle; et l'incurabilité fréquente de cette dernière maladie est un nouveau caractère différentiel.

Le traitement de l'héméralopie consiste à combattre la pléthore et la congestion sanguine vers la tête, si elles existent, par les saignées générales ou locales, et l'embarras gastrique par les vomitifs. On dirigera aussi vers les yeux des vapeurs stimulantes, comme dans le cas d'amaurose. Si ces moyens ne suffisent point pour faire disparaître la maladie, ou ne paraissent pas devoir être préalablement mis en usage, on pourra avoir recours à une méthode dont l'expérience a, dit-on, consacré les succès, et qui doit probablement ses avantages à la révulsion puissante qu'elle détermine sur le conduit digestif. Elle devra d'ailleurs être modifiée d'après les diverses circonstances d'âge, de constitution, de maladie, dans lesquelles se trouve l'héméralope. On prescrit d'abord deux ou trois grains de tartre émétique. Après l'action du vomitif, on fait prendre une décoction sudorifique de gaïac, de sassafras, de squine et de salsepareille; et le soir on applique un vésicatoire à la nuque ou derrière chaque oreille. On répète tous les deux jours, pendant la première semaine, le vomitif. Puis on donne alternativement un émétique et un purgatif, ou tous les deux jours un éméto-cathartique, dont la dose est déterminée par l'effet qu'il produit. Il faut qu'il occasione des vomituritions et quelques évacuations alvines. C'est dans ce but qu'on administre huit à dix pilules aux adultes, et chez les enfans une à deux pilules composées d'un dixième de grain de tartre stibié, et de deux ou trois grains de jalap ou de scammonée.

M. Demours, qui voyait dans les attaques périodiques de l'héméralopie quelque analogie avec les fièvres et les affections qui se manifestent par accès à des heures réglées, a inutilement employé le quinquina dans quelques cas. (RAIGE DELORME.)

HÉMICRANIE, s. f., *hemicrania*, de ἡμισυς, moitié, et κρανίον, crâne. Variété de la céphalalgie, dans laquelle la douleur occupe une moitié, à peu près, de la tête. *Voyez* CÉPHALALGIE.

HÉMIOPIE, HÉMIOPSIE, s. f., *visus dimidiatus;* de ἥμισυς, demi, et ὄπτομαι, voir. On donne ce nom à une affection de l'organe de la vue, dans laquelle on ne distingue que la moitié des objets, ou plutôt l'une des parties inférieure, supérieure, latérale ou centrale des objets. Ce trouble de la vision est fort rare et n'est connu que par quelques faits dont quelques-uns demanderaient peut-être encore à être vérifiés. Presque tous ont été observés chez des personnes atteintes d'hypocondrie ou de quelque affection nerveuse. Une femme était sujette à l'hémiopie, surtout pendant sa grossesse; mais le phénomène durait peu de temps. Un jeune homme hypocondriaque, occupé à peindre une miniature qu'il fixait attentivement, vit tout à coup les objets se confondre et se couvrir d'un nuage. Bientôt tout ce qu'il considérait lui parut coupé par la moitié; il ne voyait que la moitié des objets, qu'il se servît des deux yeux ou d'un seul œil. Ce phénomène disparut sans aucun traitement après une heure ou deux. D'autres fois l'on ne distingue que les objets qui se trouvent dans la direction de l'axe optique, ou bien sur les côtés de cet axe. Un religieux fut pris tout à coup, pendant le carême, d'un mal de tête violent, et peu après d'un affaiblissement progressif de la vue. Il ne voyait que les objets peu distans de lui et placés dans la direction de l'axe visuel. Des syllabes qui composent un mot, il ne distinguait que la première. Il ne voyait à la fois qu'une personne parmi deux ou plusieurs qui se promenaient ensemble. Cette affection résista aux remèdes employés. On cite quelques autres observations analogues.

L'hémiopie paraît dépendre d'une paralysie partielle de la rétine. Toutefois les faits ne sont pas assez nombreux pour qu'on puisse se prononcer sur sa nature. Elle se rapproche sous beaucoup de rapports de l'affection décrite sous le nom de *berlue* et par conséquent aussi de l'*amaurose*. Chez une femme qui présenta le phénomène de l'hémiopie, l'amaurose succéda et fut remplacée, après quelques évacuations, par le premier état de la vue. Si l'on avait à remédier à l'hémiopie, on devrait employer un traitement analogue à celui de la berlue et de l'amaurose.

HÉMIPLÉGIE, HÉMIPLEXIE, s. f., *hemiplegia, hemiplexia*, de ἥμισυς, moitié, et πλήσσω, frapper. Paralysie d'une moitié latérale du corps. *Voyez* PARALYSIE.

HÉMISPHÈRE, s. m., *hemisphœrium.* Les anatomistes appellent *hémisphère du cerveau et du cervelet* les deux moitiés latérales de cet organe, bien qu'elles n'aient pas exactement la figure indiquée par cette expression. (A. B.)

HÉMITRITÉE, s. f., *hemitritæa*, de ἥμισυς, demi, et τριταῖος, tierce; demi-tierce. L'idée la plus nette qu'on puisse se former de l'hémitritée, d'après ce qu'en ont dit les pathologistes théoriciens depuis Galien jusqu'à Forestus et Sauvages, nous la représente comme le résultat de la complication d'une fièvre quotidienne avec une tierce, et paraissant sous des formes variées. Sauvages regarde l'hémitritée comme une espèce de fièvre continue dont le paroxysme revient tous les jours, et commence de deux jours l'un par un grand frisson, comme si la tierce, dit-il, était compliquée de la quotidienne continue. Il distingue la vraie hémitritée qui se termine en sept jours de la fausse hémitritée qui est moins intense et dure plus long-temps; il appelle cette dernière *amphimerina pseudo-hemitritæus* : c'est l'*hemitritæus nothus* de Galien.

Ainsi un accès chaque jour, un second accès plus intense de deux jours l'un, l'invasion des deux accès du même jour souvent distincte et même assez éloignée; d'autres fois, au contraire, les accès assez rapprochés pour que les symptômes de l'un se confondent avec ceux de l'autre : telle est la marche qui a donné lieu de regarder l'hémitritée comme composée d'une quotidienne rémittente ou intermittente et d'une tierce intermittente ou rémittente. L'une ou l'autre de ces fièvres commence assez souvent seule, et la seconde ne vient s'y joindre qu'au quatrième ou cinquième jour : de même l'une des deux se termine ordinairement avant l'autre; le plus souvent c'est la tierce. Les différens modes de combinaison de ces fièvres donnent quatre espèces possibles : 1° tierce intermittente et quotidienne rémittente (vraie semi-tierce du premier ordre de Galien); 2° tierce rémittente et quotidienne intermittente (vraie semi-tierce du deuxième ordre de Galien); 3° tierce rémittente et quotidienne rémittente (grande hémitritée des modernes; Galien ne l'admet pas comme semi-tierce); 4° tierce intermittente et quotidienne intermittente (petite hémitritée de Spigellius).

Rarement la terminaison de l'hémitritée est parfaite du quatorzième au vingtième jour; le plus communément elle est suivie de récidive, et la durée de la maladie, en calculant les rechutes et les autres suites, va souvent à soixante jours, et plus souvent encore à quatre-vingts, et quelquefois au delà, s'il faut en croire les auteurs qui en ont traité. Elle se convertit fréquemment vers le vingtième jour en fièvre simple rémittente ou intermittente de la nature de l'une des fièvres composantes. Mais souvent aussi celle qui avait cessé paraît et disparaît alternativement pendant quelque temps; elle se termine souvent par des sueurs et des flux de ventre. Son traitement sera exposé quand nous traiterons des fièvres intermittentes. *Voyez* ce mot. (COUTANCEAU.)

HÉMOPHTHISIE, s. f.; mot employé par quelques médecins, soit par corruption, comme synonyme d'*hémoptysie*, soit pour désigner la phthisie qui survient à la suite d'hémoptysies abondantes. C'est un terme vicieux qui ne se trouve pas dans les ouvrages écrits correctement. (CHOMEL.)

HÉMOPTOIQUE, HÉMOPTYIQUE, HÉMOPTYSIQUE, *hæmoptoïcus*, *hæmoptyicus*, *hæmoptysicus*, qui crache du sang, qui est affecté d'hémoptysie. *Voyez* ce mot.

HÉMOPTYSIE, s. f., *hæmoptysis*, de αἷμα, sang, et de πτύω, je crache. Ce mot, qui signifie dans son acception étymologique, *crachement de sang*, est généralement employé aujourd'hui pour désigner l'hémorrhagie de la membrane muqueuse qui tapisse les voies aériennes, depuis le larynx jusqu'aux dernières ramifications des bronches. Quelques auteurs ont proposé de substituer à ce mot celui de *pneumonorrhagie*, qui, bien que plus exact, aurait l'inconvénient de n'être pas applicable aux hémorrhagies de la trachée-artère et du larynx.

L'hémoptysie reconnaît en partie les mêmes causes que les autres hémorrhagies (*voyez* HÉMORRHAGIES); elle a aussi des causes spéciales que nous allons exposer.

Elle se montre le plus souvent chez des sujets âgés de quinze ans à trente-cinq : les vieillards n'en sont pas entièrement à l'abri; mais ils y sont beaucoup moins exposés que les jeunes gens. Les enfans n'en sont peut-être jamais atteints. L'hémoptysie est l'hémorrhagie de la jeunesse, comme l'épistaxis est celle de l'enfance; souvent on la voit succéder à celle-ci chez le même individu. Les personnes nées de parens hémoptoïques y sont, toutes choses égales d'ailleurs, plus exposées que les autres. On a observé aussi que l'hémoptysie était plus fréquente parmi les sujets d'un tempérament sanguin, d'une constitution faible, d'un caractère irritable, mais plus spécialement encore parmi ceux qui sont disposés à la phthisie pulmonaire; car la présence de tubercules dans les poumons est une des causes les mieux constatées de l'hémorrhagie de la membrane muqueuse des bronches. Une pression prolongée ou habituelle sur le ventre peut aussi disposer à cette hémorrhagie, sans doute en diminuant la quantité de sang qui pénètre dans cette région, et en augmentant celle qui se porte vers la poitrine. C'est ainsi qu'on a expliqué l'hémoptysie que Stoll vit survenir dans le cours d'une hydropisie ascite; hémoptysie qui cessa après la ponction, et reparut avec la distension du ventre. C'est encore ainsi qu'on a expliqué la fréquence des hémoptysies chez certains ouvriers qui, comme les tailleurs, ont le tronc fléchi fortement en avant, et chez les femmes dont le buste entier est comprimé dans un corset; mais ici la gêne des mouvemens respiratoires, et par suite de la circulation du sang dans les poumons, concourt nécessairement au développement de l'hémorrhagie.

Parmi les causes occasionelles propres à l'hémoptysie, il faut ranger les efforts violens des muscles de la respiration, et toutes les actions qui exigent ces efforts; telles que la déclamation, la lecture à haute voix long-temps soutenue, les cris, l'éternument, une toux violente, un rire prolongé, l'action de jouer d'un instrument à vent. Un effort quelconque pour soulever un fardeau, pour excréter l'urine ou les matières fécales, pour accoucher, etc., peut aussi devenir la cause occasionelle d'une hémoptysie. Il faut joindre à ces causes les coups, les chutes sur le thorax; l'inspiration d'un air très-chaud ou très-froid, de vapeurs irritantes, âcres, telles que celles qui émanent des substances minérales. Une cause encore très-évidente de l'hémoptysie est une diminution considérable de la pesanteur de l'air; diminution qui peut être produite par un changement survenu dans l'atmosphère, ou dépendre de ce qu'en s'élevant à une grande hauteur, le sujet s'est placé sous une colonne d'air beaucoup plus légère.

Diverses maladies, soit des poumons, soit même de quelques autres viscères, peuvent encore favoriser la production de l'hémorrhagie qui nous occupe. Nous avons déjà signalé l'influence trop certaine des tubercules pulmonaires; des catarrhes bronchiques très-fréquens, une toux sèche et convulsive, peuvent aussi concourir à son développement, quoique avec beaucoup moins d'énergie. Il en est de même des maladies du cœur, et particulièrement de celles des cavités droites, qui portent un trouble spécial dans la circulation pulmonaire. Stoll et quelques autres médecins ont encore observé que l'hémoptysie était quelquefois liée à cette affection de l'estomac, qu'on a nommée depuis *embarras gastrique*, et qu'elle ne cédait qu'aux moyens propres à combattre ce dernier. Enfin, on a supposé que la présence des vers dans les intestins pouvait devenir la cause déterminante d'un crachement de sang; mais cette *hémoptysie vermineuse* n'est point admise aujourd'hui.

L'exhalation de sang dans les bronches a quelquefois lieu brusquement, sans phénomènes qui l'annoncent; le besoin de tousser et l'expectoration d'une certaine quantité de sang sont les premiers accidens qu'éprouve le malade; mais ce n'est guère que chez les sujets qui ont déjà eu plusieurs hémoptysies que cette affection survient ainsi, sans aucun trouble préalable dans l'exercice des fonctions. Dans le plus grand nombre des cas, elle est précédée d'un certain nombre de phénomènes qui, sans annoncer clairement l'affection qui va survenir, indiquent un dérangement actuel de l'économie, et font craindre l'apparition d'un mal plus sérieux. Ces phénomènes sont une sensation pénible, une pesanteur, un malaise, une sorte de tension, et plus souvent de la chaleur dans toute la poitrine ou dans une partie de son étendue, quelquefois seulement derrière le sternum ou entre les épaules, la gêne de la respiration, une toux sèche, quelquefois un goût salé dans la bouche. A ces phénomènes locaux se joignent quelques phénomènes généraux, tels qu'un léger refroidissement des tégumens et surtout des extrémités, des lassitudes, des alternatives de pâleur et de rougeur de la face, la limpidité de l'urine, la céphalalgie, des palpitations, et quelquefois l'accélération du pouls.

Lorsque le sang est exhalé dans les bronches, il n'est pas toujours transmis immédiatement au dehors : sa présence dans les voies aériennes donne lieu à quelques symptômes qu'on a rangés à tort parmi les signes précurseurs de l'hémorrhagie, et qui précèdent seulement l'expectoration du sang déjà exhalé. Ces symptômes sont un bouillonnement dans l'intérieur de la poitrine et dans la trachée-artère, un bruissement produit par l'air qui se mêle avec le sang et l'agite dans les mouvemens successifs d'inspiration et d'expiration, une dyspnée plus considérable que celle qui avait lieu avant que le sang fût exhalé.

Le sang contenu dans les bronches en est expulsé de plusieurs manières. 1° Dans le plus grand nombre des cas, sa présence dans les voies aériennes provoque la toux, et celle-ci en détermine l'expulsion, comme celle des crachats muqueux : le sang, parvenu dans le pharynx, est poussé dans la bouche par expuition ; et de là au dehors. 2° Dans les cas où le sang est exhalé rapidement et en abondance dans les bronches, il les remplit subitement, et met un si grand obstacle à la respiration, que le malade éprouve une anxiété extrême, une sorte de suffocation. Les muscles expirateurs se contractent alors d'une manière convulsive ; les poumons sont comprimés de toutes parts avec force ; le sang contenu dans les bronches est poussé dans la trachée, dans le pharynx, et s'échappe par flots de l'ouverture de la bouche, et quelquefois des narines. Dans quelques cas même, le chatouillement que ce liquide exerce sur la membrane du pharynx et de l'arrière-bouche provoque le vomissement, de sorte que les matières contenues dans l'estomac viennent se mêler au sang projeté des bronches. 3° Dans d'autres cas où la quantité de sang exhalé est très-peu considérable, il arrive quelquefois que ce liquide remonte peu à peu, jusque dans le pharynx, sans avoir provoqué la toux, et qu'une simple expuition le pousse au dehors. Ce mode d'excrétion du liquide est assez difficile à concevoir, surtout dans la position verticale. Quelques médecins ont supposé, il est vrai, qu'alors l'hémorrhagie avait son siége dans le larynx ; mais cette supposition, que rien ne confirme, n'expliquerait pas encore l'ascension du sang. Il me semble, au contraire, qu'on peut la concevoir en tenant compte à la fois, 1° de la forme des conduits aériens, qui, de très-étroits qu'ils sont à leur origine, deviennent successivement plus larges jusqu'à leur réunion dans la trachée ; 2° de la compression à laquelle ils sont soumis dans la poitrine, à chaque effort expirateur ; 3° de la légèreté spécifique qu'acquiert le sang mêlé avec l'air ; 4° enfin et surtout de la différence de durée entre l'inspiration et l'expiration : celle-ci étant plus courte, l'air sort des voies aériennes avec plus de vitesse qu'il n'y entre, et doit communiquer aux matières contenues dans les bronches et la trachée un mouvement d'ascension plus fort que le mouvement opposé que leur imprime l'air inspiré.

Tels sont les trois principaux modes d'expulsion du sang exhalé dans les bronches : le premier a lieu quand l'hémorrhagie est médiocre; le second, quand elle est très-considérable; le troisième, dans la condition opposée : on les observe quelquefois successivement tous les trois dans une même hémoptysie.

Le sang qui vient des voies aériennes a des caractères particuliers, qui sont surtout très-remarquables lorsque l'hémorrhagie est médiocrement intense : il est alors constamment écumeux et d'un rouge vermeil, deux conditions qui paraissent dépendre de son mélange avec l'air atmosphérique. Si l'hémorrhagie est très-abondante, le sang qui s'échappe est souvent pur et ne contient pas d'air. Lorsque le sang est en très-petite quantité et qu'il séjourne plusieurs heures dans les bronches avant d'être expulsé, il prend quelquefois une couleur noirâtre; ce phénomène n'est pas rare au déclin de toutes les hémoptysies, quelque abondantes qu'elles aient été dans le principe. Du reste, la quantité de sang est très-variable : tel malade ne rejette que deux ou trois crachats de sang, tel autre en expectore plusieurs livres. Pendant tout le cours de l'hémorrhagie, le malade éprouve le bouillonnement dans la poitrine, la dyspnée, et les autres phénomènes qui indiquent la présence du sang dans les bronches.

Parmi les symptômes généraux qui accompagnent l'hémoptysie, quelques-uns dépendent de la perte même du sang, d'autres de l'influence que la vue de ce liquide et la crainte du danger exercent sur l'esprit du malade. Ces derniers sont communément beaucoup plus prononcés dans les premières hémoptysies que dans celles qui viennent ensuite, parce que le malade se flatte qu'elles se termineront de même. La pâleur subite, les tremblemens, la précipitation du pouls, les défaillances, les syncopes, qui surviennent chez des sujets qui n'ont rejeté que quelques crachats isolés, sont manifestement dus à l'influence d'une imagination effrayée. Les mêmes symptômes peuvent dépendre de l'hémorrhagie elle-même, lorsqu'ils ne se montrent qu'après une perte de sang considérable. D'autres symptômes, tels que la rougeur de la face, la force et la fréquence du pouls, la céphalalgie, qui accompagnent quelques hémoptysies actives, sont indépendans de toute influence morale. Il en est, à plus forte raison, de même de quelques symptômes qui n'apparaissent que secondairement, tels que la pâleur de la peau, la faiblesse de tous les organes, l'inappétence, l'amaigrissement, la fréquence du pouls, qui ne peuvent être rapportés qu'à l'hémorrhagie elle-même, ou à la lésion anatomique qui l'a produite, et quelquefois aussi aux moyens thérapeutiques qu'on lui a opposés.

L'hémorrhagie des voies aériennes a une marche fort variable chez les divers sujets : tel malade rejette, dans l'espace de quelques heures, deux ou trois crachats de sang; après quoi l'hémorrhagie cesse pour un temps plus long : tel autre éprouve une hémoptysie aussi légère, mais elle se répète tous les matins pendant plusieurs jours : chez un autre il survient d'abord quelques crachats isolés, puis des flots de sang, pendant quelques secondes; puis, à des intervalles de quelques heures, de simples gorgées, auxquelles succèdent quelques crachats isolés, souvent noirâtres : tel autre sera pris soudainement d'une hémoptysie très-abondante, qui cessera complétement le jour même. Il est un assez grand nombre de cas dans lesquels l'hémoptysie se prolonge pendant des semaines, quelquefois même pendant des mois, en se reproduisant à des intervalles de quelques jours, soit sans cause connue, soit par l'effet de quelque imprudence, et notamment par l'action de parler, de crier, de tousser, de se mouvoir. Au bout d'un temps variable, elle cesse, au moins momentanément, soit d'elle-même et par le seul effet du sang déjà perdu, soit par le secours des émissions sanguines, d'une diète rigoureuse et d'un repos plus ou moins complet; soit enfin par une nouvelle direction imprimée au sang par l'apparition d'une autre hémorrhagie. Il est très-rare qu'une hémoptysie produise immédiatement la mort; cette terminaison, quand elle a lieu, peut être due, soit à l'abondance du sang exhalé, comme dans toute autre hémorrhagie, soit à l'asphyxie produite par le sang contenu dans les bronches, genre de mort propre à l'hémorrhagie qui nous occupe.

La plupart des individus qui ont éprouvé une hémoptysie, en ont une ou plusieurs autres dans le cours de leur vie. Chez quelques-uns, l'hémorrhagie se reproduit à des intervalles semblables : cette périodicité n'est pas rare chez les femmes dont les règles sont supprimées : on l'a observée également chez quelques hommes hémorrhoïdaires; mais, dans la plupart des cas, l'hémoptysie reparaît à des intervalles irréguliers, soit sous l'influence de quelqu'une des causes occasionelles que nous avons énumérées, soit sans cause apparente. Le plus grand nombre de ceux qui ont eu une et surtout plusieurs hémoptysies abondantes, finissent par succomber à la phthisie pulmonaire ; bien que, jusqu'à l'époque où l'hémoptysie a eu lieu, plusieurs n'aient offert aucun symptôme qui pût annoncer, ou seulement faire soupçonner la présence de tubercules dans leurs poumons.

L'hémoptysie se présente, comme les autres hémorrhagies, sous des formes variées : elle peut être active ou passive; elle peut être supplémentaire d'une hémorrhagie habituelle qui a été supprimée ; peut-être est-elle quelquefois accidentelle, bien qu'il soit difficile de supposer qu'elle puisse être indépendante de toute prédisposition. (*Voy.* HÉMORRHAGIE.) Relativement à son siége, on l'a distinguée en *laryngée*, *trachéale* et *bronchique*. L'*apoplexie pulmonaire* de M. Laennec peut encore être rapportée, comme on le verra, aux variétés de cette affection ; enfin, relativement aux causes et au traitement, l'*hémoptysie bilieuse* de Stoll constitue une des formes les plus remarquables. Parmi ces variétés, quelques-unes exigent une description particulière.

L'hémoptysie laryngée et trachéale a été admise par analogie, plutôt qu'établie sur des observations précises. On a pensé que, dans les cas où, sans avoir éprouvé ni bouillonnement, ni dyspnée, ni autre sensation pénible dans la poitrine, les malades rejetaient quelques crachats écumeux et vermeils, précédés seulement de chatouillement et de chaleur au larynx et à la trachée, il était rationnel d'admettre que l'hémorrhagie avait eu lieu dans ces derniers organes ; et l'on a pensé que si, à la suite d'une semblable hémoptysie, il ne survenait aucun symptôme de phthisie pulmonaire, cette circonstance était propre à confirmer encore dans l'opinion que le sang avait été exhalé ailleurs que dans les ramifications bronchiques. On ne doit admettre cette variété qu'avec la réserve du doute.

M. Laennec a donné le nom d'*apoplexie pulmonaire* à une sorte d'exhalation de sang qui a lieu dans le parenchyme pulmonaire lui-même, et qu'on rencontre spécialement chez les sujets qui sont morts pendant ou peu après une hémoptysie considérable. Une oppression très-forte, une toux accompagnée de beaucoup d'irritation au larynx, et quelquefois de douleurs vives dans la poitrine, l'expectoration abondante d'un sang rutilant et spumeux, la fréquence du pouls, qui est le plus souvent large et vibrant, sont des signes qui peuvent être communs à la simple hémoptysie bronchique, et à celle qui est accompagnée d'une hémorrhagie dans le parenchyme pulmonaire. Il reste donc seulement deux signes indiqués par M. Laennec, comme propres à distinguer pendant la vie cette dernière affection, savoir, 1° l'absence de respiration dans une petite étendue du poumon; 2° un râle muqueux à bulles très-grosses, qui semblent se dilater en parcourant les bronches, et se crever par excès de distension; tandis que, dans le râle muqueux de la simple hémorrhagie bronchique, les bulles ne sont pas aussi abondantes. De ces deux signes, le premier me paraît devoir manquer le plus souvent; car toutes les fois que l'espèce d'endurcissement du poumon qui caractérise l'apoplexie sera situé profondément (ce qui doit arriver souvent), ou qu'il n'aura qu'une étendue très-petite, un pouce cube, par exemple, ce qui est le plus ordinaire, l'absence de respiration ne sera pas perceptible, et l'on méconnaîtra la lésion. Le second signe ne me paraît pas plus certain; car le volume et l'abondance des *bulles* dépendent de l'hémoptysie qui accompagne l'endurcissement pulmonaire, et non de cet endurcissement lui-même. L'erreur, au reste, ou, pour mieux dire, l'incertitude n'est point préjudiciable au malade; car ici, sans aucun doute, l'affection principale est l'hémorrhagie de la membrane muqueuse.

L'hémoptysie bilieuse a été particulièrement observée par Stoll; plusieurs praticiens distingués, et entre autres M. Landré-Beauvais, ont eu aussi occasion de la rencontrer. Voici ce que dit Stoll à ce sujet : « Quelquefois l'hémoptysie existe sans fièvre, et avec les symptômes gastriques les plus marqués; les malades crachent du sang pur... Le vomitif arrête aussi sûrement cette hémoptysie qu'il fait cesser les affections bilieuses qui règnent en même temps. C'est une vérité fondée sur l'observation fidèle et exacte d'un nombre considérable de faits. »

Le diagnostic de l'hémoptysie présente deux points principaux : 1° distinguer si le sang que crache un malade vient des voies aériennes; 2° lorsque le sang vient des bronches ou de la trachée, déterminer s'il est dû à une simple exhalation ou à une lésion organique du tissu pulmonaire?

Le sang qui sort de la bouche, qu'il soit craché ou qu'il s'en échappe par flots, peut venir de la bouche elle-même, des fosses nasales, des bronches ou de l'estomac. Nous avons indiqué ailleurs les signes auxquels on peut distinguer l'hémoptysie de l'hématémèse (*voyez* ce dernier mot); nous ne les répèterons pas ici. Il n'est pas rare de rencontrer des individus qui, voyant dans leurs crachats quelques stries ou quelques taches de sang provenant de la bouche ou des fosses nasales, croient avoir un crachement de sang, c'est-à-dire une hémoptysie. Il est généralement facile de reconnaître l'origine du sang qui vient de la bouche elle-même. Un examen attentif des diverses parties de cette cavité fait presque toujours apercevoir le point d'où sort le sang ; de plus, ce liquide est vermeil, mais il n'est point mêlé d'air comme celui qui provient des voies aériennes. Quant au sang qui est exhalé dans les fosses nasales, il s'écoule presque toujours à la fois, s'il est abondant, par les narines et par les ouvertures postérieures, en sorte qu'il ne peut pas y avoir d'incertitude sur son origine; quand il est exhalé en petite quantité, il peut s'écouler seulement en arrière ; mais alors il est presque toujours noirâtre, parce qu'il a séjourné quelque temps sur le voile du palais avant d'être expulsé : il n'est point mêlé d'air ; et presque toujours enfin dans les heures qui précèdent ou qui suivent ce *faux crachement de sang*, on aperçoit quelques taches semblables dans les matières qui sortent des narines. Un cas assez difficile pour le diagnostic serait celui d'une véritable hémorrhagie bronchique chez un enfant qui avalerait le sang à mesure que la toux le pousserait des bronches dans le pharynx. Mais il faut se rappeler d'abord que l'hémoptysie est une maladie, pour ainsi dire, inconnue à cet âge ; et ensuite on peut croire que dans ce cas, s'il survenait, comme cela n'est pas rare, un vomissement, on pourrait reconnaître dans les matières vomies le sang spumeux des bronches, comme on y reconnaît quelquefois les crachats que l'enfant a avalés.

Le second point relatif au diagnostic est de déterminer si l'hémoptysie est idiopathique ou symptomatique. Les principales affections qui peuvent donner lieu à l'hémoptysie symptomatique sont : 1° la rupture d'un anévrysme de l'aorte ou de l'artère pulmonaire dans les bronches ou la trachée ulcérées ; 2° une ulcération du parenchyme pulmonaire et des vaisseaux qui le traversent. 3° L'hémoptysie survient aussi dans quelques affections qui semblent exiger le concours de quelque autre cause pour la produire; telle est celle qui a lieu dans quelques anévrysmes du cœur, telle est surtout celle qui a lieu si fréquemment chez les sujets dont les poumons contiennent des tubercules encore crus. — La rupture d'un anévrysme artériel dans la trachée ou dans une des bronches est presque toujours suivie immédiatement de la mort, et alors il n'y a pas lieu à établir de diagnostic. Mais quelquefois il en est autrement; le sang ne s'échappe qu'en très-petite quantité du sac anévrysmal, au travers des caillots fibrineux qui le doublent, et l'hémoptysie médiocrement abondante qui en résulte pourrait être regardée comme idiopathique, si par l'examen attentif de toutes les circonstances passées et présentes on ne reconnaissait l'existence d'un anévrysme artériel. (*Voyez* ANÉVRYSMES *internes.*)—L'ulcération du parenchyme pulmonaire qui succède à la fonte des tubercules donne lieu à des hémoptysies quelquefois graves et rarement mortelles : le diagnostic n'offre jamais alors d'obscurité. — Quant à l'hémoptysie qui a lieu chez des sujets atteints de tubercules pulmonaires commençans, elle tient le milieu entre les hémorrhagies idiopathiques et celles qui sont symptomatiques. (*Voyez* HÉMORRHAGIES.) On doit ici avoir présent à l'esprit ce résultat de l'observation, que le plus grand nombre de ceux qui ont des hémoptysies, et surtout des hémoptysies abondantes, finissent par devenir phthisiques; la marche ultérieure de la maladie peut seule, au reste, dans la plupart des cas, fixer l'opinion du médecin.

L'hémoptysie est généralement et avec raison regardée comme une maladie grave. On cite quelques cas dans lesquels elle aurait formé la crise d'une maladie dangereuse; on a parlé d'hémoptysies actives, dans lesquelles la perte du sang n'aurait fait que diminuer la quantité surabondante de ce liquide et rétablir l'équilibre dans l'économie; mais de tels faits sont si rares, qu'ils confirment l'opinion générale plutôt qu'ils ne lui sont contraires. S'il n'existe pour ainsi dire pas d'hémoptysie salutaire, on doit toutefois reconnaître que cette hémorrhagie n'a pas toujours des conséquences fâcheuses. On rencontre un assez grand nombre de personnes qui ont eu dans le cours de leur vie une ou plusieurs hémoptysies, et qui n'en sont pas moins parvenues à un âge fort avancé. On sait aussi que l'hémoptysie qui succède à la suppression des règles ou de quelque autre hémorrhagie habituelle est le plus souvent exempte de danger. On pense généralement que des hémoptysies légères, éloignées, survenues à la suite d'une cause extérieure manifeste, chez des sujets qui n'ont aucune disposition apparente à la phthisie pulmonaire, ne peuvent donner lieu qu'à des inquiétudes fort vagues. Enfin, comme on a pu le voir par l'exposition de cette maladie, l'hémoptysie n'est point généralement dangereuse par elle-même, mais à raison de la lésion organique à laquelle elle est le plus souvent liée et dont elle est quelquefois le seul indice. Une première hémoptysie effraie davantage le malade que ne le feront les suivantes; le médecin au contraire devient en général d'autant plus inquiet que l'hémorrhagie s'est reproduite plus souvent. Cette règle néanmoins n'est pas sans exception; et lorsque, par exemple, un individu a eu pendant cinq, dix, quinze ans, des hémoptysies plus ou moins fréquentes, sans qu'aucun autre symptôme grave se soit joint à celui-là, l'hémoptysie devient alors beaucoup moins inquiétante qu'elle n'a dû l'être dans le principe.

L'anatomie pathologique, qui a fort peu éclairé l'histoire des hémorrhagies (*voyez* ce mot), a fourni quelques faits importans relativement à celle qui nous occupe. Non-seulement elle a fait connaître que le plus souvent l'hémoptysie était liée à une altération organique des poumons, mais encore elle a montré que dans quelques cas (ceux d'apoplexie pulmonaire) le sang était exhalé dans le parenchyme pulmonaire lui-même, en même temps qu'à la surface libre de la membrane muqueuse des bronches: un des poumons présente alors un endurcissement circonscrit d'un à quatre pouces cubes, offrant dans l'endroit où on l'incise une couleur rouge-noir très-foncé, et une surface granulée, d'où l'on peut enlever en raclant avec le scalpel un peu de sang noir et coagulé; quelquefois même on trouve au centre un caillot d'un certain volume. Cette lésion diffère de l'hépatisation en ce qu'elle est plus homogène, et que le tissu du poumon n'offre pas les lignes noires qui restent apparentes dans la pneumonie. Quant à la membrane des bronches, on l'a trouvée quelquefois rouge, comme les autres membranes qui ont été le siége d'hémorrhagies.

L'hémoptysie réclame en général une méthode active de traitement: on doit se proposer de la suspendre promptement quand elle existe, et d'en prévenir le retour quand elle a cessé.

Le médecin appelé auprès d'un malade actuellement atteint

d'hémoptysie, doit d'abord chercher à le rassurer par quelques paroles et surtout par l'air de calme avec lequel il l'aborde. Il lui recommande de se tenir assis, position dans laquelle le sang afflue moins vers la poitrine; il lui fait ôter les vêtemens qui pourraient gêner l'ampliation de cette partie; il fait rafraîchir l'air au besoin et éloigne à cet effet de la chambre les personnes dont la présence n'est pas nécessaire. Il recommande au malade le repos le plus complet; l'immobilité des mains elles-mêmes, et à plus forte raison un silence absolu. Il l'engage à résister le plus possible au désir de tousser, à ne céder qu'au besoin. Il est presque toujours nécessaire d'ouvrir immédiatement la veine : la pâleur de la face, la petitesse du pouls, le refroidissement même, ne sont pas des contre-indications suffisantes quand l'hémoptysie est récente, et que la quantité de sang expectorée n'est pas très-considérable : en effet, comme nous l'avons vu, ces phénomènes sont dus alors à l'effroi du malade et non à l'hémorrhagie; il en est autrement lorsque l'hémoptysie a duré long-temps, qu'une grande quantité de sang a été perdue, que le malade est d'une constitution très-faible, etc. Lorsque la saignée est indiquée, celle du bras est généralement préférable, parce qu'à raison de la grandeur des veines, on peut tirer plus de sang dans un temps donné, et en connaître exactement la quantité, deux conditions fort importantes et qui manquent dans la saignée du pied. Toutefois quelques circonstances particulières, telles que la suppression des règles ou l'insuffisance reconnue de la saignée du bras, pourraient faire recourir soit primitivement soit secondairement à la saignée du pied. Souvent une première saignée est insuffisante, il en faut pratiquer une ou plusieurs autres à de courts intervalles, et ne s'arrêter que quand l'état du pouls, de la chaleur et des mouvemens, ne permettent plus d'y recourir. Si les signes particuliers fournis par l'auscultation faisaient connaître l'existence simultanée de l'apoplexie pulmonaire, on devrait, s'il était possible, user de la saignée avec plus d'énergie encore que dans la simple hémoptysie : suivant M. Laennec, le danger est alors plus grand que dans les cas ordinaires.

Lorsque le sang rejeté est en très-petite quantité et que le sujet est d'une constitution faible, on peut se dispenser de la saignée générale et se borner à l'application d'un certain nombre de sangsues à l'anus ou aux jambes; en plaçant alors quelques ventouses sur les piqûres des sangsues, on obtient au besoin une quantité de sang plus grande et l'on opère une révulsion plus forte. Dans des cas plus légers encore, toute espèce d'évacuation sanguine peut être omise ou ajournée, et les moyens diététiques être seuls indiqués. Dans tous les cas, on doit prescrire l'usage des boissons fraîches, gommées, émulsionnées, des pédiluves et des manuluves rendus irritans avec la moutarde, les cendres ou l'acide muriatique; les ligatures appliquées aux membres, les ventouses sèches, offrent aussi quelque avantage et ne doivent point être négligées.

Si l'hémoptysie se prolonge sans que la quantité de sang soit considérable, on a recours aux boissons astringentes, telles que l'eau de riz, la solution de sirop de grande consoude ou de grenade, qu'on rend acides avec le suc de citron, l'eau de rabel, l'alun; au petit lait aluminé, aux bols astringens préparés avec la conserve de rose, le cachou, la gomme kino, l'extrait de simarouba, de quinquina, et spécialement de ratanhia ; la poudre, l'extrait, et la teinture de digitale pourprée ont été employés avec des succès divers dans les cas où le pouls conservait de la fréquence. L'établissement d'un vésicatoire à une cuisse ou sur la poitrine même, suivant la méthode de Mertens, est encore un moyen utile dans ce cas, où l'hémoptysie passe en quelque sorte à l'état chronique.

Lorsque dès son principe ou dans un espace de temps très-court, ou même après une durée de quelques jours, ce qui est moins ordinaire, l'hémorrhagie devient si abondante que l'existence du malade est actuellement ou très-prochainement menacée, il faut, si l'état des forces ne permet pas ou ne permet plus de tirer du sang, recourir à des moyens d'un autre ordre : ces moyens sont à l'extérieur, d'une part, les applications froides, la glace même sur la poitrine; et d'autre part, les topiques chauds, les rubéfians aux extrémités; à l'intérieur les boissons glacées, les limonades minérales. Ces moyens sont aussi ceux qu'on devrait employer dès le début et sans attendre que la quantité de sang expectorée fût considérable, chez des sujets épuisés par les privations et les fatigues, ou parvenus à une période avancée d'une maladie chronique ou même aiguë. Il est peu d'autres circonstances où l'hémoptysie soit véritablement passive dès son principe.

Plusieurs autres circonstances doivent apporter quelques modifications au traitement de l'hémoptysie. Lorsqu'elle remplace une autre hémorrhagie, c'est surtout à rappeler celle-ci qu'il faut s'attacher. On devrait dans ce but appliquer des sangsues le plus près possible de la surface qui fournissait habituellement du sang, à l'anus, dans l'intérienr des narines, à la vulve, lorsque le crachement de sang succède aux hémorrhoïdes, à l'épistaxis, aux menstrues supprimées. Dans ce dernier cas la saignée du pied a eu quelquefois des effets très-remarquables, comme dans un fait observé par Frank, où la réapparition des règles eut lieu pendant le temps même que le sang coulait de la veine saphène : mais le plus souvent ce n'est qu'en agissant pendant un certain nombre de jours, quelquefois même de mois, qu'on parvient à rendre au sang sa première direction. — Lorsque l'hémoptysie succède à la disparition d'une maladie rhumatismale ou exanthématique, l'application d'un topique rubéfiant ou vésicant sur l'endroit qu'occupait l'affection primitive est toujours indiquée. — Lorsque le crachement de sang survient à la suite d'une violente secousse morale, dont l'effet qui persiste encore tend à entretenir, à augmenter même l'hémorrhagie, les antispasmodiques les plus doux, tels que l'infusion de fleurs de tilleul émulsionnée, l'eau distillée de fleurs d'oranger, et, quand le spasme est très-grand, une petite dose d'opium, sont autant de moyens auxquels on ne doit pas négliger de recourir. Si l'hémoptysie se réproduisait sous un des types propres aux fièvres intermittentes, comme on en trouve quelques exemples dans les auteurs, on devrait recourir avec confiance au fébrifuge par excellence, qui est aussi le remède spécifique de toutes les affections qui se montrent avec la périodicité de ces fièvres. — Enfin un des cas les plus délicats, comme nous l'avons vu, est celui où l'hémoptysie est liée à un embarras gastrique et où les saignées sont sans effet pour l'arrêter; nul doute alors qu'on ne doive, d'après *l'exemple* bien plus que d'après *l'autorité* de quelques praticiens justement célèbres, recourir au vomitif.

Dans tout le cours d'une hémoptysie, les malades doivent être soumis à un régime plus ou moins sévère selon l'intensité de l'hémorrhagie. L'abstinence doit être absolue dans les hémoptysies considérables; on ne permet guère que l'usage du lait froid coupé ou pur dans celles qui sont médiocres. Lorsque le sang est arrêté, il importe que le silence, le repos et la diète soient observés pendant un temps proportionné à la durée et à l'intensité de l'hémorrhagie. On était autrefois beaucoup plus sévère sur ce point que nous ne le sommes généralement aujourd'hui. Tout individu qui avait craché du sang était astreint à garder un silence et un repos absolus pendant quarante jours : cet espace de temps était regardé comme nécessaire à la cicatrisation du vaisseau qu'on supposait rompu dans la poitrine. Depuis que cette opinion est tombée en désuétude, on s'est beaucoup trop relâché sur les précautions qu'on employait pour prévenir une nouvelle hémoptysie ; et sans vouloir adopter pour tous les cas le précepte trop rigoureux des médecins qui nous ont précédés, je pense que les malades qui ont craché du sang doivent être soumis pendant plusieurs semaines, et plus, suivant les cas, à un régime très-sévère.

Deux points principaux et très-distincts doivent appeler l'attention du médecin à la suite de l'hémoptysie : 1° prévenir une nouvelle hémorrhagie ; 2° éloigner toutes les circonstances qui pourraient favoriser la production ou accélérer la marche des tubercules pulmonaires : le très-grand nombre des cas dans lesquels les symptômes de la phthisie se montrent chez les hémoptoïques, justifiera aux yeux de tous les praticiens l'importance de ce précepte.

Pour remplir la première indication, on doit d'abord placer le malade dans les conditions hygiéniques les plus propres à prévenir la pléthore, et à imprimer à la disposition hémorrhagique une direction différente, en l'appelant vers des organes où elle offre moins de danger. Ces moyens sont les mêmes que pour les autres hémorrhagies. (*Voyez* ce mot). Quant aux moyens proposés pour prévenir ou retarder le développement des tubercules pulmonaires, ils sont, comme on ne le sait que trop, impuissans dans le plus grand nombre des cas; on ne doit cependant pas négliger ceux auxquels l'expérience semble avoir accordé un certain degré d'action, tels que l'habitation dans une vallée chaude et sèche, et mieux encore dans un pays méridional; l'usage de la laine appliquée immédiatement sur la peau; un exercice doux à pied, à cheval; la diète lactée ou du moins l'usage du lait de vache ou d'ânesse le matin à jeun ; une attention scrupuleuse à éviter les violens efforts de la respiration, et l'impression du froid sur le corps en général, sur la poitrine et aux pieds en particulier. Quant à quelques autres moyens tels que les voyages sur mer, préconisés par Gilchrist, ils n'ont pas été essayés dans un assez grand nombre de cas pour que leur valeur soit bien appréciée. (CHOMEL.)

HÉMORRHAGIE, s. f. *hæmorrhagia;* de *αἷμα*, sang, et de *ῥήγνυμι*, je romps. Ce mot, qui, dans son sens étymologique, exprime l'idée d'un écoulement de sang dû à une solution de continuité, est souvent employé dans les écrits d'Hippocrate, pour désigner l'épistaxis, la plus fréquente, sans contredit, de toutes les hémorrhagies. Il a aujourd'hui une acception beaucoup plus étendue : tout écoulement du sang hors des vaisseaux destinés à le contenir, est une hémorrhagie, quels que soient d'ailleurs les causes de ce phénomène et le lieu où il s'opère, qu'il s'écoule au dehors ou qu'il s'épanche dans quelque partie intérieure du corps.

Les affections nombreuses comprises aujourd'hui sous cette dénomination offrent entre elles des différences très-remarquables. Les unes sont le résultat d'une lésion manifeste des conduits dans lesquels le sang circule; les autres ont lieu sans altération sensible qui puisse les expliquer. Les premières sont distinguées en hémorrhagies traumatiques et symptomatiques; les autres, auxquelles Stahl avait donné le nom d'hémorrhagies *actives*, sont généralement connues aujourd'hui sous celui d'hémorrhagies *spontanées* ou *idiopathiques*. Les hémorrhagies *traumatiques* sont le résultat accidentel de l'action d'un corps vulnérant ou de toute autre violence extérieure; elles sont du domaine de la chirurgie. Les hémorrhagies spontanées sont toutes du ressort de la médecine. Quant aux hémorrhagies *symptomatiques*, elles reconnaissent pour cause une maladie dont elles sont l'effet, comme la gangrène, l'ulcération cancéreuse ou tuberculeuse d'un organe, quelquefois une phlegmasie; elles ne peuvent être le sujet d'une description particulière; elles appartiennent à l'histoire de chacune des maladies qui peuvent les produire.

Cette division des hémorrhagies en spontanées, symptomatiques et traumatiques, bien que très-juste en elle-même, n'est pas toujours d'une application facile au lit des malades. Une hémorrhagie abondante de la membrane muqueuse des bronches ou de l'estomac survient tout à coup chez un homme qui jusqu'alors avait offert tous les signes de la santé; l'hémorrhagie cesse, mais les fonctions des poumons ou de l'estomac ne se rétablissent pas, et, au bout d'un temps plus ou moins long, le sujet présente tous les symptômes qui annoncent l'existence de tubercules dans les poumons, ou d'une dégénérescence cancéreuse de l'estomac. L'hémorrhagie n'est pas, à proprement parler, symptomatique; car, en admettant qu'il existât quelques tubercules dans les poumons lors du crachement de sang, il est au moins fort probable que ces tubercules n'étaient pas ulcérés, et qu'aucune rupture des vaisseaux n'a eu lieu à cette époque. Mais, d'un autre côté, il est à peu près certain que la lésion qui sans doute existait déjà dans les poumons et l'estomac, a été pour quelque chose dans l'hémorrhagie; car les hémorrhagies de ces organes sont excessivement rares lorsqu'ils ne sont pas atteints d'une lésion de ce genre; cette hémorrhagie n'est donc pas non plus idiopathique; elle semble avoir un caractère mixte. Il en est à peu près de même de la division des hémorrhagies en traumatiques et en spontanées : il n'est pas rare de rencontrer des cas dans lesquels l'écoulement de sang paraît appartenir à ces deux ordres généralement très distincts; l'épistaxis qui, chez un sujet accoutumé à cette hémorrhagie, est provoquée par l'action physique du doigt introduit dans les narines, le flux hémorrhoïdal qui succède à l'expulsion de fèces endurcies, peuvent dépendre ou d'une déchirure, ou d'une exhalation morbide, ou de ces deux causes réunies, sans que le plus souvent il soit possible de déterminer si l'écoulement du sang est dû à toutes deux, ou à une d'elles seulement.

§ I. *Hémorrhagies spontanées* ou *idiopathiques*. — Les canaux de toute espèce dans lesquels circule le sang présentent ce phénomène remarquable, qu'ouverts de toutes parts, soit pour recevoir les liquides absorbés, soit pour verser les produits des sécrétions, ils ne laissent point échapper le sang dans l'état de santé, si ce n'est dans quelques conditions déterminées et à des époques fixes; dans la menstruation, par exemple. Mais ce qui n'a pas lieu chez l'homme sain se montre fréquemment chez l'homme malade, et l'on voit le sang suinter des mêmes surfaces qui, dans l'état naturel, fournissent le mucus ou la sueur, sans qu'aucune lésion appréciable aux sens puisse expliquer l'écoulement de ce liquide. Une des circonstances les plus remarquables de l'histoire de ces maladies, c'est qu'elles sont propres à l'espèce humaine, et que les animaux qui s'en rapprochent le plus n'y sont point sujets, bien que l'anatomie ne montre dans la disposition de leurs vaisseaux aucune différence qui puisse expliquer ce fait.

De tous les tissus *élémentaires* qui entrent dans la composition du corps humain, le tissu muqueux est celui dans lequel les hémorrhagies sont le plus fréquentes ; le tissu lamineux, quelques viscères, comme les poumons, le cerveau, et plus rarement les membranes séreuses et la peau, en sont aussi quelquefois le siége. Est ce à la structure essentiellement vasculaire des membranes muqueuses qu'il faut, avec quelques auteurs, attribuer la disposition spéciale de ces membranes aux hémorrhagies ? la consistance du liquide qu'elles sécrètent dans l'état sain est-elle pour quelque chose dans ce phénomène, et peut-on supposer que les vaisseaux destinés à exhaler le mucus soient plus propres à donner passage au sang que ceux qui fournissent des liquides plus ténus, comme la sueur ou la sérosité ? Nous ne pensons pas qu'il soit possible, dans l'état actuel de la science, de répondre d'une manière positive à ces questions ; nous nous bornerons à faire remarquer qu'il existe dans l'économie quelques tissus qui paraissent plus vasculeux encore, tels que les corps caverneux, la rate, et d'autres qui fournissent des liquides plus épais, tels que les membranes synoviales, dans lesquels les hémorrhagies sont très-rares.

L'étiologie des hémorrhagies spontanées est fort obscure. On ignore entièrement quel est le changement intime qui les produit directement, et quelles sont les causes indirectes qui amènent ce changement lui-même. Tout ce qu'on sait à cet égard se réduit à quelques-unes des conditions qui favorisent les hémorrhagies ; mais la condition principale, celle sans laquelle toutes les autres sont sans effet, ne nous est pas connue.

Tout ce qui augmente la quantité, le volume ou la vitesse du sang, peut concourir à la production d'une hémorrhagie. Les principales causes propres à produire l'un de ces trois effets sont l'usage d'alimens trop abondans ou trop nutritifs (*voyez* PLÉTHORE), le repos inaccoutumé, la suppression, la simple diminution des évacuations habituelles, l'éloignement de celles qui sont périodiques ; l'amputation d'un membre, l'augmentation considérable de la chaleur par l'élévation de la température atmosphérique, par le séjour dans un lieu très-chaud, par des vêtemens épais, par l'usage des liqueurs alcoholiques, du café ; une émotion vive, telle que la joie ou la colère ; une marche forcée, une course rapide, un effort considérable ou tout autre exercice violent ; une diminution rapide dans le poids de l'atmosphère. A ces causes il faut joindre l'influence qu'exerce dans la production de quelques hémorrhagies le genre de vie, les saisons, les climats, les âges, etc. Dans les saisons froides et dans les climats septentrionaux, les hémorrhagies ont surtout lieu par le rectum, la vessie et l'utérus, parties qui sont à l'abri de l'action du froid; dans l'été et dans les pays chauds, les hémorrhagies ont le plus fréquemment lieu par le nez et les bronches, qui sont plus immédiatement exposés à l'action de l'air. Dans l'enfance, le sang s'échappe ordinairement par la membrane pituitaire; dans l'adolescence et la jeunesse, par la membrane muqueuse des poumons; dans l'âge mûr, par celle du rectum, de la vessie ou de l'utérus : l'hémorrhagie cérébrale, presque inconnue aux autres âges, est une maladie commune dans la vieillesse.

Du reste la fréquence des hémorrhagies n'est pas à beaucoup près la même aux diverses époques de la vie. Ces affections sont en général plus communes et plus abondantes vers la fin de l'accroissement qu'à tout autre âge; elles le sont moins dans l'adolescence et l'âge adulte; elles sont rares dans la vieillesse; elles n'ont presque jamais été observées dans la première enfance, époque sans doute où l'hématose, quelque active qu'elle puisse être, suffit à peine à l'accroissement. Les deux sexes n'y sont pas également exposés : les femmes, qui, dans l'état sain, sont sujettes à un écoulement périodique de sang, paraissent être, comme l'ont avancé plusieurs auteurs, plus exposées que les hommes à toute espèce d'hémorrhagie, et surtout aux hémorrhagies les plus rares. — Les hémorrhagies sont communément sporadiques. Il n'est pas sans exemple de les observer à la fois chez beaucoup d'individus; et sans parler de la célèbre épidémie de Breslaw, dans laquelle les enfans avaient des épistaxis, les adultes des hémoptysies, les vieillards des hémorrhoïdes, il est d'observation qu'au printemps les hémorrhagies sont beaucoup plus fréquentes que dans les autres saisons.

Les hémorrhagies surviennent encore comme phénomènes accidentels dans quelques maladies, et spécialement dans le début des fièvres graves. Il est de toute vraisemblance qu'elles sont dues alors aux mêmes causes morbifiques qui dérangent l'harmonie de toutes les fonctions. Elles sont moins importantes en elles-mêmes que relativement aux signes pronostiques qu'elles fournissent : on sait, en effet, que ces hémorrhagies sont généralement suivies d'un accroissement notable dans l'intensité des symptômes, et que dans les cas où elles se répètent fréquemment, elles font craindre une terminaison funeste. Il en est autrement de celles qui surviennent dans la violence de la maladie, elles sont souvent suivies d'une amélioration très-marquée, quelquefois même de la cessation complète des principaux symptômes; elles portent alors le nom d'*hémorrhagies critiques.*

Les symptômes des hémorrhagies diffèrent à raison d'un grand nombre de circonstances, et particulièrement à raison de leur siége, soit dans une partie qui s'ouvre à l'extérieur, soit dans l'intérieur d'un organe : dans le premier cas, il y a écoulement du sang au dehors; dans le second, épanchement de ce liquide dans un parenchyme ou dans une cavité. Il est rare que l'œil du médecin puisse atteindre la partie qui fournit le sang et voir ce liquide transsuder. Le plus souvent il n'apparaît au dehors qu'après avoir parcouru un certain trajet; il sort par l'ouverture naturelle du conduit dans lequel l'hémorrhagie s'est opérée.

Considéré en lui-même sous le rapport de ses qualités et de sa quantité, le sang qui s'écoule peut être rouge ou noir, liquide ou caillé, pur ou mêlé de diverses substances gazeuses, liquides ou solides. Le plus souvent il est homogène, parce qu'il s'est coagulé à mesure qu'il a été excrété; mais lorsqu'il est rejeté tout à coup en grande abondance, il peut offrir une séparation de ses élémens semblable à celle que présente le sang tiré des veines : un caillot plus ou moins solide nage au milieu d'une certaine quantité de sérosité, et quelquefois même se recouvre d'une couenne assez épaisse. — Sa quantité varie à l'infini, elle peut n'être que de quelques gouttes, elle peut s'élever à plusieurs livres, à quelques pintes même; presque jamais elle n'est évaluée avec précision, et la plupart des malades l'estiment en général beaucoup au delà de ce qu'elle est en réalité : de là ces observations publiées dans quelques recueils de médecine, de malades qui auraient perdu dans un temps assez court une quantité de sang supérieure au poids de tout leur corps.

A cet écoulement se joint un trouble plus ou moins grand dans les fonctions de l'organe qui est le siége de l'hémorrhagie, et de ceux que le sang traverse avant de parvenir au dehors. Si ce liquide est versé dans une partie qui ne communique pas à l'extérieur, les phénomènes de compression sont souvent les seuls qu'on observe. — Dans tous les cas, l'écoulement du sang hors des vaisseaux destinés à le contenir, produit une faiblesse qui dépend à la fois de l'abondance du sang, de la rapidité avec laquelle il s'écoule, de l'organe dans lequel l'hémorrhagie a lieu, et de la force du sujet. Si toutefois cette quantité est médiocre et le sujet robuste, les forces n'en sont pas diminuées, quelquefois même le malade se sent plus dispos qu'auparavant ; mais si l'hémorrhagie est plus abondante, elle donne lieu à la pâleur de la face, à la diminution de la contractilité musculaire, à l'affaiblissement du pouls, au refroidissement des extrémités ; à un degré plus considérable encore, elle produit des vertiges, des tintemens d'oreilles, des sueurs froides, des défaillances, des syncopes et quelquefois des mouvemens convulsifs. Quelques-uns de ces phénomènes peuvent dépendre de l'influence qu'exerce l'idée du péril sur le moral du malade, plutôt que de l'affaiblissement produit par la perte du sang : c'est ce qu'on observe en particulier dans le crachement de sang.

La durée des hémorrhagies n'a rien de fixe, elle varie depuis quelques secondes jusqu'à plusieurs mois, plusieurs années même. Souvent on ne peut l'estimer que d'une manière approximative, soit parce que le sang est épanché dans un tissu d'où il ne peut pas être transmis au dehors, soit parce qu'avant d'être excrété il séjourne pendant un certain temps dans les conduits qu'il doit parcourir. La terminaison est presque toujours heureuse dans les hémorrhagies idiopathiques.

Un des points les plus remarquables de l'histoire des hémorrhagies est leur tendance à se reproduire, soit dans le même organe, soit dans des organes différens. Cette tendance est commune à toutes, et le nombre des cas dans lesquels une hémorrhagie ne s'est montrée qu'une fois, chez un même sujet, est fort petit. Cette disposition paraît due principalement à la permanence de la cause qui a produit une première hémorrhagie et qui doit en produire d'autres ; mais on doit reconnaître aussi que des hémorrhagies antérieures sont une cause active d'hémorrhagies nouvelles : et ce qui le prouve, c'est que des évacuations accidentelles ou artificielles de sang, répétées un certain nombre de fois, surtout à des intervalles à peu près semblables, amènent le besoin de nouvelles pertes et provoquent des hémorrhagies chez des personnes qui, jusque-là, n'y avaient pas été sujettes. Quelques hémorrhagies se reproduisent à des intervalles exactement semblables, d'autres sans s'assujétir à aucun type. Les unes se montrent à des intervalles très-éloignés, une ou deux fois chaque année, par exemple; les autres, comme l'épistaxis, peuvent se répéter chaque jour plusieurs fois, pendant tout le cours d'une ou de plusieurs saisons. Un autre caractère des hémorrhagies est la facilité avec laquelle elles se succèdent et se remplacent réciproquement, soit dans les divers âges de la vie, soit dans un espace de temps très-court. Ces métastases hémorrhagiques ont quelquefois lieu sans cause manifeste; mais quelquefois aussi une observation attentive conduit à reconnaître dans ces transformations l'influence de deux ordres de causes dont les unes agissent en éloignant le sang des organes vers lesquels il affluait habituellement, tandis que d'autres l'appellent vers tel autre organe. L'application de topiques froids sur les tumeurs hémorrhoïdales et une forte contention d'esprit ont quelquefois expliqué la suppression des hémorrhoïdes et la production de l'apoplexie.

Lorsque des hémorrhagies abondantes se reproduisent un grand nombre de fois à de courts intervalles et pendant un temps considérable, elles déterminent dans la constitution des changemens très-sensibles : l'action de tous les organes s'affaiblit, et particulièrement celle des organes locomoteurs; la peau devient pâle, terne, demi-transparente, quelquefois verdâtre; la chaleur diminue; les pulsations artérielles sont molles; le sang qui s'écoule des veines ou qui s'échappe spontanément des vaisseaux capillaires est pâle, séreux, à peine coagulable, semblable, suivant l'expression des malades, à de la lavure de chair. Si les malades succombent, le sang qu'on trouve dans les gros vaisseaux offre les mêmes qualités, et sa quantité est beaucoup moins considérable qu'à l'ordinaire; il existe chez eux une véritable anémie.

Tels sont les *phénomènes communs* qu'on observe dans toutes les hémorrhagies. Des *phénomènes particuliers* ont lieu dans certaines hémorrhagies, à raison des conditions spéciales dans lesquelles elles ont lieu, selon, par exemple, qu'elles paraissent dues à un excès de force ou à un état de faiblesse (hémorrhagies *actives* ou *passives*), à une disposition spéciale de l'économie, ou à une cause extérieure (hémorrhagies *constitutionnelles* ou *accidentelles*).

1° Les hémorrhagies *actives* surviennent chez les sujets jeunes, robustes, vivant dans la bonne chère et l'oisiveté, et sous l'influence des causes propres à produire une véritable pléthore.

L'exposition à la chaleur, une émotion vive, un exercice violent, en sont quelquefois les causes occasionelles; mais le plus souvent elles se montrent par le seul effet des causes prédisposantes, et sans qu'aucune circonstance extérieure en provoque actuellement l'apparition. Elles sont souvent annoncées par un ensemble de phénomènes auxquels les auteurs ont donné le nom d'*effort* hémorrhagique (*molimen hæmorrhagicum*). Le sujet éprouve d'abord un état général de malaise, des douleurs vagues et obscures qui se concentrent peu à peu vers l'organe qui doit être le siége de l'hémorrhagie. Une série de phénomènes locaux, tels qu'un sentiment de pesanteur, de tension ou de chatouillement, une chaleur plus ou moins vive, et dans quelques cas une intumescence et une rubéfaction légères, la distension des veines, l'augmentation de force des battemens artériels, indiquent clairement l'afflux du sang vers cet organe et les parties voisines, tandis que le refroidissément, la pâleur, la diminution de volume des parties éloignées, des pieds et des mains spécialement, y montrent un phénomène opposé. Chez quelques sujets l'hémorrhagie est encore annoncée par des horripilations, par la fréquence, la plénitude ou la concentration du pouls. Ces divers symptômes persistent en général et deviennent même de plus en plus prononcés jusqu'au moment où l'hémorrhagie a lieu.

Le sang s'échappe ordinairement avec rapidité; il est vermeil, se coagule promptement; il ne s'en sépare pas de sérosité par le repos; il n'est exhalé que par un seul organe. A mesure que le sang s'écoule, les signes de la congestion locale disparaissent, la chaleur revient aux extrémités, le pouls reprend son rhythme naturel, le malade éprouve un prompt soulagement, et se trouve plus dispos et plus fort qu'auparavant. Cette espèce d'hémorrhagie est en quelque sorte son remède à elle-même; elle cesse par le seul fait de l'écoulement d'une certaine quantité de sang. Toutefois si elle se prolonge au delà de certaines limites, elle donne lieu aux accidens qu'on observe dans toutes les hémorrhagies excessives.

2° Les hémorrhagies *passives* se montrent dans des conditions opposées, chez des sujets naturellement faibles ou affaiblis par des fatigues, des veilles, des évacuations, des affections morales tristes. Aucun phénomène précurseur ne les annonce, aucune réaction ne les accompagne. Le sang qui s'écoule est noirâtre, séreux, peu susceptible de se coaguler; il s'échappe chez quelques sujets par plusieurs voies simultanément. Pour peu que l'hémorrhagie soit abondante, la face devient pâle, le corps se refroidit, et la faiblesse naturelle à l'individu augmente rapidement. Cette hémorrhagie laisse toujours l'individu chez lequel elle a lieu dans un état plus pénible que celui où il se trouvait auparavant. Lorsqu'elle survient dans le cours d'une maladie, elle est presque constamment suivie d'une exaspération sensible dans les symptômes. L'écoulement d'une certaine quantité de sang n'est pas, comme dans l'hémorrhagie active, une circonstance qui en suspende l'effusion; souvent même l'hémorrhagie passive résiste d'autant plus aux moyens qu'on lui oppose qu'elle a déjà persisté plus long-temps, et que plus de sang s'est écoulé.

Il s'en faut beaucoup que toutes les hémorrhagies appartiennent à l'un ou à l'autre de ces ordres, qu'elles soient nécessairement ou actives ou passives. Dans le plus grand nombre des cas l'écoulement de sang n'est accompagné manifestement ni d'augmentation ni de diminution des forces; il n'est point annoncé par des phénomènes précurseurs; il n'est suivi ni d'un mieux-être sensible, ni d'un affaiblissement notable, à moins que la quantité de sang ne passe certaines bornes: c'est ce qu'on observe tous les jours à la suite de l'épistaxis ou du flux hémorrhoïdal.

3° Il est des hémorrhagies auxquelles on peut donner le nom de *constitutionnelles*, et qui appartiennent à la fois à l'histoire de l'homme malade et à celle de l'homme sain: de l'homme malade, parce que l'écoulement de sang est toujours, excepté chez la femme à des époques et dans des organes déterminés, un phénomène morbide; de l'homme sain, parce que, comme les menstrues, ces hémorrhagies sont le résultat d'une disposition particulière, d'un besoin de l'économie, et qu'elles paraissent indépendantes dans leur production de toute influence morbifique. Elles ont plusieurs traits de ressemblance avec les hémorrhagies actives, mais elles en diffèrent en ce qu'elles ont lieu indistinctement chez des sujets de constitution différente, et que les plus faibles n'en sont pas à l'abri. Elles en diffèrent encore par leur reproduction constante à des époques plus ou moins fixes, et par cette circonstance remarquable que, dans le plus grand nombre des cas, les saignées n'en préviennent pas le retour.

Ces hémorrhagies sont quelquefois héréditaires; c'est à quoi se réduit ce que l'on sait sur la cause particulière qui les produit. Elles ont le plus souvent pour organes des tumeurs hémorrhoïdales ou la membrane muqueuse du rectum; quelquefois celle de la vessie, des bronches, des fosses nasales ou de la bouche. Leur apparition première est quelquefois précédée d'un état de malaise, rarement d'un appareil fébrile, ou même, au rapport de quelques médecins, d'une sorte de chlorose analogue à celle qui a lieu chez les jeunes filles dont la menstruation est retardée dans son apparition ou suspendue dans son cours. Ces hémorrhagies se reproduisent quelquefois avec une périodicité parfaite, de mois en mois, plutôt que sous tout autre type; elles ont lieu chaque fois par le même organe, sont annoncées par les mêmes préludes, durent le même temps, et fournissent une quantité de sang à peu près égale. Leur interruption accidentelle est presque toujours la cause ou l'effet d'un dérangement plus ou moins grave dans la santé. Toutefois, et cette circonstance les rapproche encore des menstrues, elles ne se répètent pas ordinairement pendant tout le cours de la vie; elles cessent tout-à-fait ou ne reparaissent plus qu'à des intervalles très-éloignés dans le déclin de l'âge; elles ne commencent chez le plus grand nombre des individus que dans l'adolescence ou la jeunesse. Toutes les fois qu'elles deviennent excessives, elles rentrent encore, comme l'hémorrhagie de l'utérus, dans le domaine exclusif de la pathologie.

Un des phénomènes les plus remarquables des hémorrhagies constitutionnelles est leur *déviation;* c'est le nom qu'on donne à l'écoulement de sang qui a lieu par un nouvel organe, aux mêmes époques, pendant un temps semblable, en même quantité et quelquefois avec les mêmes préludes. Plusieurs auteurs, pour exprimer la corrélation qui existe entre l'hémorrhagie primitive et l'hémorrhagie *supplémentaire* ou *succédanée,* lui ont conservé sa dénomination première : ils ont nommé hémorrhoïdes de la vessie et de la bouche, l'écoulement de sang périodique qui a eu lieu par ces organes après la suppression d'hémorrhoïdes constitutionnelles; comme on dit aussi de quelques femmes qu'elles ont leurs menstrues par les poumons ou le rectum. Ces déviations hémorrhagiques ont ordinairement lieu pendant toute leur durée par le même organe, quelquefois par plusieurs successivement; il est à observer encore que c'est presque toujours sous la forme d'hémorrhagies supplémentaires que se sont montrées quelques hémorrhagies fort rares, celles de la peau en particulier.

4° Quant aux hémorrhagies *accidentelles*, admises par quelques auteurs comme les plus fréquentes de toutes, je pense qu'elles sont au contraire les plus rares. Il n'est pas impossible sans doute qu'une violente secousse morale ou physique donne lieu, sans le concours d'aucune autre cause, à une effusion sanguine; mais dans la très-grande majorité des cas on est obligé d'admettre l'influence d'une autre cause le plus souvent inconnue; car cette même secousse qui a produit chez tel individu une hémorrhagie, produirait chez cent autres un effet différent. L'expérience prouve du reste que, dans la plupart des cas, la même hémorrhagie se reproduit plus tard, chez le même sujet, dans des conditions très-différentes; et dans beaucoup de cas même les symptômes qui se montrent par la suite prouvent que l'hémorrhagie *accidentelle* était liée à une lésion organique commençante. Je voudrais qu'on réservât cette dénomination à ces hémorrhagies qui apparaissant après l'action d'une cause énergique, ne se reproduisent plus ensuite pendant tout le cours de la vie.

Le diagnostic des hémorrhagies, considéré d'une manière générale, présente plusieurs points de pathologie assez importans.

L'écoulement du sang hors de ses vaisseaux est un phénomène si manifeste qu'il n'y a dans la plupart des cas aucune difficulté à en constater l'existence. Néanmoins si le sang ne s'écoule pas immédiatement au dehors, s'il traverse préalablement des conduits plus ou moins longs, et à plus forte raison s'il est versé dans un organe qui ne s'ouvre point à l'extérieur, il peut être difficile dans un cas de déterminer de quel point vient le sang qui s'échappe, et souvent impossible dans l'autre de constater l'épanchement de ce liquide dans une membrane séreuse ou dans un parenchyme. Dans quelques circonstances, la couleur rouge ou noire de quelques matières excrétées, de l'urine et des *fèces* en particulier, a pu en imposer pour une hémorrhagie des voies urinaires ou digestives. Mais dans la plupart des cas, la principale difficulté que présente le diagnostic est de déterminer si l'hémorrhagie est idiopathique ou symptomatique. Cette difficulté est telle que souvent le médecin le plus instruit est contraint de suspendre son jugement jusqu'à ce que la marche ultérieure de la maladie l'ait éclairé. Enfin dans toutes les hémorrhagies constitutionnelles, il peut devenir difficile de reconnaître si l'écoulement de sang est renfermé dans les limites convenables ou s'il les a dépassées. Quel médecin n'a pas appris par sa propre expérience combien sont obscurs, dans quelques cas, les signes qui distinguent l'écoulement des règles et l'hémorrhagie morbide de l'utérus!

Le pronostic est plus ou moins grave à raison de l'organe qui est le siége de la maladie, de la quantité du sang et de la rapidité avec laquelle il s'écoule, et de la fréquence des hémorrhagies. Cette proposition n'a pas besoin de développement.

Lorsqu'un individu succombe dans le cours d'une hémorrhagie idiopathique, l'examen anatomique de l'organe qui en était le siége n'offre rien qui puisse expliquer l'écoulement du sang hors des vaisseaux destinés à le contenir. L'analogie, qui a été et qui est encore la source de tant d'erreurs, avait conduit les anciens à admettre que l'effusion du sang, qui reconnaît souvent pour cause une division manifeste des vaisseaux, devait encore être attribuée à une lésion semblable, lors même que les sens ne l'apercevaient point; et jugeant de la cause qui leur échappait par l'effet qui frappait leurs yeux, toute effusion de sang était pour eux l'indice d'une *rupture*. Cette opinion, long-temps admise par les médecins, est encore répandue aujourd'hui parmi les personnes étrangères à l'art.

Toutefois plusieurs médecins, et entre autres Morgagni d'abord, puis Bichat, ont fortement combattu l'existence supposée de ces ruptures dans les organes affectés d'hémorrhagie. Voici les principales raisons sur lesquelles ils se sont appuyés. 1° Si l'on examine attentivement les membranes d'où le sang s'est échappé, elles n'offrent, même à la coupe, aucune érosion ou autre altération appréciable; 2° si l'on fait des recherches sur l'utérus d'une femme morte pendant la menstruation, on n'y distingue ni érosion actuelle, ni aucune de ces cicatricules qui devraient y être si nombreuses, si, à chaque époque menstruelle, l'utérus était le siége de semblables ruptures. 3° Dans les cas où, pendant la vie, le sang s'arrête et coule à des intervalles rapprochés, plusieurs fois dans un jour, par exemple, peut-on raisonnablement supposer qu'il se soit opéré des ruptures et des cicatrices un même nombre de fois? 4° Si l'on comprime le tissu de l'utérus sur le cadavre d'une femme morte pendant la menstruation, et qu'on observe en même temps avec soin ce qui se passe, on voit suinter des gouttelettes de sang de sa surface extérieure; si on enlève ce liquide, la membrane qui l'a fourni est parfaitement intacte. A ces motifs, qui sont d'un grand poids, j'en ajouterai encore deux autres. 1° Il est quelques individus chez lesquels des hémorrhagies habituelles commencent et finissent, chaque fois qu'elles se reproduisent, par un écoulement muqueux : n'est-il pas hors de toute espèce de doute que le mucus, puis le mucus sanguinolent, puis le sang, ont été fournis par les mêmes organes, et qu'une rupture n'est pas plus nécessaire à l'écoulement du sang qu'à celui du mucus? 2° Dans quelques hémorrhagies extérieures, et spécialement dans celles de la peau, on a vu pendant la vie transsuder d'un ou de plusieurs points de cette membrane une rosée de sang, qui, enlevée plusieurs fois avec un linge, n'a laissé apercevoir à la peau aucune érosion, et s'est immédiatement reproduite sous la même forme.

S'il est démontré qu'il n'existe pas de rupture des vaisseaux sanguins, il ne reste plus dans l'état actuel de la science qu'une manière d'envisager l'effusion du sang : elle ne peut avoir lieu que par les mêmes conduits qui versent le mucus, la sérosité, ou la matière de la transpiration, à la surface des membranes muqueuses, séreuses et cutanée; conduits dont la structure et la disposition ne sont pas connues, mais dont l'existence ne peut être révoquée en doute. Les hémorrhagies doivent donc être rapportées aujourd'hui aux sécrétions morbides, et placées dans les cadres nosologiques à côté des hydropisies, des flux muqueux, etc.

Quant à la cause prochaine en vertu de laquelle le sang est exhalé par des conduits qui, dans l'état sain, doivent lui refuser passage, elle est entièrement inconnue. Les uns ont attribué ce phénomène à la force augmentée du cœur ou des artères, ou à une diminution de résistance dans les extrémités vasculaires; les autres à un défaut de consistance du sang; quelques-uns à la congestion de ce liquide dans un organe; d'autres enfin à l'énergie ou à l'atonie des vaisseaux exhalans. De toutes ces opinions, la dernière est la seule qui mérite d'être discutée, parce qu'elle compte un certain nombre de partisans, et qu'elle touche immédiatement à la thérapeutique de ces affections.

Nous ferons d'abord remarquer combien est incertaine une théorie qui porte sur des organes dont la disposition nous échappe, dont le mode d'action, soit en maladie, soit en santé, nous est inconnu, dont l'existence même a été contestée. Toutefois en admettant comme certain ce qui est en question, savoir, que les vaisseaux exhalans sont doués d'une force qui peut être augmentée ou diminuée; en admettant même, ce qui paraît peu vraisemblable, que ces deux modes d'altération soient les seuls dont les vaisseaux exhalans puissent être affectés, je demanderai comment on peut apprécier le changement opéré dans le degré de leur énergie. Il me semble qu'on n'en peut juger que par les signes propres à faire connaître que les forces générales sont en excès ou en défaut (*voyez* FORCE), ou par l'influence exercée sur ces affections par les moyens débilitans ou fortifians. Or, si dans beaucoup d'hémorrhagies rien n'indique excès ou défaut de force ; si dans un grand nombre de cas les toniques et les antiphlogistiques ne sont ni indiqués, ni utiles, cette théorie est essentiellement vicieuse et doit être abandonnée. Que penser alors de celle qui conduit à regarder toute hémorrhagie comme liée nécessairement à une augmentation d'énergie, et comme réclamant toujours l'emploi des débilitans? qu'elle est également en opposition avec l'expérience et le raisonnement.

Le traitement des hémorrhagies est subordonné aux formes variées que ces affections peuvent offrir, à leur siége et aux causes qui les ont produites.

L'hémorrhagie est-elle active; on doit, si elle est modérée, se borner à éloigner tout ce qui pourrait l'interrompre prématurément ou la rendre excessive. A cet effet on place le malade dans une température douce, on lui prescrit le repos du corps, et l'on cherche à calmer l'inquiétude de son esprit; on lui fait prendre une attitude telle que la partie d'où le sang s'écoule soit aussi élevée que possible; on le débarrasse de ceux de ses vêtemens qui pourraient favoriser la stagnation du sang dans l'organe affecté.

Si l'hémorrhagie devient très-abondante et détermine un affaiblissement considérable, il est nécessaire de la suspendre. A cet effet on ajoute aux moyens précédemment exposés l'usage des boissons fraîches, émulsionnées ou acidulées; on fait respirer au malade un air frais; on a recours aux pédiluves chauds, aux ligatures appliquées au-dessus des genoux et des coudes. Si ces moyens n'arrêtent pas promptement l'hémorrhagie, et si le pouls conserve de la force et de la fréquence, on pratique une saignée, espèce d'hémorrhagie artificielle qu'on peut suspendre ou prolonger à volonté : la rapidité du cours du sang est une des conditions les plus propres à entretenir l'écoulement de ce liquide après que la pléthore a cessé, et la saignée a pour effet de le ralentir. L'ouverture de la veine est généralement préférable à l'application des sangsues, dont l'effet est beaucoup plus lent; il est même utile de faire couler le sang veineux par une large ouverture. On a conseillé dans le même but l'emploi de la digitale à l'intérieur; mais chez la plupart des sujets ce médicament ne produit le ralentissement du pouls qu'après plusieurs jours, ce qui s'accorde peu avec le but qu'on se propose ici. Dans les hémorrhagies abondantes et rebelles aux autres moyens, on a vu plusieurs fois une syncope due à la violence même de l'hémorrhagie, en interrompre définitivement le cours; on a conseillé de produire artificiellement le même accident, pour obtenir le même résultat. Divers moyens ont été proposés dans ce but : quelques médecins ont laissé couler le sang de la veine jusqu'à produire la syncope; d'autres ont fait tenir les malades debout pendant la saignée, et leur ont recommandé de regarder leur sang couler; quelques-uns leur ont fait respirer certaines odeurs propres à produire le même effet; d'autres enfin ont proposé d'agir sur le moral et d'inspirer une vive frayeur au malade sur sa position; mais ce moyen est le dernier auquel ont devrait recourir. En général on ne doit provoquer une syncope que quand l'insuffisance des autres moyens a été reconnue; car, lorsque la circulation a été interrompue, on n'est pas toujours sûr de pouvoir la rétablir. Dans les cas, par exemple, où une très-grande quantité de sang s'est déja écoulée, il serait imprudent de provoquer une syncope; la saignée même n'est pas alors sans danger, et l'hémorrhagie eût-elle été active dans le principe, on doit employer pour la suspendre les moyens auxquels on a recours dans les hémorrhagies passives.

Dans les cas où une hémorrhagie active est insuffisante pour dissiper les signes de pléthore qui l'ont précédée, il faut favoriser l'écoulement du sang par des fumigations chaudes dirigées vers l'organe qui en est le siége, ou par l'immersion de cet organe dans un bain tiède. Toutefois si l'effort hémorrhagique avait lieu dans une partie où l'écoulement du sang fût dangereux, il faudrait se garder d'y appeler ce liquide : on devrait dans ce cas recourir à la saignée générale, si l'on se proposait seulement de détruire la pléthore et de suspendre l'hémorrhagie ; on préférerait l'application des sangsues à la vulve ou à l'anus, si l'on avait en même temps pour but d'établir ou de rappeler vers ces parties l'effort hémorrhagique.

Dans l'intervalle des hémorrhagies actives, il faut s'attacher à combattre les causes qui les préparent. On doit éloigner soigneusement, d'une part, toutes les circonstances propres à produire la pléthore, d'autre part, tout ce qui peut favoriser l'afflux ou la stagnation du sang dans les organes où l'hémorrhagie a son siége. Lorsque le sang s'échappe d'une partie où toute hémorrhagie est dangereuse, il faut, si les moyens précédemment indiqués sont insuffisans, chercher à modifier la direction de ce liquide, et l'appeler vers un organe où l'exhalation du sang n'offre point de danger. Si, malgré l'emploi de ces moyens, les signes précurseurs d'une hémorrhagie du poumon ou de l'estomac venaient à se montrer, il faudrait immédiatement, dans le but de la prévenir, pratiquer une large saignée.

Dans les hémorrhagies passives, une seule indication se présente, celle de suspendre promptement l'écoulement sanguin. A cet effet on a recours aux topiques froids, tels que l'eau de puits, l'eau à la glace avec addition de vinaigre, de sel marin, d'acétate de plomb, d'alun, d'alcohol, qu'on applique ou qu'on projette soit sur la partie même d'où vient le sang, soit sur les régions voisines, soit enfin sur quelques-uns des points de la surface du corps où l'impression du froid produit une sensation plus vive, comme le dos, le scrotum. On a recours encore, lorsque la disposition des parties le permet, à la compression et au tamponnement. Les moyens qu'on administre à l'intérieur sont choisis dans la classe des toniques et des astringens : les principaux sont, les décoctions de noix de galle, d'écorce de chêne, de grenade, de cachou, de simarouba, de quinquina, de balaustes, l'infusion de roses rouges, de semences de myrte, les limonades végétales et surtout minérales, la solution d'alun, diverses préparations de fer et de cuivre, la poudre de sang-dragon, etc. Une des substances qui dans ces derniers temps ont joui d'une plus grande réputation est le ratanhia, sous forme d'extrait spécialement. Si l'efficacité de ce remède ne répond pas pleinement aux éloges qu'en ont fait quelques médecins, elle est du moins assez grande pour qu'il doive être rangé parmi ceux des remèdes astringens dont l'action est le mieux reconnue.

Dans toutes les hémorrhagies passives abondantes, on joint à ces moyens l'emploi des révulsifs appliqués plus ou moins loin de la partie affectée, et spécialement des sinapismes, dont l'action est plus prompte que celle des vésicatoires. Ces derniers ne conviennent que rarement dans les hémorrhagies actives, et seulement après la saignée, lorsque la faiblesse est telle qu'ils ne puissent pas produire une réaction forte et augmenter la fréquence des pulsations artérielles. Les ligatures, les ventouses simples et scarifiées sont encore utiles dans les mêmes cas.

Dans toute hémorrhagie qui se prolonge, quel qu'ait été son caractère primitif, il est souvent utile de favoriser d'autres évacuations pour faire diversion à la maladie. On n'a pas ordinairement recours aux sudorifiques, parce qu'un de leurs effets est d'accélérer le cours du sang; mais les frictions douces sont quelquefois utiles. Les diurétiques sont souvent employés; ils n'ont pas d'inconvénient, mais ils ont peu d'avantage. Les laxatifs doivent être préférés, dans les cas surtout où l'effort hémorrhagique est dirigé vers les organes contenus dans le crâne ou dans la poitrine. Les vomitifs, recommandés par quelques médecins, dans les mêmes circonstances, ne sont pas sans danger : sans les proscrire entièrement, nous pensons qu'on peut, dans la plupart des cas où quelque circonstance les indique, les remplacer avantageusement par les purgatifs. L'établissement d'un cautère, d'un vésicatoire, qu'on entretient pendant plusieurs mois et même plus long-temps, est quelquefois avantageux.

Dans l'intervalle des hémorrhagies passives, il importe de fortifier tout le système par des alimens riches en principes nutritifs, par un exercice modéré, par l'éloignement de toutes les circonstances propres à favoriser la stagnation du sang dans les organes où l'hémorrhagie a lieu. Il importe beaucoup aussi de combattre la tristesse et l'inquiétude du malade, qui souvent suffisent pour prolonger indéfiniment l'écoulement sanguin. Aussi les amulettes ne sont-elles pas à mépriser, lorsque le malade y place un certain degré de confiance : et le médecin qui ne verrait dans l'anneau de fer que le malade porte au doigt, dans la fève ou le marron qu'il a sans cesse sur lui, que le côté ridicule d'un semblable remède, prouverait qu'il ignore l'influence des dispositions morales sur la marche des maladies.

Quant aux hémorrhagies qui ne sont ni actives ni passives, on doit examiner si elles sont accidentelles ou habituelles. Toutes les fois qu'une hémorrhagie s'est répétée un grand nombre de fois, elle est devenue pour l'économie une évacuation nécessaire; elle ne peut être supprimée sans danger; dans ce cas, elle rentre dans la classe des hémorrhagies constitutionnelles, et réclame le même traitement. Lorsqu'elle est accidentelle et due à des causes évidentes, elle doit être suspendue, soit quand elle est légère, par le seul éloignement des causes qui l'ont produite et de celles qui pourraient l'entretenir; soit, quand elle est plus intense, par les saignées, les boissons fraîches, si le sujet a un certain degré de forces; ou par les astringens à l'extérieur et à l'intérieur et par les révulsifs, si la faiblesse est considérable.

Les hémorrhagies constitutionnelles sont celles dont le traitement offre le plus de difficulté et réclame de la part du médecin le plus de discernement. Comme les hémorrhagies actives, elles doivent être respectées lorsqu'elles sont renfermées dans certaines limites, favorisées quand elles sont incomplètes, modérées quand elles sont trop considérables, suspendues quand elles sont excessives. Les mêmes moyens qui ont été indiqués dans les hémorrhagies actives et passives sont applicables ici, mais avec plus de circonspection et de mesure, surtout lorsqu'il s'agit de suspendre un écoulement de sang trop abondant.

C'est surtout dans leurs intervalles que les hémorrhagies constitutionnelles appellent l'attention du médecin. C'est quelque chose sans doute que de modérer au moment où elle a lieu une hémorrhagie trop abondante, ou d'exciter celle qui ne l'est pas assez; mais le point principal du traitement est de faire en sorte que, dans ses retours réguliers, elle soit renfermée dans de justes bornes; or c'est par un concours convenable de moyens hygiéniques que ce but peut être atteint. Si l'hémorrhagie est abondante au point d'affaiblir le malade chaque fois qu'elle se reproduit, on cherche à prévenir cet accident en lui recommandant, 1° d'éviter de garder habituellement telle position du corps qui favorise la stagnation du sang dans l'organe où l'hémorrhagie a lieu; 2° d'éloigner de cet organe toute excitation directe ou indirecte; de le soustraire en particulier à l'influence de la chaleur extérieure, et d'y faire de temps à autre des lotions avec de l'eau fraîche; 3° de s'abstenir de tout ce qui peut augmenter la pléthore chez les sujets robustes, ou la faiblesse chez les sujets débiles.

Si l'hémorrhagie constitutionnelle est insuffisante, des moyens tout opposés seront mis en usage : tout ce qui sera propre à favoriser la stagnation et l'afflux du sang dans la partie qui est le siége de l'hémorrhagie sera indiqué : l'application de sangsues, de ventouses simples ou scarifiées sur cette partie ou dans son voisinage, est encore propre à remplir cette indication. Ces moyens conviennent aussi dans les cas où l'hémorrhagie constitutionnelle est supprimée et dans ceux où, n'ayant pas encore paru une première fois, elle est cependant annoncée par les signes précurseurs qui lui sont propres et par une disposition héréditaire.

Lorsqu'il y a déviation d'une hémorrhagie constitutionnelle, il est presque toujours utile de rétablir l'hémorrhagie primitive; je dis presque toujours, car il est des cas, rares à la vérité, dans lesquels, l'hémorrhagie première ayant lieu par des organes où elle est accompagnée de danger, la déviation est favorable; mais dans la très-grande majorité des cas il en est autrement, et l'on doit alors employer de concert, d'une part, les moyens propres à favoriser l'afflux et la stagnation du sang dans la partie qui est le siége naturel de l'hémorrhagie, et d'autre part, éloigner toutes les circonstances qui pourraient l'appeler vers celle qui en a été accidentellement le siége.

Dans toute hémorrhagie, quelques indications sont fournies par les causes qui y ont donné lieu, par le siége de la maladie, par l'abondance du liquide et quelquefois par les symptômes qui l'accompagnent. Les causes qui ont favorisé ou provoqué l'hémorrhagie doivent être éloignées. Toute hémorrhagie des poumons, de l'estomac, du cerveau, est grave, et l'on doit chercher immédiatement à la suspendre. L'hémorrhagie de la membrane muqueuse du nez, du rectum, n'est presque jamais accompagnée de danger; on peut l'abandonner à elle-même. Toutes les fois que la quantité de sang qui s'écoule est assez considérable pour produire une grande faiblesse, on doit recourir aux moyens les plus propres à l'arrêter promptement. S'il survient une syncope, on fait des aspersions d'eau froide sur le visage; on place sous le nez du malade des substances d'une odeur vive, telles que l'ammoniaque ou l'acide acétique très-concentré. Dans les cas où ces moyens seraient insuffisans et où l'on ne parviendrait pas après quelques essais à rappeler le mouvement et la vie chez un sujet qui aurait perdu rapidement une grande quantité de sang, devrait-on, comme Frank le met en question, recourir à la transfusion du sang d'un animal? rien, ce me semble, ne s'y opposerait, car le plus grand inconvénient qui pût résulter de cette opération serait son inutilité. L'opium a été quelquefois utile dans les cas où des mouvemens convulsifs avaient eu lieu.

Dans lès cas fort rares où des hémorrhagies se sont reproduites sous un des types qui appartiennent aux fièvres intermittentes, le quinquina a été employé avec succès pour en prévenir la réapparition.

Des hémorrhagies en particulier. — On admet autant de genres d'hémorrhagies qu'il existe d'organes qui en sont le siége. On place au premier rang les hémorrhagies dans lesquelles le sang s'écoule au dehors : ce sont celles des membranes muqueuses et de la peau; au second rang celles qui donnent lieu à une accumulation de ce liquide dans la partie où il est versé; ce sont les hémorrhagies des membranes séreuses, du tissu cellulaire et des viscères; quelques-unes de ces dernières sont connues sous le nom d'*épanchemens sanguins.*

A. *Hémorrhagies des membranes muqueuses.* — Elles sont les plus fréquentes et les plus variées de toutes. Elles ont principalement lieu par les portions de ces membranes qui tapissent le nez (*voyez* EPISTAXIS), la bouche (*voyez* STOMATORRHAGIE), les voies aériennes (*voyez* HÉMOPTYSIE), l'estomac (*voyez* HÉMATÉMÈSE), la fin des intestins (*voyez* HÉMORRHOÏDES), les voies urinaires et genitales (*voyez* HÉMATURIE, URÉTHORRHAGIE, PHALLORRHAGIE, MÉTRORRHAGIE), la conjonctive oculaire (*voyez* OPHTHALMORRHAGIE). Des hémorrhagies ont quelquefois eu lieu encore par le conduit auditif et par les pores du mamelon, parties revêtues intérieurement d'une membrane que les anatomistes ont rapprochée des muqueuses.

B. *Hémorrhagies cutanées.* — Ces hémorrhagies, quoique rares, ont été observées un nombre de fois suffisant pour qu'on ne puisse élever aucun doute à leur égard. Elles ont quelquefois eu lieu par toute la surface du corps et se sont présentées sous forme de *sueur de sang;* mais le plus ordinairement elles ont été partielles : alors elles ont eu lieu tantôt par des cicatrices récentes ou anciennes, tantôt par un point où la structure de la peau n'avait subi aucune altération appréciable. La face, la partie antérieure de la poitrine, la région du foie, les doigts, les orteils, la paume des mains, la plante des pieds, en ont été plusieurs fois le siége. Quant aux causes particulières de ces hémorrhagies, on a observé que le plus souvent elles remplaçaient quelque hémorrhagie habituelle; dans certains cas elles ont paru être le résultat d'un effort violent; ailleurs elles ont eu lieu immédiatement après une émotion vive, une frayeur, par exemple, qui a paru en être la cause déterminante. Du reste, les hémorrhagies cutanées ont eu lieu à tous les âges, et dans les deux sexes, mais beaucoup plus fréquemment parmi les femmes que parmi les hommes.

Voici dans la plupart des cas les phénomènes qu'on observe. La surface de la peau se couvre d'une rosée de sang; si l'on enlève ce liquide, la peau ne présente aucune altération, et bientôt on voit de nouveau le sang suinter de sa surface; lorsque l'hémorrhagie a cessé, il ne reste aucune cicatricule dans le lieu qu'elle a occupé. Dans un cas observé par Whytt, une hémorrhagie qui eut lieu par l'extrémité du doigt *médius* gauche, fut précédée et accompagnée d'une tache rouge et d'une légère douleur. — Ces hémorrhagies ne se sont généralement montrées que d'une manière passagère; le sang a promptement repris quelque voie moins insolite et plus facile. Toutefois, dans quelques circonstances, on a vu l'hémorrhagie cutanée se reproduire de mois en mois, comme les règles qu'elle remplacait; elle a quelquefois affecté ce type chez des hommes même, comme Houllier et Benivenius en ont rapporté des exemples; dans un cas observé par Mayer, une hémorrhagie de ce genre s'est reproduite chaque année vers l'équinoxe du printemps, sur les bras, par le seul fait d'une forte contraction des muscles. — La terminaison des hémorrhagies cutanées est toujours favorable, lorsqu'elles sont partielles et qu'elles ne sont liées à aucune autre maladie. Celles qui sont générales ne sont pas exemptes de danger, surtout lorsqu'une frayeur vive les a produites. — Le diagnostic offre rarement de l'incertitude; nous ferons seulement remarquer que les malades ont été quelquefois induits en erreur par le changement survenu dans la couleur de certains topiques qui, tels que la verveine, donnent, à la sueur qui se mêle avec eux, une couleur sanguinolente. —Le traitement repose sur les mêmes principes que celui des hémorrhagies en général : rappeler une hémorrhagie habituelle qui est déviée; favoriser l'apparition d'une hémorrhagie qui serait plus régulière; administrer quelques antispasmodiques, quand une frayeur vive ou quelqu'autre secousse morale y a donné lieu; suspendre l'écoulement du sang par des topiques froids et même par la compression, dans les cas où l'hémorrhagie serait considérable ou évidemment passive, telles sont les principales indications à remplir.

C. *Hémorrhagies des membranes séreuses.* — La présence d'une quantité plus ou moins considérable de sang caillé dans une membrane séreuse, qui n'offre ni inflammation ni aucune autre lésion apparente, caractérise en anatomie pathologique, les affections dont nous parlons. La présence seule du sang dans la plèvre ou le péritoine ne suffit pas pour constituer une hémorrhagie de ces membranes : leur inflammation donne quelquefois lieu à l'exhalation d'un liquide sanguinolent, et la rupture des vaisseaux voisins peut produire un épanchement de sang très-différent de celui qui nous occupe. Lors donc qu'on trouve du sang épanché dans une cavité splanchnique, il faut, avant de prononcer sur l'affection à laquelle il est dû, examiner attentivement dans toute son étendue la membrane qui la tapisse. Les hémorrhagies des membranes séreuses sont fort rares; elles sont de plus fort obscures dans leurs signes, et dans le plus grand nombre des cas on ne les a reconnus que dans le cadavre. Toutefois la comparaison attentive des divers faits observés peut fournir quelques signes propres à faire, je ne dirai pas reconnaître d'une manière certaine, mais du moins soupçonner l'existence de ces hémorrhagies, pendant la vie des individus chez qui elles ont lieu. En effet, dans presque tous les cas connus, en même temps que la présence du sang dans une membrane séreuse a produit des phénomènes de compression, semblables à ceux que produit un liquide quelconque, il s'est opéré une autre hémorrhagie par une membrane muqueuse voisine; ainsi dans toutes ou presque toutes les hémorrhagies de la plèvre ou du péricarde, il y a eu hémoptysie simultanée; dans un cas d'hémorrhagie du péritoine, observé par Valsalva, on trouva à l'ouverture du cadavre du sang dans les bronches. Dans les cas où l'on parviendrait, par l'examen attentif de tous les signes, à soupçonner l'existence d'une hémorrhagie de ce genre, on devrait employer immédiatement les moyens les plus propres à la suspendre : les saignées générales, quand les forces le permettent; le froid à l'extérieur et à l'intérieur, quand la faiblesse est extrême.

Parmi les hémorrhagies des membranes séreuses, deux ont été décrites ailleurs, savoir celle de l'arachnoïde au mot *apoplexie*, celle de la tunique vaginale au mot *hématocèle ;* nous ne parlerons ici que de celles de la plèvre, du péricarde et du péritoine, qui ne se sont encore présentées qu'un très-petit nombre de fois.

1° *Hémorrhagie de la plèvre.* — Elle a été observée par Valsalva, Zimmermann et Frank, le plus souvent d'un seul côté de la poitrine, quelquefois dans les deux plèvres simultanément. Une oppression croissante, survenue rapidement, avec faiblesse, sueurs froides, défaillances; le son mat rendu par un côté de la poitrine, l'absence du bruit respiratoire et des signes d'une pleuresie ou d'une pneumonie, et une hémoptysie concomitante, peuvent faire soupçonner pendant la vie l'hémorrhagie de la plèvre.

2° *Hémorrhagie du péricarde.* — Quelques auteurs ont rapporté des cas de morts subites produites par un épanchement de sang dans le péricarde. Il est vraisemblable que des hémorrhagies qui ont ainsi causé brusquement la mort, n'étaient pas le résultat d'une simple exhalation de sang, mais bien plutôt d'une rupture soit du cœur lui-même, soit de quelques-uns des vaisseaux enveloppés et presque contenus dans le péricarde. J'ai rencontré une seule fois une véritable hémorrhagie de cette membrane, et la marche qu'ont présentée les symptômes confirme l'opinion que je viens d'émettre : la mort n'a eu lieu qu'au bout de plusieurs jours; l'orthopnée, l'inégalité et l'irrégularité du pouls, l'insensibilité des battemens du cœur à la main, l'œdème général et quelques *crachats rougeâtres* furent les symptômes les plus remarquables. Le péricarde très-dilaté contenait une pinte et demie de sang environ; le cœur était volumineux, mais il ne présentait, non plus que les vaisseaux qui en naissent, aucune rupture ou autre lésion extérieure.

3° *Hémorrhagie du péritoine.* — Elle n'est guère moins rare que les précédentes. Des chagrins violens, un vomitif, une chute, l'ont quelquefois précédée et en ont été considérées comme les causes déterminantes. Des douleurs vives, souvent déchirantes, survenues brusquement, des vomissemens, une altération profonde de la physionomie, la petitesse et la concentration du pouls, le refroidissement et le délire, en ont été les principaux signes : M. Broussais a avancé que l'intermittence de la douleur pouvait faire distinguer l'hémorrhagie du péritoine de son inflammation. Mais cette intermittence n'a été observée ni chez le malade dont parle Valsalva, ni chez un autre qui mourut dans les salles de Clinique du professeur Corvisart; elle n'est que vaguement exprimée dans une des deux observations qui sont propres à M. Broussais lui-même. —Plusieurs des individus qui ont succombé à cette hémorrhagie étaient sujets à d'autres exhalations sanguines, et dans le cadavre de quelques-unes on a trouvé du sang épanché soit dans le tissu cellulaire sous-péritonéal, soit dans les bronches, en même temps qu'à la surface libre du péritoine.

D. *Hémorrhagies du tissu cellulaire ou lamineux.* — Il n'est presque aucune partie du tissu cellulaire qui soit entièrement à l'abri de l'exhalation de sang; celui qui est placé entre l'épiderme et le chorion, entre l'*epithelium* et les membranes muqueuses; le tissu cellulaire sous-cutané, sous-muqueux, sous-séreux; celui qui unit ensemble les fibres charnues des muscles, sont quelquefois le siége d'hémorrhagiès.

1° Les hémorrhagies qui ont lieu entre l'*épiderme* et *la peau*, entre l'*epithelium* et les membranes *muqueuses*, offrent cette circonstance remarquable que constamment elles donnent lieu à des taches plus ou moins régulièrement arrondies et d'un diamètre toujours très-borné; double disposition qui ne peut dépendre que de la structure propre à ces parties; le *morbus maculosus* ou maladie tachetée (*voyez* TACHETÉE, maladie), est évidemment une hémorrhagie de ce genre qui a lieu presque toujours simultanément sous ces deux épidermes.

2° Les hémorrhagies qui ont lieu sous la peau et sous les membranes muqueuses où le tissu lamineux a bien plus de laxité, forment, au contraire, des taches irrégulières et larges : elles sont connues sous le nom d'*ecchymoses :* on leur donne l'épithète de *spontanées*, lorsqu'elles ont lieu sans autre cause externe propre à produire la déchirure des vaisseaux, comme cela a lieu dans les ecchymoses ordinaires. Les ecchymoses spontanées surviennent ordinairement chez des sujets habitués ou actuellement disposés à quelque autre hémorrhagie; quelquefois aussi l'effort hémorrhagique semble se diviser entre le tissu cellulaire sous-cutané et quelque autre organe. Werlhof a vu se former des ecchymoses dans le même temps que le sang s'échappait des narines ou était rejeté par le vomissement; Laurent Fehr a vu une femme avancée en âge, qui, après avoir été prise d'une métrorrhagie, puis d'une stomatorrhagie menstruelles, offrit de mois en mois des ecchymoses spontanées. Il n'est pas très-rare de voir des personnes menacées d'apoplexie présenter, une ou plusieurs fois avant l'hémorrhagie cérébrale, des ecchymoses du tissu cellulaire de la face, et particulièrement des paupières et du front. Ces ecchymoses se montrent quelquefois simultanément ou successivement sur une partie ou même sur presque toute la surface du corps. J'ai vu à l'hospice de la Salpêtrière une femme chez laquelle une des moitiés latérales du corps était parsemée d'ecchymoses qui s'étaient toutes formées dans l'espace d'une nuit, et sans que rien ait pu faire soupçonner à la malade qu'un changement quelconque eût eu lieu dans son état. Ces ecchymoses ont, du reste, la même marche que celles qui sont dues à des causes extérieures : elles n'ont en elles-mêmes rien de grave ; mais, lorsqu'elles surviennent dans le cours d'une autre maladie, elles peuvent ajouter à ce que le pronostic offre de fâcheux. Celles qu'on observe à la face, chez les sujets disposés à l'apoplexie, sont de nature à confirmer les inquiétudes que doit donner l'imminence d'une affection aussi grave.

3° Les hémorrhagies du *tissu cellulaire sous-muqueux* sont plus rares que celles dont nous venons de parler : elles échappent souvent à l'œil de l'observateur, et ne peuvent être reconnues qu'après la mort. Toutefois il est une hémorrhagie de ce genre qui n'est pas très-rare, et qui se montre clairement pendant la vie ; c'est celle du tissu cellulaire qui unit la conjonctive à la sclérotique : elle donne lieu à une ecchymose plus apparente encore que celles qui se forment sous la peau, et qui, comme celles des autres parties de la face, précède et peut-être remplace quelquefois temporairement l'hémorrhagie du cerveau.

4° Les hémorrhagies du *tissu cellulaire sous-séreux* ne sont pas très-rares : rien en général ne peut en faire reconnaître ou seulement soupçonner la formation pendant la vie. L'ouverture des cadavres en montre assez souvent dans le tissu cellulaire qui joint l'arachnoïde aux circonvolutions extérieures du cerveau et à la moelle allongée; quelquefois dans celui qui unit la plèvre aux poumons et aux muscles intercostaux ; dans celui qui est placé entre les muscles abdominaux et le péritoine, particulièrement chez les individus qui succombent à des fièvres graves :

les taches rouges ou noires auxquelles ces hémorrhagies donnent lieu, en ont souvent imposé, soit pour des inflammations, soit pour une gangrène des membranes séreuses. La membrane qui tapisse l'intérieur du cœur et des artères présente aussi quelquefois de semblables ecchymoses que l'examen cadavérique peut seul faire connaître.

5° Enfin, le *tissu cellulaire intermusculaire* n'est pas entièrement à l'abri de ce genre d'affection. Sans parler des tumeurs sanguines qui se forment dans les muscles des individus attaqués de scorbut, et qui, comme toutes les hémorrhagies scorbutiques, doivent être rapportées à l'histoire du scorbut, on sait que, dans quelques cas, très-rares à la vérité, on a trouvé des hémorrhagies musculaires indépendantes d'une semblable cause. Lieutaud a rapporté l'observation d'un homme chez lequel il trouva deux livres de sang épanché entre les muscles obliques du côté gauche de l'abdomen : une circonstance très-remarquable avait précédé la mort de cet individu; c'était l'impossibilité de vomir, soit naturellement, soit à l'aide des émétiques.

E. *Des hémorrhagies des viscères.* — Le parenchyme des viscères n'est pas à l'abri des hémorrhagies : celle du cerveau est très-fréquente; elle est décrite sous le nom d'*apoplexie.* (*Voyez* ce mot.) Celle du poumon, quoique rare, a été observée un certain nombre de fois; elle est désignée sous le nom d'*apoplexie pulmonaire.* (*Voyez* HÉMOPTYSIE.) Celle de la rate a aussi été observée, particulièrement dans les fièvres graves : elle ne donne lieu, pendant la vie, à aucun phénomène connu; à l'ouverture des corps, on trouve le tissu de cet organe parsemé et quelquefois rempli de petits caillots de sang noir. Les autres viscères ne sont pas entièrement exempts de semblables lésions; mais elles y sont infiniment plus rares. (CHOMEL.)

HÉMORRHÉE, s. f., *hæmorrhea*, de αἷμα, sang et de ῥέω, je coule. Ce mot, peu usité et synonyme d'hémorrhagie, a été employé par quelques auteurs pour désigner les hémorrhagies passives. *Voyez* HÉMORRHAGIE.

HÉMORRHOIDAIRE, adj. et s. m., *hæmorrhoïdibus obnoxius*, qui est sujet aux hémorrhoïdes.

HÉMORRHOIDAL, adj., *hæmorrhoïdeus*; qui appartient aux hémorrhoïdes, qui a quelque rapport avec les hémorrhoïdes : *flux hémorrhoïdal, tumeur hémorrhoïdale, vaisseaux hémorrhoïdaux.*

HÉMORRHOÏDALES (artères et veines). On donne ce nom aux artères et aux veines qui se distribuent à l'intestin rectum. Elles sont distinguées en supérieures, qui sont la terminaison des vaisseaux mésentériques inférieurs; en moyennes, qui proviennent des vaisseaux iliaques internes; et en inférieures, qui sont fournies par le tronc et la branche superficielle de l'artère et de la veine honteuse interne. *Voyez* INTESTIN, MÉSENTÉRIQUE, ILIAQUE, etc. (A. B.)

HÉMORRHOIDE, s. f., *hæmorrhois*, αἱμοῤῥοίς, de αἷμα, sang, et de ῥέω, couler; écoulement de sang. Suivant cette étymologie, le mot hémorrhoïde devrait être regardé comme synonyme d'hémorrhagie. Toutefois, depuis Hippocrate jusqu'à nos jours, il a été employé pour désigner l'hémorrhagie particulière qui a lieu par l'anus, et diverses affections de l'extrémité de l'intestin rectum, ayant plus ou moins d'affinité entre elles, et accompagnées assez souvent, mais non toujours, d'un écoulement de sang. Ce dernier caractère, qui a fixé l'attention beaucoup plus que tous les autres, a fait donner à ces affections le nom d'*hémorrhoïdes*, qu'elles ont conservé lors même qu'il n'y avait aucun flux sanguin. Les vaisseaux du rectum eux-mêmes, d'où l'on supposait que le sang provenait immédiatement, en tirèrent les dénominations sous lesquelles on les connaît, et furent appelés *hémorrhoïdaux*. Si l'on consulte les auteurs qui ont écrit sur les hémorrhoïdes, et qui sont loin de s'accorder sur cette affection, on peut s'assurer qu'ils ont décrit sous ce nom, 1° une congestion sanguine de la partie inférieure du rectum; 2° un écoulement de sang par l'anus, provenant d'une exhalation opérée à la surface muqueuse du rectum, coïncidant ou non avec la présence de tumeurs particulières à l'extrémité de cet intestin, ou bien provenant de ces tumeurs elles-mêmes, et fourni, soit par exhalation, soit par la rupture de quelques vaisseaux; 3° des tumeurs développées à l'anus, et formées, soit par la dilatation variqueuse des veines de cette région, soit par un tissu qu'on a comparé au tissu érectile; 4° un écoulement de matière muqueuse, accompagné ou non des tumeurs qui viennent d'être indiquées. D'après les divers phénomènes qui se présentaient, on disait que les hémorrhoïdes étaient périodiques et régulières ou irrégulières, suivant que la congestion sanguine et l'écoulement de sang se manifestaient à des époques fixes ou indéterminées; qu'elles étaient fluentes ou ouvertes (*hæmorrhoïdes fluentes, apertæ*), lorsqu'il y avait écoulement de sang; qu'elles étaient sèches, fermées (*hæmorrhoïdes cæcæ*), quand cet écoulement n'avait pas lieu. Les hémorrhoïdes internes et externes étaient désignées ainsi quand les tumeurs se montraient au dehors du rectum, ou se cachaient dans la dernière partie de cet intestin; enfin, on donnait le nom d'hémorrhoïdes blanches (*hæmorroïdes albæ*) à l'écoulement de mucosités sécrétées à la surface du rectum ou des tumeurs hémorrhoïdales, et quelquefois même déterminé par une simple inflammation de l'extrémité du rectum, sans qu'il y eût coexistence de ces tumeurs; c'est ce dont on peut se convaincre en lisant ce que les auteurs ont dit des hémorrhoïdes blanches, et en consultant surtout la description générale des hémorrhoïdes dans la *Nosographie philosophique* de M. Pinel.

On voit, d'après cela, que l'impropriété du mot hémorrhoïde ne tient pas seulement aux acceptions qui lui ont été données en opposition avec son étymologie, mais encore à la diversité des affections qu'il sert à désigner. Néanmoins l'usage l'ayant consacré, il suffit de s'entendre sur le sens qu'on doit lui donner, pour continuer à l'employer. On peut toutefois remarquer que l'on a déjà presque généralement rejeté de nos jours la dénomination d'hémorrhoïdes blanches, qui ne peut que s'appliquer à l'inflammation aiguë ou chronique du rectum, complication accidentelle des tumeurs hémorrhoïdales; que l'écoulement du sang provenant de l'extrémité du rectum est plus souvent appelé flux hémorrhoïdal ; qu'enfin les tumeurs qui se développent à l'anus sont les seules affections qui portent le simple nom d'hémorrhoïdes. Ce langage peut être adopté sans inconvénient, si l'on oublie l'étymologie du mot dans ce cas, comme on le fait pour d'autres mots dans tant de circonstances. D'après ces considérations, nous aurions pu traiter ici des tumeurs hémorrhoïdales, rechercher leur origine, étudier leur organisation, les rapports qu'elles ont avec l'écoulement de sang qui a souvent lieu par l'anus, autrement dit avec le flux hémorrhoïdal, enfin avec la congestion sanguine de l'extrémité du rectum, que les auteurs désignent communément sous les noms de fluxion hémorrhoïdale, de *molimen* hémorrhoïdal. Nous avons préféré décrire ces diverses affections au mot RECTUM, où nous présenterons le tableau des maladies qui affectent cet intestin, et particulièrement la description de son inflammation, qui a été peu étudiée. Cette marche offre l'avantage de ne pas répéter les traits qui sont communs à ces maladies, et de faire ressortir plus facilement les connexions qui existent entre elles.

Divers auteurs ont encore confondu sous le nom d'hémorrhoïdes plusieurs affections qui leur semblaient présenter quelque analogie avec les hémorrhoïdes de l'anus, ou qui consistaient en hémorrhagies qu'ils croyaient devoir attribuer à la suppression et à la métastase du flux hémorrhoïdal. Ainsi quelques auteurs anciens ont donné le nom d'*hémorrhoïdes des narines* à des tumeurs formées dans ces cavités, les unes blanches, molles, indolentes; les autres, au contraire, dures, rouges ou brunes, venant des parties les plus élevées et les plus charnues des fosses nasales. Ces tumeurs ne sont que des excroissances décrites aujourd'hui sous la dénomination de polypes des fosses nasales, quoiqu'on ait cherché à les en distinguer à l'aide de caractères plus qu'équivoques.

On a également désigné par le nom d'*hémorrhoïdes* des affections qui paraissent se rapprocher du fongus hématode et de certaines variétés de *nævus*.

Il est assez difficile de déterminer, au milieu des descriptions peu précises des auteurs, ce qu'ils ont entendu par *hémorrhoïdes de la matrice*. Il est probable qu'ils ont appliqué ce nom, soit à des tumeurs variqueuses, soit à des excroissances polypeuses ou cancéreuses de cet organe. Des hémorrhoïdes, dit Aëtius, se forment tantôt au col, tantôt au corps de la matrice, et quelquefois, quoique rarement, à l'orifice extérieur des parties. Il est plus facile de les reconnaître par le toucher que par l'inspection; elles produisent les mêmes accidens que celles du siége, et de plus la stérilité, et la pesanteur des lombes au temps des évacuations. Il ne faut pas toucher à celles qui sont variqueuses ou malignes; les autres doivent être traitées comme celles de l'anus. »

Sous le nom d'*hémorrhoïdes de la vessie*, on a décrit des affections conçues d'après des vues théoriques, mais dont la réalité n'a point été confirmée par l'anatomie pathologique. La liaison qui existe entre le rectum et la vessie, l'irritation dont celle-ci est atteinte quand l'intestin est le siége d'une congestion sanguine ou d'une inflammation intense, l'observation d'hématuries qui ont succédé au flux hémorrhoïdal; enfin, la rencontre de quelques excroissances près du col de la vessie, ont porté à croire à l'existence d'une affection de la vessie tout-à-fait semblable à celle que l'on observe assez communément au rectum. Des analogies très-éloignées ont servi de fondement à la description d'une maladie probablement imaginaire. De même que les hémorrhoïdes du rectum, celles de la vessie ont été distinguées en fluentes (ce sont des cas d'hématurie sans signes de lésion organique des voies urinaires); en fermées (on supposait que des tumeurs obstruaient le col de la vessie, et occasionaient la dysurie et la strangurie); enfin, en hémorrhoïdes blanches, qui ne sont qu'un catarrhe ou inflammation de la membrane muqueuse du col vésical ou de la partie supérieure de l'urètre. On voit que ces affections de la vessie sont désignées très-improprement par le nom d'hémorrhoïdes, non-seulement à cause de l'abus du mot lui-même, mais encore parce qu'il règne la plus grande incertitude sur l'existence et la nature des phénomènes morbides et des tumeurs qu'on a appelés ainsi. (R. D.)

HÉMOSTASE, s. f., *hæmostasis*, de *αἷμα*, sang, et *στάσις*, *stase;* expression dont quelques auteurs se servent comme synonyme de *stagnation du sang dans les vaisseaux.*

HÉMOSTATIQUE, adj., employé pour désigner génériquement les moyens propres à arrêter les hémorrhagies. Ces moyens sont très-nombreux; ils doivent nécessairement être différens suivant le volume, le nombre, la nature, la situation des vaisseaux qui fournissent le sang; selon que l'hémorrhagie a lieu par une blessure, par une ulcération, par exhalation, par étranglement. L'état sain ou morbide des parois des vaisseaux d'où le sang s'écoule; celui des parties molles environnantes, qui peuvent être saines, enflammées, infiltrées, affectées de pouriture d'hôpital ou gangrenées; la nature des symptômes qui accompagnent les hémorrhagies; l'âge, la force ou la faiblesse des malades sont encore d'autres circonstances dont il faut soigneusement tenir compte, soit pour faire un choix judicieux entre les moyens hémostatiques, soit pour employer méthodiquement ceux qui conviennent dans chaque cas particulier.

Nous ne devons nous occuper ici que de l'usage de ces moyens en chirurgie; ce qui est relatif à leur emploi en médecine a été exposé à l'article HÉMORRHAGIE; et nous nous bornerons d'ailleurs à des considérations générales, en renvoyant pour des détails plus étendus aux mots *anévrysme*, *cautérisation*, *compression*, *ligature*, *tamponnement*.

Les moyens hémostatiques peuvent agir en diminuant la quantité du sang, en modérant la force des contractions du cœur et l'action tonique des vaisseaux : tels sont les saignées copieuses, le repos absolu, l'usage des boissons fraîches, gommeuses, mucilagineuses, amylacées, acidules, qui conviennent spécialement dans les hémorrhagies traumatiques provenant de vaisseaux situés profondément dans les cavités splanchniques, sur lesquels on ne peut appliquer de ligature ni d'autres moyens de compression que le sang lui-même, à mesure qu'il se coagule.

Certains hémostatiques opèrent en diminuant la quantité du sang et en produisant une révulsion plus ou moins énergique : tels sont les saignées capillaires par les sangsues, par les ventouses scarifiées. Il en est d'autres dont l'action a quelque analogie avec celle des précédens, quoiqu'elle en diffère sous d'autres rapports ; ce sont ceux qui n'agissent qu'en produisant dans la circulation un changement qui attire le sang loin de l'organe par lequel l'hémorrhagie a lieu, ou qui s'opposent au retour rapide de ce fluide vers la partie malade. On peut ranger dans cette série les ventouses sèches, les maniluves et les pédiluves chauds, simples ou composés, les topiques rubéfians, les irritans de l'estomac et du canal intestinal, les ligatures médiocrement serrées, placées sur les membres. Ces hémostatiques, qui sont employés avec succès dans plusieurs cas d'hémorrhagie par exhalation, seraient inefficaces contres les hémorrhagies traumatiques, et même contre la plupart des hémorrhagies fournies par des surfaces ulcérées ou fongueuses.

Dans le cas d'hémorrhagie traumatique, fournie par des petits vaisseaux, ou quand le sang suinte d'une surface ulcérée, les topiques que l'on a désignés sous le nom d'*absorbans*, parce qu'ils se laissent pénétrer par la partie la plus fluide du sang, ont été recommandés avec raison. Ils favorisent la formation du caillot, et, concurremment avec lui, ils obturent les orifices par lesquels le sang s'écoule. Il convient presque toujours d'associer la compression à leur emploi. Parmi ces topiques, les plus employés sont : la charpie, l'agaric, la gomme arabique, la gomme adragant, la colophane. Ces dernières substances, réduites en poudre très-fine, servent ordinairement à saupoudrer les bourdonnets de charpie avec lesquels on exerce le tamponnement.

On se sert aussi, pour arrêter les hémorrhagies dont nous

venons de parler, d'autres topiques qui agissent en même temps, en donnant lieu à la constriction des vaisseaux et en accélérant la formation du caillot : tels sont la glace pilée, la neige, l'eau froide, l'alcohol, l'éther, les acides végétaux, les acides minéraux très-affaiblis. L'action de ces moyens est ordinairement très-prompte ; mais aussi elle est souvent de peu de durée et l'on voit fréquemment les hémorrhagies se reproduire, dès que la contraction spasmodique qu'ils ont occasionée cesse d'avoir lieu. Ces moyens réussissent cependant dans beaucoup d'hémorrhagies utérines atoniques, dans quelques épistaxis; mais on a avec raison blâmé Richter, qui en a conseillé l'emploi pour arrêter l'écoulement du sang résultant de la section des artères honteuses externes, dans l'opération de la hernie.

Les médicamens qui jouissent d'une propriété astringente plus persistante, tels que les acides minéraux moins affaiblis, l'alun, le sulfate de fer, la noix de galle, les écorces de chêne, de quinquina, de marronier, la racine de ratanhia, le cachou, etc., employés, soit sous forme de poudre, soit en décoction, ne conviennent guère que dans des hémorrhagies ulcéreuses atoniques; et il est souvent nécessaire, pour arrêter le sang avec ces topiques, d'y associer la compression, un régime analeptique, et des médicamens internes, toniques et astringens.

Les cathérétiques, tels que l'alun calciné, le sulfate de cuivre en poudre, ou taillé en forme de cône, la pierre infernale, sont maintenant peu employés pour arrêter les hémorrhagies, si ce n'est celles qui résultent quelquefois de la piqûre large et profonde d'une sangsue, et dont on ne peut se rendre maître par une compression méthodique et prolongée. On a dû renoncer à leur emploi dans les autres cas, parce que ces substances, appliquées sur des surfaces saignantes ou ulcérées, produisent de vives douleurs, excitent une violente inflammation, et que l'escarre qui se forme à l'orifice du vaisseau dans lequel on a introduit le caustique se détache presque toujours avant que l'artère ait eu le temps de s'oblitérer. L'observation du marquis de Rothelin, auquel J.-L. Petit avait amputé la cuisse, et chez lequel l'hémorrhagie récidiva deux fois à la suite de l'emploi des cônes de vitriol, prouve combien peu on doit compter sur ce moyen ou sur d'autres analogues, lorsque le sang s'échappe d'un vaisseau considérable.

La cautérisation avec le fer rouge mérite bien plus de confiance, parce que l'escarre qu'elle produit est plus solide, qu'elle se détache plus tardivement, et parce que ce mode de cautérisation occasione moins de douleur et d'inflammation ; et cependant son emploi doit encore être restreint à un petit nombre de cas, parmi lesquels on doit spécialement compter quelques hémorrhagies occasionées par des morsures de sangsues, les hémorrhagies provenant des branches des artères temporales et occipitales quand on ne peut s'en rendre maître par la compression, les hémorrhahies violentes à la suite de l'évulsion des dents, de la blessure des artères de la langue ou d'autres artères peu volumineuses dont la ligature ou la compression offrent trop de difficultés à surmonter. La cautérisation devient encore le moyen hémostatique le plus sûr à la suite de l'extirpation des fongus et de la plupart des opérations pratiquées dans la bouche, dans la vulve, dans l'extrémité inférieure du rectum lorsqu'elles sont suivies d'hémorrhagie.

La section complète d'un vaisseau d'un médiocre calibre divisé incomplétement par un instrument vulnérant peut être comptée parmi les moyens hémostatiques, puisque cette opération a quelquefois réussi, probablement en permettant aux deux bouts de l'artère de se rétracter dans les chairs, à faire cesser l'hémorrhagie. Cette opération cependant ne paraît devoir réussir que rarement contre ce genre d'accident.

Le débridement des aponévroses d'enveloppe des membres, dans le cas de plaies compliquées d'hémorrhagies en nappe et d'étranglement; la division du prépuce, dans des hémorrhagies ulcéreuses du gland gonflé et étranglé par cette enveloppe membraneuse, ont été plusieurs fois des hémostatiques très-promptement efficaces.

Le rapprochement exact des bords d'une plaie suffit quelquefois pour arrêter une hémorrhagie : c'est ordinairement à ce moyen que l'on se borne à la suite d'une opération du bec de lièvre congénial; c'est encore le moyen qui convient particulièrement dans les plaies des veines principales et peu profondes des membres, lorsque ces vaisseaux n'ont pas été coupés complétement en travers; il a été employé avec succès, secondé par le repos absolu et une situation convenable, dans des blessures de l'extrémité supérieure des veines saphène et crurale. La ligature de ces vaisseaux, et surtout celle de la veine crurale, aurait pu avoir des suites très-dangereuses.

Mais de tous les moyens propres à arrêter les hémorrhagies du ressort de la chirurgie, les plus efficaces et les plus souvent employés sont la compression et la ligature qui n'est elle-même qu'un mode de compression. Ces deux agens hémostatiques, et surtout la ligature immédiate pratiquée soit dans le voisinage de la solution de continuité du vaisseau, soit à une distance assez considérable de cette solution de continuité, sont applicables à presque toutes les hémorrhagies traumatiques primitives, et même, comme le démontrent plusieurs observations importantes recueillies par M. Dupuytren et Delpech, à ces hémorrhagies lorsqu'elles sont consécutives. Ces observations seront analysées à l'article LIGATURE. (MARJOLIN.)

HÉPATIQUE, adj., *hepaticus*, ἡπατικός, de ἧπαρ, foie, qui appartient au foie, ou qui a quelque rapport avec ce viscère : *bile hépatique, plexus nerveux hépatique*, etc.

HÉPATIQUE (artère). On donne ce nom à l'artère principale du foie. Son volume, quoique assez considérable, n'est manifestement pas en rapport avec celui de ce viscère : cela dépend de ce qu'il reçoit le sang de la veine-porte, qui se distribue dans son intérieur à la manière des artères.

L'artère hépatique est une des branches de terminaison du tronc cœliaque ; elle tient le milieu, pour le calibre, entre la splénique et la coronaire stomachique, et forme avec celle-ci un angle très-ouvert ; dans certains cas, cette artère provient de l'aorte elle-même ou de la mésentérique supérieure ; quand cette dernière disposition a lieu, elle remonte d'abord sous le pancréas et suit plus loin son trajet accoutumé. Il y a quelquefois deux artères hépatiques ; l'une des deux provient alors, soit de la coronaire stomachique, soit de la mésentérique supérieure. Quand cette disposition existe, tantôt l'hépatique gauche représente la branche gauche de l'artère, tantôt cette dernière n'en est pas moins fournie par l'hépatique droite.

L'artère hépatique marche d'abord de gauche à droite le long du pancréas, derrière le péritoine qui revêt la paroi postérieure de l'arrière cavité péritonéale. Elle se recourbe ensuite de bas en haut, et s'engage entre les deux feuillets de l'épiploon gastro-hépatique, dont le bord droit, recourbé sur lui-même, est fixé dans cet endroit au pancréas ; elle gagne, avec cet épiploon, la scissure transversale du foie, placée dans cette partie de son trajet devant la veine-porte, et à gauche, puis en arrière des canaux cholédoque et hépatique. Arrivée au foie, elle se termine par deux branches destinées à ce viscère. Elle donne, dans ce trajet, un ou plusieurs rameaux variables dans leur volume et leur disposition, qui se distribuent au pancréas et au duodénum, et que l'on appelle, par cette raison, *artères pancreatico-duodenales*, et fournit de plus les artères gastro-épiploïque droite, pylorique et cystique.

L'artère gastro-épiploïque droite se sépare ordinairement la première, près de l'endroit où l'artère hépatique change de direction. Elle descend derrière le commencement du duodénum, se glisse entre les deux lames du grand épiploon, et marche de droite à gauche le long de la grande courbure de l'estomac, jusques un peu au delà de sa partie moyenne, où elle s'anastomose avec la gastro-épiploïque gauche, venant de la splénique. Cette artère est très-flexueuse, comme toutes celles de l'estomac, et donne des rameaux au pancréas, au duodénum, à l'estomac et au grand épiploon. Les rameaux gastriques naissent de sa partie supérieure, et pénètrent successivement entre les tuniques de l'estomac, jusqu'à la membrane muqueuse, en s'anastomosant avec les autres artères de ce viscère. Les rameaux épiploïques, longs et grêles, sont principalement ramifiés dans le tissu graisseux de l'épiploon, et se recourbent avec ce replis pour se porter vers le colon, où ils s'anastomosent avec des rameaux des artères coliques. Ces rameaux communiquent, en outre, entre eux et avec ceux de la gastro-épiploïque gauche.

L'artère pylorique est très-petite; elle naît à peu de distance de la précédente, et se recourbe aussitôt pour gagner le pylore et la petite courbure de l'estomac, au niveau de laquelle elle s'anastomose, après un court trajet, avec la coronaire stomachique. Ses rameaux se distribuent au duodénum et à l'estomac, où ils se comportent comme ceux de la gastro-épiploïque droite.

L'artère cystique est presque toujours un rameau de la branche droite de l'artère hépatique. Elle se distribue à la vésicule du fiel par deux rameaux, un supérieur et un inférieur, qui naissent quelquefois séparément, et forment alors deux artères cystiques. Le rameau supérieur envoie quelques ramifications au foie.

Les branches de terminaison de l'artère hépatique s'écartent l'une de l'autre, pénètrent par plusieurs rameaux à chaque extrémité du sillon transversal du foie dans les lobes droit et gauche de ce viscère, et se ramifient dans son intérieur, en accompagnant partout les divisions de la veine-porte.

L'artère hépatique communique, comme on l'a vu, avec la coronaire stomachique, la splénique, et la mésentérique supérieure. Elle a encore des anastomoses avec cette dernière par ses branches pancréatico-duodénales, et avec la mammaire interne et la diaphragmatique inférieure, par des rameaux qui se prolongent le long de la veine ombilicale et dans la grande faux du péritoine.

HÉPATIQUE (canal); on appelle ainsi le conduit excréteur du foie. *Voyez* ce mot.

HÉPATIQUE (plexus); c'est un entrelacement nerveux considérable, fourni par le plexus solaire du grand nerf *sympathique*. Les filets qui le composent, plus gros que ceux d'aucun autre plexus de l'abdomen, entourent l'artère hépatique et la veine-porte qu'ils accompagnent dans le foie.

HÉPATIQUE (veines); ce sont les veines du foie : l'une apporte du sang à ce viscère; c'est la veine sous-hépatique, plus connue sous le nom de *veine-porte*. On distingue particulièrement sous le nom de *veine-porte hépatique* la partie de cette veine qui appartient plus spécialement au foie. (*Voyez* VEINE-PORTE.) Les autres font suite à la première, ainsi qu'à l'artère hépatique, et reportent dans la veine-cave inférieure le sang de ces vaisseaux; ce sont les veines sus-hépatiques ou hépatiques proprement dites. Celles-ci naissent de tous les points de la substance du foie, se dirigent vers le bord postérieur de cet organe, où elles s'ouvrent dans le veine-cave inférieure par trois, quatre, ou cinq troncs, et par quelques branches plus petites. Ces dernières sortent du foie plus bas que les premiers, sous sa face inférieure; les grosses veines hépatiques s'abouchent plus haut dans la veine cave, au fond du sillon que présente le foie pour la loger, et immédiatement au-dessous du diaphragme. Il est assez rare que ces veines pénètrent dans la poitrine par une ouverture particulière du muscle : cela a lieu quelquefois, suivant Sœmmering, pour une veine du lobe droit, qui offre trois valvules vers sa terminaison. (A. BECLARD.)

HÉPATIRRHÉE, s. f., *hepatirrœa*, de ἧπαρ, foie, et de ῥέω, couler; flux hépatique; nom donné à un flux de ventre, dans lequel on supposait que les matières excrétées venaient du foie,

Des matières purulentes et sanguinolentes ont bien quelquefois, d'un foyer situé dans le foie, passé dans l'intestin ulcéré et perforé; mais ce cas est beaucoup plus rare qu'on ne l'a pensé; et l'on a souvent donné le nom d'*hépatirrhée* à une simple inflammation ou ulcération de l'intestin. (R. D.)

HÉPATISATION DU POUMON. On a donné ce nom à l'altération particulière que présente le poumon atteint d'inflammation, parce que son tissu, devenu ferme et compact, a pris à peu près l'aspect de celui du foie. *Voyez* PNEUMONIE.

HÉPATITE, HEPATITIS, s. f., du grec ἧπαρ, foie; ces mots sont employés indistinctement pour désigner l'inflammation du parenchyme du foie.

Dans tous les traités de pathologie on trouve la description des symptômes qui peuvent faire reconnaître cette maladie; mais dans aucun d'eux il n'est question des caractères anatomiques qui la constituent à son premier degré. Il n'est point dit si le foie enflammé est plus consistant, ou si au contraire il est ramolli; on n'indique nulle part quels changemens, dans le parenchyme de cet organe, devront expliquer, après la mort, les troubles fonctionnels qu'il a éprouvés. Quelques auteurs se bornent à dire, dans les observations qu'ils rapportent, que le foie *était évidemment enflammé;* tandis que la plupart ont relaté les altérations organiques qui suivent quelquefois l'hépatite et qui n'en sont que les terminaisons. Quelques extraits peuvent prouver la vérité de ce que nous avançons.

Chez un jeune homme de dix-huit ans, qui mourut d'*une inflammation du foie*, on trouva, dit Lieutaud, cet organe très-volumineux, adhérent aux parties voisines, avec des abcès dans son intérieur.

Sur un enfant de neuf ans, mort en peu de jours d'*une hépatite*, le foie parut d'un volume énorme, et sa circonférence était noire et brûlée. (Thomas Bartholin.)

Un individu jeune succomba à une fièvre épidémique avec des *symptômes* d'*hépatite;* à l'ouverture du cadavre le foie était d'un volume considérable et d'une grande consistance, livide et noir à sa partie inférieure. (Bonet.)

M. Portal rapporte l'observation d'un homme mort au huitième jour d'une maladie qui fut caractérisée *une inflammation du foie*. « Cet organe était gorgé de sang noirâtre; sa substance était aussi très-noire. Il y avait en quelques endroits des espèces de vomiques pleines d'un pus de couleur et de consistance diverses, etc. »

On vit par l'ouverture du corps d'un homme qui avait été tourmenté d'un hoquet violent avant la mort, que le foie *était enflammé*, et si tuméfié que l'estomac avait été comprimé. (Lieutaud, d'après Saxonia.)

M. Pinel n'a point décrit dans sa Nosographie les caractères que présente l'hépatite sur le cadavre; mais il renvoie aux écrits de Morgagni pour les nombreuses altérations que le foie peut présenter à la suite de cette affection. Ailleurs ce médecin cite une observation de Desault, où l'on trouve le fait suivant: le sujet est un soldat de trente ans chez lequel la maladie du foie parut le résultat d'une plaie de tête. A l'ouverture du corps, on trouva cet organe parsemé de petites ulcérations et recouvert dans toute son étendue d'une couche légère de matière purulente jaunâtre.

Dans la *Médecine pratique* de P. Frank, on ne trouve non plus aucune description anatomique du foie après l'hépatite, quoique d'ailleurs ce médecin admette comme terminaisons de cette maladie, la suppuration, la gangrène, etc. En un mot, tous les auteurs ont rapporté les caractères de l'hépatite parvenue à ses terminaisons fâcheuses; mais aucun n'a signalé l'état du foie dans les périodes d'accroissement de cette maladie. L'imperfection de la science sur ce point tient à deux causes. La première est le peu d'occasion que l'on a d'examiner les corps d'individus morts durant le développement de l'inflammation du foie, cet organe n'étant que peu essentiel à la vie, et l'hépatite vraie se rencontrant fort rarement; la seconde tient aux nombreuses variétés que l'organisation du foie, dans l'état normal, présente chez les différens sujets. Tantôt il est ferme, tantôt il est mou; ici il est très-rouge; d'autres fois il offre une teinte jaune légère; et entre ces divers points extrêmes, il est une foule de degrés intermédiaires que l'on ne peut pas plus rapporter à un état morbide que les premiers.

Le plus grand nombre des pathologistes s'accordent à regarder le foie, sans doute à cause de l'importance qu'on a attaché à ses fonctions, comme un des organes les plus communément malades. Mais le résultat des recherches anatomiques est loin de s'accorder avec leur opinion. Il paraît évident que cette dissidence a pour cause une erreur de diagnostic, et elle disparaîtra si l'on fait attention à la fréquence des maladies qu'on peut, en effet, confondre avec celles du parenchyme hépatique. Ainsi on sait combien sont communes les inflammations du péritoine, et cette membrane revêt le foie dans presque toute son étendue; on connaît aussi la fréquence des affections de l'estomac et des intestins, et combien il arrive communément qu'elles s'étendent à la vésicule et aux canaux biliaires. (Portal, Broussais, etc.) Or s'il est possible au médecin anatomiste de distinguer la phlegmasie du péritoine sus-hépatique et celle des organes excrétoires de la bile de l'*hépatite vraie*, de l'hépatite du parenchyme, pourra-t-on également, au lit du malade, préciser le siége de ces maladies?

Les diverses variétés que le foie à l'état sain présente dans son volume, dans sa consistance, dans sa position, rendent, comme nous venons de le dire, difficiles à saisir les changemens dus à l'hépatite. En général, cependant, on cite les suivans : tension de l'hypocondre droit; sensibilité à la pression; propagation de la douleur à l'épaule et à la clavicule du même côté; décubitus difficile, tantôt sur un côté, tantôt sur l'autre ; dyspnée, toux sèche, hoquet, souvent nausées et vomissemens. (Frank.) Il est facile de prévoir que la différence des régions de l'organe que la maladie attaque doit apporter aussi des différences dans ces symptômes. Si l'inflammation occupe la partie convexe, la douleur s'exaspère davantage par le palper; elle est lancinante et comme pleurétique; le décubitus est ordinairement difficile sur le côté droit. Si la partie concave est le siége de la maladie, les symptômes gastriques sont très-développés; il y a nausées, vomissemens de bile, tension de l'épigastre, souvent ictère, hoquet, etc. Il n'est pas rare alors que l'inflammation s'étende à l'estomac. Dans les cas où l'affection occupe la partie postérieure et supérieure du foie, le hoquet est plus fréquent, la dyspnée et la toux plus pénibles; la douleur augmente dans l'inspiration, ou bien il existe une douleur lombaire qui semble avoir son siége dans le rein droit. L'obstacle que le foie enflammé oppose à l'élévation du diaphragme dans l'expiration, soit à cause de sa masse, soit à cause de son volume, occasione un sentiment d'angoisse, de plénitude, de suffocation; il semble au malade qu'un poids considérable est suspendu au diaphragme et au sternum. (Pinel, Frank.) Les déjections alvines sont le plus souvent supprimées dans l'hépatite aiguë; dans les cas où l'ictère existe, elles sont blanches. D'autres fois le viscère enflammé sécrète une bile plus abondante, plus âcre, et des matières liquides presque sanguinolentes sont rendues avec coliques. L'urine varie suivant les périodes de la maladie, et, suivant qu'il y a ictère ou non. Elle est pâle durant les premiers jours, à moins que ce dernier symptôme n'existe; plus tard elle prend une couleur rouge plus ou moins foncée.

Nous avons avancé précédemment que la phlegmasie du péritoine péri-hépatique et celle des voies biliaires étaient souvent confondues avec celle du parenchyme du foie, et cette description de l'hépatite, extraite de deux ouvrages justement recommandables, pourrait, par une analyse sévère, servir à fixer notre opinion. La douleur superficielle, comme pleurétique, l'impossibilité du décubitus sur le côté droit, le palper très-douloureux, qui sont donnés comme symptômes de l'inflammation de la face convexe du foie, ne sont-ils pas aussi ceux de la péritonite sus-hépatique? Tous les phénomènes gastriques attribués à la phlegmasie de la face concave du foie ne sont-ils pas plutôt encore ceux de l'inflammation de la vésicule et des canaux biliaires, ou même ceux de la duodénite? Enfin qui distinguera, d'après les signes donnés pour la phlegmasie de la partie postérieure et supérieure du foie, cette maladie de l'inflammation du péritoine diaphragmatique?

L'*invasion* de l'hépatite varie, pour ainsi dire, sur chaque individu. Chez quelques-uns l'apparition de cette maladie est précédée, pendant un ou deux jours, par quelques phénomènes fébriles; chez d'autres, en plus grand nombre, par le trouble des organes digestifs; il y a nausées, vomissemens, etc. L'ictère peut aussi devancer de plusieurs heures les symptômes locaux de l'inflammation du foie; enfin nous devons dire que, dans un plus grand nombre de cas, ceux-ci sont les premiers à paraître, et quelquefois les seuls qui se montrent dans toute la durée de la maladie.

La *durée* de l'hépatite à l'état aigu n'est guère moindre de cinq jours, et se prolonge rarement au delà du quatorzième, où alors elle prend le caractère *chronique;* c'est une sorte de terminaison imparfaite. Cette maladie peut encore se terminer, suivant les pathologistes, par résolution, par des phénomènes critiques, par suppuration, enfin par gangrène. On peut espérer la *résolution* quand les symptômes n'ont point été très-intenses, et quand ils ont cédé peu à peu aux évacuations sanguines. Cette terminaison, qui est, à beaucoup près, la plus commune de toutes, arrive ordinairement du septième au dixième jour. Toutes les fonctions reprennent leur type naturel ; seulement les urines ou les sueurs sont quelquefois devenues plus copieuses pendant quelques heures. Une diarrhée modérée peut encore accompagner cette terminaison.

Les *accidens* qu'on a regardés comme *critiques* dans l'hépatite sont, 1° une hémorrhagie nasale, dont l'appariton a lieu quelquefois, disent les auteurs, au moment de la plus grande intensité des symptômes, et qui les calme tout d'un coup; 2° l'éruption naturelle des menstrues. Je ne sais si cette terminaison mérite le nom de critique : elle ne se voit guère que dans l'hépatite peu grave, et arrive à des époques de la maladie tout-à-fait indéterminées. On peut essayer de la favoriser, quoiqu'elle ne juge pas toujours la maladie ; 3° une perte du sang par l'anus, quelquefois résultant d'une exhalation à la surface muqueuse des gros intestins, mais plus souvent due à la rupture d'une tumeur hémorrhoïdale, est une des crises qu'on a le plus fréquemment observées dans l'inflammation aiguë du foie. Cette hémorrhagie critique est aussi, sans contredit, celle qui mérite le mieux cette qualification. Elle s'observe chez les hommes plutôt que chez les femmes, et particulièrement chez ceux d'un âge avancé.

Les longs articles que la plupart des pathologistes ont consacrés aux abcès du foie pourraient porter à croire que l'hépatite se termine fréquemment par suppuration ; ce serait à tort. De nombreuses ouvertures de cadavres peuvent n'en offrir aucun exemple. Mon collègue, M. Rostan, n'en a jamais observé à l'hospice de la Salpêtrière. J'ai donné des soins à un jeune étudiant en droit pour un abcès hépatique dont l'ouverture se fit dans les parois de l'abdomen; mais je ne puis répondre que le foyer purulent eût exclusivement son siége dans le parenchyme du foie. Dans un autre cas, j'ai cru reconnaître sur le vivant un amas de pus dans le foie. L'ouverture du cadavre ne justifia qu'une partie de mon diagnostic : la collection purulente existait; mais, quoiqu'elle pénétrât dans le parenchyme hépatique, elle était en plus grande partie superficielle, et paraissait évidemment dépendre d'un ancienne péritonite. M. Béclard m'a dit, à ce sujet, avoir trouvé sur un cadavre un abcès borné au seul parenchyme du foie, et dont l'existence n'avait point été soupçonnée pendant la vie. Aucun exemple parfaitement analogue n'est encore venu à notre connaissance.

L'inflammation du foie qui se termine plus particulièrement par *suppuration* est celle qui a pour cause un coup, une chute sur la région de l'abdomen qui correspond à cet organe. Cette terminaison est aussi plus commune chez les jeunes sujets et chez les hommes. Ordinairement elle est précédée de symptômes inflammatoires très-intenses et d'un mouvement fébrile continu. Les signes qui annoncent le travail suppuratoire sont les suivans : la douleur se circonscrit, elle semble profonde; elle est modérée mais présente des exacerbations; le malade éprouve un sentiment de pulsation dans l'organe malade; la soif est vive et difficile à calmer. Dans quelques cas il y a empâtement du flanc droit, et enfin (quand une grande collection purulente s'est formée), soulèvement des côtes inférieures ou même fluctuation appréciable au toucher. Le malade se couche difficilement sur l'un ou l'autre côté, il préfère le décubitus sur le dos. Des sueurs abondantes qui succèdent aux paroxysmes nocturnes d'une fièvre continue, un épanchement d'eau dans l'abdomen, et encore dans le tissu cellulaire du membre inférieur droit, sont des symptômes qui doivent aussi aider le diagnostic d'un abcès hépatique profond. L'issue de la matière purulente offre ici des particularités fort curieuses. Ainsi des abcès qui avaient paru d'abord siéger au milieu du parenchyme hépatique se sont quelquefois étendus vers la périphérie du foie. Les phénomèmes inflammatoires dans ces cas, en s'étendant de proche en proche, atteignent les organes voisins et sont quelquefois suivis d'adhérences extrêmement utiles. Le diaphragme, le poumon en haut; l'estomac, le colon ascendant ou le duodénum en avant; enfin les muscles abdominaux à droite, peuvent de cette manière compléter une caverne du foie, ou même être aussi détruit par le travail suppuratoire. C'est ainsi qu'on a vu le pus d'un abcès du foie se faire jour spontanément par une ulcération des parois abdominales, ou dans la cavité de l'une des portions du tube intestinal que nous avons nommées, ou même dans le péritoine. Dans l'ancien Journal de médecine on trouve l'histoire d'un abcès hépatique ouvert dans l'estomac, qui eût ainsi une heureuse terminaison. Bajon rapporte qu'il vit guérir un semblable abcès du foie, qui s'ouvrit d'abord dans le poumon droit, et qui ensuite se fit une seconde issue dans le canal intestinal. Un cas semblable s'est présenté, il y a sept ou huit ans, à l'hôpital de la Charité, dans le service de M. Lerminier.

La *gangrène* est une terminaison fort rare de l'hépatite ; elle n'arrive guère, disent les auteurs, qu'au huitième jour de la maladie. La sécheresse extrême de la membrane muqueuse buccale, la cessation subite des douleurs, des sueurs froides générales et quelquefois seulement sus-diaphragmatiques, l'abattement du pouls, doivent faire craindre la gangrène du foie. On peut juger qu'elle a effectivement lieu par le ballonnement du ventre, le refroidissement des extrémités, et enfin par l'odeur de *gangrène* que portent les matières stercorales et les gaz intestinaux. Nous n'avons pas besoin d'ajouter que cette terminaison confirmée est au-dessus des ressources de l'art.

Nous venons d'exposer les terminaisons que présente ordinairement l'hépatite lorsqu'elle a été fort intense ; mais dans quelques cas où les phénomènes locaux n'ont jamais acquis un grand développement, on les voit, après un décroissement à peine sensible, se prolonger plusieurs mois, et même plusieurs années, toujours à peu près au même degré d'intensité ; c'est à cette modification de la maladie qu'on a donné le nom d'*hépatite chronique*. La lenteur des digestions, l'émission des gaz intestinaux abondans, une constipation rebelle, etc., sont les seuls caractères que les auteurs donnent comme particuliers à cette nuance de l'hépatite ; mais on voit combien ils sont peu précis. Le palper, très-incertain dans l'inflammation aiguë, l'est encore davantage dans celle-ci ; il ne fournit quelques données que dans les cas où le foie a pris un grand volume. La douleur est peu vive dans l'hépatite chronique, et par conséquent les phénomènes généraux sont à peine remarquables. En résumé, il en est ici comme dans l'hépatite aiguë, les circonstances commémoratives, les particularités individuelles, et surtout en procédant par voie d'exclusion, l'absence des signes qui caractérisent les maladies mieux connues des organes voisins achèvent de fixer positivement le diagnostic.

La durée de l'hépatite chronique est fort longue en général, et il n'est point de terme moyen auquel on puisse la fixer. Quelquefois les symptômes disparaissent entièrement pendant plusieurs semaines, plusieurs mois, puis reparaissent sous l'influence des causes que nous avons citées ailleurs. Chez certains malades, la sécheresse plus grande de la peau annonce toujours cette exacerbation ; enfin celle-ci, dans quelques cas, semble avoir des retours mensuels ; il se forme alors une sorte de fluxion sur tous les organes abdominaux. C'est ce phénomène qui a rendu, pour ainsi dire, vulgaire l'emploi des sangsues à l'anus dans toutes les maladies chroniques du foie.

Plusieurs altérations organiques se lient fréquemment à l'hépatite chronique ; alors cette dernière ne mérite plus qu'une considération secondaire.

Causes. — Une des conditions qui prédisposent le plus évidemment aux maladies du foie et en particulier à l'hépatite ; est l'habitation sous un ciel brûlant. Murray, qui a pratiqué la médecine aux Indes orientales, parle de l'hépatite comme d'une affection si répandue dans ces contrées, qu'elle y mérite presque la qualification d'*endémique*. C'est aussi pendant les saisons les plus chaudes que l'inflammation du foie se multiplie dans nos climats.

Les enfans et les vieillards ne sont que rarement affectés de la phlegmasie qui nous occupe ; quand on l'observe dans ces âges, le plus ordinairement elle est consécutive d'une autre maladie ; elle s'est liée à une affection des intestins, de l'estomac ou du péritoine. Les hommes paraissent plus fréquemment affectés de maladies du foie, et par conséquent de l'hépatite, que les femmes. L'intempérance, plus commune chez eux, et qui est la cause d'une foule d'affections abdominales, l'est aussi sans doute de celles du foie. Il faut en dire autant des travaux de cabinet. En général le genre de vie des hommes qui se livrent à l'étude développe une constitution organique qui correspond au tempérament bilieux des anciens, et dont les dispositions maladives sont les mêmes. Enfin l'on a cru remarquer aussi que l'hépatite était plus fréquente chez les individus qui abusent habituellement des liqueurs alcoholiques, et chez ceux qui se nourrissent trop exclusivement de substances animales.

Parmi les *causes déterminantes* de l'inflammation du foie, il faut placer d'abord un coup, une chute sur la région de cet organe, une plaie pénétrante dans l'abdomen, une violente secousse dans la ligne verticale du corps ; telle est celle qui résulte d'une chute sur les pieds, les fesses ou les genoux. L'hépatite a souvent encore pour cause évidente le refroidissement brusque du corps, le trouble général qui accompagne les passions violentes, des excès vénériens, etc. Enfin, suivant la plupart des pathologistes, l'hépatite peut succéder à un exanthème cutané, à une hémorrhagie habituelle, à un exutoire ancien, supprimés brusquement.

Le *traitement* de l'hépatite à l'état aigu peut se diviser, comme celui de toutes les maladies inflammatoires, en deux sections, suivant qu'il s'applique à la période d'accroissement ou à celle de décroissement du travail morbide. La saignée du bras, répétée autant de fois que l'indiquent les symptômes généraux et locaux, est, dans l'inflammation du foie comme dans celle de tous les organes parenchymateux, le moyen sur lequel il faut le plus compter dans le début. Après lui vient l'emploi des sangsues. Quand la douleur est peu vive, et qu'on peut juger par les autres symptômes que la maladie n'est pas très-intense, cette seule évacuation peut suffire quelquefois. Si l'on reconnaît que l'inflammation a son siége sur la face convexe du foie et le péritoine sus-hépatique, les sangsues devront être appliquées sur le lieu douloureux, et particulièrement au-dessous des cartilages des dernières côtes. Si, au contraire, la face concave et les annexes biliaires (la vésicule et les canaux) paraissent principalement malades, on tirera le plus grand avantage de leur application à l'anus; la fluxion qu'elles attirent sur les vaisseaux hémorrhoïdaux décharge directement le système veineux hépatique. Le bain tiède prolongé, les applications émollientes sur la région du foie, les lavemens adoucissans, complètent, avec les boissons délayantes légèrement acidules, les médications de la première période de l'hépatite aiguë. Si l'on revient encore dans la période de décroissement aux pertes de sang, ce n'est qu'à celles qui peuvent débarrasser le foie seulement, comme le font les sangsues et les ventouses scarifiées appliquées sur le côté droit. C'est à cette époque exclusivement que sont utiles les laxatifs doux, si l'intestin est dans une intégrité non douteuse; ils établissent une légère dérivation sur l'organe qui a les relations les plus intimes avec le foie. On donne dans ce but le petit-lait, l'eau d'orge ou de poulet nitrée, l'oxymel, l'eau de tamarins, etc. Les lavemens, précédemment conseillés, seront rendus plus actifs par l'addition d'une petite dose de tartrate de potasse, de sulfate de soude, etc. Il se joint encore à ces règles générales de traitement quelques indications relatives à la terminaison vers laquelle semble tendre la maladie. Quand l'hépatite aiguë paraît devoir se terminer par résolution, il ne faut que continuer les applications émollientes, les boissons légèrement acidules, et une grande sévérité de régime. Si l'on espère faciliter cette terminaison par les sueurs, on pourra donner quelques infusions sudorifiques chaudes, en tenant le malade dans un lit garni de couvertures suffisamment épaisses. Les crises sont des terminaisons imprévues; il est donc difficile de les préparer par une médication appropriée. Cependant on peut dans certains cas soupçonner l'hémorrhagie nasale à quelques signes; le flux hémorrhoïdal a quelquefois aussi ses prodromes; dans ces cas, les bains de vapeurs locaux sont des moyens qui offrent de l'avantage.

Dans l'hépatite aiguë terminée par suppuration, le foyer est ou n'est pas accessible aux moyens chirurgicaux : dans ce dernier cas il faut tout attendre de la nature. Si l'abcès, au contraire, se manifeste à l'extérieur, ce qui malheureusement n'est pas le cas le plus commun, on pourra en faire l'ouverture; c'est ordinairement au-dessous des côtes asternales qu'il commence à se montrer. Nous devons rappeler ici que la vésicule du fiel dilatée peut faire saillie dans ce même lieu, et qu'elle a été plusieurs fois ouverte pour un abcès hépatique. On consultera avec intérêt, sur ce point de pratique, deux mémoires de Petit et de Morand, qui sont réunis à ceux de l'Académie royale de Chirurgie. L'époque d'élection pour opérer place ici le chirurgien entre deux écueils : il doit ouvrir l'abcès assez tôt pour éviter une plus grande altération du foie ou une ouverture spontanée à l'intérieur; et cependant il faut aussi qu'il temporise assez pour laisser établir des adhérences entre la tumeur et les parois abdominales; car, sans ces adhérences, l'incision pourrait être suivie d'un épanchement promptement mortel. Le peu de mobilité du foyer purulent, sa saillie égale pendant tous les mouvemens du malade, sont les principaux indices pour opérer. L'instrument tranchant ou les caustiques sont employés pour cette ouverture. L'emploi de ceux-ci a, dit-on, l'avantage d'augmenter, de fortifier l'adhérence de la paroi abdominale avec la paroi de l'abcès; mais il a l'inconvénient très-grave de faire une ouverture dont on prévoit difficilement les limites. La plupart des chirurgiens préfèrent aujourd'hui l'instrument tranchant. L'abcès ouvert est pansé à plat, mollement, avec de la charpie simple. Le malade sera couché sur le côté droit, afin de rendre plus facile la sortie du pus.

On cite quelques exemples d'abcès provenant d'une suppuration du foie qui se sont montrés fort loin de cet organe, et dont le diagnostic n'a été établi que très-difficilement. Ainsi on en a vu faire saillie au pli de l'aine droite, sur un des points des os coxaux, aux environs des dernières vertèbres, etc. Bajou donne l'histoire d'une collection purulente fournie par le foie et qui vint s'ouvrir à la partie interne de la cuisse. Ces dépôts demandent les mêmes soins que les autres dépôts par congestion, quelle qu'en soit la source, et ils ont aussi rarement qu'eux une terminaison heureuse.

Le *traitement de l'hépatite chronique* est encore peu avancé, autant à cause de la difficulté du diagnostic que de l'opiniâtreté du mal et de l'action trop indirecte des médicamens qu'il réclame. Ici les évacuations sanguines doivent être très ménagées; les sangsues à l'anus et les scarifications locales sont les seules employées; mais il faut y revenir souvent, et saisir le moment d'une sorte d'exacerbation mensuelle que nous avons déjà dit se présenter souvent dans l'hépatite chronique. Les rubéfians, les vésicatoires, ont eu plusieurs fois des avantages marqués, et de même on doit y recourir à plusieurs reprises. Les légers laxatifs sont quelquefois indiqués; mais il faut prendre garde de les multiplier comme on le faisait dans le dernier siècle, et comme le conseillent encore les médecins anglais et allemands. Nous avons dit ailleurs que l'hépatite paraissait très-commune dans les Indes orientales. Les médecins qui pratiquent dans ces contrées emploient contre elle une méthode thérapeutique particulière qui, sans doute, n'est applicable que lorsque la maladie est peu intense, ou qu'elle est passée à l'état chronique. En voici un exposé succinct d'après P. Frank. On commence par tirer une petite quantité de sang et par prescrire quelques antiphlogistiques; puis on pratique aussitôt des frictions mercurielles sur le point douloureux, en même temps que le calomélas est administré intérieurement. Le deuxième ou le troisième jour on applique un vésicatoire sur l'hypocondre droit, et on transporte les frictions mercurielles sur le côté opposé. Ce traitement doit être continué jusqu'à la guérison parfaite. Mais souvent il arrive que la salivation force à le suspendre. Les médecins anglais s'effraient peu de cet accident, et quelques-uns même le disent d'un heureux augure. Pour le modérer, ils associent alors les mercuriaux pris à l'intérieur avec le quinquina ou l'opium. La diarrhée est aussi une suite inévitable de cette singulière médication, et quelquefois elle se prolonge long-temps après la disparition des symptômes de l'hépatite.

Les règles de l'hygiène doivent tenir une place importante dans le traitement de l'hépatite chronique. Dans aucune maladie les fonctions de la peau ne méritent une plus grande attention que dans celle-ci, et nulle part elles ne sont aussi souvent troublées. Les bains, les lotions aqueuses simples ou légèrement aromatiques et les frictions douces seront donc recommandées.

Les bains d'eaux minérales ont été préconisés depuis long-temps dans toutes les maladies chroniques du foie. On les conseille aujourd'hui comme un auxiliaire utile; ils agissent au moins en augmentant l'action de la peau; à l'intérieur ces eaux peuvent aussi exciter légèrement la surface intestinale et peut-être même le parenchyme hépatique. Nous nommerons les sources de Vichy, de Bourbon l'Archambault, d'Enghien, etc. Les douches de même nature que les bains sont aussi un auxiliaire fort avantageux; mais dans tous les cas il faut que leur choc ne soit pas trop rude. L'accroissement de la douleur locale commandera leur cessation subite.

La nature semble indiquer elle-même une alimentation végétale à ceux qui souffrent d'une affection chronique de l'appareil biliaire. « Les alimens solides et gras répugnent, en général, aux personnes qui sont attaquées d'une maladie du foie » (Portal). On sait qu'au contraire le goût, le désir d'alimens acidules, de fruits, est presque un symptôme de ces maladies. Les boissons qui conviennent le mieux, et auxquelles les malades donnent aussi la préférence, sont celles dont la saveur est légèrement acide; telles seraient une limonade faible, l'eau de groseille, de cerises, l'orangeade, etc.

Un exercice modéré est utile dans toutes les maladies chroniques; mais qu'on se garde de ce conseil banal qu'il faut faire voyager, et voyager dans une voiture rude, le malade qui souffre du foie; on ne désobstrue pas nos organes comme on désobstrue un tube de métal. Les voyages, comme moyen de distraction, ont été réunis aussi au traitement des maladies chroniques du foie par les auteurs qui ont cru que l'altération de cet organe était la cause spéciale de l'hypocondrie. Dans l'état actuel de la science, si l'on recommande encore les soins moraux dans l'hépatite chronique, comme on le fait d'ailleurs dans toute autre maladie longue, c'est que l'on est persuadé qu'en activant les fonctions du cerveau, et en les dirigeant sur des objets étrangers à la maladie, on dispose l'individu à se croire moins malade : espérer de guérir c'est travailler soi-même à sa guérison. (G. FERRUS.)

HÉPATOCÈLE, s. f., *hepatocele*; de ἧπαρ, foie, et de κήλη, tumeur; hernie du foie. Il n'y a pas, à proprement parler, de hernie du foie; ce viscère ne sort pas, comme les autres organes de l'abdomen, par quelque ouverture des parois de cette cavité; seulement il peut se déplacer lorsque ces parois sont affectées d'un vice de conformation particulier. Il y a plutôt éventration que hernie. *Voyez* HERNIE.

HÉPATO-CYSTIQUE, adj. *hepato-cysticus*, de ἧπαρ, foie, et χυστις, vessie; qui appartient au foie et à la vésicule biliaire. On a désigné par cette expression des conduits établissant une communication directe entre le foie et la vésicule biliaire; mais on ne les rencontre que chez les animaux. On les observe surtout très-facilement dans le bœuf, où on les a vus pour la première fois. Leur existence chez l'homme, admise par Galien, et depuis par Spigel Hygmore et beaucoup d'autres, a été ensuite révoquée en doute, et définitivement rejetée dans le siècle dernier, où il a été démontré, particulièrement par les recherches de Haller, que ce qu'on avait pris pour des conduits capables de transmettre la bile n'était que des vaisseaux sanguins. (A. B.)

HÉRÉDITAIRE, adj., *hæreditarius*; se dit des maladies qui se transmettent des parens aux enfans par l'acte de la génération. Si l'on excepte certains vices d'organisation et quelques maladies, comme la syphilis, qui passent bien évidemment des parens aux enfans, et qui se manifestent dans l'utérus même, immédiatement après la naissance, ou plus ou moins de temps après cette époque, il n'existe pas de maladies héréditaires. Seulement les parens communiquent à leurs enfans, aussi bien que leurs traits extérieurs, leurs facultés intellectuelles et morales, une disposition de tels ou tels organes qui les rend aptes à être affectés de telles ou telles maladies, sous l'influence d'une cause plus ou moins puissante à laquelle sont également exposés les uns et les autres. C'est dans ce sens qu'on peut dire que la phthisie pulmonaire, la goutte, la gravelle, les scrofules, etc., sont des maladies héréditaires. On a abservé bien évidemment dans plusieurs cas des prédispositions héréditaires à la pneumonie, à l'apoplexie, etc. (R. D.)

HERMAPHRODITE, s. m. et adj., *hermaphroditus;* individu qui réunit les deux sexes. L'origine de ce mot se trouve dans la fable d'Hermaphrodite, fils de Mercure, Ἑρμῆς, et de Vénus, Ἀφροδίτη. Ce jeune homme étant resté insensible aux charmes de la nymphe Salmacis, elle obtint des dieux que son corps fût réuni au sien.

L'hermaphrodisme, dans l'acception rigoureuse du mot, est la réunion des organes des deux sexes dans un même individu, de manière que, sans le concours d'un autre, il soit propre à produire un individu de son espèce. Cet hermaphrodisme absolu est, en quelque sorte, un attribut du règne végétal, puisque toutes les classes végétales linnéennes le présentent, à l'exception de la classe appelée *Diœcie.* Toutefois on le rencontre aussi dans le règne animal, où il est d'autant plus absolu que, par sa classe, l'animal est plus voisin du règne végétal. Ainsi les zoophytes, les mollusques acéphales et gastéropodes, offrent les exemples les plus fréquens et les plus complets d'hermaphrodisme dans le règne animal.

L'hermaprodisme néanmoins n'est pas le même chez ces animaux. Chez les uns, il est tellement absolu que chaque individu peut reproduire son espèce sans le concours d'un autre individu; chez d'autres, au contraire, bien que les organes génitaux se trouvent réunis dans un même individu, il ne peut pourtant produire sans le concours d'un autre individu de son espèce : de sorte qu'il renferme à la fois en lui la faculté de féconder et d'être fécondé. Nous citerons, comme exemple de la première espèce d'hermaphrodisme, les coquillages bivalves; la seconde se rencontre chez les coquillages univalves.

L'hermaphrodisme, ainsi que nous l'avons dit, est d'autant plus fréquent et absolu que les genres d'animaux chez lesquels on le rencontre se rapprochent davantage, par leur organisation et leurs propriétés vitales, du règne végétal; il devient, au contraire, d'autant moins commun et absolu, que l'organisation animale est plus parfaite. En s'élevant de cette vérité aux considérations qu'elle fournit, on ne peut qu'admirer l'admirable puissance qui semble n'avoir accordé exclusivement qu'aux êtres placés sur l'échelon le moins élevé de la création le don de se reproduire sans le concours d'un autre individu. Leur sensibilité moins exquise, qui exclut tout abus qu'ils pourraient faire de ce don, l'impossibilité ou la difficulté de changer de lieu et de se rapprocher les uns des autres pour l'accouplement; la facilité de se reproduire par les seules facultés génératrices réunies dans chacun d'eux, facilité bien propre à réparer les pertes fréquentes et énormes d'individus auxquelles ces espèces sont exposées, justifient suffisamment cette sage disposition dans l'ordre naturel.

De l'hermaphrodisme chez les animaux parfaits. — Ce qui précède suffit pour indiquer que ce n'est pas dans la classe des animaux qui ont un système nerveux bien développé et qui peuvent se livrer aux principaux actes de la vie de relation, qu'il faudra chercher des exemples de l'hermaphrodisme dont il vient d'être parlé. Toutefois on observe chez eux, quoique rarement, des irrégularités, des jeux de la nature, des apparences plus ou moins analogues avec l'hermaphrodisme proprement dit. Ces apparences ont souvent donné lieu à des erreurs qui aujourd'hui deviennent d'autant plus rares que nos connaissances sont devenues plus exactes et qu'elles sont plus répandues dans la société.

Chez les animaux les plus parfaits, chez les mammifères, et spécialement chez l'espèce humaine, l'hermaphrodisme consiste en une réunion, soit apparente, soit plus ou moins *réelle*, dans le même individu, des organes de la génération propres aux deux sexes; mais quelque rapprochée que dans quelques cas cette réunion soit de celle qu'on rencontre chez les animaux les moins élevés, il n'en existe aucun exemple où l'assemblage des parties génitales des deux sexes ait été parfait; et, quelque fût d'ailleurs le sexe prédominant, les parties génitales internes, ou bien les parties génitales externes n'étaient pas assez complétement développées pour exercer les fonctions auxquelles elles sont destinées.

Une réunion parfaite des organes de la génération des deux sexes dans un même individu serait, en effet, bien difficile, pour ne pas dire impossible, chez les mammifères et surtout chez l'homme, à cause de la disposition de leur bassin, dont l'espace ne saurait loger l'appareil génital bien développé des deux sexes. Comment, ainsi que le fait observer Mahon, le pubis pourrait-il avoir ses justes dimensions et celles des corps caverneux et de leurs muscles, dans le même angle de l'os pubis où il y aurait un clitoris? Le vagin ne paraît pas être d'un diamètre proportionné à ses usages, quand il est placé sous un urètre mâle et sous des vésicules séminales. L'accélérateur séparé d'avec le pubis par le vagin, et dont la fonction par conséquent manque dans des actions essentielles, ne permet guère que les liqueurs qui sortent de l'urètre aient le jet nécessaire pour opérer la fécondation. Cette opinion, qui appartient primitivement à Haller, a été combattue dans ces derniers temps; mais les faits sur lesquels on s'est fondé ne nous paraissent pas la détruire, et nous persistons à l'adopter jusqu'à ce qu'on ait observé sur un mammifère un exemple bien constaté de réunion des organes génitaux développés et constitués de manière à pouvoir remplir les fonctions génératrices des deux sexes.

Détermination des diverses espèces d'hermaphrodisme chez les mammifères. — Nous avons examiné avec soin les classifications des cas d'hermaphrodisme proposées par les auteurs, et nous croyons devoir conserver celle que nous avons déjà adoptée autrefois en traitant le même sujet dans un autre ouvrage. En effet, bien que nous ayons encouru le blâme de l'auteur anonyme d'un article *hermaphrodisme*, nous pensons que l'ordre suivi par nous satisfait aux conditions qu'on a droit d'exiger d'une bonne classification. Qu'importe, en effet, qu'on nomme l'hermaphrodisme un jeu de la nature, ou qu'on le considère comme le résultat d'une stase de croissance à laquelle seraient exposés les organes de la génération, dont les rudimens seraient d'ailleurs conformés de la même manière chez les deux sexes? qu'importe, en un mot, quel est le point de départ, lorsqu'il n'est pas encore positivement établi, si l'on arrive à des catégories générales dans lesquelles on puisse ranger commodément les variétés qu'admet une série de faits appartenant à une même cause? et alors même que quelques exemples se prêteraient moins facilement à cette classification, il ne faudra pas oublier que dans l'histoire de l'hermaphrodisme, comme dans celle de tous les phénomènes physiques capables d'être classés, il n'y a pas de passage brusque d'un genre ni même d'une espèce à l'autre, et qu'au contraire on rencontre constamment des faits qui établissent les nuances intermédiaires dont se composent les transitions.

Il est des vices de conformation des parties sexuelles qui donnent à ces parties l'aspect d'une réunion plus ou moins complète des attributs des deux sexes dans un même individu. Cependant, examinés avec quelque soin, ces vices de conformation permettent aisément de déterminer à quel sexe ils appartiennent, ainsi que l'individu qui en est porteur. Il peut donc exister un *hermaphrodisme apparent chez le sexe mâle*, et un *hermaphrodisme apparent chez le sexe féminin*. Enfin on a rencontré aussi des individus chez lesquels on n'observe aucun sexe déterminé, qui ne sont ni mâles ni femelles, ou bien qui offrent un mélange des attributs des deux sexes, sans qu'aucun d'eux soit prédominant. Ces individus composent un troisième genre d'hermaphrodisme, que nous persistons à nommer l'*hermaphrodisme neutre*.

Hermaphrodisme apparent chez le sexe masculin. — Cet hermaphrodisme, le plus facile à constater, consiste ordinairement en un vice de conformation du scrotum, qui, vers sa partie moyenne, présente une fente ou fissure formée par deux replis de la peau, et lui donne l'aspect des grandes lèvres d'une vulve, surtout lorsque les testicules ne sont pas descendus dans ces replis, et qu'ils sont restés derrière l'anneau du scrotum. Quelquefois cette fente ne consiste qu'en un renfoncement considérable du raphé. Cette ressemblance avec la vulve est le plus souvent augmentée par le peu de volume de la verge, qui, dans quelques cas, est fendue, dans d'autres imperforée, de sorte que l'urètre aboutit ailleurs qu'à l'extrémité du gland ou du corps qui le représente. Dans quelques cas même, il y a communication entre le rectum et le pénis ou le scrotum.

Hermaphrodisme apparent chez le sexe féminin. — Les vices de conformation qui peuvent donner aux parties génitales de la femme une ressemblance plus ou moins grande avec les parties génitales viriles, admettent deux variétés. L'une consiste en des dimensions excessives du clitoris, qui pourtant n'est jamais perforé par un urètre; l'autre dépend d'une conformation vicieuse de l'utérus et du vagin; conformation qui donne au premier une ressemblance avec le pénis. Toujours faut-il qu'en pareil cas il y ait un prolapsus de l'utérus; et ce prolapsus, outre qu'il devient la cause de la saillie de l'utérus à l'extérieur, ajoute encore à l'illusion en ce que, par son contact prolongé avec l'air extérieur, la matrice perd ordinairement sa couleur naturelle et contracte celle des tégumens du pénis. On conçoit que cette espèce d'hermaphrodisme apparent chez les femmes peut très-bien n'être pas toujours congéniale, et être au contraire une maladie survenue dans le cours de la vie, et qu'on peut faire cesser en réduisant la descente.

Hermaphrodisme neutre. — On s'est fortement récrié contre ce terme, que, dans un ouvrage publié sans noms d'auteurs, on se contente, par politesse, de qualifier seulement de bizarre. Toutefois le critique auquel il a paru si impropre n'a pas jugé à propos de le remplacer par un plus convenable, et nous aurons encore cette fois la bizarrerie de le conserver, puisqu'il peut servir à exprimer l'idée qu'un individu est sans sexe prononcé, soit que l'appareil génital de l'un et de l'autre sexe manque, soit qu'il existe une conformation sexuelle mixte et assez imparfaite pour qu'il soit à peu près impossible d'assigner à l'individu ainsi conformé le sexe auquel il doit appartenir.

On voit par ce qui vient d'être dit que l'hermaphrodisme neutre admet deux espèces. L'une, l'*hermaphrodisme neutre avec absence de sexe prononcé*, est composée d'individus qui paraissent avoir été primitivement destinés à faire partie du sexe masculin ; mais chez lesquels les organes génitaux n'ont pu se développer et sont plus ou moins restés dans l'état où ils étaient dans l'embryon. Chez eux, la verge n'est souvent indiquée que par un rudiment, par une espèce de verrue imperforée; les testicules manquent totalement, ou sont réduits par atrophie au volume le plus exigu; l'extérieur des individus ainsi conformés n'est ni celui de l'homme ni celui de la femme; souvent il y a fusion des caractères généraux des deux sexes; dans quelques-uns même on remarque une légère prédominance d'un sexe sur l'autre, et cette prédominance se décèle plutôt par les propensions que par des caractères physiques.

L'autre espèce, l'*hermaphrodisme neutre avec conformation sexuelle mixte*, est celui qui se rapproche le plus de l'hermaphrodisme absolu, puisqu'on y observe un véritable mélange plus ou moins distinct des parties de la génération des deux sexes. Elle est la moins commune de toutes; mais, quoique bien constatée par un nombre suffisant de faits, elle ne renverse nullement le principe que nous avons établi au commencement de cet article, puisqu'elle ne fournit aucun exemple d'un développement assez parfait des attributs des deux sexes pour constituer dans un même individu la faculté de féconder et d'être fécondé.

Depuis la première publication de cette classification, M. le docteur Pierquin en a publié une nouvelle. (*Voyez* son mémoire intitulé : *Réflexions sur un cas d'hermaphrodisme et d'hypospadias*. Montpellier, 1823.) Nous renvoyons nos lecteurs au savant mémoire de ce médecin.

Il serait facile d'augmenter considérablement l'étendue de cet acticle, en exposant des exemples de chacune des espèces d'hermaphrodisme que nous venons d'établir ; mais il suffira de citer quelques-unes des principales sources dans lesquelles on pourra les puiser. On nous saura d'autant plus gré de cette économie d'espace, qu'à l'article *monstruosités* il faudra revenir sur le même objet.

Exemples d'hermaphrodisme apparent chez le sexe mâle. — Cheselden, *Anatomie*, en rapporte deux exemples. Voy. *Recueil périodique de la Société de Médecine de Paris*, tome 11 ; *Bulletin de la Faculté de Médecine*, n° 10, année 1815, inséré dans le *Journal de Médecine*, *Chirur.* et *Pharm.*, janvier et février 1816 ; même journal, juin 1815, etc.

Exemples d'hermaphrodisme apparent chez le sexe féminin. — Première variété. Augmentation excessive des dimensions du clitoris avec atrésie ou conformité vicieuse du vagin. *Voyez Garçon et Fille hermaphrodites*, volume publié à Paris en 1817 ; Maret, *Mémoire de l'Académie des Sciences de Dijon*, tome 11, année 1772 ; Morand, *Mémoire de l'Académie des Sciences de Paris*, année 1750, page 165, etc.

Deuxième variété. Renversement et prolapsus utérin donnant à l'utérus l'aspect d'un pénis. *Voyez* Saviard, *Recueil d'observations chirurgicales*, Paris, 1784, page 150 ; E. Home, *Transactions philosophiques*, page 157, etc.

Exemples d'hermaprhodisme neutre. — Première variété. *Hermaphrodisme neutre avec absence de sexe prononcé. Voyez* Maret, *Mém. de l'Acad. de Dijon*, t. 11, l. c. ; E. Home, m. c.

2e Variété. *Hermaphrodisme neutre, avec conformation sexuelle mixte. Voyez*, pour les exemples observés sur des mammifères et sur des bêtes à cornes particulièrement, J. Hunter : *Observations on certains parts of the animal œconomy*, Lond., 1792 ; E. Home, m. c. ; Mascagni, *Recueil des Mém. de l'Acad. italienne ; Bulletin de la Soc. de la Faculté de Méd. de Paris*, page 176. Pour les exemples observés sur l'espèce humaine, *voyez* Maret, m. c. ; *Histoire de Hubert* (Jean-Pierre) *garçon et fille hermaphrodites ; Histoire de Louis Hainault*, 2e *Bulle-*

lin de la Soc. de la Faculté de Méd. de Paris, an 1815; *Journal général de Méd.*, t. XVII, etc.

Des phénomènes généraux qui, chez l'homme, accompagnent l'état d'hermaphrodisme. — On remarque constamment, chez les individus dont l'appareil sexuel présente une des irrégularités qui viennent d'être décrites, des phénomènes qui sont plus ou moins en rapport avec elles. Ainsi, plus les formes extérieures d'un hermaphrodite mâle, plus sa voix, ses habitudes, ses propensions morales, se rapprochent de celles du sexe féminin, et plus on doit supposer que ses testicules manquent entièrement ou qu'ils sont atrophiés. Plus, au contraire, chez un hermaphrodite avec prédominance du sexe féminin, ces phénomènes généraux se rapprochent du caractère viril, et plus on doit supposer qu'il y a absence ou inactivité des ovaires. Cette règle est presque sans exception; seulement il est bon de ne pas juger trop exclusivement les propensions morales des hermaphrodites sur ces seules données, puisque nous les voyons souvent, ainsi que certaines propensions physiques relatives à l'appétence vénérienne, se dépraver chez des individus des deux sexes dont les organes de la génération ne présentent d'ailleurs aucune anomalie apparente. Nous croyons devoir prévenir contre cette erreur, dans laquelle sont tombés quelques auteurs qui ont écrit depuis nous sur l'objet qui nous occupe maintenant.

Des causes de l'hermaphrodisme chez les animaux parfaits, et spécialement chez l'homme. — On conçoit que tout ce qui a été dit, et probablement tout ce qui pourra l'être encore sur les causes de l'hermaphrodisme considéré comme irrégularité congéniale, ne peut être positif, et n'a pour base que des analogies plus ou moins concluantes. C'est à l'article MONSTRUOSITÉS qu'on pourra examiner avec quelque détail les théories qui ont été construites pour éclairer ce point de doctrine; en attendant, nous croyons que la plus vraisemblable est celle qui a pour fondement l'hypothèse de Home, selon laquelle la destination sexuelle ne préexisterait pas dans le germe, et ne s'y établirait que par l'effet de la fécondation; que, chaque germe pouvant par conséquent devenir mâle ou femelle, les effets de la fécondation sur le germe pourraient parfois, et moyennant des conditions qui nous sont encore cachées, dévier de la règle ordinaire, de manière à produire dans les rudimens de l'appareil génital, soit une indétermination, un arrêt de la tendance plastique, soit une tendance en quelque sorte double ou divergente. Voici les analogies desquelles on a étayé cette hypothèse : 1° les testicules et les ovaires se forment primitivement, les uns ainsi que les autres, au même lieu, et ce n'est que vers le huitième mois de la conception que les testicules s'éloignent, chez le fœtus humain, du point qu'ils occupaient jusque-là ; 2° le volume excessif du clitoris chez les fœtus au-dessous de quatre mois, de sorte que, dans la disposition primitive du germe, le clitoris pourrait aussi devenir membre viril, selon l'influence que la fécondation exercerait sur lui ; 3° la remarque faite que, chez les animaux mâles dont les femelles ont les mamelles situées sur l'abdomen, il existe également des mamelons aux mêmes endroits, comme il en existe aussi chez l'homme sur les mêmes points du thorax où ils sont placés chez la femme. Ce qui, dans le germe primitif, constitue le scrotum chez l'homme peut devenir les grandes lèvres de la vulve chez la femme, comme le prépuce pourrait devenir les nymphes, etc. ; 4° enfin, l'observation fort remarquable que Home a faite sur des veaux, que les cas d'hermaphrodisme chez ces animaux ne se rencontrent ordinairement que sur des jumeaux de sexe différent, et dont l'un est régulièrement conformé. Ce fait vient à l'appui de notre théorie, dans ce sens que l'acte fécondant, agissant à la fois sur deux germes pour produire, chez chacun d'eux, un sexe différent, cette action, par cela même qu'elle est plus compliquée, doit aussi être plus exposée à des irrégularités que s'il s'agissait de ne produire qu'un sexe : aussi la nature semble-t-elle reculer devant la difficulté, puisqu'il est rare que des jumeaux ne soient pas du même sexe.

Applications à la médecine légale. — L'hermaphrodisme peut donner lieu dans trois cas à des recherches médico-judiciaires : 1° lorsqu'il s'agit de rendre à l'état civil de son véritable sexe un individu dont la conformation vicieuse des parties génitales a pu donner lieu à de l'incertitude ou à de l'erreur ; 2° lorsqu'il s'agit de statuer sur l'aptitude d'un semblable individu à la procréation et par conséquent au mariage ; 3° enfin lorsqu'il s'agit de prononcer sur une simulation d'hermaphrodisme.

Nous ne reconnaissons pas chez les animaux parfaits d'hermaphrodisme absolu, c'est-à-dire que nous n'admettons pas parmi eux des individus véritablement *androgynes* ou doués à la fois de la faculté de féconder et d'être fécondés; mais nous en rencontrons chez lesquels le développement sexuel s'est arrêté lors de la formation première des organes de la génération : ce sont ceux que nous avons désignés en parlant de l'hermaphrodisme neutre avec absence de sexe. Ils nous paraissent, sous le rapport de leur état civil, devoir appartenir au sexe masculin plutôt qu'au sexe féminin, puisqu'il n'existe chez eux aucune trace de parties génitales féminines, et que, si l'absence des caractères virils ainsi que des fonctions qui en dépendent ne résulte chez ces êtres disgraciés que du défaut d'influence des testicules, les rudimens extérieurs des organes de la génération permettent plutôt d'y reconnaître le sexe mâle que le sexe féminin.

Il est plus difficile d'assigner, sous le rapport du sexe, un sexe aux hermaphrodites neutres avec conformation sexuelle mixte, et une pareille décision exige souvent une observation prolongée, afin de découvrir dans un assemblage d'organes imparfaits des deux sexes quel est le sexe qui devra être considéré comme prédominant. Heureusement ces cas sont très-rares, puisque Haller n'en connaît que deux bien avérés. Il faudra ici étudier attentivement non-seulement le véritable état des fonctions sexuelles, mais encore les propensions physiques et morales de l'individu, tout en faisant, comme nous l'avons dit plus haut, la part à l'influence de l'éducation et des habitudes acquises. Ainsi, dans le cas extrait par M. le professur Béclard (mém. cité) du *Medical repository*, et qui offre, sans contredit, l'exemple le plus rapproché de l'hermaphrodisme absolu, nous n'hésiterons pas à ranger, sous le rapport social, dans le sexe féminin l'individu qui est l'objet de cette observation.

La détermination du sexe, dans les cas d'hermaphrodisme apparent chez l'homme ou chez la femme, ne peut donner lieu à des erreurs, si l'on suit les règles que nous avons déjà indiquées dans un autre ouvrage, et auxquelles nous ne saurions rien ajouter. Ces règles peuvent en général s'appliquer à tous les cas d'hermaphrodisme.

1° L'examen extérieur des parties de la génération ne saurait être entrepris avec trop de soin et d'exactitude. On devra, autant que possible, sans blesser ni sans exciter une vive douleur, sonder les ouvertures qui s'y présentent, afin de connaître leur étendue et leur direction.

2° L'inspection extérieure de toute la surface du corps n'est pas moins essentielle, afin de pouvoir déterminer la prédominance des caractères constitutionnels de l'un ou de l'autre sexe.

3° A cet effet on devra également observer long-temps et à plusieurs reprises les goûts, les propensions des individus dont il s'agira de constater le sexe. Dans l'explication des résultats qui découleront de cette observation, on devra surtout s'attacher à ne pas confondre les habitudes résultantes de la position sociale des individus avec les propensions innées ou qui dépendent de la constitution organique.

4° Une circonstance bien importante dans les cas équivoques, c'est de s'assurer s'il s'établit par une ouverture quelconque des parties sexuelles une sécrétion sanguine périodique, ou toute autre qui puisse jeter du jour sur le sexe réel de l'individu.

5° Rien ne conduit plus aisément à des erreurs que de prétendre dans tous les cas déterminer, peu de temps après la naissance, le sexe d'enfans dont les parties génitales ne sont pas régulièrement conformées. Lorsque la conformation de l'individu laisse le moindre doute sur son véritable sexe, il est convenable d'en avertir l'autorité, et d'employer, s'il le faut, des années à observer le développement progressif du physique comme du moral de l'hermaphrodite, plutôt que de hasarder sur son sexe un jugement que des phénomènes futurs pourraient renverser tôt ou tard.

6° Enfin on ne devra tirer parti qu'avec une certaine réserve des déclarations de l'hermaphrodite ou des personnes qui ont des liaisons directes avec lui. On devra surtout examiner si ces déclarations sont de nature à être fondées sur un motif d'intérêt.

De l'aptitude des hermaphrodites à la procréation.—Les médecins ne sont pas tout-à-fait d'accord sur l'aptitude des hermaphrodites à la procréation, et par conséquent au mariage. Cette divergence d'opinions résulte évidemment de ce qu'on a considéré la question d'une manière trop générale. Car si, par exemple, on ne peut contester la possibilité de féconder à un hermaphrodite apparent avec sexe mâle, qui, ayant une verge mal conformée à la vérité, excrète néanmoins du sperme, on doit ne pas admettre de faculté fécondante chez un hermaphrodite neutre avec absence de sexe. Ainsi tout dépend de l'espèce et du degré de l'hermaphrodisme. C'est ce que nous allons tâcher d'établir en peu de mots.

Chez les hermaphrodites apparens de sexe masculin on ne

pourrait nier la faculté fécondante malgré l'absence extérieure de testicules, malgré la division du scrotum en deux lobes simulant les lèvres d'une vulve, malgré la brièveté et la conformation vicieuse du pénis, pourvu qu'il ne soit pas adhérent dans toute sa longueur au scrotum, qu'il soit érectile, qu'il puisse être introduit à une profondeur quelconque, au delà des lèvres extérieures de la vulve, de manière à ce que le sperme puisse arriver dans le vagin, et qu'il y ait véritablement excrétion spermatique. Cette dernière condition s'établit non-seulement par le fait, mais encore par les phénomènes généraux qui indiquent que l'individu appartient au sexe masculin, tels que la voix virile, la barbe, etc. Quant aux détails relatifs à l'excrétion spermatique, on peut placer les hermaphrodites, dont il est ici question, dans les mêmes conditions que celles qui sont applicables aux hypospadiaques, lorsqu'il s'agit de statuer sur leur faculté fécondante.

Chez la femme, l'aptitude à procréer ne se compose pas seulement de celle à exercer l'acte du coït, mais encore de la faculté de concevoir, de porter à terme le produit de la conception et de l'expulser. Ainsi le médecin appelé pour statuer sur l'existence de ces diverses facultés chez une femme qui offrirait un état d'hermaphrodisme plus ou moins apparent, devra examiner anatomiquement et physiologiquement si les parties génitales externes sont conformées de manière à admettre l'introduction de la verge; si le vagin, ou une ouverture quelconque qui le remplace, conduit à l'orifice utérin; si l'excrétion menstruelle a lieu, et si ces parties, ainsi que la charpente osseuse, sont conformées de manière à permettre le développement et l'expulsion à terme d'un fœtus; enfin si l'habitude générale de l'individu se rapproche plutôt de celle du sexe féminin que du sexe masculin. Quant aux dimensions excessives du clitoris, elles ne forment pas, comme l'ont prétendu quelques médecins légistes, un obstacle absolu à l'acte du coït. On peut d'ailleurs y remédier par une opération chirurgicale. Il n'en est pas de même du prolapsus utérin ancien et irréductible simulant l'hermaphrodisme, bien qu'il existe dans le journal de Hufeland un exemple d'un coït devenu fécond chez une femme atteinte d'une semblable maladie; mais ce fait est si extraordinaire qu'il ne peut être considéré que comme une exception incapable de renverser la règle.

Quant aux hermaphrodites neutres avec absence de sexe ou

avec conformation sexuelle mixte, on doit exclure chez eux, d'une manière absolue, l'aptitude à la génération, les uns n'ayant aucun sexe, les autres portant les attributs des deux sexes, mais si imparfaitement conformés qu'ils ne peuvent servir ni à féconder ni à concevoir.

L'*hermaphrodisme* peut être *simulé*, surtout dans le cas suivant. Il existe chez une femme un renversement ou un prolapsus utérin qui, sous les conditions dont nous avons parlé plus haut, fait ressembler cet organe à un pénis. La personne qui est atteinte de cette maladie en profite par des motifs quelconques pour se faire passer pour hermaphrodite. C'est au médecin instruit et attentif à découvrir cette ruse, qui quelquefois aussi n'est qu'une erreur. La conduite de Saviard (*Observat. chirurg.*, Paris, 1784, page 100), dans un cas semblable, peut servir de modèle. (MARC.)

HERMODACTES ou HERMODATTES, s. f. On donne ce nom, dans les pharmacies, à des tubercules charnus irrégulièrement arrondis ou presque cordiformes, creusés d'un côté d'une sorte de gouttière profonde, au bas de laquelle est une cicatrice qui indique le point d'où naissait la tige. Ils sont essentiellement composés d'une substance amylacée blanchâtre, et d'un principe âcre qui les rend irritans et purgatifs. Les hermodactes nous viennent d'Égypte et de la Natolie. On n'est point encore d'accord sur le végétal qui les produit. L'opinion la plus généralement répandue c'est qu'ils proviennent de l'*iris tuberosa*. L. Quelques-uns les attribuent à une espèce de fritillaire, et d'autres au *colchicum illyricum*. Cette dernière opinion nous semble la plus probable. Si nous comparons les hermodactes aux bulbes du colchique ordinaire, nous leur trouverons absolument la même forme et la même organisation intérieure. Il nous semble que la chimie pourrait éclaircir cette question. Car s'il est vrai que les hermodactes soient le bulbe d'une espèce de colchique, on y trouvera par l'analyse le principe auquel MM. Pelletier et Caventou ont donné le nom de *vératrine*, et qui existe dans toutes les autres plantes de la famille des Colchicées qui ont été soumises à l'analyse; au reste cette question n'offre point un intérêt majeur pour la thérapeutique, car les hermodactes sont aujourd'hui à peu près inusités. (A. RICHARD.)

HERNIAIRE, adj., *herniarius*; qui a rapport aux hernies : ainsi l'on dit *sac herniaire*, *bandage herniaire*. — On désigne aussi sous le nom de *chirurgien herniaire*, celui qui se livre spécialement à l'étude et au traitement des hernies.

HERNIAIRE, s. f. Deux petites plantes de la famille des Paronychiées (*Herniaria glabra* et *H. hirsutà*. L.), qui croissent communément dans les champs et près des murs aux environs de Paris, portent spécialement ce nom, qui indique la propriété que les anciens auteurs de matière médicale leur attribuaient de guérir les hernies. Ils les administraient intérieurement et en faisaient en même temps des applications à l'extérieur. Depuis long-temps de emblables assertions ont été reléguées parmi les contes absurdes dont la matière médicale des anciens est trop souvent surchargée. Ce que l'on peut dire de plus positif sur ces deux plantes, c'est qu'elles ont une saveur légèrement salée, qui paraît due à une petite quantité de nitrate de potasse qu'elles contiennent, qu'elles exercent une action légèrement excitante sur les organes sécréteurs de l'urine, et que par conséquent elles sont diurétiques; mais on n'en fait plus usage aujourd'hui. (A. RICHARD.)

HERNIE, s. f., *hernia*, *ramex*, *ruptura*, *crepatura*, Κήλη des Grecs. On donne ce nom au déplacement d'un viscère qui, échappé de la cavité dans laquelle il est contenu, vient former une tumeur plus ou moins saillante, et le plus souvent apercevable à l'extérieur. Cette tumeur peut être située à la circonférence de la tête, de la poitrine et du ventre : en effet, il y a des hernies du cerveau, du cervelet, du poumon et de la plupart des viscères contenus dans l'abdomen. Une ouverture contre nature dans l'un des os du crâne, un écartement entre deux de ces os ou un défaut d'ossification peuvent donner passage à une portion du cerveau ou du cervelet. (*Voyez* ENCÉPHALOCÈLE.) Les hernies du poumon se manifestent le plus ordinairement après une toux violente ou à la suite d'une plaie du thorax avec perte de substance. *Voyez* PNEUMOCÈLE.

Le mot *hernie* s'emploie le plus ordinairement pour désigner des tumeurs produites par le déplacement et la sortie des viscères abdominaux. Ce genre de maladie attaque au moins le trentième des hommes. (Chaussier.) Des calculs faits par Arnaud, Turnebull, Juville, Gimbernat, feraient penser que les hernies affectent le quinzième de la population en Italie et en Espagne; le vingtième en France et en Angleterre; le trentième seulement dans le nord de l'Europe. Les deux premiers calculs semblent exagérés. Le déplacement des viscères abdominaux s'observe beaucoup plus fréquemment chez l'homme que chez la femme. Un rapport fait en 1814 à la Société établie à Londres pour le traitement des hernies, nous apprend que, sur sept mille cinq cent quatre-vingt-dix-neuf personnes atteintes de cette espèce d'infirmité, il y avait six mille quatre cent cinquante-huit hommes et onze cent quarante-une femmes. La nouvelle Société herniaire a trouvé trois mille cinq cent cinq hernies sur des hommes et cinq cent soixante-cinq sur des femmes. M. Jules Cloquet, auquel on doit des recherches très-importantes sur les hernies abdominales, a eu occasion d'observer quatre cent cinquante-sept hernies sur huit mille cadavres; de ces quatre cent cinquant-sept hernies disséquées par ce laborieux anatomiste, trois cent sept appartenaient à des hommes et cent cinquante seulement à des femmes.

Les hernies peuvent paraître à toutes les époques de la vie; mais on y est plus exposé dans l'enfance, la jeunesse, et vers la fin de l'âge adulte; les gens robustes comme les gens faibles sont sujets à cette maladie; on pourrait même dire que les premiers en présentent un plus grand nombre d'exemples que les autres. Les personnes qui se livrent à des travaux pénibles, les portefaix, les chargeurs de voitures, les cavaliers, sont fréquemment affectés de hernies. Il existe chez quelques individus une disposition toute particulière pour contracter cette espèce d'infirmité; chez eux, en effet, la moindre cause occasionelle, le plus léger effort, l'action de tousser, d'éternuer, suffisent pour la produire. Les hernies héréditaires ne peuvent être attribuées qu'à la faiblesse originelle des ouvertures par lesquelles les viscères du ventre peuvent s'échapper.

Les hernies peuvent se montrer sur presque tous les points des parois du bas-ventre; disons cependant qu'elles se manifestent le plus ordinairement à la partie antérieure et inférieure, région dépourvue de fibres musculaires, mais parsemée d'ouvertures par lesquelles passent des vaisseaux, des nerfs, des ligamens. Ces ouvertures, toujours plus faibles que les autres points de l'enveloppe abdominale, sont par conséquent plus disposés à céder à l'effort que les viscères exercent contre elles. Les hernies se montrent à l'aine, au pli de la cuisse, à l'ombilic, à la ligne blanche, sur les différens points du ventre, à la partie interne et supérieure de la cuisse, à sa partie supérieure et postérieure, dans le vagin, au périnée, etc.; enfin les viscères abdominaux passent quelquefois dans la poitrine à travers les fibres écartées ou divisées du diaphragme.

Les hernies prennent des noms qui sont relatifs aux lieux où elles se manifestent et aux parties qui les forment : ainsi on appelle hernie *inguinale* celle qui, se montrant d'abord dans l'aine, est formée par des parties qui s'échappent par le canal et l'orifice inguinal ; on l'appelle *bubonocèle* lorsqu'elle ne dépasse pas l'aine; *oschéocèle, scrotale*, quand elle descend dans le scrotum ; et chez la femme hernie *de la grande lèvre* lorsqu'elle pénètre dans l'épaisseur de cette duplicature de la peau. La hernie qui se montre au pli de la cuisse est connue sous les noms de hernie *fémorale, crurale, mérocèle* : les parties qui la forment passent derrière le ligament de Fallope et au côté interne des vaisseaux cruraux. On appelle hernie *ombilicale, exomphale, omphalocèle* la hernie qui est située à l'ombilic. Les hernies qui se développent au-dessus et au-dessous de cette ouverture sont désignées sous le nom de hernies *de la ligne blanche*; celle qui se forme à la partie supérieure de cette ligne s'appelle hernie *épigastrique*, hernie *de l'estomac*, *gastrocèle*. Les hernies qui se manifestent sur les autres points de l'abdomen sont connues sous le nom de hernies *ventrales*. Lorsque les viscères s'échappent par le trou sous-pubien, on appelle la tumeur qu'elles forment hernie *du trou ovalaire*, et hernie *ischiatique* le déplacement qui se fait par l'échancrure de ce nom. Le vagin devient quelquefois le siége de tumeurs herniaires : ce sont les hernies *du vagin*. On appelle hernie *du périnée* le déplacement des viscères qui se fait à travers les muscles releveurs de l'anus; enfin on nomme hernie *diaphragmatique* ou *thorachique* les hernies qui surviennent entre les fibres écartées ou divisées du diaphragme.

Tous les viscères de l'abdomen, à l'exception du duodénum, du pancréas et des reins, peuvent contribuer à la formation des hernies; mais ils ne se déplacent pas tous avec la même facilité. L'épiploon et les intestins jéjunum et iléon s'échappent le plus aisément; le cœcum, l'arc du colon et sa portion iliaque sortent plus difficilement. La hernie de l'estomac, de la vessie, de la matrice et des ovaires est rare; celle de la rate semble d'abord impossible; cependant elle a été observée par Ruisch et par J.-L. Petit. Le lobe gauche du foie peut former, par vice de conformation, la hernie ombilicale; ces viscères n'ont pas une égale tendance à sortir par les différens endroits où les hernies peuvent se former : ainsi, l'épiploon, qui peut s'échapper par l'anneau ombilical, par les canaux inguinal et crural, sort beaucoup plus souvent par la première de ces ouvertures que par les autres. Le jéjunum peut passer aussi par ces trois ouvertures ; l'iléon forme ordinairement les hernies inguinale, fémorale, du vagin et du périnée ; l'arc du colon se trouve souvent dans la hernie ombilicale, quelquefois dans les hernies inguinale et fémorale. La portion iliaque de cet intestin sort par les canaux inguinal et crural du côté gauche et quelquefois aussi par le côté droit. Le contraire s'observe pour le cœcum et son appendice. La vessie passe par l'anneau inguinal ou sous l'arcade crurale d'un côté, mais presque jamais dans les deux côtés en même temps ; elle peut former hernie au périnée chez l'homme et dans le vagin chez la femme. La matrice et les ovaires se trouvent quelquefois dans les hernies inguinale et fémorale. On a cru pendant long-temps que l'estomac pouvait former hernie à l'épigastre ; mais l'existence de ce mode de déplacement est contestée : ce viscère peut entrer seul ou avec la rate, l'arc du colon et l'épiploon dans la poitrine à travers le diaphragme ; on a trouvé l'estomac dans la hernie ombilicale, inguinale et crurale.

On nomme *épiplocèle* la hernie fournie par l'épiploon, *entérocèle* lorsqu'elle l'est par l'intestin, et *entéro-épiplocèle* lorsque l'intestin et l'épiploon s'y trouvent à la fois. La hernie de l'ombilic qui contient une portion d'épiploon se nomme *épiplomphale* et *entéromphale* quand elle renferme un intestin ; on l'appelle *entéro-épiplomphale* lorsqu'elle est formée tout à la fois par l'intestin et par l'épiploon. La hernie du vagin formée par l'intestin est désignée sous le nom d'*entéro-vaginale* ; la hernie produite par la vessie a reçu la dénomination de *cystocèle* ; et enfin celle de la matrice est connue sous le nom d'*hystérocèle*.

La hernie peut n'avoir lieu que d'un côté ou exister dans les deux côtés en même temps ; quelquefois il n'y a qu'une partie du diamètre de l'intestin engagée dans l'ouverture herniaire ; d'autres fois le même intestin forme une anse plus ou moins considérable. On a vu des hernies formées par les appendices digitales ou prolongemens qui naissent quelquefois du jéjunum ou de l'iléon.

La plupart des viscères qui sortent de la cavité abdominale pour former hernie, poussent devant eux le péritoine. Cette membrane séreuse fournit aux viscères qui se déplacent une enveloppe connue sous le nom de *sac herniaire* ou de *sac péritonéal*. Les anciens, qui ne connaissaient pas le degré d'extension dont jouit cette membrane, croyaient qu'elle était déchirée par le passage des viscères à travers les ouvertures par où ils s'échappent le plus ordinairement, et que cette espèce d'enveloppe n'existait que dans les petites hernies; de là le nom de *ruptures* qu'il avaient donné à ces maladies, dénomination qui s'est conservée parmi le peuple dans certaines contrées. Il est aujourd'hui bien reconnu que le sac péritonéal existe dans presque toutes les hernies, quel que soit d'ailleurs leur volume; et que si on a trouvé quelquefois les viscères abdominaux immédiatement sous la peau, on doit attribuer cette disposition bien rare à la rupture accidentelle du sac herniaire. (J.-L. Petit, M. Boyer.) Je dois dire cependant que les hernies congéniales en sont dépourvues (*voyez*, plus bas, *hernie inguinale*); Le sac herniaire manque aussi, ou du moins son existence est révoquée en doute dans les hernies consécutives aux plaies pénétrantes de l'abdomen, dans celles qui se manifestent chez les sujets qui ont été opérés pour faire cesser l'étranglement ou pour tenter la cure radicale par la ligature, le caustique, etc. La vessie, qui n'est couverte par le péritoine que dans sa partie postérieure, s'échappe par le canal inguinal ou crural sans pousser cette membrane devant elle; le péritoine forme seulement un sac accessoire lorsque la portion de vessie qu'il recouvre est entraînée consécutivement dans la hernie; il en est à peu près de même des hernies du cœcum et des portions lombaires du colon. On sait que ces intestins ne sont embrassés par le péritoine que dans la moitié de leur circonférence.

Le sac herniaire présente deux faces, une externe et l'autre interne. Une couche de tissu cellulaire, qui est lâche dans les hernies récentes, serré, au contraire, dans les hernies anciennes, unit la première de ces faces aux parties environnantes, et forme avec ces parties une enveloppe dans laquelle le sac herniaire est renfermé. L'épaisseur et la structure de cette espèce d'enveloppe varient suivant la situation des hernies. Chez les personnes qui ont beaucoup d'embonpoint, une certaine quantité de graisse s'accumule autour du sac péritonéal et le rend quelquefois réductible en totalité. Hors ce cas, pour peu qu'une hernie soit ancienne, le sac herniaire reste au dehors; les viscères qu'il contient rentrent seuls. La face interne du sac herniaire offre les parois d'une poche qui renferme les viscères déplacés et communique avec la cavité abdominale au moyen d'une ouverture qu'on nomme *orifice du sac*. Cet orifice répond à l'ouverture de la paroi abdominale par laquelle la hernie s'est formée. L'action qu'exerce cette ouverture et la pression des bandages rétrécissent quelquefois l'orifice du sac herniaire, et lui donnent la forme d'une virole ou d'un collet. Dans certaines hernies, le sac s'élargit au-dessous de son orifice; dans d'autres cas, il ne commence à s'élargir qu'à une certaine distance de son origine. La partie comprise entre l'orifice et l'endroit où le sac commence à se dilater se nomme le *col du sac*. Dans les hernies dont l'orifice du sac péritonéal présente un collet, si la tumeur augmente à la suite d'un effort quelconque, on observe que le sac s'allonge, et son collet, qui ne tient ordinairement à l'ouverture herniaire que par du tissu cellulaire assez lâche, se porte au-dessous de cette ouverture, dont la pression produit un second collet à une plus ou moins grande distance du premier. Si ce deuxième collet est déplacé, il peut s'en former un troisième, un quatrième, etc. Les sacs herniaires à collets simples ou multiples sont susceptibles de causer un ou plusieurs étranglemens. On ne rencontre guère ces sortes de rétrécissemens que dans les hernies inguinales et le plus souvent dans les hernies congéniales. Le sac herniaire contient ordinairement une plus ou moins grande quantité de sérosité : cette quantité varie ; on en a trouvé, dans certains cas, depuis quelques onces jusqu'à trois, quatre, six livres et plus. Siebold en a retiré une fois douze livres d'une hernie scrotale ancienne qui pendait jusque sur les genoux. Cette grande quantité de liquide peut n'être qu'un accident de l'hydropisie ascite ; mais elle peut se former aussi dans le sac herniaire. L'accumulation de la sérosité dans le sac, pourvu toutefois qu'elle soit dans des proportions moindres que celles que je viens d'indiquer, ne doit pas être considérée comme une complication défavorable : en effet, lorsque l'étranglement survient, la marche des accidens inflammatoires est alors moins aiguë; on doit moins redouter la gangrène ; et, si l'opération devient nécessaire, elle est d'une exécution plus facile et moins dangereuse. La cavité du sac herniaire ne contient que peu ou point de sérosité lorsque la hernie se forme brusquement et se trouve fortement étranglée immédiatement après son apparition. Si l'inflammation causée par l'étranglement marche avec lenteur, il s'accumule une plus ou moins grande quantité d'eau dans le sac. Les qualités de ce liquide varient suivant l'état des viscères renfermés dans la tumeur et dans l'abdomen. La face interne du sac herniaire est ordinairement lisse, blanchâtre et contiguë avec l'épiploon et avec l'intestin lorsque la maladie est récente; dans les hernies anciennes, ces parties peuvent adhérer dans une étendue plus ou moins considérable, et d'une manière plus ou moins forte, soit entre elles, soit avec le sac herniaire. On a vu quelquefois des brides membraneuses naître d'un point de la face interne du sac herniaire et s'insérer par leur autre extrémité à un point de la même surface plus ou moins éloigné de celui de leur origine.

La structure du sac herniaire est la même que celle du péritoine dont il n'est que le prolongement. En disséquant ce sac avec soin, on a acquis la certitude qu'il est presque toujours aussi mince que la membrane séreuse qui tapisse les parois du ventre. Theden, Schmucker, Scarpa, assurent que les hernies anciennes ont assez souvent un sac herniaire très-mince, et que son épaisseur apparente dépend des parties celluleuses, aponévrotiques et musculaires qui la recouvrent. Disons cependant que le sac herniaire est sensiblement épaissi lorsque la hernie, après avoir été réduite et contenue pendant long-temps, s'échappe de nouveau et est abandonnée ensuite à elle-même; lorsqu'elle a été plusieurs fois affectée d'inflammation, ou lorsque les viscères contenus dans la tumeur adhèrent au sac herniaire dans une grande étendue.

Après avoir tracé quelques considérations générales sur les hernies, je crois, pour procéder avec ordre, devoir examiner maintenant les causes, le développement, le volume, les signes, le pronostic et le traitement des hernies simples; je m'occuperai ensuite des accidens qui peuvent les compliquer. Je terminerai cet article par l'examen rapide des différentes espèces de hernies.

Causes des hernies. — Elles peuvent être distinguées en causes prédisposantes et en causes efficientes ou déterminantes. Les premières, c'est-à-dire celles qui favorisent la sortie des viscères, tiennent tantôt à la disposition de ces mêmes viscères, tantôt à celle des parois de la cavité abdominale. La mobilité des viscères, leur peu de volume, leur situation dans la partie inférieure du ventre et près des ouvertures qui leur donnent passage, favorisent leur déplacement. On peut en dire autant du développement naturel ou accidentel de certains organes ; l'allongement de l'épiploon, par exemple, rend sa hernie plus fréquente à mesure qu'on s'éloigne de la première enfance. La distension de la vessie en rend les parois molles et favorise son déplacement. L'allongement du mésentère, regardé par Morgagni et par plusieurs chirurgiens célèbres comme une cause de hernie, en est plutôt l'effet ; car il ne précède jamais le déplacement de l'intestin. On a mis au nombre des causes des hernies la laxité de la portion du péritoine qui recouvre les ouvertures abdominales ; c'est une erreur : le relâchement de cette membrane est l'effet, mais non pas la cause de la maladie. Les causes des hernies se trouvent souvent dans la faiblesse naturelle ou acquise des ouvertures aponévrotiques de l'abdomen. Cette faiblesse peut se manifester accidentellement sur les autres points des parois du ventre après de fortes contusions, les plaies pénétrantes, les abcès, la distension occasionée par la grossesse, les efforts qui écartent la ligne blanche. Les diverses attitudes qui déterminent l'élargissement de l'anneau inguinal, telles que l'extension forcée du tronc, son renversement en arrière, la génuflexion prolongée, l'exercice du cheval, favorisent la formation des hernies. Les cavaliers y sont en effet bien plus exposés que les fantassins. On a cru pendant long-temps que l'usage habituel des alimens huileux était une cause de hernie ! Si les religieux des ordres les plus austères, les chartreux, par exemple, étaient fréquemment affectés de hernies, c'est moins à l'huile avec laquelle on préparait tous leurs alimens qu'on devait attribuer cette infirmité qu'aux exercices de piété prolongés : passant à genoux la plus grande partie de la journée, les anneaux devaient être *fatigués* par cette situation dans laquelle d'ailleurs la masse des viscères abdominaux pèse spécialement sur la partie antérieure et inférieure du bas-ventre. Rien n'est plus ordinaire que de voir une hernie se manifester chez les individus auxquels une maigreur extrême succède tout à coup à l'embonpoint. La pression exercée par les corsets trop serrés, les corps de baleine, et par des culottes dont la ceinture comprime le milieu du ventre doit être considérée comme une cause de hernie. Certaines dispositions de structure propres aux deux sexes peuvent être regardées comme causes prédisposantes de cette maladie ; ainsi on verra plus bas que les hernies inguinales sont très-communes chez les hommes, et que les hernies crurales affectent plus souvent les femmes : celles qui, ayant eu plusieurs enfans, ont l'ombilic et les aponévroses du ventre faibles, sont exposées aux hernies ombilicale, ventrale et de la ligne blanche.

La prédisposition aux hernies ne suffit pas pour la formation de ces tumeurs; il faut qu'il s'y joigne une cause efficiente ou déterminante. On doit ranger parmi ces causes toutes les puissances capables de pousser les viscères du ventre contre les parois de cette cavité, ou ces mêmes parois contre les viscères. La distention de l'estomac, des intestins, de l'utérus, de la vessie, le poids des viscères chez les personnes très-grasses nous offrent un premier exemple de l'action de cette puissance. Une cause déterminante très-active se trouve dans l'impulsion, dans les secousses que les sauts, les chutes sur les pieds, sur les genoux, sur les fesses impriment au tronc. C'est aux secousses répétées et plus ou moins violentes auxquelles sont exposés les viscères abdominaux, et par conséquent aux pressions qu'ils font éprouver aux ouvertures de l'aine, lors de l'exercice du cheval, que l'on doit attribuer la fréquence des hernies chez les cavaliers. Ces maladies peuvent être déterminées par une forte pression exercée sur l'abdomen; mais de toutes les causes capables de pousser les viscères hors du ventre, la contraction simultanée du diaphragme et des muscles abdominaux est la plus ordinaire. Cette contraction a lieu dans la plupart des actes de la vie qui exigent des efforts plus ou moins violens; lorsqu'on veut, par exemple, déplacer, charger ou porter un fardeau pesant; dans l'accouchement, le vomissement; dans la défécation et l'expulsion de l'urine. Lawrence a eu occasion d'observer des hernies qui s'étaient formées peu à peu par suite d'efforts répétés que des personnes affectées de rétrécissement de l'urètre avaient fait pour rendre leur urine. L'action de se moucher, le chant, les cris violens, l'usage des instrumens à vent, la toux, le rire prolongé, l'éternument, etc., produisent le même effet. Pendant la contraction simultanée du diaphragme et des parois du bas-ventre, la cavité abdominale diminuant dans tous les sens, les viscères fortement pressés doivent chercher à s'échapper par les endroits qui leur offrent le moins de résistance; on sait que ces endroits sont ordinairement le canal inguinal, le canal crural, l'anneau ombilical, le trou sous-pubien, l'échancrure ischiatique, etc.

Développement, volume des hernies. — Ces maladies se forment le plus souvent d'une manière lente et graduée; quelquefois, au contraire, elles se manifestent subitement en quelque sorte. On s'assure qu'il y a un commencement de déplacement lorsqu'en mettant les doigts sur les régions où se forment les hernies, on sent, au moment où le malade tousse, une impulsion communiquée aux viscères par la contraction des muscles abdominaux. Quoique les viscères reviennent à leur premier état dès que la cause qui les poussait cesse d'agir, on doit néanmoins conseiller l'usage d'un bandage. Les hernies qui sont produites par un effort violent paraissent tout à coup et présentent des symptômes particuliers. Au moment où cette sorte de hernie se forme, le malade éprouve ordinairement de la douleur et la sensation d'un corps qui traverse les parois de l'abdomen.

La hernie, dans le commencement de son développement, n'a pas un volume considérable; mais ses dimensions augmentent progressivement si elle n'est pas réduite et contenue. Lorsque la tumeur est parvenue à un certain degré d'ampleur, elle n'augmente que peu ou point. Le volume qu'une hernie abandonnée à elle-même est susceptible d'acquérir varie beaucoup. L'observation apprend que les hernies crurales sont ordinairement plus petites que les hernies inguinales, et celles-ci ont des dimensions moindres que les hernies ombilicales et ventrales. Cependant certaines hernies inguinales acquièrent un volume énorme. Les hernies intestinales sont, en général, plus volumineuses que les épiploïques; mais la grosseur que les gastro-épiploïques acquièrent dépend ordinairement de l'épiploon sorti en plus grande quantité que l'intestin, et qui, constamment en repos dans le sac herniaire, s'y épaissit par l'accumulation de la graisse. Les hernies qui ont été contenues et qui reparaissent parce que l'individu qui en est affecté a cessé de porter un bandage, ont d'abord peu de volume; mais elles ne tardent pas à augmenter si on néglige de les contenir. A l'égard des hernies qui ont été opérées, elles reparaissent si on néglige de se servir d'un bandage, et elles prennent alors un volume plus considérable que celui qu'elles avaient avant l'opération. Lorsqu'on n'a pas le soin de réduire et de contenir les hernies, il survient, avec le temps, des changemens très-remarquables dans les viscères qui les forment. La portion d'intestin herniée présente quelquefois un épaississement sensible dans ses membranes; son diamètre est souvent augmenté, tandis qu'il est plus ou moins rétréci à l'endroit qui répond à l'ouverture qui lui a donné passage. On rencontre quelquefois un entortillement de l'intestin disposé en 8 de chiffre. On voit parfois, dans les hernies anciennes, deux anses d'intestin (Scarpa); la portion du mésentère qui répond à l'anse intestinale déplacée est allongée, épaissie, chargée de graisse, et ses vaisseaux sont plus ou moins dilatés. L'épliploon contenu dans une hernie ancienne est ordinairement inégal, dur, parfois squirrheux, et offre une augmentation de volume plus ou moins remarquable.

Signes des hernies.—La hernie se présente sous la forme d'une tumeur plus ou moins volumineuse qui paraît tout à coup après un effort violent, ou lentement et sans cause connue, sur un des points de l'abdomen indiqués comme étant le siége ordinaire des hernies. Cette tumeur est indolente et sans changement de couleur à la peau, qui conserve sa mobilité et la faculté d'être soulevée; elle est immobile surtout à sa base, et rentre d'elle-même ou cède à la plus légère pression lorsque le malade est couché sur le dos; mais elle reparaît lorsqu'il se lève. Si le malade est debout, on peut faire rentrer la tumeur en la comprimant avec plus ou moins de force. La station prolongée, la marche, les efforts de la respiration, la plénitude de l'estomac, etc., augmentent le volume et la tension de la hernie. Si on applique la main sur la tumeur, et qu'on engage le malade à tousser, on sent une impulsion manifeste. Avant la réduction de la hernie, on ne trouve pas l'ouverture par où elle s'est formée; lorsqu'on fait, au contraire, ces recherches après avoir fait rentrer les parties déplacées, on distingue cette ouverture qui est plus ou moins dilatée.

La hernie intestinale est arrondie, mais étroite du côté de l'ouverture abdominale; elle est moins volumineuse lorsque l'intestin est vide que lorsqu'il est distendu par des gaz ou rempli de matières fécales. La tumeur est tendue, grosse, élastique, quand elle contient de l'air et que le malade tousse; elle est molle, pâteuse, s'il y a des matières fécales liquides; dure et inégale, lorsque ces matières ont une certaine consistance. La réduction de la hernie formée par l'intestin est ordinairement prompte, facile, et s'accompagne d'une espèce de bruit particulier qu'on désigne sous le nom de *gargouillement*.

La tumeur herniaire formée par une portion d'épiploon est molle, pâteuse, inégale; sa réduction s'opère peu à peu, sans bruit, et nécessite une compression soutenue; elle reparaît dès qu'on cesse de la comprimer; sa pesanteur, à volume égal, est plus considérable que celle de la hernie intestinale : on juge que la hernie est formée tout à la fois aux dépens de l'intestin et de l'épiploon, par le concours des signes de la hernie intestinale et de l'épiploïque. Les caractères que je viens de tracer, et que l'on a donnés comme propres à distinguer la hernie intestinale de l'épiploïque ne suffisent pas toujours : en effet, ce n'est souvent qu'à l'ouverture du sac que l'on reconnaît les parties qui contribuent à la formation de la hernie. Des douleurs légères, passagères accompagnent presque toutes les hernies.

Les signes généraux réunis aux circonstances commémoratives et aux symptômes de la lésion des fonctions dont ces sortes de tumeurs s'accompagnent, suffisent ordinairement pour distinguer une hernie d'une tumeur de toute autre nature. Je ferai voir, lorsque je considèrerai les différentes espèces de hernies, qu'une erreur à cet égard n'est cependant pas impossible.

Pronostic des hernies. — Une hernie qui est susceptible de réduction et qui peut être contenue au moyen d'un bandage, n'est point une maladie fâcheuse. La personne qui en est affectée peut la porter pendant toute la vie sans éprouver d'accident et même sans ressentir d'incommodité, pourvu toutefois qu'elle évite avec soin toute espèce d'effort, et qu'elle fasse constamment usage d'un bandage. Je dois dire cependant que le pronostic de cette maladie varie suivant quelques circonstances : ainsi les hernies sont, toutes choses égales d'ailleurs, moins fâcheuses chez les enfans que chez les adultes et les vieillards : dans les premiers, on obtient presque toujours une guérison complète au moyen d'un bandage bien fait; on n'a pas les mêmes espérances dans les seconds. Les hernies récentes et qui ont peu de développement sont moins fâcheuses que les hernies volumineuses et anciennes. Dans les hernies qui se manifestent tout à coup et à la suite d'un effort violent, on peut, à la vérité, obtenir une guérison radicale; mais l'expérience apprend qu'elles s'étranglent facilement, et que cet accident présente alors plus de gravité que dans les hernies qui se forment lentement. Les hernies intestinales sont plus dangereuses que les épiploïques. Les tumeurs herniaires qui sont formées par le jéjunum ou par l'iléon sont, en général, plus fâcheuses que celles qui sont faites aux dépens du gros intestin. Les hernies qui se forment sous des muscles épais, et qu'on ne peut contenir par conséquent que d'une manière inexacte, telles que les hernies du périnée, du trou ovalaire, sont plus dangereuses que celles qui ont lieu par les ouvertures placées immédiatement sous la peau et que l'on peut contenir exactement. Cependant les accidens qui peuvent compliquer les hernies s'observent spécialement sur les hernies inguinale et crurale. On verra plus bas que le jugement que l'on doit porter sur les hernies compliquées est différent suivant l'espèce de complication.

Traitement des hernies. — Ce traitement consiste à replacer dans le ventre les parties qui en sont sorties, et à les maintenir réduites au moyen d'un bandage convenable. La cure est radicale, si ce moyen, continué pendant un temps plus ou moins long, empêche les viscères de ressortir; elle n'est, au contraire, que palliative lorsqu'on est obligé de continuer l'usage du bandage pour maintenir les parties réduites et pour prévenir les accidens auxquels on serait exposé sans cela.

On sait que les hernies récentes, peu volumineuses et formées par une portion d'intestin, rentrent quelquefois d'elles-mêmes lorsque le malade est couché sur le dos. Cependant on est obligé le plus souvent de repousser les parties dans le ventre avec la main: on donne à cette opération le nom de *taxis*. Si la hernie est peu volumineuse et facile à réduire, on peut, le malade étant debout, faire rentrer les parties déplacées en exerçant une légère pression sur la tumeur; mais dans les circonstances opposées, il faut, pour opérer la réduction, donner au malade une situation convenable et exercer sur la tumeur une pression plus forte ou plus méthodique. On fait coucher le malade sur le dos, la tête légèrement inclinée sur la poitrine et soutenue par un oréiller, les cuisses et les jambes fléchies; le bassin doit être plus élevé que le ventre et incliné du côté opposé à la hernie. On engage le malade à ne faire aucune tentative pour fléchir la tête sur la poitrine et à éviter toute espèce d'effort de respiration. Placé du côté de la hernie, le chirurgien embrasse la tumeur avec une main, et avec les deux si la tumeur est très-grosse; il la comprime doucement et également avec les doigts et en pousse successivement les parties vers l'ouverture qui leur a donné passage. La répulsion des viscères déplacés doit être faite selon la direction qu'ils ont suivie en sortant du ventre : ainsi, elle sera perpendiculaire à la hernie si celle-ci est ombilicale ou ventrale; oblique de bas en haut et de dedans en dehors, si elle est inguinale; et de dehors en dedans, lorsqu'elle est crurale. La hernie intestinale peu volumineuse obéit presque toujours à la première impulsion; celle dont le volume est considérable cède plus difficilement, et on est quelquefois obligé de presser, de manier la tumeur en différens sens. La réduction de la hernie épiploïque s'opère plus lentement, plus difficilement, et exige que la pression soit soutenue jusqu'à la fin. On s'assure que la réduction est complète par la disparition entière de la tumeur et par la facilité avec laquelle on distingue l'ouverture herniaire.

Après la rentrée des parties déplacées, il est nécessaire d'exercer une compression non interrompue sur l'ouverture qui leur a livré passage. On se sert, pour opérer cette compression, d'un bandage dont la grandeur, la forme et la composition doivent varier suivant le nombre et le siége des hernies, l'âge, la constitution des sujets, etc., etc. (*Voyez* BRAYER.) Si l'individu affecté de hernie est un enfant, et si cet enfant est encore au maillot, ne pouvant pas supporter une pression un peu considérable à cette première époque de la vie, on se contente de prescrire des lavemens lorsqu'il est constipé. Si la hernie persiste jusqu'à l'âge de dix-huit mois ou de deux ans, on peut fixer une pelotte sur l'ouverture herniaire au moyen du spica; on a recours au bandage ordinaire lorsque les forces le permettent.

Lorsque le bandage herniaire est appliqué, on fait tousser le malade, on l'engage à prendre diverses positions afin de s'assurer que la hernie est bien contenue. L'individu qui porte un bandage doit éviter tout effort violent, un exercice pénible, toute espèce d'excès dans le régime; il doit entretenir le ventre habituellement libre et avoir l'attention d'appliquer sa main sur la pelotte toutes les fois qu'il tousse, qu'il éternue, qu'il va à la selle; cette précaution est encore plus nécessaire s'il vient à crier, à vomir, etc., etc. L'usage du bandage ne peut être discontinué sans exposer les malades aux dangers les plus graves. L'application constante du brayer, la pression continuelle que la pelotte exerce sur l'ouverture herniaire, suffisent pour obtenir la guérison radicale lorsque le malade est jeune. (La hernie congénitale est en général plus facile à guérir que la hernie ordinaire, à cause de la tendance que le col de la tunique vaginale a à s'oblitérer); quelquefois même le brayer procure ce bienfait aux adultes; mais on doit l'espérer d'autant moins que l'individu est plus avancé en âge ; chez les vieillards la cure n'est que palliative.

Pour obtenir la cure radicale, on a proposé des remèdes internes, externes, et des procédés opératoires. Parmi les premiers, on a préconisé le suc de turquette, les feuilles de sumac, les fleurs de grenadier, la racine de grande consoude, de tormentille, de bistorte, l'aigremoine en poudre, la limaille de fer, etc. On a conseillé de joindre à la compression exercée par le bandage, l'application locale de certaines substances propres à resserrer, ou à exciter de l'irritation, de l'inflammation dans les tissus qui couvrent les viscères déplacés : je me bornerai à citer ici l'emplâtre *contra rupturam*, les sachets remplis aux deux tiers de fleurs de tan, trempés dans du vin chaud et appliqués sous la pelote du bandage. On a proposé d'irriter la peau qui couvre le sac herniaire avec un vésicatoire ou avec une petite éponge imbibée d'huile essentielle de thérébentine, et d'appliquer un bandage très-serré pendant l'effet de ce topique. Le remède du prieur de Cabrières, dont Dionis nous a fait connaître la composition, a joui d'une grande célébrité. On a renoncé à ces moyens dont quelques-uns sont douloureux et tous sans effet. On a voulu aussi tenter la guérison radicale des hernies en pratiquant diverses opérations plus ou moins graves, telles que l'application du cautère actuel, des caustiques, la castration, le point doré, la suture royale, la ligature circulaire, l'incision et la suppuration du sac. Ces opérations sont aujourd'hui entièrement proscrites ; en effet, ces procédés opératoires sont toujours insuffisans et souvent dangereux. L'usage non interrompu d'un bandage bien confectionné et les précautions qui en favorisent l'effet, sont les seuls moyens auxquels on a recours pour obtenir la cure radicale ou palliative des hernies qu'on peut réduire. Je m'occuperai ailleurs de celles qui ne sont pas susceptibles de réduction.

Complication des hernies. — Des douleurs plus ou moins vives, des adhérences, des corps étrangers, l'étranglement et la gangrène peuvent compliquer les hernies.

Douleurs. — Des douleurs vives se font sentir quelquefois au moment où la hernie paraît ; ce symptôme a surtout lieu lorsque la tumeur se développe tout à coup. Il se manifeste souvent des coliques après le repas dans les hernies anciennes non réduites ou difficiles à contenir. La station prolongée, une marche forcée provoquent aussi des douleurs dans les hernies.

anciennes; les douleurs font naître, chez beaucoup de malades, des défaillances, des nausées, des vomissemens, des indigestions, par suite l'amaigrissement, la diminution des forces, etc.; des douleurs vives, une tension plus ou moins considérable du ventre, la constipation, et quelquefois un flux de sang par l'anus, se manifestent après la réduction de ces grosses hernies qui ont perdu, comme le disait J.-L. Petit, leur droit de domicile. La sortie de la tumeur fait cesser les accidens.

Lorsque la hernie est réductible, on fait disparaître la douleur qu'elle cause en repoussant dans le ventre et en maintenant avec un bandage les parties déplacées. On ne peut calmer les douleurs d'une hernie irréductible qu'en soutenant la tumeur, en engageant le malade à ne pas se tenir debout pendant long-temps, à ne prendre qu'une petite quantité d'alimens, à choisir ceux qui sont légers; on lui recommande enfin d'entretenir la liberté du ventre au moyen des lavemens et des minoratifs.

Adhérences. — Cette complication, rare dans les hernies petites et récentes, s'observe au contraire assez souvent dans les hernies anciennes qu'on a négligé de réduire ou qui ont été réduites d'une manière incomplète; elle est, en général, plus fréquente dans les hernies épiploïques que dans les intestinales.

Les viscères sortis sont unis tantôt entre eux, tantôt avec le sac herniaire. Quelquefois l'adhérence n'a lieu que sur un point; d'autres fois elle occupe une grande étendue. Dans la hernie congénitale, l'épiploon et l'intestin peuvent adhérer au testicule. Les adhérences sont lâches et faciles à détruire, ou denses, serrées et résistent à l'action des doigts qui veulent les rompre. On peut croire qu'il existe des adhérences lorsqu'une hernie ancienne et volumineuse, non ou mal contenue, ne peut pas être replacée dans le ventre, ou lorsqu'elle n'est réductible qu'en partie. Ce n'est cependant qu'en ouvrant la tumeur herniaire qu'on peut réellement constater l'existence des adhérences. Il y a, en effet, des hernies qu'on peut réduire en totalité ou en partie, quoique compliquées d'adhérences; tandis qu'il y en a d'autres qui sont irréductibles quoiqu'elles ne soient pas adhérentes. L'impossibilité de réduire une hernie qui n'est point étranglée peut tenir non-seulement aux adhérences que les viscères ont contractées, mais aussi à l'accroissement plus ou moins considérable que ces mêmes viscères ont pris.

La conduite qu'on doit tenir dans les hernies irréductibles par adhérence n'est pas toujours la même. Si la tumeur est peu volumineuse et bornée à l'aine, on peut modérer ses progrès ultérieurs par le moyen d'un bandage à pelote concave. Si l'intestin est uni à la circonférence du sac herniaire, la réduction est impossible à moins qu'on ne puisse repousser cette enveloppe dans le ventre, ce qui est rare : on doit alors contenir la hernie avec un bandage à pelote concave si elle est petite, et à l'aide d'un suspensoir si elle est volumineuse. Lorsque l'adhérence se trouve au fond ou sur l'un des côtés du sac, on réduit ordinairement une portion d'intestin et on soutient l'autre au moyen d'un bandage dont la pelote est confectionnée comme dans les cas précédens. Il y a presque toujours des adhérences dans les hernies anciennes et volumineuses qu'on a négligé de faire rentrer et de contenir avec un bandage, ai-je déjà dit : ce cas nécessite toujours l'usage d'un suspensoir. On a réussi quelquefois à diminuer considérablement le volume de ces hernies en exerçant d'abord une pression graduée sur la tumeur dans l'intention de faire refluer dans le ventre une partie des gaz et des matières qui se sont accumulées dans la tumeur ; on essaie ensuite d'obtenir la réduction d'une portion d'intestin ; on répète plus tard les mêmes tentatives que l'on suspend lorsqu'on a obtenu une diminution sensible dans le volume de la tumeur. Dans l'intervalle de ces réductions partielles, on a le soin de soutenir les parties déplacées avec un suspensoir ; on recommande au malade de rester couché sur le dos ; on lui prescrit un régime peu nourrissant ; on l'affaiblit par quelques saignées ; on excite le canal intestinal par des purgatifs réitérés (Arnaud) ; on fait usage des préparations mercurielles chez les malades qui ont beaucoup d'embonpoint. L'entéro-épiplocèle très-volumineuse et compliquée d'adhérence doit être traitée de la même manière.

Lorsque la tumeur est molle, adhérente, et conserve toujours la même grosseur, on peut penser qu'elle est formée par l'épiploon. On recommande de la comprimer avec un bandage à pelote plate, qu'on serre peu d'abord et dont on augmente peu à peu la constriction. Lorsque l'épiplocèle est dure et volumineuse, on prescrit le repos et les applications émollientes. La tumeur peut être réduite ensuite en partie ou en totalité. Dans le premier cas, on soutient la partie qui n'est pas rentrée avec un bandage à pelote concave : on rend cette pelote plate et même convexe à mesure que la réduction s'effectue ; le second cas réclame l'application d'un bandage ordinaire. Assez souvent on ne peut faire rentrer ni l'intestin, ni l'épiploon ; on se borne alors à l'usage du suspensoir ; on ne doit ouvrir le sac herniaire, comme le recommande Richter, que lorsqu'il se manifeste des accidens graves dans la tumeur.

Corps étrangers. — Des noyaux de fruits, des portions d'os, des arêtes, des épingles, des vers intestinaux, des concrétions biliaires et stercorales peuvent s'arrêter et s'amasser dans l'anse intestinale qui forme la hernie, mettre obstacle au cours des matières, produire de la douleur, de l'inflammation, la gangrène, et perforer même les parties qui les contiennent. Si ces corps étrangers sont lisses et d'un petit volume, on prescrit le repos, des potions huileuses et laxatives, des lavemens ; on exerce sur la hernie une pression modérée dans l'intention de faire rentrer l'intestin et les corps qu'il contient. Le cas est plus grave et plus embarrassant lorsque les corps présentent des pointes, des aspérités. Les lavemens, les minoratifs sont ici sans effet ; on doit s'interdire toute tentative de réduction, car on pourrait enfoncer les corps étrangers dans les tuniques de l'intestin et donner lieu à l'inflammation, à la gangrène et à l'épanchement des matières stercorales. Cet accident a lieu quelquefois indépendamment de toute tentative de réduction. On recommande, dans ce cas, d'ouvrir la tumeur herniaire pour extraire les corps étrangers contenus dans le sac, ainsi que ceux qui peuvent être engagés dans les parois de l'intestin dont on doit agrandir l'ouverture si cela est nécessaire. Cette opération est également indiquée lorsque des corps lisses et d'un petit volume sont accumulés dans la tumeur, ne peuvent pas être réduits et donnent lieu aux accidens de l'étranglement ; mais il n'est pas nécessaire, dans ce dernier cas, d'ouvrir l'intestin : il suffit, après avoir incisé l'ouverture herniaire, de tirer l'intestin au dehors pour faciliter le passage des corps étrangers dans la continuité du canal intestinal.

Étranglement. — L'étranglement est un des accidens les plus graves qui puisse compliquer les hernies. On peut le définir : un état dans lequel les parties contenues dans la tumeur herniaire sont comprimées d'une manière continue et à un degré tel qu'il en résulte des accidens graves et l'impossibilité de réduire cette tumeur. La compression peut s'exercer au niveau de l'ouverture de l'abdomen par laquelle les viscères sont sortis, au-dessous ou au-dessus de cette ouverture, et quelquefois en plusieurs de ces endroits à la fois.

Les causes de l'étranglement peuvent avoir leur siége dans l'ouverture herniaire, dans le sac péritonéal, dans les intestins, dans l'épiploon. Cet accident est quelquefois le résultat de la présence et de l'accumulation de certaines substances dans la tumeur herniaire.

La constriction exercée par l'ouverture aponévrotique sur les parties sorties est la cause la plus fréquente de l'étranglement. Cette constriction douloureuse détermine l'inflammation des viscères déplacés. On a vu une portion d'intestin ou d'épiploon étranglée par un testicule arrêté à l'anneau inguinal; l'oblitération partielle de cette dernière ouverture, par un engorgement considérable du cordon testiculaire, peut produire le même accident.

Le sac herniaire est assez fréquemment l'agent de la compression que les organes déplacés peuvent éprouver. On sait que ce sac présente quelquefois un ou plusieurs rétrécissemens circulaires qui le divisent en plusieurs loges ou étages. Ces rétrécissemens ou collets, qui répondent le plus souvent à l'ouverture herniaire et quelquefois au-dessous et même au-dessus de cette ouverture, acquièrent parfois de la dureté et une résistance remarquable; si, dans cet état, le volume des viscères qui les traversent vient à augmenter, les viscères sont soumis à une constriction qui amène bientôt l'étranglement. La tunique vaginale est plus sujette à ces sortes de rétrécissemens que le sac de la hernie inguinale ordinaire. On ne reconnaît le plus souvent cette cause d'étranglement que pendant l'opération. Dans quelques cas la hernie est étranglée à la fois par le collet et par l'ouverture aponévrotique. Il est probable qu'on aura pris le rétrécissement circulaire du sac dans sa partie moyenne pour une perforation de cette enveloppe, et qu'on aura jugé qu'elle s'était rompue dans les hernies de naissance parce que les organes déplacés sont alors en contact immédiat avec le testicule. Une déchirure déterminée par un coup ou par quelque autre violence extérieure peut laisser échapper les intestins dans le tissu cellulaire du scrotum, et devenir aussi la cause de l'étranglement. Ce cas est très-rare; on n'en connait jusqu'ici que deux exemples bien constatés : l'un est dû à J.-L. Petit; l'autre a été observé par

M. Boyer. Les adhérences que les parois du sac péritonéal contractent, soit ensemble, soit avec les viscères qu'il contient, deviennent quelquefois les agens de l'étranglement, surtout lorsque ces adhérences affectent la forme de brides ou de cordons ligamenteux (Scarpa). Le tissu cellulaire extérieur au sac herniaire et le muscle crémaster, qui sont susceptibles d'acquérir une dureté considérable et de s'opposer à la dilatation du col du sac, peuvent devenir cause d'étranglement, au rapport du chirurgien célèbre que je viens de citer.

Les intestins sont quelquefois eux-mêmes les agens de la compression qu'ils éprouvent, soit en raison des adhérences qu'ils ont contractées avec d'autres parties, soit par la sortie d'une nouvelle portion d'intestin qui comprime la première, ou par leur entortillement dans la tumeur. La portion d'intestin contenue dans une hernie peut s'épaissir, devenir squirrheuse, se rétrécir, et sa cavité s'oblitérer à la suite d'une inflammation chronique ; Scarpa a trouvé l'appendice vermiforme très-allongée adhérant par son sommet au cæcum, et formant une sorte d'anneau qui étranglait une anse d'intestin grêle. La portion d'intestin renfermée dans le sac herniaire peut s'invaginer; si l'intussusception est assez considérable pour intercepter le passage des matières fécales, il en résulte des symptômes d'étranglement. On a vu, dans ces cas extrêmement rares, la portion invaginée tomber en gangrène, se séparer des parties voisines, suivre le cours des matières fécales et finalement être expulsée par la voie des selles. (M. Cayol.) Les gaz, les matières fécales accumulées dans l'anse intestinale déplacée et les corps étrangers qui s'y arrêtent quelquefois, peuvent devenir autant de causes d'étranglement.

L'épiploon peut produire aussi l'étranglement : augmentant de volume et de consistance, il comprime quelquefois l'intestin à côté duquel il est placé ; d'autres fois il agit au moyen des adhérences qu'il contracte et des brides qu'il forme : il est entortillé, dans quelques cas, autour d'une anse intestinale ; il se fait parfois à cette membrane une déchirure par laquelle l'intestin s'introduit et s'étrangle. (Arnaud, Callisen, Baudelocque.)

L'étranglement est quelquefois le résultat de la réduction de la hernie. Chopart citait dans ses leçons l'exemple d'un homme qui était affecté d'une hernie considérable. La rentrée spontanée de cette hernie fut suivie de tous les symptômes de l'étranglement. On essaya, mais en vain, de la faire ressortir ; l'homme mourut.

On remarqua à l'ouverture de son corps que la portion d'intestin qui formait la hernie s'était engagée en rentrant dans le ventre derrière une bride transversale devant laquelle elle passait en sortant. Cette bride était la cause de l'étranglement. Je dois dire enfin que l'intestin peut être comprimé sans sortir de la cavité qui le renferme. Une bride membraneuse, une appendice épiploïque ou intestinale, une ouverture accidentelle faite à l'épiploon, au mésentère, peuvent être les causes de cette espèce d'étranglement *interne*.

Quelle que soit la cause matérielle de l'étranglement, on voit survenir, dès que cet accident se manifeste, différens symptômes plus ou moins intenses qui affectent tantôt une marche aiguë avec inflammation, tantôt chronique avec engouement, et quelquefois une marche mixte, c'est-à-dire qui tient des deux premières.

Il y a des signes communs à toutes les espèces d'étranglement et des signes particuliers. On doit ranger parmi les premiers, l'impossibilité de réduire la tumeur avec le seul secours de la main, une douleur plus ou moins vive qui s'étend de la partie étranglée aux régions voisines, à l'ombilic et aux différens points du ventre. Cette douleur est plus forte lorsque le malade tousse, se tient debout, ou lorsqu'on exerce quelque manipulation sur la tumeur herniaire devenue très-tendue. Le malade éprouve de l'anxiété à la région épigastrique, des nausées, des vomissémens; la fièvre survient, les selles se suppriment, le ventre se tend, le hoquet se manifeste, etc., etc.

L'étranglement aigu ou inflammatoire a lieu le plus souvent dans les hernies qui paraissent subitement à la suite d'un effort, d'une chute, d'une pression violente exercée sur l'abdomen; il affecte spécialement les individus vigoureux, pléthoriques, qui ont les ouvertures herniaires étroites, peu extensibles, et susceptibles de revenir sur elles-mêmes lorsqu'elles sont distendues. Cette espèce d'étranglement se manifeste aussi chez les sujets robustes affectés depuis long-temps de hernie maintenue par un bandage, lorsqu'un effort quelconque ou une percussion violente exercée sur le ventre forcent les viscères abdominaux à surmonter la résistence que le bandage leur oppose; chez quelques personnes la hernie n'est pas contenue; elle a cessé d'augmenter; mais tout à coup, et à la suite d'une violence extérieure, une nouvelle portion d'intestin s'engage dans le sac herniaire, et l'étranglement survient. Lorsque la tumeur est formée par une anse d'intestin, le malade ressent d'abord une douleur vive au niveau de l'ouverture qui lui a donné passage ; la tumeur est tendue, rénitente, douloureuse ; les tégumens qui la recouvrent deviennent quelquefois rouges ; la plus légère pression augmente la douleur, qui s'étend bientôt dans tout l'abdomen ; les selles sont supprimées, le passage des vents interrompu : l'irritation du canal intestinal se transmet à l'estomac ; il survient des nausées, des vomissemens fréquens et pénibles. Le malade rejette d'abord les alimens, puis des matières qui ont une odeur fécale, enfin les boissons qu'il prend ; le pouls est dur, petit, vif ; la respiration fréquente, courte, gênée, l'inspiration douloureuse ; la fièvre augmente, le hoquet survient, le visage prend une teinte jaune ; la langue se dessèche ou se couvre d'un enduit plus ou moins épais, la soif est vive ; les boissons sont rejetées presque aussitôt qu'elles ont été prises. Si les progrès de l'étranglement augmentent, le ventre se tuméfie, la douleur se concentre dans la hernie, le pouls devient plus fréquent, plus petit, intermittent ; la tumeur herniaire se ramollit, crépite sous les doigts qui la compriment ; la peau qui la recouvre prend une couleur d'un rouge obscur, livide ; le visage s'altère, se décompose ; le front, les joues, le cou, la poitrine se couvrent d'une sueur froide et visqueuse ; le ventre s'affaisse ; les douleurs se calment ; les vomissemens cessent ; le hoquet persévère ; le malade s'affaiblit et rend quelquefois une selle fétide. Ces derniers symptômes annoncent que les parties étranglées et quelquefois les organes contenus dans le ventre sont affectés de gangrène, et que la mort est imminente. Les symptômes de l'étranglement sont parfois si violens que le malade succombe en un jour, quelquefois dans l'espace de quelques heures, et par conséquent avant que l'inflammation se termine par gangrène. On a vu l'étranglement donner lieu à des convulsions, au tétanos : ces symptômes annoncent une terminaison promptement funeste.

Lorsque tout le diamètre de l'intestin n'est pas engagé dans l'ouverture herniaire, les symptômes de l'étranglement sont beaucoup moins violens et présentent moins de gravité ; il survient des nausées et des vomissemens ; la tumeur est peu tendue, peu douloureuse, ainsi que le ventre. Si le malade s'abstient de boire après que l'estomac s'est débarrassé par les premiers vomissemens, il cesse de vomir ou ne vomit que de loin en loin. Cependant, si l'étranglement est abandonné à lui-même, les accidens prennent plus tard une certaine intensité; la portion d'intestin qui est pincée tombe en gangrène; les matières fécales s'épanchent dans le sac herniaire; la peau s'enflamme, et les excrémens sortent par une ou plusieurs ouvertures à travers cette enveloppe, que la gangrène affecte dans une étendue assez considérable, tandis qu'elle semble ménager les parties intérieures.

Les symptômes de l'étranglement aigu sont ordinairement moins graves dans les hernies épiploïques que dans les hernies intestinales. Le ventre reste souvent libre et il ne survient pas de vomissemens de matières stercorales ; les hoquets et les nausées sont moins fréquens; dans quelques cas cependant cet étranglement donne lieu à une constipation opiniâtre, à des vomissemens fréquens, et parfois même à des convulsions. La douleur diminue ordinairement dans la hernie et dans l'abdomen lorsque les malades se courbent en avant.

L'étranglement chronique et avec engouement affecte les vieillards, les adultes affaiblis, les sujets qui se nourrissent beaucoup et chez lesquels le ventre est resserré habituellement; il se manifeste dans les hernies anciennes volumineuses qui ne rentrent jamais ou seulement le soir lorsque les malades se couchent, et s'échappent de nouveau le matin lorsqu'ils quittent leur lit. L'anse d'intestin contenue dans la hernie se laisse distendre par les matières fécales endurcies, par des gaz retenus entre ces matières, quelquefois par des corps étrangers. La hernie augmente chaque jour de volume; il arrive une époque où les parties déplacées finissent par se trouver serrées par l'ouverture aponévrotique qui leur a donné passage ou par le col du sac herniaire. Le cours des matières fécales étant intercepté, et ces matières s'accumulant dans la portion d'intestin placée au-dessus de la hernie, le malade est constipé; bientôt il éprouve du dégoût, des envies de vomir, des coliques. La tumeur herniaire est indolente ou du moins peu douloureuse dans les premiers temps; le ventre également peu douloureux est plutôt boursoufflé que tendu; les vomissemens ont lieu sans efforts violens et à des intervalles assez éloignés; les excrétions alvines sont supprimées; un peu de fièvre se déclare. Cette espèce d'étranglement peut subsister pendant un temps assez long sans compromettre la vie du malade. Cependant le séjour prolongé des matières fécales et les tentatives de réduction irritent, enflamment quelquefois la portion d'intestin ou d'épiploon étranglée par engouement; il se développe alors des accidens assez vifs et assez pressans.

L'étranglement se présente communément avec des signes qui ne permettent pas de le méconnaître. Je dois dire cependant que la tumeur herniaire est si petite dans quelques cas qu'on a de la peine à en constater l'existence ou qu'on attribue quelquefois à la présence d'une hernie des accidens qui dépendent de toute autre cause; l'embarras gastrique, les vomissemens nerveux, l'ileus, par exemple. Des praticiens très-célèbres ont été induits en erreur. Quelques circonstances peuvent diminuer l'incertitude qu'on éprouve dans ces cas embarrassans: en effet, si la douleur se fait sentir dans le ventre et non dans la hernie; si celle-ci est molle et que celui-ci soit dur et tendu; si la maladie survient tout à coup sans aucun effort qui ait pu donner lieu à l'étranglement de la hernie, et sans une augmentation dans le volume de la tumeur qui annonce l'engouement; si l'ouverture herniaire est libre et que le doigt ne distingue aucune tension au col de la tumeur; enfin si les accidens ont commencé par l'abdomen et s'ils ne se sont étendus que plus tard à la hernie, on peut penser qu'ils dépendent d'une affection qui a son siége dans le ventre.

Le pronostic de l'étranglement est toujours fâcheux; mais il l'est plus ou moins selon la nature de l'accident, le volume, l'ancienneté et la situation de la tumeur, les parties qu'elle contient; l'âge, la constitution du malade, etc. L'étranglement avec inflammation est toujours beaucoup plus grave que l'étranglement par engouement. Cependant, si ce dernier mode d'étranglement subsiste pendant long-temps, le malade périt d'épuisement ou de l'inflammation gangréneuse qui survient tardivement et sans symptômes très-violens. Dans l'entérocèle récente, l'étranglement est en général d'autant plus grave que la tumeur est plus volumineuse; le contraire s'observe cependant quelquefois. Le danger de l'étranglement est moins grave et moins pressant dans les hernies anciennes et volumineuses. L'étranglement de la hernie inguinale est en général plus grave chez la femme que chez l'homme; l'étranglement de la hernie crurale est, au contraire, plus fâcheux chez l'homme que chez la femme. La hernie intestinale étranglée est plus dangereuse que l'épiploïque; dans celle-ci cet accident est rarement mortel. Le danger est moins grand dans l'entéro-épiplocèle que dans l'entérocèle simple. L'étranglement est, toutes choses égales d'ailleurs, plus grave chez les adultes que chez les enfans. Cette règle a cependant ses exceptions. En général le danger est plus grand chez un sujet fort et vigoureux que dans un sujet faible. Une hernie étranglée qui se complique de l'inflammation d'une partie des intestins contenus dans le ventre ou de quelque autre affection du tube intestinal est presque toujours mortelle.

Soustraire les parties herniées à la constriction qu'elles éprouvent et les replacer dans leur situation naturelle est le double but qu'on se propose dans le traitement de la hernie étranglée. Les moyens propres à remplir cette indication sont : la situation du malade, la diète, le taxis, la saignée, les bains, les topiques émolliens, répercussifs et astringens, les boissons et les lavemens relâchans, l'opération.

Le malade qui est affecté d'une hernie étranglée doit garder le lit, prendre la position la plus favorable à la réduction et s'abstenir d'alimens et de boissons. On cherche d'abord à réduire les parties déplacées : ces tentatives doivent être faites avec infiniment de prudence et de ménagement lorsque l'étranglement est inflammatoire. Si ces premiers essais sont infructueux, on a recours à une saignée du bras copieuse; si la syncope survient, ce qu'on ne doit pas redouter, il faut profiter du relâchement général que cet état fait naître, pour réduire la hernie. Lorsque l'étranglement résiste à ces premiers moyens, on prescrit un bain tiède; au sortir du bain on fait une nouvelle tentative de réduction. Si elle est inutile, on couvre la tumeur avec un cataplasme émollient; on prescrit des demi-lavemens de même nature : le malade est situé de manière que la région où est la hernie soit plus élevée que les autres; quoiqu'il éprouve une soif vive il ne faut lui accorder qu'une très-petite quantité de boisson pour ne pas augmenter les efforts du vomissement. On calme la soif au moyen de quelques tranches d'orange, de citron, ou de quelques gorgées de boisson acidulée. On continue les bains, on réitère la saignée quand la violence des accidens le nécessite. Si la tumeur devient douloureuse, il faut renoncer à toute tentative de réduction. Lorsque les moyens que je viens d'indiquer ne procurent pas la rentrée des parties déplacées, et que les symptômes de l'étranglement loin de diminuer acquièrent au contraire de l'intensité, il faut avoir recours à l'opération; on doit s'y déterminer très-promptement si le malade est fort et vigoureux, si la hernie s'est formée subitement, si les symptômes sont très-intenses et si la douleur est assez vive pour donner lieu à des convulsions. L'opération ne doit pas être différée lorsqu'on peut penser que l'étranglement reconnait pour cause des brides, l'épaississement du col du sac, une affection organique qui interrompt le cours des matières dans la portion d'intestin renfermée dans la hernie, la présence d'un corps étranger, etc. L'état de grossesse doit engager aussi à pratiquer sans délai l'opération de la hernie, si l'étranglement ne cède pas promptement.

On doit chercher à réduire la hernie étranglée par engouement. Après avoir situé le malade de manière que l'ouverture herniaire soit dans le plus grand relâchement possible, on prend la tumeur avec les deux mains; on la manie doucement et on la tourne en différens sens : ces manipulations, que l'on peut réitérer sans inconvéniens après quelques momens de repos, sont ordinairement suivies de succès, lorsqu'il n'y a qu'engouement. Il faut donner des lavemens purgatifs dès que ce mode d'étranglement commence; ceux qui sont faits avec l'infusion de feuilles de tabac ne doivent pas être négligés. Il peut être utile de prescrire des purgatifs salins. Les topiques émolliens, les bains tièdes, qui auraient l'inconvénient d'affaiblir le ressort des parties, ne conviennent que dans l'engouement par des matières fécales dures qu'il faut atténuer ensuite par des pressions réitérées. Dans la plupart des cas, on conseille d'appliquer les toniques et les répercussifs tels que le vin, l'oxycrat, l'eau de Goulard; l'eau très-froide, la neige, la glace pilée. Ces derniers topiques ne doivent être employés qu'avec précaution et seulement pendant quelques heures; ils conviennent spécialement dans les cas où des gaz raréfiés distendent l'intestin et s'opposent à sa réduction. Les topiques réfrigérans ne peuvent être employés utilement dans l'engouement formé par des matières fécales endurcies que lorsqu'elles ont été ramollies par des pressions douces et réitérées. Les accidens inflammatoires viennent compliquer quelquefois l'étranglement par engouement. Il faut être bien attentif à signaler cette complication qui exige l'emploi de la saignée, des bains tièdes, et peut réclamer plus promptement l'opération.

Lorsque les différens moyens dont je viens de parler n'ont pas procuré la rentrée de la hernie, on doit avoir recours à l'opération. On sait qu'ici elle n'est par urgente; les délais qu'on peut se permettre doivent se mesurer sur l'âge et la constitution des sujets autant que sur le caractère de l'étranglement. Chez les individus faibles ou avancés en âge, l'opération doit être pratiquée dans les trois ou quatre premiers jours des accidens, quoiqu'ils n'augmentent pas; en attendant plus long-temps, on exposerait le malade à périr de la faiblesse qui résulte des vomissemens et de la privation de toute espèce de nourriture.

Lorsqu'on parvient à réduire la hernie étranglée, les accidens cessent ordinairement, et les matières fécales reprennent leur cours. Le contraire s'observe cependant quelquefois. La faiblesse de la portion d'intestin étranglée, son inflammation, celle du reste du conduit intestinal, du péritoine, une bride membraneuse, la configuration extraordinaire de l'épiploon, le rétrécissement de l'intestin dans l'endroit qui a été soumis à l'action de l'ouverture herniaire, sont autant de causes propres à entretenir les accidens après la réduction de la hernie. Si le malade n'a point d'évacuations alvines peu de temps après la réduction, et s'il ne présente pas d'ailleurs les symptômes d'une vive inflammation, on peut penser que les accidens sont dus à la faiblesse de la portion d'intestin étranglée. Les purgatifs sont indiqués dans ces cas; on doit employer les antiphlogistiques lorsqu'il y a des symptômes d'entérite; on n'administre les laxatifs que lorsque les symptômes inflammatoires ont cessé. Il n'existe pas de signes propres à faire connaître le rétrécissement de l'intestin et les étranglemens internes. On peut les soupçonner lorsque les antiphlogistiques et les minoratifs ont été sans effet. On doit alors faire lever le malade, l'engager à tousser et à se livrer à tous les efforts capables de déterminer la sortie des parties. On pratique l'opération si on est assez heureux pour les ramener au dehors. On doit se conduire de la même manière lorsque la persévérance des accidens de l'étranglement après la réduction d'une hernie est attribuée à la rentrée du sac avec l'intestin et à la constriction permanente que la portion de ce sac qui répond à l'ouverture herniaire continue à exercer sur l'intestin. (Ledran, Lafaye, Arnaud, Leblanc, Bell, Sabatier, Scarpa.) Dans un cas de cette espèce, M. Viguerie, de Toulouse, n'ayant pas pu parvenir à faire reparaître la hernie, mit à découvert l'anneau inguinal, le dilata, ramena au dehors le sac herniaire, en fit l'ouverture, incisa sur son col rétréci, et fit de nouveau la réduction de l'intestin.

Opération de la hernie étranglée. — Cette opération consiste à inciser les tégumens et le sac herniaire, à agrandir l'ouverture par laquelle les viscères sont sortis, et à les réduire ensuite ou à remédier à leurs altérations. Pierre Franco, contemporain d'Ambroise Paré, a le premier proposé de faire cesser l'étranglement au moyen de l'opération; il ne se déterminait à ouvrir le sac qu'après avoir agrandi l'ouverture herniaire et tenté inutilement la réduction de la tumeur. Sa méthode ne fut pas d'abord généralement adoptée. Pigray et Rousset conseillèrent, vers la fin du seizième siècle, d'inciser les parois du bas-ventre un peu au-dessus de la hernie; de couper avec précaution la peau, les muscles, le péritoine; d'introduire les doigts par cette solution de continuité, et de retirer de bas en haut l'anse intestinale étranglée par l'ouverture herniaire. Cette méthode présente de si grands inconvéniens qu'elle a été rejetée : en effet, elle expose le malade au danger d'une péritonite et d'une hernie ventrale consécutive, sans le préserver toutefois de celle qu'il porte déjà. On peut craindre en outre que la portion d'intestin ou d'épiploon qui forment la hernie n'ait contracté des adhérences qui empêchent de la retirer de la poche dans laquelle ces organes se sont engagés; enfin la gangrène peut s'être emparée déjà des parties déplacées : aussi on revint à la méthode de Franco qui a été modifiée et perfectionnée par les travaux de ses successeurs.

Pour pratiquer l'opération de la hernie, il faut un rasoir, un bistouri droit, un bistouri étroit, courbe et boutonné, une sonde canelée mousse et flexible, une pince à disséquer, des ciseaux droits à pointe mousse, des aiguilles courbes, du fil ciré, un linge fin percé d'un grand nombre de petits trous, de la charpie, des bandelettes agglutinatives, des compresses fines de différentes formes, un bandage dont la forme est subordonnée à la situation de la hernie, une bande roulée, des épingles, des éponges, des vases remplis d'eau, etc., etc. L'appareil disposé, on fait raser la partie sur laquelle on va opérer; on sollicite, au moyen d'un lavement, l'expulsion des matières contenues dans le gros intestin; on engage le malade à rendre ses urines; on lui donne ensuite une situation convenable. Le lit sur lequel on doit le placer pendant l'opération doit être peu large, sans roulettes, et garni de matelas élevés à une hauteur telle que le chirurgien ne soit pas obligé, en opérant, de se courber trop en avant. Si les matelas trop mous s'affaissent sous le poids du corps du malade, on glisse entre les deux supérieurs une planche ou une table à laquelle on donne une direction oblique du pied vers le chevet. Le lit doit être situé de manière que la lumière arrive des pieds vers la tête. Une alaise pliée en plusieurs doubles et un ou deux oreillers solides sont placés sous le bassin et sous la partie supérieure des cuisses. La tête du malade doit être légèrement fléchie sur la poitrine; les cuisses et les jambes dans un état de demiflexion seront maintenues par des aides. Le chirurgien se place de manière que la main la plus exercée corresponde aux pieds du malade. Un aide intelligent, situé du côté opposé, lui présente les instrumens et le seconde dans quelques parties de l'opération. Tout étant bien disposé, on procède de la manière suivante : le chirurgien pince, soulève la peau qui couvre la partie supérieure de la tumeur avec le pouce et le doigt indicateur de chaque main, et lui fait faire un pli dont la direction est perpendiculaire à celle de l'incision qu'il se propose de pratiquer. L'aide, placé vis-à-vis de lui, prend l'extrémité interne de ce pli. Une des mains du chirurgien, devenue libre par ce moyen, prend un bistouri droit, en porte le tranchant sur la partie moyenne du pli et le divise dans toute sa largeur en faisant glisser l'instrument depuis la base jusqu'à la pointe. Si cette première incision n'a pas une étendue suffisante, on soulève et on tend les lèvres de la plaie près de son angle inférieur, et le bistouri achève la section de la peau jusqu'au-dessous de la tumeur; on suit le même procédé pour prolonger l'incision supérieurement. L'incision de la peau doit correspondre à la partie moyenne de la tumeur et s'étendre depuis sa partie inférieure jusqu'à un pouce au-dessus de sa partie supérieure. Lorsque la peau est très-tendue, on ne peut pas en faire la section de cette manière; il faut alors la fixer avec le pouce, l'indicateur et le doigt du milieu de la main opposée à celle qui tient l'instrument; on coupe, comme dans le premier cas, de dehors en dedans, mais avec circonspection afin de ne pas blesser les viscères contenus dans le sac herniaire. Dans les hernies qu'on opere pour la seconde fois, et qui sont ordinairement sans sac péritonéal, l'incision des tégumens ne saurait être faite avec trop de ménagemens. Si quelques artères sont intéressées et donnent assez de sang pour empêcher de reconnaître les parties qui restent à diviser, on en fait aussitôt la ligature. La peau étant incisée, le chirurgien et son aide tirent légèrement en sens opposé les bords de la plaie afin de mettre à découvert dans une plus grande étendue la surface antérieure du sac herniaire, qui est recouvert par une plus ou moins grande quantité de tissu cellulaire. Ce tissu est ordinairement adipeux au-dessus de l'ouverture herniaire; les lames de celui qui répond au reste de l'incision sont rapprochées, condensées, dépourvues de graisse, et forment plusieurs feuillets souvent séparés par un vide, qu'on pourrait prendre pour la cavité du sac herniaire. On soulève ces feuillets avec une pince à disséquer vers la partie inférieure de la tumeur, et on les coupe avec circonspection en portant le bistouri presque horizontalement. On redouble d'attention à mesure qu'on pénètre plus profondément, de peur d'ouvrir le sac herniaire et de blesser les organes qu'il contient. On reconnaît cette enveloppe séreuse à sa transparence qui permet presque toujours de distinguer la couleur rouge, foncée ou presque noire de l'intestin. Avant d'aller plus loin, je dois dire ici que deux méthodes ont été proposées. La première, qui consiste à débrider l'anneau et à réduire la hernie sans ouvrir le sac, ne peut convenir que dans les hernies anciennes volumineuses, adhérentes et étranglées par engouement. Dans la seconde méthode on ouvre le sac herniaire. L'ouverture de ce sac est une des parties les plus délicates de l'opération. On recommande de le soulever avec une pince à disséquer vers le tiers inférieur de la face antérieure de la hernie, ou sur les bosselures qu'il présente quelquefois, et de la couper avec un bistouri que l'on fait agir en dédolant. On juge que cette espèce de poche est ouverte par la sérosité qui s'échappe, et lorsqu'il n'y a pas de sérosité, par la surface lisse de l'intestin, dont les parois sont couvertes par un grand nombre de vaisseaux. On peut blesser l'intestin dans ce dernier cas. Cet accident est presque inévitable lors qu'il y a tout à la fois sécheresse de la hernie et adhérence de l'intestin à une grande partie de la face interne du sac herniaire. Cette lésion est grave, mais elle n'est pas toujours mortelle. Dès que le sac herniaire est ouvert et que la sérosité s'en échappe, il faut le fendre d'abord de haut en bas, et ensuite de bas en haut. Pour ces deux incisions, qu'on doit faire avec précaution, on se sert ordinairement d'une sonde canelée et de ciseaux droits et mousses. L'ouverture du sac péritonéal met à nu les parties qu'il renferme. Cessant d'être comprimées, ces parties prennent généralement alors un volume plus considérable : lorsqu'elles sont saines, non adhérentes et étranglées seulement par l'ouverture herniaire, on peut essayer, avec beaucoup de précaution, d'en tirer une plus grande quantité au dehors. Cette manœuvre, bien simple, suffit quelquefois pour faire cesser l'étranglement. Si une très-légère traction ne suffit pas pour déplacer la partie étranglée, on se décide à dilater ou à inciser l'ouverture herniaire. Ce dernier moyen est employé aujourd'hui presque exclusivement. On se sert pour le pratiquer d'un bistouri courbe et boutonné que le doigt indicateur dirige immédiatement, ou d'un bistouri à lame étroite et à pointe mousse qu'on conduit sur une sonde cannelée, flexible et à cul-de-sac. Quelques chirurgiens emploient, pour cette partie de l'opération de la hernie, un bistouri dont la lame est mousse jusqu'à six lignes environ de sa pointe qui est couronnée par un bouton olivaire.

Le lieu où le débridement doit être fait varie suivant l'espèce de hernie et suivant les circonstances dont elle s'accompagne. Je le déterminerai lorsque je m'occuperai de chaque espèce de hernie. Si on se sert du doigt, on fait écarter par un aide les bords du sac herniaire dans le voisinage de son col ; un second aide déprime les intestins lorqu'ils font une saillie considérable. Ces précautions prises, le chirurgien porte le doigt indicateur de la main gauche immédiatement sur le point de l'ouverture herniaire qu'il veut diviser ; la main droite fait glisser presque perpendiculairement sous la pulpe de l'index gauche et jusque sur les bords de l'ouverture herniaire, l'extrémité olivaire du bistouri qu'on fait pénétrer à la profondeur de deux ou trois lignes entre le col du sac et l'intestin. En pressant avec précaution sur le dos de l'instrument, on divise facilement le bord aponévrotique et le sac herniaire dans l'étendue d'une ligne et demie à deux lignes. Si on se sert de la sonde cannelée, il faut avoir le soin de courber un peu son extrémité antérieure afin qu'elle s'applique plus exactement contre le péritoine. On enfonce cet instrument entre l'intestin et le col du sac ; la main opposée déprime l'intestin. Lorsque l'introduction en est empêchée par des adhérences ou par l'étroitesse de l'ouverture herniaire, on l'insinue vers l'un des côtés du sac et on le conduit ensuite à l'endroit où le débridement doit être pratiqué. La sonde introduite à la profondeur d'un pouce, on en abaisse la plaque pour appliquer exactement sa cannelure contre le col du sac péritonéal; après lui avoir fait exécuter de petits mouvemens latéraux pour s'assurer qu'il n'y a aucune partie comprise entre cette membrane et l'instrument, on prend un bistouri qu'on fait glisser dans la cannelure de la sonde. Lorsque la pointe mousse est parvenue un peu au delà de l'ouverture herniaire, on en relève le manche pour achever l'incision du bord de cette ouverture. Les deux instrumens sont retirés ensuite l'un après l'autre. Dans la plupart des cas, une incision de deux ou trois lignes suffit pour faire cesser l'étranglement et faciliter la réduction des viscères. Si les parties étranglées adhèrent à toute la circonférence qui leur a livré passage, il faut détruire ces adhérences avec le doigt et l'extrémité de la sonde. Si on craint de déchirer l'intestin, on peut essayer de débrider de dehors en dedans en faisant plusieurs mouchetures à la circonférence de l'ouverture herniaire.

Lorsque cette ouverture et le col du sac ont été suffisamment incisés, si l'intestin est sain et libre, on en tire doucement une plus grande portion au-dehors; on en fait ensuite la réduction avec les doigts indicateurs et les deux mains, qui agissent de manière que l'un d'eux contient la portion déjà rentrée et l'empêche de faire effort contre celle que l'autre cherche à réduire; on fait rentrer l'intestin dans l'abdomen dans un ordre inverse de celui qu'il a suivi en se déplaçant. Si le testicule se trouve dans l'anneau et est fortement étranglé avec la hernie, il faut, après avoir débridé, faire rentrer cet organe dans le bas-ventre.

On éprouve quelquefois de la difficulté à réduire les viscères déplacés. Le rétrécissement du col du sac, qui peut être situé à une distance plus ou moins grande de l'ouverture herniaire, s'oppose quelquefois à la rentrée des parties. Le doigt indicateur reconnaît ces obstacles qu'on détruit en portant un bistouri courbe et boutonné sur ce même doigt. Les parties qui forment la hernie peuvent adhérer entre elles ou avec le sac herniaire. Si l'adhérence est gélatineuse, on la détruit en glissant l'extrémité du doigt ou d'une spatule entre les parties réunies; on coupe avec des ciseaux celle qui est formée par des brides membraneuses; on procède ensuite à la réduction. Il faut respecter l'adhérence qui est ancienne et qui a lieu dans une grande étendue; on se borne alors à faire rentrer les portions libres: on laisse le reste au dehors et on le couvre avec une compresse imbibée d'eau de guimauve. Il est convenable de tenir la même conduite lorsqu'une portion très-considérable du tube intestinal est contenue dans la tumeur, et que le malade a négligé depuis long-temps de porter un bandage. On ne doit pas toucher aux adhérences qui ont lieu entre le sac herniaire, le cœcum et l'*S* iliaque du colon; on sait qu'elles sont formées par la portion du péritoine qui sert de mésentère à ces deux intestins. Si les deux portions d'intestin qui adhèrent entre elles au moyen d'un tissu cellulaire serré, peu extensible, ne forment pas un angle aigu dans le lieu de leur adhérence, il est prudent de les réduire sans chercher à les séparer. Lorsque dans une hernie congénitale le testicule est uni à l'intestin, il faut couper avec précaution, en tournant le tranchant du bistouri du côté du testicule. Si l'adhérence est trop étendue, on réduit le testicule et l'intestin. Lorsque le premier de ces organes adhère à l'épiploon, il faut détruire ces adhérences si la réduction de l'épiploon peut être faite.

Quelquefois la constriction exercée par l'ouverture herniaire a produit une impression plus ou moins forte sur la portion d'intestin qui lui correspond: s'il n'existe qu'un enfoncement circulaire et que les parois conservent leur calibre et la faculté de se dilater, on peut réduire l'intestin; il n'en est pas de même lorsqu'il est très-rétréci, que les parois sont épaissies, endurcies, adhérentes entre elles; il faut, dans ce cas, couper l'anse d'intestin située au-dessus des points qui ont souffert l'étranglement; on se conduit ensuite comme dans les hernies avec gangrène. L'intestin est quelquefois d'un rouge foncé, livide et même noir; ces différentes couleurs ne doivent pas empêcher d'en faire la réduction, s'il conserve sa rénitence. L'épiploon est quelquefois enflammé; cet état n'est pas non plus un obstacle à sa réduction. Cependant, si l'inflammation était très-intense, il vaudrait mieux le laisser au dehors. Dans les hernies anciennes et non contenues, l'épiploon est quelquefois épaissi, tuméfié, endurci et parfois squirrheux. Si la portion d'épiploon endurcie peut passer par l'ouverture herniaire, on peut la réduire; on ne doit pas se conduire de la même manière lorsqu'elle est plus grosse: l'expérience apprend qu'en la laissant au dehors, elle se flétrit, suppure et se sépare près de l'ouverture herniaire. Lorsqu'elle est très-volumineuse, dure, pelotonnée et hors du ventre depuis long-temps, il faut, après avoir levé l'étranglement, la retrancher avec des ciseaux à un pouce et demi ou deux pouces de l'ouverture herniaire. On doit avoir le soin de déployer auparavant la portion de cette membrane qu'on va réséquer, afin de s'assurer qu'elle ne contient aucune partie d'intestin. La ligature des artères épiploïques coupées ne doit pas être négligée ; on réduit ensuite ce qui est sain ; on retient seulement près de l'ouverture aponévrotique les parties sur lesquelles on a pratiqué des ligatures. Si l'épiploon est frappé de gangrène, il faut retrancher ce qui est mortifié; on excise près de la partie saine.

Lorsque les parties déplacées ont été réduites, il faut porter le doigt indicateur dans l'ouverture herniaire et jusque dans le ventre afin de s'assurer si la réduction est complète et bien faite, si l'intestin, quoique rentré, ne continue pas à être étranglé par le col du sac; si, au lieu d'avoir été porté dans le ventre, il n'a pas été poussé entre le péritoine et les muscles; pour savoir enfin s'il n'y a pas quelque bride qui étrangle l'intestin au-dessus de l'ouverture herniaire : il faudrait la couper avec des ciseaux mousses conduits sur le doigt indicateur.

L'opération achevée et la plaie nettoyée, on applique sur elle une pièce de linge percée de petits trous; de la charpie est placée mollement sur ce linge; le tout est soutenu par des compresses et un bandage dont la forme est subordonnée à la situation de la hernie. Le malade est placé dans une position favorable au relâchement des muscles abdominaux. On prescrit le repos, la diète, une boisson délayante, un lavement émollient. Quelques praticiens sont dans l'habitude d'administrer un doux minoratif après l'opération, dans la vue de faciliter l'évacuation des matières renfermées dans la tumeur herniaire. Ne doit-on pas craindre que l'irritation des purgatifs n'augmente l'inflammation que tout doit tendre à calmer? On augure bien des suites de l'opération si les vomissemens et les autres symptômes de l'étranglement cessent ou diminuent, si les évacuations alvines se rétablissent. On lève l'appareil au bout de deux ou trois jours, et on se conduit comme dans les plaies qui suppurent. Lorsque les accidens de l'étranglement se sont dissipés, on permet un peu de bouillon; on augmente la nourriture par degrés, mais en ayant l'essentielle attention de prescrire des alimens légers et en petite quantité. La plaie étant guérie et la cicatrice affermie, on fait l'application d'un bandage que le malade doit porter constamment.

L'inflammation de l'intestin et du péritoine, la rétention des matières fécales dans la portion d'intestin supérieure à celle qui a été étranglée, le resserrement de l'intestin dans l'endroit où il a été comprimé par l'ouverture herniaire, une bride intérieure, peuvent faire persévérer les accidens de l'étranglement après l'opération. La marche rapide, l'intensité des symptômes, la couleur rouge foncée de la portion d'intestin étranglée, la fièvre et la tension douloureuse du ventre doivent faire penser que la persistance des accidens est due à la première cause. Les saignées générales et locales, les fomentations émollientes, etc., etc., sont alors indiquées; on leur associe les laxatifs lorsque les accidens inflammatoires sont calmés. Lorsque les accidens dépendent de la rétention des matières fécales, le ventre n'est pas douloureux, la fièvre est modérée, l'intestin, au moment de la réduction, était peu enflammé. Cet état réclame l'usage des laxatifs. Les deux dernières causes sont mortelles lorsqu'on ne les reconnaît pas au moment de l'opération; quelquefois le hoquet seul persévère après l'opération. Il ne faut pas s'en inquiéter si les autres symptômes ont cessé, et si les évacuations alvines se sont bien établies; c'est un état nerveux qui cède ordinairement à l'administration du camphre donné à haute dose.

Gangrène de la hernie.— Lorsque la violence des symptômes de l'étranglement ne fait pas périr le malade, la gangrène ne tarde pas à s'emparer des viscères contenus dans la tumeur. Cette terminaison, très-dangereuse sans doute, n'est cependant pas toujours mortelle; elle s'annonce par un état de calme qui ne peut en imposer qu'à un chirurgien sans expérience. Le malade, après avoir beaucoup souffert, paraît tout à coup soulagé; les vomissemens cessent; la hernie et le ventre sont peu ou point douloureux. Mais bientôt la face se décompose, les yeux deviennent faibles, languissans, les narines se serrent; le hoquet survient ou persiste; une sueur froide couvre les diverses régions du corps; les fonctions cérébrales se troublent; la hernie devient insensible, molle, pâteuse, emphysémateuse, et rentre quelquefois spontanément ou à l'aide d'une simple pression; il se manifeste parfois des déjections alvines très-fétides. Si la gangrène s'étend dans le ventre, le malade périt en peu de jours et souvent sans que la peau qui couvre la tumeur éprouve aucune espèce d'altération. Il n'en est pas de même lorsque l'étranglement limite la gangrène : la peau prend alors une couleur pourpre livide et s'ouvre en un ou plusieurs endroits qui donnent issue à des matières putrides, à des gaz, etc.

Les phénomènes et les suites de la gangrène varient suivant qu'une partie du tube intestinal est pincée, que tout son diamètre se trouve compris, ou qu'il forme une anse plus ou moins grande dans la tumeur. Dans le premier cas, si l'étranglement est abandonné à lui-même, la portion engagée s'enflamme et se gangrène; le sac herniaire et les tégumens qui le recouvrent ne tardent pas à s'affecter; les matières fécales se font jour à travers la peau. Ce cas, très-grave en apparence, se termine presque toujours d'une manière heureuse. La suppuration sépare les parties gangrenées; les matières fécales qui sortaient d'abord par la crévasse de l'intestin reprennent peu à peu leur cours naturel, et la plaie se cicatrise. Lorsque la totalité ou la plus grande partie du diamètre de l'intestin est engagée dans l'ouverture herniaire, la gangrène est limitée du côté du ventre, comme dans le premier cas, par l'adhérence de l'intestin avec le col du sac herniaire : aussi ses progrès se font vers les tégumens qui couvrent la hernie, et les accidens cessent dès que les matières stercorales se font jour au dehors ; mais on remarque ici que les matières sortent en plus grande quantité et que leur cours se rétablit plus difficilement ; quelquefois même il reste un anus contre nature, ou au moins une fistule. Après la guérison, le malade est sujet à des coliques. Lorsque la hernie étranglée est formée par une anse d'intestin plus ou moins longue, la gangrène s'en empare si l'opération n'est pas pratiquée promptement. L'altération se borne quelquefois à la portion d'intestin étranglée ; d'autres fois elle affecte le reste du conduit intestinal dans une étendue plus ou moins grande, et les malades succombent en fort peu de jours. Dans le premier cas, au contraire, ils peuvent survivre à cet accident ; et à l'ouverture de la tumeur on trouve l'anse intestinale gangrenée dans un point seulement ou dans toute son étendue, tantôt libre, tantôt adhérente au col du sac herniaire. On verra bientôt que ces circonstances influent sur les suites de la maladie et sur son traitement.

Avant de tracer la conduite que l'on doit tenir dans ces différens cas, il convient d'examiner la manière dont s'opère la guérison spontanée. On doit la connaissance de ce beau travail, de ce mécanisme admirable, à Scarpa qui a eu occasion d'ouvrir le corps de plusieurs individus qui avaient été affectés de hernies intestinales avec gangrène, et qui avaient guéri. Ce célèbre chirurgien a reconnu que les deux bouts de l'intestin ne s'abouchent pas ensemble, après que les parties affectées de gangrène se sont détachées ; qu'ils sont placés à côté l'un de l'autre, tantôt parallèlement et tantôt d'une manière à former un angle plus ou moins aigu; mais qu'ils se trouvent toujours embrassés par la partie supérieure du sac herniaire, avec laquelle ils contractent des adhérences par l'effet de l'inflammation qui précède et accompagne la gangrène. Le professeur de Pavie a consacré le nom d'*entonnoir membraneux* à cette portion du sac herniaire. Après la séparation des parties mortifiées, le fond de la plaie se retire en arrière et en haut; les deux bouts de l'intestin entraînés par la rétraction du mésentère suivent ce mouvement et entraînent avec eux les débris du sac péritonéal qui les enveloppe. Cette double rétraction se fait d'autant plus promptement que la hernie est plus récente et moins développée ; elle est plus ou moins grande suivant la longueur du col du sac herniaire : aussi n'a-t-elle presque pas lieu dans la hernie ombilicale; on ne l'observe pas non plus dans la hernie inguinale lorsque le sac herniaire pyriforme et bien pédiculé a été frappé de mort en totalité. A mesure que cette rétraction s'opère, la plaie se resserre, et la partie la plus extérieure de cette espèce d'enveloppe se rétrécit, tandis que celle qui embrasse les deux bouts de l'intestin tend à s'élargir de plus en plus et à former un cône dont la base répond aux deux orifices de l'intestin, et le sommet à la plaie extérieure. Ce cône membraneux forme ainsi une cavité intermédiaire au moyen de laquelle l'orifice supérieur de l'intestin peut transmettre à l'autre les matières fécales : cette communication s'établit plus ou moins promptement selon l'étendue de la portion d'intestin qui a été détruite.

Lorsque la gangrène n'a intéressé qu'un tiers du tube intestinal et que par conséquent les deux extrémités de l'intestin sont presque bout à bout, pour peu que la partie supérieure du sac herniaire se retire dans le ventre, le cône membraneux qu'il forme suffit pour suppléer à la petite portion du canal intestinal qui a été détruite par la gangrène : en effet, les excrémens versés par l'orifice supérieur dans la base du cône s'introduisent par leur propre poids dans l'orifice inférieur; une partie seulement reflue vers le sommet du cône et sort par la plaie.

L'entonnoir membraneux continuant à s'éloigner de l'ouverture herniaire, la quantité des matières qui passent par la plaie diminue de jour en jour; enfin la communication naturelle se rétablit complétement et la plaie se cicatrise.

Lorsqu'une anse considérable d'intestin a été détruite par la gangrène, les deux bouts placés presque parallèlement à côté l'un de l'autre, ne se touchent que par une partie de leur circonférence et forment un angle très-aigu du côté du mésentère. Ordinairement une éminence charnue placée entre les deux orifices empêche les matières fécales qui arrivent par l'orifice supérieur de passer dans l'orifice inférieur, et les oblige à sortir en totalité par la plaie : aussi les anus contre nature qui présentent cette disposition sont souvent incurables. Quelquefois cependant, les deux orifices de l'intestin s'éloignant peu à peu de l'ouverture herniaire et entraînant avec eux la partie supérieure du sac, ce dernier commence à s'allonger et à former l'entonnoir membraneux qui doit rétablir plus tard la continuité du canal intestinal : aussi, dès cette époque, les matières commencent à passer en partie de l'orifice supérieur de l'intestin dans l'inférieur; mais, comme cette espèce d'entonnoir est encore fort étroit rélativement à l'étendue de la plaie extérieure, les matières fécales trouvent plus de facilité à sortir par cette dernière voie. La base du cône membraneux devenant successivement plus large, et son sommet se retrécissant avec la plaie extérieure, il arrive une époque où la cavité intermédiaire aux deux extrémités de l'intestin devient assez ample pour permettre à l'orifice inférieur de recevoir tout ce qui sort du supérieur. Les matières, obligées désormais de traverser cette petite cavité intermédiaire, décrivent une courbe de devant en arrière pour passer d'un orifice à l'autre.

La conduite du chirurgien doit varier suivant l'étendue de la gangrène. On pressent deja que les secours de notre art ne sont applicables qu'aux hernies dans lesquelles la mortification est bornée à l'intestin contenu dans la tumeur et aux parties extérieures. Lorsque l'altération gangréneuse intéresse la peau et une portion de la circonférence de l'intestin, on plonge la pointe d'un bistouri dans la bosselure qu'il forme, pour faciliter l'écoulement des matières; on retranche ensuite, autant que possible, les parties atteintes de gangrène. Presque tous les phénomènes de l'étranglement cessant ordinairement dès l'instant où la gangrène se manifeste, tous les praticiens considèrent comme inutile l'incision du bord de l'ouverture herniaire. Cette incision aurait d'ailleurs l'inconvénient de détruire des adhérences salutaires que l'inflammation a déjà commencé à établir entre les limites de la gangrène et les bords de cette ouverture. Après avoir satisfait à cette première indication, on nettoie la plaie, on la lave avec un mélange d'eau et de vin tiède; on la couvre avec des plumasseaux sur lesquels on étend une légère couche de digestif animé : le pansement est renouvelé toutes les fois que cela est nécessaire. On prescrit dans les premiers temps quelques verres d'une boisson laxative, et tous les jours un ou deux lavemens. On ne permet d'abord que quelques bouillons; mais, quand les escarres sont détachées, on doit donner des alimens plus solides, plus abondans. Si les matières se partagent de bonne heure, je veux dire si elles sortent en partie par l'anus et en partie par la plaie, et que la quantité de celles qui s'échappent par cette dernière voie diminue de jour en jour, on peut penser que l'intestin a conservé la plus grande partie de son calibre; on doit alors favoriser le vœu de la nature qui tend manifestement à la cicatrisation de la plaie. Le régime, les soins de propreté, les boissons laxatives et les lavemens secondent très-bien ses intentions; mais si, malgré l'emploi de ces moyens, les matières coulent par la plaie; si elles ne cessent d'y passer qu'à mesure que sa circonférence se resserre, et si on n'obtient ce resserrement que par une diète rigoureuse; enfin, s'il se forme un bourrelet charnu autour de l'ouverture intestinale, on peut croire que l'intestin a éprouvé une perte de substance considérable. La guérison n'étant pas alors possible sans danger, on conseille d'établir un anus contre nature. Pour obtenir ce résultat, on introduit dans l'ouverture d'où sortent les matières, une tente d'une grosseur suffisante; on la renouvelle à chaque pansement et on la conserve jusqu'à ce que les bords rouges et mollasses de l'orifice de l'intestin aient contracté des adhérences avec la peau.

Lorsque l'intestin gangrené forme une anse et qu'il est adhérent au col du sac herniaire, on doit l'ouvrir largement pour donner issue aux matières stercorales; on se conduit ensuite comme dans les cas où l'intestin est simplement pincé. Si l'anse intestinale est libre, on la tire doucement à soi jusqu'à ce qu'on aperçoive les limites de la gangrène qui s'étend quelquefois au delà de l'ouverture herniaire. On réséque la portion gangrenée, en observant de ne jamais couper dans le vif. Les praticiens ne sont pas d'accord sur la conduite qu'il convient de tenir ultérieurement. Les uns veulent qu'on assujétisse dans la plaie le bout supérieur de l'intestin, et qu'on établisse dans cet endroit un anus artificiel (Littre); les autres conseillent de rapprocher (Lapeyronie) et d'invaginer (Rhambdor) les deux bouts de l'intestin pour qu'ils puissent se réunir; il y en a enfin qui veulent qu'après avoir réséqué la partie gangrenée de l'intestin, on abandonne le reste de la cure aux efforts de la nature (Richter, Scarpa). Cette dernière opinion a été adoptée par les plus grands chirurgiens de nos jours. Après avoir fait la résection des portions gangrenées, les deux bouts de l'intestin, qui conservent quelquefois une certaine longueur, pendent au dehors; il est inutile et il pourrait même être nuisible de chercher à les repousser jusqu'au niveau de l'ouverture herniaire; il vaut mieux, d'après le conseil de Richter, abandonner ce travail à la nature. On voit en effet, dans les premiers jours qui suivent l'opération, les deux bouts de l'intestin rentrer peu à peu dans le ventre; on se contente de les couvrir de linges fins imbibés dans une décoction émolliente, et on a le soin de n'exercer sur eux aucune espèce de compression. Si après la résection des parties gangrenées, les deux bouts de l'intestin se trouvent au niveau de l'ouverture herniaire, faut-il les fixer dans cette position au moyen d'un fil passé à travers leurs parois ou à travers le mésentère? Scarpa, qui regarde cette pratique comme inutile et même comme dangereuse, assure, d'après une longue expérience, que la trop grande rétraction des deux bouts de l'intestin et l'épanchement des matières fécales dans le ventre ne sauraient jamais avoir lieu à cause des adhérences que le sac herniaire a contractées avec l'intestin avant le développement de la gangrène. Ce professeur ajoute que dans le cas où cette adhérence n'existe point encore lorsqu'on retranche les parties gangrenées, la précaution de passer un fil n'est pas moins inutile. En effet, immédiatement après l'opération et durant le temps que la nature achève de séparer les parties gangrenées d'avec les parties saines, celles-ci contractent toujours des adhérences avec le col du sac herniaire; et l'on n'a point à craindre l'épanchement des matières fécales. Il suffit donc, pour être dans une parfaite sécurité, de prescrire au malade le repos le plus absolu pendant les premiers jours. A mesure que les extrémités de l'intestin divisé rentrent dans le ventre, les restes du sac herniaire avec lesquels ils sont intimement unis forment cette espèce d'entonnoir dont j'ai dejà parlé. Cet entonnoir sert d'abord à diriger les matières fécales au dehors et les transmet plus tard de l'orifice supérieur de l'intestin dans l'inférieur, en leur faisant décrire un petit trajet demi-circulaire. La marche ultérieure de la maladie et les moyens que l'art emploie pour seconder les efforts de la nature, sont les mêmes que dans les cas où l'intestin est gangrené dans la plus grande partie de son diamètre. Le régime mérite une grande attention : en ne permettant qu'une petite quantité de nourriture, on favorise, il est vrai, la guérison de la plaie extérieure; mais, comme cette guérison a lieu avant que le cône membraneux ait acquis une dilatation convenable, le cours des matières est gêné; le passage de ces matières de l'orifice supérieur dans l'inférieur est alors d'autant plus difficile, que l'espèce de promontoire qui résulte de la courbure anguleuse du conduit intestinal est plus saillante, plus dure, plus difficile à déprimer. Pour favoriser d'une part la dépression de cette éminence et de l'autre la dilatation de la base de l'entonnoir membraneux, il est convenable de prescrire aux malades une nourriture abondante et de facile digestion. Par ce moyen, dit Scarpa, le canal intestinal renfermera toujours une grande quantité de matières stercorales qui, poussées avec force, dilateront peu à peu la cavité de l'entonnoir. Le trajet demi-circulaire qu'elles parcourront pour se porter d'un orifice à l'autre, en s'élargissant graduellement, deviendra moins anguleux; et il arrivera une époque où ce trajet sera tellement large que les matières, ne trouvant plus aucun obstacle à le parcourir, abandonneront totalement la plaie extérieure. Ainsi, si après avoir prescrit pendant plusieurs semaines une nourriture abondante, l'usage journalier des lavemens, et avoir administré de temps en temps quelques légers purgatifs, on voit les matières fécales reprendre graduellement leur cours par les voies naturelles, et que le malade n'éprouve pas de coliques fréquentes, on peut laisser fermer la plaie sans danger; mais si, malgré l'emploi de ces moyens, les matières stercorales continuent de sortir en totalité ou en grande partie plusieurs semaines après l'opération, si le malade éprouve des coliques à mesure que la plaie se resserre, on peut penser que la cavité intermédiaire entre les deux bouts de l'intestin n'est pas assez grande; on ne doit pas alors favoriser la guérison, mais introduire une tente dans le bout supérieur afin d'établir un anus contre nature.

Les personnes qui ont été guéries d'une hernie avec gangrène par le rétablissement du cours naturel des matières fécales, éprouvent souvent des coliques plus ou moins vives. Il arrive même quelquefois que des alimens mal digérés, des vers ou toute autre substance engorgent la cavité intermédiaire aux deux orifices de l'intestin, et donnent lieu aux accidens qui dépendent de l'interruption du cours des matières fécales. Si le malade ne reçoit pas des secours prompts, la partie supérieure de l'intestin se rompt, et les excrémens s'épanchent dans l'abdomen. On peut prévenir ce funeste accident en dilatant l'ouverture fistuleuse, s'il y en a une, ou en incisant la cicatrice lorsque la plaie est entièrement fermée.

Anus contre nature accidentel. Lorsque la plus grande partie ou la totalité du diamètre du tube intestinal a été détruite, et que la communication qui s'établit entre les deux bouts de l'intestin au moyen de l'entonnoir membraneux n'est pas assez grande pour permettre aux matières de passer librement de l'orifice supérieur dans l'inférieur, elles doivent se diriger vers la plaie. L'ouverture qui leur donne passage est plus ou moins grande. Manquant d'un sphincter et n'ayant pas d'ailleurs la même organisation que l'extrémité inférieure du rectum, les matières sortent continuellement; elles sont en général peu liées, rarement dures, quelquefois liquides. Leur odeur est d'autant moins fétide qu'elles sortent d'une partie du tube intestinal plus voisine de l'estomac. Elles irritent, excorient la peau et salissent les vêtemens. Le peu qui s'échappe par le rectum est consistant, blanchâtre et ressemble à des pelotons graisseux. On remédie, autant que possible, à la malpropreté par des lotions fréquentes; le malade porte une boîte de fer-blanc qui s'adapte exactement autour de l'anus accidentel; on l'y maintient à l'aide d'une ceinture ou d'un brayer. On peut employer avec plus d'avantage encore la machine à soupape de Juville; elle s'applique très-exactement et remédie à presque tous les inconvéniens de cette dégoûtante infirmité.

L'influence que l'anus accidentel exerce sur la nutrition est différente suivant la région du canal intestinal où il a son siége. Lorsqu'il occupe la partie inférieure de l'intestin grêle et surtout le gros intestin, il ne nuit pas en général à la digestion; l'écoulement des matières n'est pas continuel, mais intermittent en quelque sorte. On a même vu des personnes qui pouvaient user sans inconvénient de toute espèce de nourriture, et qui n'en rendaient le résidu que neuf ou dix heures après l'avoir prise : ces personnes conservaient leurs forces, leur embonpoint, et pouvaient vaquer à leurs affaires. Il n'en est pas de même lorsque l'anus contre nature occupe la partie moyenne ou la partie supérieure de l'intestin grêle. L'odeur, la coloration, le degré de consistance des matières, indiquent d'une manière assez exacte la hauteur à laquelle il est situé. Le danger de cette affection est d'autant plus grand que les matières sont plus molles, plus lactescentes et d'une odeur plus aigre. Dans ce cas, le malade ne tarde pas à s'affaiblir; il s'épuise peu à peu, et succombe par défaut de nutrition. Lorsque l'anus contre nature cause le dépérissement, il faut donner au malade des alimens succulens et faciles à digérer, recommander le repos, diminuer l'irritation des intestins au moyen des calmans, et éviter tout ce qui peut accélérer le cours des matières alimentaires dans le conduit intestinal. On tâche même de les y faire séjourner le plus long-temps possible, en exerçant une assez forte compression sur l'ouverture qui leur donne passage.

L'ouverture des anus contre nature présente ordinairement un bourrelet circulaire plus ou moins volumineux formé par la membrane muqueuse qui, poussée par les contractions de l'intestin, se renverse de dedans en dehors. Cet accident se manifeste quelquefois sur les deux bouts de l'intestin en même temps. Cependant la portion correspondante au rectum y est plus sujette que celle qui aboutit à l'estomac. Ce renversement peut arriver graduellement ou être produit subitement par un effort. La tumeur qui en résulte est ordinairement rouge, molle, enduite de mucosités, insensible ou peu douloureuse; sa surface présente des replis valvulaires et des tubercules de différentes grosseurs; elle peut avoir depuis quelques lignes jusqu'à plusieurs pouces de longueur; son diamètre n'est pas moins variable; elle est cylindrique, repliée sur elle-même, resserrée à sa base et ouverte à son extrémité libre. Lorsque la tumeur est formée par le renversement du bout supérieur de l'intestin, les excrémens sortent de cette extrémité libre. L'ouverture qu'on remarque au sommet de la tumeur qui est formée par la portion inférieure de l'intestin ne donne issue, au contraire, qu'à une petite quantité de mucus et quelquefois aux liquides injectés dans le rectum; sa réduction est ordinairement facile; mais le moindre effort, la simple station, suffisent pour la faire reparaître. La portion renversée du canal intestinal peut être meurtrie, blessée par une cause quelconque, et devenir alors très-douloureuse; elle acquiert quelquefois un volume énorme, elle est dure, lardacée et irréductible; enfin elle est susceptible d'étranglement, et cet accident peut être mortel (Sabatier, *Mémoire sur les anus contre nature*). Il est donc bien important de chercher à prévenir le renversement. Un tampon de linge d'une grosseur proportionnée à l'étendue de l'anus accidentel, placé à demeure dans cette ouverture et soutenu par un gâteau de charpie, des compresses et un bandage peu serré, préviennent tout à la fois la sortie continuelle des matières et le renversement de l'intestin : on doit ce moyen à Desault. Scarpa s'est servi avec succès d'une tente de toile de la grosseur du doigt et d'un demi-pouce de longueur, qu'il introduit dans le trajet fistuleux. Lorsque la portion d'intestin renversée a acquis une grosseur considérable, qu'elle est rouge, épaissie et dans un état d'infiltration ou d'induration qui s'oppose à sa réduction, il faut la soumettre à une pression lente, graduée, continue, que l'on exerce avec une bande roulée ou avec des machines élastiques faites exprès. Desault et Noël, de Reims, ont employé ces moyens avec un grand succès. On prescrit en même temps le repos, le séjour au lit, avec l'essentielle précaution de faire coucher le malade sur le côté opposé au renversement; on l'engage à éviter tout mouvement violent; on tient le ventre libre; on conseille un régime doux. Si les matières fécales sortent avec difficulté, on fait des fomentations astringentes sur les parties qui avoisinent l'anus accidentel. Lorsque la saillie de l'intestin renversé est considérable et irréductible, on peut la soutenir et prévenir son accroissement ultérieur en la couvrant avec une plaque d'argent ou de fer-blanc. Si des symptômes d'étranglement se manifestent et si les moyens généraux sont insuffisans, on doit inciser promptement en un ou plusieurs endroits les tégumens amincis par la cicatrice et le bout de l'intestin qui s'y trouve adhérent. On se sert pour cette opération d'un bistouri pointu conduit sur l'ongle.

L'anus accidentel est une incommodité si fâcheuse et si dégoûtante, qu'on a dû chercher les moyens de la guérir. Le procédé proposé par Lecat et essayé par Bruns, qui consiste à aviver les bords de la plaie et à les réunir ensuite par plusieurs points de suture, est à peu près oublié aujourd'hui. Lapeyronie semble être le premier qui ait pensé que la compression pouvait guérir les anus contre nature. Son procédé consiste à placer sur l'endroit par où sortent les matières une compresse pliée en plusieurs doubles ou un tampon de charpie qui s'oppose à leur écoulement. Scarpa blâme la compression exercée ainsi à l'extérieur; il serait à craindre, dit ce chirurgien, qu'une pression, même modérée, exercée d'avant en arrière sur le trajet de la fistule, ne vînt à diminuer la base de l'entonnoir membraneux qui complète pour ainsi dire le tube intestinal. Desault, ayant reconnu que le plus grand obstacle à la guérison radicale des anus contre nature consistait dans l'espèce d'éperon formé par les parois adhérentes des deux bouts de l'intestin adossés l'un à l'autre, a imaginé d'effacer ou du moins d'affaisser cet angle aigu en le repoussant au moyen d'un compresseur, et de dilater en même temps le bout inférieur en introduisant de longues mèches de charpie dans son intérieur. Lorsque la dilatation est suffisante et l'éperon effacé autant que possible, on renonce à l'usage des tentes et on place dans l'ouverture fistuleuse un tampon de linge qu'on a la précaution de ne pas introduire trop avant: ce tampon, destiné à soutenir l'intestin et à favoriser le cours naturel des matières, est couvert et soutenu par un gâteau de charpie, des compresses et un bandage peu serré. Les bons effets de ce traitement s'annoncent par des gargouillemens dans le ventre, par de légères coliques; il sort quelques gaz par l'anus; bientôt les matières stercorales commencent à y passer: à mesure que leur cours naturel se rétablit, l'ouverture fistuleuse se rétrécit. On seconde l'effet de ces moyens par les lavemens et les laxatifs.

On a obtenu des succès nombreux par l'emploi de ce procédé; mais on est cependant forcé de convenir qu'il ne réussit pas toujours à beaucoup près: aussi plusieurs chirurgiens ont cherché un moyen plus sûr de lever l'obstacle. Frédéric Smakalden a proposé, en 1798, de percer la cloison, principal obstacle au passage des matières du bout supérieur de l'intestin dans le bout inférieur. Développant cette idée, Physick, de Philadelphie, a guéri un anus artificiel en passant d'abord un fil dans l'éperon intermédiaire aux deux bouts de l'intestin; et quand il a pu croire que l'inflammation avait déterminé leur adhésion, il a fendu d'avant en arrière, avec des ciseaux, tout ce qui était au devant de la ligature. On trouve les détails de cette opération dans un traité publié en 1813, par M. Dorsey, professeur à Philadelphie. Dans ce traité, on compare, avec Astley Cowper, les deux bouts de l'intestin aux canons d'un fusil à deux coups. Cette comparaison n'est pas toujours exacte : en effet, il existe souvent un écartement plus ou moins considérable. Si on incisait l'éperon, dans ce cas, on ouvrirait le péritoine et les matières fécales s'épancheraient dans le ventre. C'est pour obvier à cet inconvénient si grave, que M. Dupuytren a imaginé les procédés suivans. Avant de les faire connaître, je crois nécessaire de faire observer que cet habile chirurgien introduit d'abord un doigt dans chaque ouverture de l'intestin, et les porte un peu en arrière pour s'assurer si les deux surfaces extérieures de l'intestin adhèrent ensemble. Lorsque cette adhérence a lieu, il coupe chaque jour avec des ciseaux un quart de ligne de l'éperon; l'opération de la veille permettant de la renouveler le jour suivant, vu les adhérences qui résultent de l'inflammation développée à la suite de chaque section. Ce procédé a réussi quelquefois; d'autres fois les malades ont succombé. Cette circonstance malheureuse a fait imaginer à M. Dupuytren un instrument particulier qui semble devoir convenir non-seulement dans le premier cas, mais encore dans celui où les deux surfaces de l'intestin s'écartent l'une de l'autre. Cet instrument, auquel il donne le nom d'*entérotome*, consiste dans deux tiges d'acier minces, longues de quatre pouces, dentelées sur les côtés qui se correspondent : on peut les écarter ou les rapprocher au moyen d'une vis qui les traverse à leur base, et qui est fixée à une plaque du même métal; les dentelures, qui ne sont pas trop aiguës, sont disposées de manière à s'alterner. On introduit séparément les branches de cet instrument dans les deux bouts de l'intestin; on les rapproche ensuite et on serre la cloison résultant de l'adossement des deux extrémités de l'intestin. L'inflammation qui s'empare des surfaces comprimées par les dentelures mousses de cette espèce de pince, détermine au bout de quelques jours le ramollissement, l'ulcération, et finalement la destruction de l'éperon; il se forme en même temps des adhérences au voisinage : on fait observer au malade une diète sévère pendant les premiers jours qui suivent l'opération; on lui donne ensuite une nourriture abondante et de facile digestion. M. Dupuytren a plusieurs fois fait usage de cet instrument ; et il compte déjà d'assez nombreux succès.

Chez les personnes guéries d'un anus contre nature par un procédé quelconque, il reste souvent une ouverture étroite qui donne passage à des mucosités. Quelquefois ces sortes de fistules intestinales guérissent spontanément. Lorsque la guérison se fait trop attendre, on peut y concourir en tamponnant les parties, et en avivant les bords de l'orifice fistuleux par l'application du nitrate d'argent. La compression employée seule suffit le plus ordinairement. Les individus qui ont été guéris d'un anus contre nature sont exposés à la récidive de cette maladie. Il convient, pour la prévenir, de prescrire des alimens légers, faciles à digérer et contenant beaucoup de principes nutritifs ; d'éviter les efforts violens ; enfin il est nécessaire de porter constamment un bandage élastique à pelote presque plate.

HERNIE INGUINALE. Les viscères qui se déplacent dans cette espèce de hernie sortent par l'ouverture qui donne passage au cordon testiculaire chez l'homme, et au ligament rond de l'utérus chez la femme. Cette ouverture, généralement connue sous le nom d'*anneau inguinal* et désignée par quelques modernes sous celui de *canal inguinal*, est située immédiatement au-dessus du pubis; sa structure, sa direction et ses rapports avec les parties voisines doivent être bien connues si on veut avoir des idées exactes sur la hernie inguinale, sur ses variétés et sur les procédés opératoires qui deviennent quelquefois nécessaires. *Voyez* INGUINAL.

De toutes les tumeurs herniaires, l'inguinale est incontestablement la plus fréquente : en effet, sur deux mille quatre cent cinquante-neuf hernies de toute espèce observées sur des individus des deux sexes et de tout âge, Monnikhoff, chirurgien herniaire d'Amsterdam, a trouvé deux mille cent quatre-vingt-quatre hernies inguinales. On sait que le canal inguinal est beaucoup plus large chez l'homme que chez la femme : aussi la hernie qui fait le sujet de ce paragraphe est bien plus fréquente chez le premier de ces individus que chez le second. Sur quatre mille soixante-dix cas de hernies, la société des bandagistes herniaires de Londres a remarqué qu'il y avait quatre mille trente-six hommes et trente-quatre femmes seulement. On l'observe plus fréquemment du côté droit que du côté gauche. La nouvelle société herniaire de Londres a estimé que le rapport des hernies inguinales du côté droit était à celles du côté gauche comme 51 est à 34. On a attribué cette plus grande fréquence à la pression exercée par le foie sur les intestins du côté droit, à la situation du mésentère naturellement inclinée de gauche à droite, à l'habitude de se coucher sur le côté droit et de se servir du bras droit de préférence au bras gauche pour les exercices les plus pénibles.

Lorsque la hernie inguinale survient presque immédiatement après la naissance, les viscères descendent dans la tunique vaginale du testicule dont la communication avec le ventre n'est point oblitérée. Lorsqu'elle se manifeste, au contraire, plus ou moins long-temps après la naissance, les viscères qui la forment ne sortent du ventre qu'en poussant devant eux le péritoine qui est destiné à servir de sac herniaire.

Presque tous les viscères qui sont contenus dans l'abdomen peuvent former hernie par l'anneau inguinal, soit primitivement, soit consécutivement, une partie déplacée entraînant peu à peu dans le sac herniaire celles qui lui sont continues. Stoll a vu une hernie scrotale très-volumineuse qui renfermait tous les intestins, à l'exception du rectum, du duodénum et de l'estomac. Relativement à la fréquence du déplacement des viscères abdominaux, on pourrait les classer dans l'ordre suivant : l'iléon, le jéjunum, l'épiploon, le colon, le cœcum, la vessie urinaire, les ovaires, l'estomac, l'utérus, le duodénum, la rate. L'observation a constaté que l'intestin grêle sort le plus souvent par l'anneau inguinal droit, et le gros intestin par l'anneau du côté gauche. L'épiploon a une tendance très-marquée à sortir par cette dernière ouverture. Arnaud assure que sur vingt épiplocèles inguinales, il y en a dix-neuf du côté gauche. Les viscères placés dans l'un des côtés de l'abdomen ne sortent pas toujours de cette cavité par l'anneau inguinal qui leur correspond; ainsi, on a vu, dans quelques cas, le cœcum et le colon droit s'échapper par l'anneau inguinal gauche, et le colon gauche par l'anneau droit.

La hernie inguinale commence le plus ordinairement à l'endroit où le cordon testiculaire s'engage sous le bord inférieur du muscle transverse. Le péritoine présente en cet endroit un petit enfoncement en forme d'entonnoir dont on augmente la profondeur en tirant de haut en bas le cordon testiculaire. Si une portion d'intestin ou de tout autre viscère poussée par un effort vient à s'engager dans ce petit enfoncement du péritoine, elle le distendra. Ce petit sac, qui n'existait d'abord que sous le bord inférieur du muscle transverse, s'étend peu à peu sous celui de l'oblique interne, et sort par l'anneau inguinal après avoir suivi, dans l'épaisseur de la paroi abdominale, le trajet oblique du cordon testiculaire au devant duquel il est situé. Lorsque les parties qui forment la hernie n'ont pas encore franchi l'anneau inguinal, on voit au pli de l'aine, et parallèlement à l'arcade crurale, une petite élévation de forme oblongue qui augmente de volume par le plus léger effort et disparaît lorsqu'on la presse. Les viscères qui commencent à se déplacer suivent en rétrogradant une ligne oblique dirigée du pubis à la partie latérale du ventre. La portion du sac péritonéal, qui s'étend d'abord depuis l'endroit où la hernie a commencé à l'intérieur jusqu'à l'anneau inguinal, forme une espèce de tuyau cylindrique qu'on désigne sous le nom de *col du sac herniaire :* appliqué dès son origine sur la face antérieure du cordon spermatique à laquelle il adhère au moyen d'un tissu cellulaire souple et extensible, il s'avance de plus en plus à mesure qu'il prend de l'accroissement, franchit l'anneau inguinal, soulève les tégumens de l'aine, se prolonge bientôt dans le scrotum s'il continue à se développer, et n'abandonne le cordon qu'à l'endroit où les vaisseaux qui le composent pénètrent dans le testicule; c'est là aussi que la hernie inguinale s'arrête. Le sac herniaire pénètre dans le tissu cellulaire qui unit les vaisseaux spermatiques au muscle crémaster, distend ce tissu et se couvre de l'enveloppe musculo-celluleuse du cordon et du testicule. Le sac herniaire a les mêmes rapports avec le ligament rond de l'utérus chez la femme qu'avec le cordon spermatique chez l'homme. La hernie inguinale a une enveloppe de moins chez elle, le muscle crémaster n'existant pas. On trouve à la place de cette gaîne musculaire quelques fibres charnues très-minces éparses autour du ligament rond. L'artère et les veines de ce ligament sont très-peu développées, hors l'état de grossesse : aussi leur lésion ne saurait être dangereuse. Lorsque la tumeur herniaire fait des progrès, elle pénètre dans l'épaisseur de l'une des grandes lèvres.

Le cordon testiculaire est situé derrière le sac herniaire tant que la hernie est peu volumineuse; mais à mesure que cette tumeur augmente de volume, le tissu cellulaire qui l'enveloppe et qui l'unit au cordon se trouve distendu de plus en plus. Si cette distension est portée très-loin, les vaisseaux spermatiques, qui sont unis par un tissu peu serré, s'écartent peu à peu les uns des autres et changent de position par rapport au sac herniaire. Cet écartement, médiocre dans le voisinage de l'anneau, devient plus considérable vers la partie inférieure de la tumeur herniaire; il est porté quelquefois à un point tel, que quelques-uns de ces vaisseaux sont ramenés de la partie postérieure du sac vers les faces latérales et même vers l'antérieure (Ledran); ils se dessinent alors à travers le muscle crémaster qui les recouvre, et forment une sorte de traînée vasculaire qui arrête l'opérateur au moment où il se dispose à ouvrir le sac herniaire. (Scarpa.)

Il n'est pas moins important de connaître la situation de l'artère épigastrique par rapport au col du sac herniaire, et les déplacemens que cette artère éprouve dans la hernie inguinale. On sait que l'artère épigastrique qui, dans l'état naturel, passe à quelques lignes du pilier externe de l'anneau inguinal, se trouve croisée à un demi-pouce environ de cette ouverture par le cordon testiculaire. Le sac herniaire, suivant le trajet de ce cordon, doit croiser aussi l'artère épigastrique et se placer au devant et au-dessus d'elle. Tant que la hernie conserve un petit volume, l'artère épigastrique embrasse la face postérieure du col du sac herniaire; mais à mesure que la tumeur devient plus volumineuse, le canal inguinal s'élargit, perd peu à peu de sa longueur et de son obliquité, et ne forme plus dans les hernies d'un très-grand volume qu'une large ouverture arrondie qui pénètre presque directement de devant en arrière dans la cavité abdominale. Le col du sac herniaire éprouve les mêmes changemens; il se raccourcit, et d'oblique qu'il était, il devient presque droit; dès lors sa face postérieure devient interne; et l'artère épigastrique qui est appliquée sur cette face se trouve entraînée dans le même sens, je veux dire au côté interne du sac herniaire et du canal inguinal. Ce transport de l'artère épigastrique du côté externe au côté interne de l'anneau inguinal par le col du sac herniaire n'a été bien décrit que par Scarpa. Cependant il a lieu dans presque toutes les hernies inguinales.

Les viscères qui forment la hernie inguinale ne parcourent pas toujours toute l'étendue du canal inguinal et ne suivent pas la direction du cordon testiculaire. Quelquefois ils sortent directement par l'anneau : la hernie commence alors au côté interne de l'artère ombilicale devenue ligamenteuse, dans la fosse inférieure du péritoine (*voyez* PÉRITOINE), tout près de l'anneau inguinal, plus en dedans que l'entrecroisement du cordon avec l'artère épigastrique. Les parties s'échappent alors du ventre presque directement de derrière en devant à travers le *fascia transversalis*, et quelquefois même en poussant devant elles cette expansion aponévrotique. Le sac herniaire ne s'unissant au cordon testiculaire qu'en deçà de l'entrecroisement de ce cordon avec l'artère épigastrique, ce dernier vaisseau ne doit éprouver aucun déplacement et conserve sa situation naturelle au côté externe de l'anneau inguinal. Lorsque cette hernie est encore peu développée, elle a une rondeur toute particulière ; elle soulève le pilier supérieur de l'anneau et forme, à volume égal, aux environs de cette ouverture, une élévation plus considérable que la hernie dont je me suis déjà occupé ; elle ne détermine pas, comme cette dernière, une tuméfaction cylindrique dans le pli de l'aine : le cordon spermatique occupe toujours son côté externe ; sa réduction ne fait entendre aucune espèce de gargouillement. Ces signes ne sont pas toujours bien sûrs et n'ont même aucune valeur lorsque la hernie est ancienne et très-volumineuse. Cette espèce de hernie est très-rare. Hesselbach et, après lui, Scarpa l'ont nommée *hernie inguinale interne* pour la distinguer de la première qu'ils appellent *externe*.

J'ai déjà dit que dans la hernie inguinale les parties déplacées avant de sortir par l'anneau forment dans l'aine une petite élévation de forme allongée. Si l'anneau inguinal résiste aux efforts qui tendent à pousser les viscères en dehors, ceux-ci peuvent rester dans l'épaisseur de la paroi abdominale et former une tumeur herniaire, qui a été observée par J.-L. Petit, Heister, etc. ; elle n'acquiert jamais un volume considérable parce que les parties s'échappent ordinairement par l'anneau inguinal lorsque le déplacement augmente. Cependant Hesselbach et Lawrence ont rencontré des cas qui font exception à cette règle générale.

La hernie inguinale congénitale ne diffère de la hernie inguinale ordinaire que parce que la tunique vaginale sert de sac herniaire, et que les parties déplacées sont en contact immédiat avec le testicule ; elle se forme donc à l'époque où la tunique vaginale communique encore avec la cavité du péritoine. Quoique ce déplacement s'effectue le plus souvent au moment de la naissance ou peu de temps après, il peut survenir chez un jeune homme et même sur un adulte, lorsque les testicules, prolongeant leur séjour dans l'abdomen, ne franchissent l'anneau qu'à un âge plus ou moins avancé. La hernie congénitale n'est jamais formée chez les enfans que par l'intestin ; l'épiploon, d'abord trop court, ne peut s'y insérer que plus tard. Cette hernie acquiert dans un court espace de temps un volume très-considérable. Les intestins, au lieu de s'arrêter à la hauteur de l'épididyme, ainsi que cela arrive dans la hernie inguinale ordinaire, recouvrent le testicule et peuvent descendre plus bas que lui ; ils finissent même quelquefois par prendre la place de cet organe, qui se trouve porté alors en arrière et en haut. Dans la hernie congénitale l'artère épigastrique est toujours située au côté interne du col de la tunique vaginale qui sert de sac herniaire. Il existe chez les petites filles, jusqu'à l'époque de la naissance et quelquefois plus tard, un prolongement du péritoine qui accompagne le ligament rond. Ce prolongement membraneux forme un petit canal long de quelques lignes qui se termine par un cul-de-sac ; c'est dans ce canal, découvert par Nuck, que se forme quelquefois une hernie analogue sous certains rapports à la hernie congénitale. L'existence de ce canal explique pourquoi la hernie inguinale est beaucoup moins rare chez les jeunes filles que chez les femmes adultes.

Il existe quelquefois deux hernies inguinales du même côté ; dans ce cas, qui est très-rare, l'une peut se trouver dans l'anneau, et l'autre se faire jour par une ouverture accidentelle située à peu de distance de la première. La hernie inguinale double est formée le plus souvent, suivant Scarpa, par la réunion d'une hernie congénitale avec une hernie inguinale ordinaire qui sortent l'une et l'autre par l'anneau inguinal. On a aussi donné le nom de *hernie inguinale double* à la rénion de deux hernies, l'une inguinale et l'autre crurale, très-rapprochées, et ne formant dans l'aine qu'un seule et même tumeur.

Lorsque la hernie inguinale est assez volumineuse pour distendre le scrotum, elle attire à elle la peau des parties voisines, de telle sorte que la verge se trouvant appliquée au côte interne de la tumeur et ne formant presque plus de saillie, le sujet devient inhabile à la génération. Le même inconvénient a lieu chez la femme lorsqu'une des grandes lèvres énormément distendue forme un vaste sac qui pend quelquefois jusqu'au milieu de la cuisse ou même plus bas.

Les couches membraneuses qui enveloppent les hernies inguinales sont assez nombreuses. Six tuniques environnent les viscères échappés de l'abdomen. Ces tuniques sont : la peau, le tissu cellulaire sous-cutané, un canal fibro-celluleux qui, naissant de la circonférence de l'anneau, descend en embrassant la circonférence du cordon jusque sur le testicule ; le muscle crémaster, le tissu cellulaire subjacent, enfin le sac herniaire. Ces diverses parties, qui sont tantôt saines et tantôt plus ou moins altérées dans leur texture, ne présentent pas une épaisseur uniforme dans toute leur étendue. Le muscle crémaster acquiert, dans les hernies anciennes et volumineuses, une épaisseur remarquable; ses fibres, ordinairement rares, minces et pâles, prennent alors beaucoup d'accroissement, présentent une consistance quelquefois très-remarquable et une couleur jaune. Il n'est pas rare de trouver entre les fibres du crémaster des éraillemens à travers lesquels la tunique péritonéale forme saillie, surtout lorsqu'il y a beaucoup d'eau dans le sac herniaire. Si on soupçonne que l'intestin adhère au sac herniaire, il faut faire l'ouverture de ce sac sur les bosselures qu'il présente. (Saviard, M. Dubois.) Le sac herniaire est ordinairement piriforme, quelquefois cylindroïde, rarement globuleux, arrondi; sa partie la plus large est placée dans le scrotum, tandis que sa partie la plus étroite répond au-dessous de l'anneau.

On juge qu'une tumeur située dans l'aine est formée par une hernie inguinale, lorsque, partant de l'anneau du muscle grand oblique qu'elle remplit, elle descend plus ou moins bas devant le cordon spermatique, pénètre quelquefois jusque dans le scrotum, et présente les symptômes communs à toutes les hernies. L'entérocèle inguinale qui rentre et disparaît aisément ne peut pas être confondue avec une autre maladie; il n'en est pas de même lorsqu'elle est très-volumineuse, qu'elle descend dans les bourses, qu'elle est irréductible, etc., elle ressemble alors, sous quelques rapports, à une hydrocèle ou à un sarcocèle. On n'évitera la méprise qu'en ayant égard aux circonstances commémoratives et en comparant les signes des hernies avec ceux qui appartiennent à ces maladies. (*Voyez* HYDROCÈLE et SARCOCÈLE.) Il est quelquefois assez difficile de reconnaître la hernie inguinale épiploïque. Lorsqu'elle est petite, indolente, le malade peut la porter pendant long-temps sans s'en apercevoir; et lorsqu'il s'en plaint, on peut la confondre avec une hydrocèle par infiltration du cordon testiculaire, une tumeur graisseuse, un varicocèle, un sarcocèle. Des hydatides développées dans la hernie épiploïque peuvent simuler une hydrocèle et augmenter par-là les difficultés du diagnostic. La hernie inguinale épiploïque occasione quelquefois des accidens fâcheux qui dépendent du tiraillement, du déplacement de l'estomac, de l'arc du colon. Il est facile d'en méconnaître la cause, parce qu'il n'y a souvent aucun symptôme local. On peut prendre un testicule engagé dans l'anneau pour une hernie commençante : une méprise de cette nature pourrait avoir des résultats fâcheux. L'absence de cet organe dans le scrotum et une douleur assez vive qu'éprouve le malade lorsqu'on presse la petite tumeur, décèlent la présence du testicule. On trouve quelquefois dans le ligament rond de l'utérus une hydatide qu'on peut prendre pour une hernie inguinale. Desault et M. Lallement ont eu occasion d'observer cette maladie. Dans le cas cité par le premier de ces chirurgiens, la tumeur était transparente, irréductible; quand on la tirait en bas, elle s'écartait assez de l'anneau pour que l'on pût y interposer le bout des doigts et reconnaître qu'elle n'était point formée par les viscères abdominaux. Dans le fait observé par M. Lallement, les caractères en étaient bien plus difficiles à saisir : la tumeur descendait jusque dans la grande lèvre du côté droit; elle était molle, non transparente et complétement réductible; les seuls signes propres à faire connaître sa nature étaient une sorte de fluctuation dont elle s'accompagnait, et, lorsqu'on comprimait l'anneau, la facilité avec laquelle les parties rentrées s'échappaient à l'instar d'un liquide par l'étroite ouverture que laissaient les doigts. La femme étant morte, l'inspection cadavérique confirma le diagnostic, et fit voir que le kyste se prolongeait dans la cavité abdominale.

Le pronostic de la hernie inguinale simple est le même que celui des hernies en général. On peut en dire autant du traitement qui consiste à réduire les parties, et à les maintenir réduites au moyen d'un bandage bien fait. La hernie congénitale est en général plus facile à guérir que la hernie inguinale ordinaire, à cause de la tendance que la tunique vaginale a à s'oblitérer. Dans cette espèce de hernie, les viscères, et surtout l'épiploon, contractent fréquemment des adhérences avec le testicule; et ces adhérences ne permettent pas à la hernie de rentrer sans entraîner le testicule jusqu'à l'anneau. Si cette ouverture est très-grande et le testicule peu volumineux, on peut le pousser dans le ventre avec les parties qui forment la hernie. Après s'être assuré que cet organe a pénétré assez avant dans cette cavité pour être à l'abri de toute compression extérieure, on applique un bandage. L'anneau inguinal et le col de la tunique vaginale peuvent ne pas avoir les dimensions nécessaires pour permettre au testicule de pénétrer dans le ventre. Dans cette circonstance, s'il se manifeste des accidens, on peut ouvrir la tunique vaginale, détruire l'adhérence et réduire ensuite les viscères déplacés; on applique un bandage lorsque la plaie est guérie.

Si les accidens de l'étranglement nécessitent l'opération, on y procède comme je l'ai déjà indiqué. L'incision qu'on pratique à la peau doit commencer à un demi-pouce au-dessus de l'angle externe de l'anneau, et se prolonger jusqu'à la partie inférieure de la tumeur herniaire; elle doit être oblique de haut en bas et de dehors en dedans, dans toute son étendue, lorsque la tumeur ne dépasse pas le pli de l'aine; lorsqu'elle est volumineuse et qu'elle descend jusqu'au bas du scrotum, quelques chirurgiens conseillent, quand on est arrivé à la racine de la verge, de faire décrire à l'incision une légère courbure dont la convexité est en dedans; on continue ensuite l'incision sur la partie moyenne de la tumeur, dont on ne doit pas s'éloigner, afin d'éviter les vaisseaux spermatiques (on sait que ces vaisseaux s'écartent quelquefois dans les hernies anciennes et volumineuses). L'incision du sac herniaire doit correspondre à celle de la peau et avoir la même direction. C'est vers le tiers-inférieur du sac herniaire qu'il faut percer cette enveloppe séreuse, parce qu'en cet endroit, suivant la remarque de Louis, elle est ordinairement éloignée de l'intestin par une quantité plus ou moins considérable de sérosité; on y distingue même assez souvent de la fluctuation. M. Marjolin recommande, d'après Ledran, Richter, etc., de n'inciser la partie supérieure du sac que jusqu'à six ou huit lignes de l'extrémité supérieure de l'anneau; on se ménage, par ce moyen, beaucoup de facilité pour faire le débridement; on n'est point exposé à introduire le bistouri entre l'anneau et le col du sac, et à laisser ainsi subsister un étranglement causé par cette dernière partie. On doit, dans la hernie inguinale ordinaire, ouvrir le sac jusqu'à sa partie inférieure, en évitant toutefois de blesser la tunique vaginale. Dans la hernie congénitale, cette tunique ne doit être ouverte que jusqu'à la région qui répond à la partie supérieure du testicule; on étend l'incision plus bas si les parties qui forment la hernie adhèrent au testicule.

Le débridement ou l'incision de l'anneau et du col du sac herniaire est de tous les points de l'opération le plus important, et celui qui demande la plus grande attention à cause de l'artère épigastrique qui peut être lésée. Les auteurs sont partagés sur la direction qu'il faut donner à l'incision pour éviter de couper cette artère : les uns ont proposé d'inciser le pilier interne, d'autres le pilier externe. On sait aujourd'hui que l'artère épigastrique est poussée en dedans lorsque la hernie inguinale est externe; et qu'elle conserve, au contraire, sa place naturelle dans la hernie inguinale interne; mais comme il est presque toujours impossible de savoir, quand la hernie est ancienne, de quelle manière elle a commencé, la position du cordon spermatique doit seule servir de guide. Chopart et Desault donnent le conseil de débrider en dehors si le cordon est placé derrière le sac herniaire, en haut et en dedans lorsqu'il est au côté externe de ce sac. Scarpa pense qu'on peut opérer le débridement avec toute sûreté en incisant l'anneau et le col du sac herniaire, parrallèlement à la ligne blanche et de manière que l'incision fasse un angle droit avec la branche horizontale du pubis; il ajoute : « Dans tous les cas, une petite incision est suffisante pour faciliter la réduction des viscères. » M. Boyer débride l'anneau à son angle supérieur et externe toutes les fois que le cordon testiculaire est situé derrière la tumeur herniaire. Lorsque ce cordon est placé au devant de la tumeur, il faut examiner s'il est placé devant le côté interne ou devant le côté externe : dans le premier cas, l'artère épigastrique répond au côté interne de la hernie, et dans le second elle est située au côté opposé. Les précautions pour éviter de blesser l'artère épigastrique sont d'autant plus importantes que cette blessure donne lieu à une hémorrhagie presque toujours funeste.

Il arrive quelquefois que le col du sac herniaire rétréci dans une certaine étendue forme une sorte de tube long d'un demi-pouce dans lequel l'intestin est étranglé. Si l'on n'est pas prévenu de cette disposition, on n'incise qu'une partie de ce tube, et le débridement est incomplet; on s'en aperçoit ordinairement à la difficulté qu'on éprouve à réduire l'intestin. Il faut prendre un bistouri boutonné à lame étroite, le conduire sur la cannelure d'une sonde ou sur le doigt indicateur dans l'ouverture de l'anneau, et inciser tout le col du sac herniaire.

L'étranglement affecte rarement les hernies inguinales anciennes et très-volumineuses; et lorsque cet accident se manifeste, il cède le plus souvent sous l'influence des moyens que j'ai déjà fait connaître. Dirigeant depuis plusieurs années le service chirurgical de l'hospice de Bicêtre, établissement qui sert de retraite à plus de trois mille individus presque tous très-avancés en âge, j'ai souvent l'occasion d'observer des hernies inguinales anciennes, plus ou moins volumineuses, qui sont affectées d'étranglement. J'ai remarqué que les accidens ont le plus ordinairement une marche mixte, je veux dire que l'étranglement n'est ni tout-à-fait aigu, ni entièrement latent. Je n'ai presque jamais recours à la saignée; je prescris des lavemens, des bains tièdes prolongés; et je fais couvrir la tumeur herniaire avec un cataplasme émollient. J'emploie ces moyens avec un si grand succès que l'opération devient rarement nécessaire : en effet, les accidens de l'étranglement cessent dans la plupart des cas. Lorsque l'opération est indiquée et qu'il n'y a aucun symptôme de gangrène, au lieu de mettre à découvert les parties qui forment la hernie, on peut et on doit se borner à inciser la peau sur l'anneau inguinal dans l'étendue de deux ou trois pouces; on enfonce ensuite entre le col du sac herniaire et l'ouverture aponévrotique une sonde cannelée sur laquelle on porte un bistouri qui incise plus ou moins le bord de cette ouverture. Quand l'étranglement est levé, on essaie de réduire la hernie en exerçant sur elle une pression douce. Si des adhérences s'opposent à la rentrée des parties herniées, on les laisse au dehors. Lorsque le débridement ne peut pas s'effectuer sans intéresser le col du sac herniaire, il faut l'ouvrir avec précaution dans l'endroit même où on a incisé l'ouverture aponévrotique. Ce procédé opératoire convient spécialement dans les hernies irréductibles.

HERNIE CRURALE. Les viscères abdominaux qui se déplacent

dans cette espèce de hernie, sortent par une ouverture que les uns appellent *anneau*, et que d'autres nomment *canal crural.* (*Voyez* CRURAL.) Cette maladie affecte assez rarement les jeunes filles et plus rarement encore les hommes; on l'observe fréquemment chez les femmes qui ont eu plusieurs enfans. Arnaud prétend que sur vingt femmes qui portent des hernies, dix-neuf sont affectées de mérocèles. La société des bandagistes herniaires de Londres a trouvé cinq cent dix femmes et quatre-vingt-cinq hommes sur cinq cent quatre-vingt-treize cas de hernies fémorales. La hernie fémorale du côté droit est plus fréquente que celle du côté gauche.

La position déclive du canal crural et sa faiblesse relative peuvent permettre le déplacement des viscères abdominaux s'il se manifeste une cause capable de provoquer leur sortie. Précédés par le péritoine ils descendent de haut en bas et un peu d'arrière en avant dans l'orifice supérieur du canal crural, et poussent en avant, écartent ou rompent la membrane très-mince qui le recouvre; ils s'engagent entre le côté interne de la veine fémorale et la base concave du ligament de Gimbernat. Le sac herniaire s'allonge peu à peu et vient faire saillie au-dessous de la partie antérieure du ligament de Fallope, dans le haut de la cuisse; la tumeur se prolonge insensiblement; à mesure qu'elle augmente de volume, elle s'étend en dehors devant les vaisseaux fémoraux; mais son accroissement se faisant avec peine, les fréquens mouvemens de flexion de la cuisse la font monter en avant et au devant de l'arcade crurale; le fond et le corps de la hernie forment alors avec son col un angle plus ou moins aigu.

Le déplacement des viscères se faisant par une ouverture étroite et qui n'est guère susceptible de s'élargir, cette espèce de hernie acquiert rarement un volume considérable; le contraire arrive cependant quelquefois, et elle peut descendre fort bas. La figure de la hernie crurale présente des variétés; lorsqu'elle est petite, elle a ordinairement une forme ronde, ce qui lui donne de la ressemblance avec un ganglion lymphatique. A mesure que cette tumeur augmente de volume, elle prend une forme transversalement oblongue; quelquefois, au contraire, sa figure est oblongue de haut en bas. Dans quelques cas rares tels que ceux observés par Monro et par Hesselbach, la hernie aussitôt après son apparition semble formée de plusieurs lobes.

Cela tient à l'épaisseur inégale du sac herniaire ou à la résistance variable que le tissu cellulaire oppose à son développement. Chez les individus maigres, lorsque les enveloppes sont minces et que le sac herniaire est rempli de sérosité, les viscères déplacés semblent être à fleur de peau.

La hernie crurale est formée ordinairement par l'épiploon soit seul, soit avec une portion d'intestin, par l'intestin grêle, quelquefois par le cœcum et le colon, rarement par la vessie. M. Lallement a trouvé dans une hernie crurale du côté droit l'utérus, ses annexes, une partie du vagin, etc. Cette hernie est enveloppée par la peau, le tissu cellulaire sous-cutané, le *fascia superficialis*, le *fascia propria* dont l'existence n'est pas constante, le tissu cellulaire extérieur au péritoine, enfin par le sac herniaire. La petitesse du diamètre du canal crural donne au sac herniaire la forme d'une bouteille à col étroit. Ce sac est d'un blanc nacré; il est noirâtre lorsque les intestins sont gorgés de sang ou gangrenés. La portion qui est placée sous l'arcade crurale, et qu'on appelle son col, a ordinairement six lignes d'étendue et quelquefois davantage; sa partie antérieure répond à l'arcade crurale, la postérieure au pubis, l'externe à la veine iliaque, et l'interne au ligament de Gimbernat. La surface interne du sac herniaire est lisse, et contient ordinairement peu de sérosité; le contraire a lieu quelquefois. L'épaisseur de ce sac est la même que celle du péritoine dans l'état naturel, à moins toutefois que la hernie n'ait été plusieurs fois le siége d'une inflammation adhésive. (Scarpa.) Les rapports du sac herniaire avec les vaisseaux qui l'entourent ou l'avoisinent ne sauraient être trop présens à la pensée du chirurgien. La connaissance de ces rapports est de la plus grande importance lorsqu'on pratique l'opération de la hernie crurale chez l'homme. On sait que l'artère épigastrique, née de l'iliaque externe à peu de distance de l'arcade rurale, descend d'abord un peu en croisant la direction du cordon spermatique derrière lequel elle est située; qu'elle monte ensuite en décrivant une légère courbure sur le côté externe du col du sac herniaire et se dirige obliquement vers le muscle droit. L'artère et les veines spermatiques descendent obliquement de derrière en devant le long des muscles psoas et iliaque jusqu'auprès de l'extrémité supérieure de l'arcade crurale; ces vaisseaux marchent ensuite derrière cette arcade et s'avancent par degrés vers l'anneau inguinal;

dans le trajet qu'ils parcourent derrière le ligament de Fallope, ils croisent l'artère épigastrique et passent devant le sommet du col du sac herniaire ; enfin l'artère obturatrice qui naît parfois de l'épigastrique peut passer alors au côté interne du sac herniaire, en se rendant au trou sous-pubien. On voit, d'après la disposition de ces vaisseaux, que chez l'homme affecté de hernie crurale, le col du sac herniaire est presqu'entièrement entouré d'artères, et qu'il y a peu d'endroits où l'on puisse l'inciser sans s'exposer à blesser quelques-uns de ces vaisseaux. Dans la femme, les rapports du ligament rond de l'utérus avec le col du sac herniaire sont les mêmes que ceux du cordon spermatique chez l'homme.

On voit quelquefois la hernie crurale exister chez l'homme sur les deux côtés à la fois (Sandifort, Scarpa); mais on n'a pas d'observations qui constatent l'existence de deux mérocèles d'un même côté.

On juge qu'une tumeur située dans la partie interne du pli de la cuisse est une hernie crurale, si elle présente les caractères qui sont propres à ces sortes de maladies. Lorsque cette espèce de hernie est volumineuse et existe sur l'homme, elle prend quelquefois la forme de la hernie inguinale. Cependant à l'aide d'un examen attentif, on peut presque toujours reconnaître le lieu par où les viscères se sont échappés. Cette distinction est plus difficile à établir chez la femme, à raison de l'absence du cordon testiculaire et de la situation des anneaux inguinaux qui sont plus rapprochés de l'arcade crurale que chez l'homme. La compression exercée sur les vaisseaux fémoraux par les viscères qui forment la hernie crurale, spécialement par l'épiploon, cause quelquefois l'insensibilité, la pesanteur, l'œdématie du membre abdominal qui lui correspond, et fait naître des varices sur le trajet de la veine saphène.

Lorsque la hernie crurale est peu considérable, irréductible et formée par l'épiploon, elle ressemble tellement aux bubons, qu'on a pris quelquefois une de ces maladies pour l'autre. Cette méprise, qui a été commise par Sabatier, ne peut avoir des suites fâcheuses que lorsqu'il se manifeste des accidens : en effet, on peut alors inciser une hernie en croyant ouvrir un bubon abcédé, ou laisser périr un malade des suites de la gangrène si l'on prend une hernie pour un bubon. Ces deux maladies peuvent se compliquer et former une seule tumeur. (Leblanc, Callisen.)

Des douleurs, la météorisation de l'abdomen, l'empâtement de sa partie inférieure, un engorgement phlegmoneux des parties voisines peuvent, par leur réunion, jeter quelques doutes sur le véritable caractère d'une tumeur placée dans la région où les hernies crurales se manifestent. La persévérance de la douleur abdominale, les nausées, le hoquet, la sensation d'une tumeur isolée au centre de la grande tumeur, démontreront l'existence de la hernie. Les kystes mélicériques, des kystes accidentels, des loupes, une hernie graisseuse, un dépôt par congestion, sont autant de maladies qui peuvent simuler la hernie crurale; on peut en dire autant de la dilatation de la veine saphène au pli de l'aine. (J. L. Petit.) Mayer a confondu un anévrysme avec une hernie crurale. Je dois dire enfin qu'une tumeur située dans le pli de l'aine peut être formée par un testicule engagé sous l'arcade crurale. (*Journal de Médecine.*)

La hernie crurale simple doit être réduite et contenue à l'aide d'un bandage convenable. Pour opérer la reduction, on fait coucher le malade sur le dos et sur le côté opposé à celui de la hernie; on lui recommande de plier et de porter dans l'adduction la cuisse qui répond au côté affecté. Le fond et le corps de la hernie fémorale forment avec le col un angle plus ou moins aigu; il faut commencer par faire disparaître cet angle autant que possible en exerçant une pression douce et graduée de haut en bas, dans la direction de la cuisse, sur le fond et le corps de la hernie, jusqu'à ce qu'on sente distinctement le ligament de Fallope. Le sac herniaire ainsi abaissé, on le presse de bas en haut et un peu en dedans, pour faire passer les parties qu'il contient sous l'arcade crurale. Les tentatives de réduction doivent être faites avec beaucoup de ménagement lorsqu'il y a étranglement; car elles sont alors ordinairement inutiles, aggravent souvent les accidens et accélèrent les progrès de la gangrène. Lorsque la réduction est effectuée, il faut s'empresser d'appliquer un bandage. L'expérience a démontré que ceux qui sont confectionnés avec un ressort circulaire sont les plus convenables. Le col du ressort doit être un peu plus long que dans les bandages inguinaux, afin de pouvoir l'adapter exactement au pli de la cuisse; on augmente aussi, suivant les sujets, l'étendue en longueur de la pelote; sa forme doit être ovale afin de ne pas gêner les mouvemens de la cuisse. La hernie crurale guérit rarement par le moyen des bandages, qu'on ne peut pas quitter sans danger. L'ouverture que les viscères abdominaux franchissent dans cette espèce de hernie est plus étroite que celle qu'ils traversent dans le bubonocèle : aussi l'étranglement de la première de ces hernies est plus fréquent que celui de la seconde ; le taxis réussit moins souvent, et l'étranglement fait des progrès si rapides, que tous les praticiens ont reconnu la nécessité d'avoir recours à l'opération le plus promptement possible. Employé pendant quatorze ans à l'hospice de la Salpêtrière, établissement qui contient de six à sept mille femmes, j'ai eu occasion de voir un grand nombre de hernies crurales étranglées, d'apprécier le peu d'efficacité des moyens généraux, et de reconnaître les avantages d'opérer dans les premières heures où l'étranglement se manifeste.

Le malade placé comme je l'ai indiqué plus haut, le chirurgien incise la peau sur la partie moyenne de la tumeur. Cette incision, qui est un peu oblique de haut en bas et de dedans en dehors, doit s'étendre depuis un demi-pouce au-dessus de l'arcade crurale jusqu'à la partie inférieure de la hernie. Lorsque la tumeur est transversalement oblongue, la direction de l'incision doit être parallèle à son grand diamètre. Quelques praticiens font une incision cruciale, d'autres une incision en T. Cette première section faite, on divise le *fascia superficialis* suivant la même direction et dans la même étendue que la peau. Si l'on rencontre quelques ganglions lympathiques, on évite de les blesser. On trouve immédiatement au-dessous une enveloppe celluleuse dont la face externe est appelée par Cooper *fascia propria*. Cette enveloppe celluleuse, plus ou moins dense et composée de plusieurs couches, offre çà et là des intersections filamenteuses et quelquefois de petits kystes séreux ; on la soulève avec des pinces et on la coupe peu à peu. L'épaisseur du sac herniaire n'excédant pas celle du péritoine, étant même quelquefois plus mince et contenant peu de sérosité, il faut procéder à son ouverture avec les plus grandes précautions. On doit le percer dans le lieu où la fluctuation est le plus manifeste ; on agrandit l'incision avec un bistouri et une sonde cannelée ou avec des ciseaux mousses ; dans ce dernier cas on n'a pas besoin de conducteur. On donne à cette incision la direction de celle faite à la peau ; on porte ensuite l'extrémité du doigt indicateur le plus haut possible pour explorer le col du sac herniaire et chercher le point où l'on pourra faire pénétrer facilement une sonde cannelée très-deliée. Une fois introduite entre le sac herniaire et les parties déplacées, on la porte vers le côté interne du col du sac, et on dirige sa cannelure de haut en bas vers le pubis. On fait glisser le long de cette cannelure un bistouri droit, convexe sur son tranchant, qui incise à la fois le col du sac herniaire et la base du ligament de Gimbernat, le plus près possible de son attache au pubis. Cette incision, oblique de haut en bas, et qui doit avoir deux ou trois lignes d'étendue, suffit pour relâcher l'anneau crural et rendre facile la réduction des viscères. Dans cette manière de pratiquer le débridement, qu'on doit à Gimbernat, qui a été adoptée et préconisée par Scarpa, Hey, Lawrence, Pearson, Astley Cooper, M. Boyer, et Ducros de Marseille, on évite la lésion de l'artère épigastrique et du cordon testiculaire; mais on est exposé à couper l'artère obturatrice, lorsque cette artère entoure le col du sac herniaire avant de sortir par le trou ovale. On pourra peut-être l'éviter en ayant le soin de n'introduire le bistouri qu'à une très-petite distance au delà de l'étranglement, et à ne donner à l'icision que l'étendue nécessaire pour opérer la réduction. Au reste, il est essentiel de faire remarquer que l'artère obturatrice affecte rarement cette disposition, et que chez les sujets où elle naît de l'épigastrique, elle descend souvent, aussitôt après son origine, dans le bassin, en passant au côté externe de l'anneau crural. (Cooper, Monro.) M. Jules Cloquet a eu occasion d'observer que l'artère obturatrice, chez l'homme, naît plus souvent de l'hypogastrique, que chez la femme. Hesselbach a fait la même remarque.

Quoique la manière de débrider de Gimbernat soit applicable aux deux sexes, je ferai remarquer qu'on peut chez la femme inciser l'ouverture aponévrotique directement en haut et parallèlement à la ligne blanche : en effet, on ne trouve chez elle, au-dessus du sac herniaire, que le ligament rond de l'utérus, dont la lésion ne présente des inconvéniens que durant la gestation.

HERNIE OMBILICALE. — Cette espèce de hernie est tantôt congénitale et tantôt accidentelle. La première a reçu le nom de *congénitale* parce que l'enfant en est déjà affecté au moment de la naissance. Cette maladie, qu'on attribue à une conformation vicieuse de la région ombilicale, peut commencer à toutes les époques de la gestation : en effet, on a eu occasion de l'observer dans les jeunes embryons et sur des fœtus à terme. Les viscères précédés par le péritoine s'échappent par l'anneau ombilical, et s'étendent dans le tissu cellulaire qui lie les deux artères et la veine ombilicale. La base de cette hernie, recouverte par la peau du ventre, est opaque; dans le reste de son étendue elle est enveloppée par le tissu spongieux du cordon, et présente une certaine transparence. Lorsque la hernie ombilicale est peu volumineuse, elle ne contient ordinairement qu'un petite portion d'intestin ; il faut alors prendre garde de la comprendre dans la ligature du cordon. Cette faute a été commise quelquefois. (Sabatier.) La tumeur peut égaler le volume d'un œuf de poule, et ne contenir cependant que quelques circonvolutions de l'intestin grêle ; il n'en est pas de même lorsqu'elle est plus grosse : on y a trouvé quelquefois alors la plus grande partie ou même la totalité du canal intestinal, le foie, l'estomac, l'épiploon, la rate. Lorsque la hernie ombilicale a acquis un volume considérable, l'enfant meurt ordinairement dans le sein maternel, ou succombe peu de temps après la naissance. Cette maladie n'est cependant pas toujours mortelle. Si la hernie est peu volumineuse, on doit la réduire ; on s'oppose à un nouveau déplacement en exerçant une compression légère sur l'ouverture herniaire.

La hernie ombilicale accidentelle peut se manifester chez les enfans et les adultes. Elle commence ordinairement chez les enfans après la chute du cordon ombilical; quelquefois cependant elle ne se montre que dans les premiers mois ou même dans les premières années de la vie. Les parties qui forment la hernie soulèvent la cicatrice extérieure de l'ombilic et détruisent peu à peu ses adhérences avec les vaisseaux ombilicaux oblitérés et transformés en cordons ligamenteux. La hernie ombilicale renferme le plus souvent une anse d'intestin grêle ; ses enveloppes, formées par la peau, par une couche de tissu cellulaire et par le sac herniaire, sont en général très-minces. Le défaut de soutien de la cicatrice ombilicale, la faiblesse de cette cicatrice, le resserrement incomplet de l'anneau, la non-adhérence des vaisseaux ombilicaux avec les bords de cet anneau et avec la cicatrice de la peau, sont autant de causes qui prédisposent les enfans à la hernie ombilicale. On range parmi les causes efficientes, les cris, les épreintes causées par les coliques, les convulsions, la toux, les vomissemens, la distension gazeuse de l'estomac, des intestins, la constipation, etc., etc. Cette hernie se présente sous la forme d'une tumeur à base circulaire; elle est tantôt ronde, tantôt cylindrique, quelquefois conique. Après sa réduction, on sent, à travers la peau mince de l'ombilic, l'ouverture ronde qui donne passage aux viscères herniés. La hernie ombilicale, abandonnée à elle-même, fait sans cesse des progrès. On doit la réduire et la maintenir réduite à l'aide de la compression exercée d'une manière convenable (*voyez* BANDAGE et BRAYER); elle produit une guérison radicale chez les jeunes enfans. On favorise l'effet de la compression en faisant garder le plus possible la situation horizontale, et en écartant toutes les causes capables de déterminer les contractions du diaphragme et des muscles abdominaux. Ce moyen n'étant ordinairement efficace que lorsqu'il est employé dans le jeune âge, on a cru qu'on pourrait obtenir plus tard la guérison en faisant la ligature de la peau et du sac péritonéal. Cette méthode, décrite par Celse, employée et préconisée par Saviard et Desault, est rejetée aujourd'hui par presque tous les chirurgiens; on lui reproche d'être toujours douloureuse, d'occasioner quelquefois des accidens graves, et de ne réussir qu'autant qu'elle est secondée par la compression.

Les viscères qui forment la hernie ombilicale chez les adultes, s'échappent rarement par l'anneau ombilical; ils sortent le plus souvent par une ouverture située dans son voisinage, et qui est produite par l'écartement accidentel des fibres de la ligne blanche; on trouve ordinairement dans cette hernie l'épiploon, les circonvolutions moyennes et supérieures du jéjunum, quelquefois l'estomac et même le cœcum. Ces organes sont enveloppés par la peau, par une couche du tissu cellulaire et par le sac herniaire. Le col de ce sac, toujours étroit relativement au volume de la tumeur, a une forme ronde lorsque la hernie se fait par l'anneau ombilical, et ovale lorsque la ligne blanche a livré passage aux viscères.

On observe spécialement cette hernie chez les femmes qui ont eu plusieurs enfans ou qui accouchent difficilement; chez les individus qui ont été affectés d'hydropisie ascite; chez les personnes qui maigrissent après avoir eu beaucoup d'embonpoint. La hernie ombilicale se forme ordinairement avec lenteur; quelquefois, au contraire, elle se manifeste subitement; sa figure et son volume varient. Lorsqu'elle est récente et peu volumineuse, elle est plus large à sa base qu'à son sommet ; le sommet s'élargit à mesure que la tumeur acquiert du volume ; mais la base, n'augmentant pas dans les mêmes proportions, forme une espèce de pédicule plus ou moins épais. Chez les personnes très-grasses, la hernie s'étend quelquefois entre les muscles et ne présente pas une tumeur extérieure bien remarquable. Si la hernie ombilicale est abandonnée à elle-même, elle acquiert peu à peu un volume considérable ; on l'a vue descendre jusqu'au pubis et même au devant des parties génitales : dans cette augmentation de volume, l'épiploon grossit beaucoup ; quelquefois il s'amincit, s'use, et les intestins qui sont placés derrière lui le perforent. Les viscères qui forment ces hernies énormes adhèrent presque toujours entre eux et avec le sac herniaire. A mesure que la tumeur acquiert du volume, les tuniques qui l'enveloppent s'amincissent et se confondent tellement entre elles, qu'il est souvent impossible de les distinguer ; elles se déchirent même quelquefois et donnent passage à l'intestin. Les signes de la hernie ombilicale sont les mêmes que ceux des autres espèces de hernies ; mais il n'est pas toujours facile de reconnaître si la hernie s'est faite par l'anneau ombilical ou par l'écartement des fibres aponévrotiques qui l'avoisinent.

Le traitement des hernies inguinale et crurale est applicable à l'espèce de hernie qui m'occupe ici. Lorsqu'elle est mal contenue, les malades éprouvent des coliques légères qui augmentent après le repas et dans la station prolongée. La hernie ombilicale peu volumineuse et irréductible réclame l'usage d'un bandage élastique à pelote concave ; on doit se borner à la soutenir avec un suspensoir lorsqu'elle est très-grosse et que son fond offre plus de largeur que son col.

La hernie ombilicale est susceptible d'étranglement. Lorsque cet accident ne cède pas aux moyens usités en pareil cas, l'opération devient nécessaire ; elle est même urgente ; car la gangrène se déclare plus promptement dans cette espèce de hernie que dans les autres. L'incision de la peau doit être faite avec la plus grande circonspection à cause du peu d'épaisseur des enveloppes de la hernie, et de l'adhérence qui existe entre les tégumens et le sac herniaire. Une incision longitudinale pratiquée sur la partie moyenne de la tumeur suffit lorsque la hernie est peu volumineuse ; dans les circonstances contraires, une incision en T ou une incision cruciale dont on dissèque les lambeaux, devient nécessaire pour mettre bien à découvert les parties qui forment la hernie. Si le sac péritonéal n'est pas incisé en même temps que la peau, il faut l'ouvrir avec précaution. Les viscères herniés mis à nu, on procède au débridement, qui doit être fait sur la partie supérieure gauche de l'anneau ombilical ou de l'écartement de la ligne blanche. Lorsque l'exomphale étranglée est très-volumineuse et qu'elle n'a pas été réduite depuis long-temps, on doit, s'il n'y a aucun symptôme de gangrène, suivre le conseil de Cooper, c'est-à-dire fendre l'ouverture herniaire pour faire cesser l'étranglement et ménager le sac.

Le traitement de la gangrène de l'intestin dans l'exomphale ne diffère pas de celui que j'ai indiqué pour toutes les hernies en général. Je rappellerai seulement ici que lorsque la gangrène a détruit la totalité ou la plus grande partie du diamètre de l'intestin, il reste presque toujours un anus contre nature incurable.

HERNIE DE LA LIGNE BLANCHE. — Tous les points de cette ligne sont susceptibles de céder à l'impulsion des viscères abdominaux. L'expérience apprend cependant que les hernies se manifestent beaucoup plus souvent au-dessus qu'au-dessous de l'ombilic : aussi je ne m'occuperai ici que de celles qui se montrent à la région épigastrique.

HERNIE ÉPIGASTRIQUE. — Plusieurs auteurs, parmi lesquels je me bornerai à citer Fabrice de Hilden, Blégny, Garangeot, Pipelet, Louis, Sabatier, ont pensé que les petites tumeurs qui surviennent quelquefois à l'épigastre étaient formées par les tuniques de l'estomac, qui se font jour à travers les fibres écartées de la partie supérieure de la ligne blanche. D'autres écrivains, spécialement Richter, ne croient pas à la possibilité d'un semblable déplacement : en effet, la hernie de l'estomac à l'épigastre n'a pas encore été constatée par l'ouverture du cadavre. La dissection de ces tumeurs n'a fait voir jusqu'ici que des portions de l'arc du colon, des fragmens d'épiploon ou des pelotons graisseux qui, extérieurs au péritoine, se font jour au travers de la ligne blanche.

La hernie épigastrique se montre au-dessous ou sur les parties latérales de l'appendice xiphoïde; mais plus souvent sur le côté gauche que sur le côté droit. Les parties qui forment cette espèce de hernie poussent devant elles le péritoine qui leur sert d'enveloppe et s'échappent par un écartement des fibres de la ligne blanche; elles forment ordinairement une tumeur dont le volume varie depuis celui d'un pois jusqu'à celui d'un gros œuf. La tumeur est le plus souvent ovale, quelquefois ronde. Tout ce qui peut occasioner une distension violente dans la portion de la ligne blanche, comprise entre l'appendice xiphoïde et l'ombilic, peut devenir cause de cette hernie ; tel est, par exemple, le mouvement subit que fit le chirurgien dont parle Garangeot.

La tumeur herniaire est quelquefois si petite que les recherches les plus exactes suffisent à peine pour la faire découvrir. Si on veut faire les recherches avec fruit, il faut donner au malade des positions variées ; lorsqu'il est debout et qu'il tousse, on sent l'impulsion des viscères qui viennent frapper le doigt. Dans la situation horizontale, on découvre quelquefois la petite fente par laquelle les viscères sont pincés ; il y a souvent un point douloureux qui marque le lieu précis du pincement. Dans quelques cas, on ne peut connaître la hernie qu'en ayant égard aux causes qui l'ont produite, aux symptômes qui l'accompagnent et au soulagement que procure le bandage. La difficulté du diagnostic cesse lorsque la tumeur est sensible à la vue et au toucher ; elle offre alors les signes communs à toutes les hernies. Les personnes affectées de cette maladie éprouvent ordinairement dans la région épigastrique une douleur plus ou moins vive qui augmente dans la station et dans les efforts respiratoires. Les digestions sont presque toujours dérangées ; il se manifeste des nausées, des vomissemens, des hoquets, des palpitations, des étouffemens. Le trouble des digestions amène par degrés le dépérissement et quelquefois la mort.

Cette hernie doit être réduite et contenue au moyen d'un bandage dont la forme doit être relative à l'embonpoint du sujet, à la configuration de la poitrine, à l'enfoncement de l'épigastre, à la situation et à la grandeur de l'ouverture herniaire ; on seconde les bons effets du bandage en faisant observer au malade un régime exact.

On n'a pas eu encore l'occasion d'observer que la hernie épigastrique fût susceptible d'être affectée d'un étranglement complet. Si cet accident survenait et si on ne pouvait pas le faire cesser par les moyens connus, il faudrait ouvrir la tumeur, dilater ou inciser l'ouverture herniaire, et faire ensuite la réduction des viscères déplacés. M. Maunoir, de Genève, a mis à découvert une petite hernie épiploïque qui s'était manifestée entre l'ombilic et l'épigastre, et qui donnait lieu à des accidens assez graves. Ce chirurgien a fait l'excision de deux petites masses pyriformes de couleur rouge qui sortaient de la ligne blanche par de petites ouvertures : cette excision a fait cesser la douleur; la plaie s'est cicatrisée en peu de temps.

HERNIE GRAISSEUSE. — Des tumeurs graisseuses se montrent quelquefois à la partie moyenne de l'abdomen et simulent parfois une hernie épiploïque de la ligne blanche. (Scarpa, Pelletan, Tartra, Cruveilhier, Bigot, *Dissertation sur les Tumeurs graisseuses extérieures au péritoine qui peuvent simuler des hernies*; Paris 1821.) Ces tumeurs, qui occupen plus fréquemment la partie supérieure de cette ligne que l'inférieure, ont une grosseur variable; leur volume égale quelquefois le volume d'une noix, et d'autres fois celui d'un œuf; elles sont dures, sans enveloppe membraneuse et portées sur un pédicule qui, partant de la face externe du péritoine, traverse la ligne blanche et va se fixer sous la peau. Ces tumeurs peuvent devenir le siége de douleurs plus ou moins vives qui cessent, au rapport de Scarpa et de M. Cruveilhier, lorsqu'on en fait l'ablation.

Écartement de la ligne blanche. — Les viscères abdominaux s'introduisent, dans cette maladie, entre les muscles droits séparés alors l'un de l'autre par un intervalle plus ou moins grand, et poussent devant eux le péritoine ainsi que le tissu aponévrotique de la ligne blanche qui a éprouvé une distension, un amincissement et un affaiblissement très-considérable. Cet écartement peut exister dans toute la longueur des muscles droits ou se borner à une petite étendue; en général, il est plus grand au-dessus qu'au-dessous de l'ombilic. On l'observe chez les enfans très-jeunes, spécialement chez ceux qui ont les viscères abdominaux très-volumineux; les femmes qui ont fait plusieurs enfans et les individus qui sont affectés d'hydropisie ascite portent assez souvent des traces de cette espèce de lésion. Les viscères déplacés forment au milieu du ventre une tumeur oblongue, plus ou moins volumineuse, qui augmente lorsque le malade tousse ou lorsqu'il se livre à un effort quelconque; cette tumeur disparaît, au contraire, lorsque le malade est couché sur le dos; on sent alors entre les muscles droits une fente par laquelle les viscères passent; cette fente s'élargit dans la flexion du tronc et se rétrécit lorsqu'on se redresse. Le malade éprouve, lorsqu'il est debout, des tiraillemens, du malaise, des nausées, des défaillances; ces symptômes cessent lorsqu'il est couché sur le dos. Le relâchement de la ligne blanche est quelquefois si prononcé, que presque tous les viscères de l'abdomen, et même l'utérus, lorsqu'il est distendu par le produit de la grossesse, peuvent se déplacer et former une tumeur qu'on a vue descendre jusqu'au milieu des cuisses et quelquefois jusque sur les genoux. Cette maladie nécessite l'usage d'une ceinture élastique qui se lace en devant sur un coussinet piqué et garni de coton, dont la longueur est proportionnée à l'écartement des muscles droits. Si la tumeur est très-considérable, on la soutient avec un suspensoir.

HERNIE VENTRALE. — On donne ce nom aux hernies qui peuvent se faire dans les régions antérieure et latérale du ventre, au côté externe des muscles droits. Ces déplacemens reconnaissent pour cause l'affaiblissement d'un des points de la paroi abdominale qui cède à l'impulsion des viscères; la percussion, des grossesses nombreuses, des abcès, des plaies, etc., déterminent cet affaiblissement.

La hernie ventrale a ordinairement une triple enveloppe formée par le péritoine, les muscles abdominaux et la peau. Le sac péritonéal ne manque que dans les hernies qui se manifestent à la suite d'une plaie pénétrante faite par un instrument tranchant. Cette hernie, qui acquiert parfois un volume très-considérable, se développe presque toujours d'une manière lente et graduelle; elle se présente sous la forme d'une tumeur molle, indolente, à base large, sans fluctuation et offrant les caractères des hernies en général. Cependant on a pris une hernie ventrale pour un abcès. (J.-L. Petit, Heister.) La hernie ventrale doit être réduite et contenue au moyen d'un bandage convenable; on la soutient avec un suspensoir lorsqu'elle est très-volumineuse. Les exemples d'étranglement sont très-rares. Si on était obligé d'en venir à l'opération, il faudrait se conduire comme dans la hernie ombilicale.

HERNIE DU TROU OVALAIRE (*sous-pubienne* de M. Chaussier). — Il existe à la partie supérieure et interne du trou sous-pubien une gouttière destinée à transmettre au dehors le nerf et les vaisseaux obturateurs; c'est par cette gouttière et en suivant le trajet des vaisseaux obturateurs que les viscères abdominaux s'échappent pour former la hernie du trou ovalaire, observée par Arnaud Ronsil et Duverney, décrite par Garangeot, trouvée sur le cadavre par Huermann, Vogel, Gunz, Camper, Klinkosch, M. Hipp. Cloquet. Cette espèce de hernie est néanmoins très-rare; elle a été observée plus souvent chez la femme que chez l'homme; elle contient ordinairement l'intestin iléon, quelquefois le jéjunum et l'épiploon. La hernie sous-pubienne, qui existe parfois des deux côtés (Duverney, Camper), peut être formée par la vessie, au rapport d'Albinus et de Gunz. Le nerf et les vaisseaux obturateurs se trouvent derrière le sac herniaire; cette hernie est située à la partie interne et supérieure de la cuisse, entre les muscles pectinés, premier, second aducteurs et grêle interne. Il est bien difficile de la reconnaître, pendant la vie, lorsqu'elle est peu développée; mais si elle acquiert un volume plus considérable, elle se présente près du scrotum chez l'homme, et près des grandes lèvres chez la femme, sous la forme d'une tumeur molle, indolente, tantôt oblongue, tantôt ronde, qui disparaît quand on la comprime et reparaît lorsque la compression cesse; elle est susceptible de s'étrangler. Si on ne pouvait pas faire rentrer les parties déplacées, devrait-on tenter l'opération? On ne peut rien dire sur l'emploi de ce moyen extrême qui, à ma connaissance, n'a jamais été mis en usage.

HERNIE ISCHIATIQUE. — Dans cette espèce de hernie, qui est extrêmement rare, les viscères sortent par l'échancrure dont elle emprunte le nom; elle a été observée par Papen, Bertrandi, Camper, Bose, Lassus, Cooper, etc., etc. La hernie ischiatique se manifeste à la partie postérieure et inférieure du bassin, à l'endroit qui répond au pli de la fesse, et s'étend quelquefois depuis cette région jusqu'au-dessous du jarret (Papen); elle a été prise pour un lipome dont on put cependant faire la réduction et qui fut contenu par une bandage. (Lassus.) On a vu cette hernie contenir presque tout l'intestin grêle, une portion du colon; on a trouvé l'ovaire gauche à l'orifice du sac herniaire. (Camper.) Il faut réduire cette hernie et la maintenir réduite. Cooper a eu occasion d'observer l'étranglement de cette espèce de hernie. L'ouverture qui donne passage aux parties déplacées est située à une telle profondeur, que l'opération semble être impraticable.

HERNIE DU VAGIN. — On donne ce nom à une tumeur qui fait saillie dans le vagin, et qui est produite par le déplacement d'une portion d'intestin ou de tout autre viscère. Cette maladie, quoique rare, est aujourd'hui bien connue. Garangeot en a parlé le premier; depuis cette époque, elle a été observée par Verdier, Leblanc, Hoin, Richter, etc., etc. Ces deux derniers écrivains en ont donné une bonne description. Les causes de la hernie du vagin sont en partie les mêmes que celles des autres hernies. Les femmes enceintes, les femmes nouvellement accouchées et celles qui ont eu un grand nombre d'enfans, y sont beaucoup plus exposées que les autres. Sur quinze cas de hernie vaginale observés par Hoin, il y en a treize qui appartiennent à des femmes qui avaient accouché plusieurs fois; néanmoins celles qui n'ont pas eu d'enfans n'en sont pas exemptes. Les parties contenues dans le bas-ventre qui peuvent faire hernie dans le vagin sont les intestins et la vessie, rarement l'épiploon. La portion d'intestin qui forme la tumeur glisse le plus souvent entre le rectum et la matrice, et fait saillie à la partie postérieure du vagin; quelquefois elle descend entre la matrice et la vessie, et occupe alors la partie antérieure de ce conduit: dans les deux cas, elle pousse devant elle le péritoine qui tapisse la partie inférieure du bassin. L'entérocèle vaginale se trouve toujours sur les parties latérales des faces antérieure ou postérieure du vagin; elle se rapproche ensuite un peu de la partie moyenne en repoussant le rectum ou la vessie du côté opposé. Cette hernie se forme quelquefois d'une manière lente et graduée; d'autres fois elle se manifeste tout à coup pendant un effort, une chute, etc. La malade éprouve, dans ce dernier cas, la sensation d'un corps qui descend dans le vagin, et une douleur plus ou moins vive qui s'étend dans le ventre. La femme ne ressent quelquefois d'incommodité que lorsque la hernie a acquis un certain volume. Si on explore les organes génitaux, on trouve le col de l'utérus dans l'état naturel; mais on découvre dans le vagin une tumeur molle, arrondie ou ovalaire, qui franchit quelquefois l'orifice de ce conduit. Cette tumeur devient plus volumineuse, plus dure, plus tendue, lorsque la femme est debout ou fait quelque effort, et communique une impulsion à la main pendant la toux; elle diminue ou disparaît, au contraire, lorsque la femme est couchée sur le dos, ou lorsqu'on la comprime avec les doigts. Après la réduction, on sent la paroi du vagin lâche, mince, et derrière elle une espèce de vide. Lorsque la portion d'intestin qui forme la hernie a pénétré entre la vessie et la matrice, la tumeur paraît sur un des côtés de la face antérieure du vagin, près de l'orifice utérin. Si les organes déplacés descendent, au contraire, entre l'utérus et le rectum, la tumeur occupe la face postérieure du vagin, s'étend quelquefois jusqu'à la vulve, la dépasse même, déjette le périnée en dehors, presse le fondement, rend la défécation difficile, etc., etc.

Les enveloppes de l'entérocèle vaginale sont formées par les parois du vagin relâchées, distendues, et par le péritoine qui tapisse l'espèce de poche formée par ces parois.

Le traitement de cette hernie consiste à la réduire et à la maintenir réduite. Pour opérer la réduction, on fait coucher la femme sur le dos; on la situe de manière que le bassin soit plus élevé que la poitrine : un ou deux doigts introduits dans le vagin exercent une compression médiocre sur la tumeur. Lorsqu'elle est réduite, on applique un pessaire en bondon qu'on fixe avec un bandage en T. L'entérocèle vaginale se complique quelquefois d'étranglement (Smellie, de Haen); jusqu'ici la réduction a toujours été possible.

HERNIE DU PÉRINÉE. — L'existence de la hernie du périnée ne peut plus être révoquée en doute, quoique ce mode de déplacement doive sembler extraordinaire d'après la disposition anatomique de cette région. Un fait rapporté par Scarpa (*Supplément au traité des hernies*) rend ce cas de pathologie évident, et confirme les observations publiées sur ce sujet par Chardenon, Leblanc et Lawrence.

Les organes du bas-ventre qui peuvent former hernie au périnée sont l'intestin grêle et la vessie. Cette espèce de hernie peut avoir lieu chez l'homme et chez la femme. Les viscères descendent, chez l'homme, entre l'intestin rectum et la vessie, passent entre les fibres du muscle releveur de l'anus, ou entre ce muscle et le sphincter, et forment une tumeur sur un des côtés du raphé, près de l'orifice du rectum. Cette tumeur présente les caractères communs aux hernies, et réclame le même traitement. Le doigt introduit dans le rectum facilite les moyens de repousser la tumeur de bas en haut. La hernie intestinale du périnée est susceptible d'étranglement. Si cet accident ne cédait pas aux moyens connus, l'opération présenterait de grandes difficultés à raison de la profondeur de l'ouverture qui donne passage aux viscères. Le débridement ne pouvant pas être fait sans danger, on devrait peut-être avoir recours au dilatatoire de Leblanc.

Presque tous les auteurs de chirurgie font mention de la hernie du périnée chez la femme. On conçoit difficilement ce qu'ils entendent par-là, dit Scarpa; en effet, si on donne le nom de *périnée* au court intervalle qui sépare l'anus de la commissure inférieure de la vulve, on indique une partie dans laquelle on n'a observé jusqu'à présent aucune espèce de hernie. Le chirurgien de Pavie pense que la hernie qu'Astley Cooper a désignée sous le nom de *pudendal hernia* est la même que celle qu'on nomme improprement *hernie du périnée*, chez la femme. *Voyez* HERNIE VULVAIRE.

HERNIE VULVAIRE. — Cette tumeur peut être formée par les intestins et par la vessie. Une portion d'intestin qui descend le long du vagin, ne distend pas toujours les parois de ce canal pour former une entérocèle vaginale; elle ne se porte pas toujours non plus vers le périnée; mais elle s'avance quelquefois entre la branche de l'ischion et la partie inférieure du vagin jusque dans le milieu de la grande lèvre, où elle produit une tumeur plus ou moins volumineuse. Cooper, qui a observé le premier cette espèce de hernie, l'a nommée en anglais *pudendal hernia*, mots que l'on a traduits par ceux de *hernie vulvaire*, ou *hernie dans la lèvre de la vulve*. Scarpa a rencontré dans sa pratique deux cas de hernie vulvaire. (*Mémoire sur la hernie du périnée.*) M. Jules Cloquet a eu occasion d'observer cette hernie, il y a quelques années, à l'hôpital de St-Louis. M. Bompard a publié assez récemment un exemple de cystocèle vulvaire.

Cette hernie se présente sous la forme d'une tumeur plus ou moins volumineuse, arrondie, rénitente; elle occupe la moitié inférieure de l'une des grandes lèvres, soulève la peau, fait saillie en dedans de la vulve, et se prolonge sur l'un ou l'autre côté du vagin. Cette tumeur augmente de volume, acquiert de la tension, de la dureté lorsque la femme tousse; elle est souvent le siége de légères coliques; ces coliques, qui s'étendent dans la partie inférieure du ventre, se manifestent de temps en temps et s'accroissent lorsqu'on se livre à un exercice forcé.

La disposition des parties intéressées dans cette espèce de hernie n'a pas encore été reconnue sur le cadavre. Hartmann est le seul, à ma connaissance, qui ait eu occasion de disséquer une hernie vulvaire formée par la vessie. On peut penser que les viscères glissent le long d'une des parties latérales du vagin jusque dans la partie postérieure-inférieure de la grande lèvre correspondante, en passant derrière le ligament large de l'utérus, dans le sillon qui sépare le vagin du rectum, qui est rempli du tissu cellulaire; ils doivent pousser devant eux un prolongement du péritoine et écarter les fibres de l'aponévrose pelvienne, ainsi que celles du muscle releveur de l'anus à l'endroit de leur insertion sur les côtés du vagin. Dans la hernie vulvaire l'artère vaginale doit se trouver placée en dedans du sac, l'artère honteuse interne en dehors, de sorte que, si la tumeur venait à s'étrangler et qu'on fût obligé d'opérer, le débridement devrait être fait en arrière et un peu obliquement en dehors, ou en avant et un peu obliquement en dedans, c'est-à-dire parallèlement à la branche de l'ischion, afin d'éviter l'artère vaginale en dedans et l'artère honteuse en dehors. Astley Cooper et Scarpa ont eu occasion d'observer l'étranglement de la hernie vulvaire; la hernie a été réduite, dans les deux cas, à l'aide du taxis.

Lorsqu'on veut faire la réduction de la hernie vulvaire, on fait coucher la femme sur le dos; le bassin et la poitrine sont élevés par des coussins, de manière à relâcher les parois de l'abdomen; on fait écarter et fléchir les cuisses sur le bassin. Le chirurgien, placé en face de la malade, introduit le doigt indicateur de la main droite dans le vagin, si la maladie existe à droite, *et vice versâ*. Ce doigt sert à comprimer légèrement et à soutenir la tumeur du côté du vagin, tandis que les doigts de l'autre main embrassent la portion qui fait saillie dans la grande lèvre, la compriment et la poussent en arrière vers la cavité abdominale parallèlement à la direction du vagin. Dès que la tumeur est réduite, on trouve à sa place un grand vide, qu'on reconnaît à la facilité avec laquelle on déprime de ce côté la grande lèvre et la partie correspondante du vagin. Pour empêcher les viscères de se déplacer de nouveau, il faut appliquer un pessaire de gomme élastique, en forme de bondon, qui soutient les parois du vagin et rétrécit le passage précédemment parcouru par les viscères. Mais comme ce sont les côtés de ce canal qui sont affaiblis, et qu'il importe le plus de comprimer, M. Jules Cloquet pense que le pessaire en bondon devrait avoir la forme d'un cylindroïde aplati d'avant en arrière, et légèrement courbe; ayant cette forme, il réunirait le double avantage d'exercer une pression plus forte dans le sens de son grand diamètre transversal qui répond aux côtés du vagin, et de presser moins fortement dans le sens de son petit diamètre, c'est-à-dire, sur la vessie en avant, et sur le rectum en arrière; sa courbure ferait qu'il s'adapterait exactement à la direction de ces deux derniers organes.

HERNIE DE LA VESSIE. — On donne ce nom à une tumeur formée par le déplacement et la sortie d'une portion de la vessie hors de la cavité abdominale. La hernie de ce viscère peut se faire par le canal inguinal et crural, dans le vagin, au périnée, etc. Ces différentes espèces de cystocèles existent presque toujours séparément; quelquefois cependant on a eu occasion d'en observer deux sur le même individu.

La hernie de la vessie par le canal inguinal est beaucoup moins fréquente chez la femme que chez l'homme, chez les adultes et les enfans que chez les vieillards; elle n'a lieu ordinairement que d'un côté; quelquefois elle existe en même temps à droite et à gauche. La distension, l'affaiblissement des parois de la vessie qui ont lieu dans les rétentions d'urine fréquentes, la figure singulière que prend ce viscère dans certaines circonstances, sont autant de causes qui prédisposent à la cystocèle. Pressé quelquefois entre la matrice et le pubis, ce viscère devient très-large transversalement, et forme alors de chaque côté une espèce de poche qui, placée dans le voisinage de l'anneau et de l'arcade crurale, est disposée à sortir par l'une ou l'autre de ces ouvertures, si elle vient à être poussée contre les parois du ventre avec une force supérieure à la résistance qu'oppose le canal inguinal ou crural. La hernie de la vessie se fait ordinairement par l'anneau qui répond au côté sur lequel l'individu a l'habitude de se coucher. Une portion de la partie antérieure de la vessie s'échappe par l'une de ces ouvertures; la région déplacée n'étant pas recouverte par le péritoine, se trouve immédiatement sous la peau, devant le cordon testiculaire, au-dessus et quelquefois devant la tunique vaginale; mais si le déplacement de la vessie augmente, le sommet de ce viscère s'engage dans l'ouverture herniaire et entraîne le péritoine; il y a alors devant la vessie un sac herniaire dans lequel l'intestin ou l'épiploon peuvent pénétrer. L'entérocèle, dans ce cas-là, est consécutive à la cystocèle; d'autres fois, au contraire, la hernie de la vessie est une suite de la hernie de l'intestin : on conçoit en effet que, si une hernie inguinale formée par l'épiploon ou par l'intestin acquiert promptement un volume considérable, le sac herniaire, formé par le péritoine qui est placé derrière le canal inguinal et se continue sur le sommet de la vessie, entraînera peu à peu, en s'allongeant, la portion du péritoine qui couvre postérieurement la vessie, et la vessie elle-même.

Lorsque ce viscère a franchi l'anneau inguinal, il se resserre ordinairement au niveau de cette ouverture et se dilate au-dessous. On a trouvé quelquefois un ou plusieurs calculs dans la portion déplacée. La cystocèle inguinale se présente sous la forme d'une tumeur indolente dont le volume et la consistance varient; elle est dure et volumineuse quand l'urine n'a pas été excrétée depuis long-temps; elle est, au contraire, petite et molle après l'évacuation de ce liquide. Lorsque la cystocèle ne dépasse pas l'aine, elle disparaît dans la position horizontale; si elle se prolonge dans le scrotum et si elle est remplie d'urine, on sent une fluctuation manifeste dans la tumeur; on fait naître le besoin d'uriner si on la comprime; lorsqu'elle est vide, elle ne paraît formée que par des membranes épaisses, molles, mobiles sous les doigts et difficiles ou impossibles à réduire à cause de leurs adhérences; en explorant l'aine et le scrotum, on s'assure si la cystocèle contient des calculs.

Lorsque cette tumeur est petite, récente, réductible, et que le ventre est souple, on la contient avec un bandage convenable; si elle est ancienne, volumineuse et adhérente, on se borne à la soutenir au moyen d'un suspensoir; on recommande un régime doux, un exercice modéré, la liberté du ventre; on engage le malade à se coucher sur le côté opposé à la hernie, et à ne point résister au besoin d'uriner. Lorsque la hernie de la vessie est compliquée de la présence d'un calcul, on fait une incision sur la partie moyenne de la tumeur; cette incision doit être assez grande pour permettre l'introduction des doigts ou d'une tenette dans la poche vésicale, au moyen desquels on saisit et on extrait le calcul. On passe ensuite une sonde de gomme élastique par le canal de l'urètre, qu'on laisse à demeure dans la vessie.

La cystocèle inguinale se complique quelquefois d'étranglement; cet accident peut être déterminé par un engouement de matières muqueuses et terreuses, par un calcul qui bouche le détroit de la vessie, rarement par l'étroitesse de cette ouverture et par l'augmentation de volume de la partie sortie. L'étranglement de la hernie de la vessie s'accompagne ordinairement d'inflammation; la tumeur devient douloureuse, la fièvre se déclare; le hoquet, les vomissemens se manifestent. Si la cystocèle étranglée est simple, si la partie déplacée est pleine d'urine et qu'on ne puisse pas la faire repasser dans la portion de la vessie qui est restée dans le bassin, on donne un coup de trois-quart dans la tumeur. Si l'étranglement ne cède pas, après la ponction, aux saignées, aux bains, etc., on peut penser qu'il est produit par un calcul : ce cas nécessite l'opération. On met la partie herniée à découvert, on l'ouvre, on saisit et on fait l'extraction du calcul. Si la cystocèle est ancienne et volumineuse; si la portion de vessie qui la forme est amincie, sans action; enfin si le canal au moyen duquel elle communique avec le corps de ce viscère resté dans le bassin est très-étroit, on peut retrancher au-dessous de ce rétrécissement la portion de vessie déplacée. On a le soin de passer une sonde dans la vessie par le canal de l'urètre pour éviter une fistule urinaire. Lorsqu'il y a en même temps cystocèle et entérocèle, l'intestin éprouve presque seul les effets de l'étranglement, ou du moins la vessie n'y participe que consécutivement. Si l'opération devient nécessaire, il faut, en la pratiquant, ménager le plus possible la partie postérieure et interne du sac herniaire sous lequel la vessie est placée immédiatement. Lorsque le débridement et la réduction de l'intestin ne font pas cesser l'étranglement de la vessie, on doit se conduire comme dans les cas où ce viscère est seul étranglé.

La hernie de la vessie sous l'arcade crurale est beaucoup plus rare que celle dont je viens de m'occuper. Les signes de la cystocèle crurale sont les mêmes que ceux de la cystocèle inguinale; on doit se conduire de la même manière dans le traitement de ces deux maladies.

La cystocèle du vagin se montre toujours à la paroi antérieure de ce conduit; elle a lieu chez les femmes qui ont eu plusieurs enfans, lorsque la vessie est élargie sur les côtés et enfoncée derrière le pubis; elle se manifeste sous la forme d'une tumeur plus ou moins grosse qui fait quelquefois saillie hors de la vulve; sa forme est arrondie et sa couleur rougeâtre; elle est lisse ou rugueuse, tendue ou molle, et avec fluctuation suivant la quantité d'urine qu'elle contient. Le déplacement de ce viscère produit souvent l'ischurie (Verdier, Sabatier, Chaussier). Pressé de bas en haut, il excite le besoin d'uriner. La sortie de l'urine diminue et affaisse la tumeur herniaire. Lorsque la cystocèle vaginale a lieu chez une femme enceinte, elle peut acquérir, pendant le travail de l'enfantement, un volume assez considérable pour gêner la sortie du fœtus. Dans ce cas, il est toujours facile de distinguer la cystocèle de la poche des eaux de l'amnios : en effet, en procédant au toucher, on s'assure que l'orifice utérin est placé au dessus et derrière la tumeur vésicale, qu'on fait disparaître au moyen du cathétérisme. On a vu cette maladie se développer peu de jours après l'accouchement, et acquérir en très-peu de temps un volume capable de s'opposer à l'écoulement des lochies. M. Chaussier a été témoin d'un fait de ce genre qui est rapporté dans l'ouvrage de Hoin sur les hernies rares. La vessie forme quelquefois dans le vagin une poche dans laquelle se forment et s'arrêtent des calculs, que l'on a extraits par une incision pratiquée sur la tumeur même. Tollet en a retiré cinq par ce procédé, et Ruisch quarante-deux.

La cystocèle vaginale simple, peu volumineuse, est facile à contenir à l'aide d'une éponge à laquelle on donne la forme d'un pessaire; on l'introduit dans le vagin, après l'avoir imbibée dans une liqueur astringente, et on la soutient avec un bandage en T. Si l'éponge ne suffit pas, on se sert d'un pessaire en gomme élastique. Lorsque la hernie est volumineuse et que le viscère déplacé est pressé par la matrice et par les parties voisines, il faut commencer par évacuer l'urine au moyen d'une sonde courbe; la concavité de cet instrument doit être dirigée vers le vagin. Si le cathétérisme est impossible, on plonge un trois-quart dans la tumeur; on place ensuite une sonde dans la vessie pour prévenir une fistule urinaire.

La cystocèle périnéale a été observée une fois chez l'homme par Pipelet, et deux fois chez la femme par Méry et Curade : c'était pendant la grossesse dans ces deux derniers cas. Cette espèce de hernie paraît être dûe à la pression qu'exerce l'utérus, distendu par le produit de la conception, sur l'une des parties latérales de la vessie; elle occupe un des côtés de la vulve; elle est molle et s'accompagne de dysurie; son volume est relatif à la quantité d'urine qu'elle contient. La compression la fait disparaître; on empêche son accroissement en la vidant au moyen de la sonde et en la soutenant avec un appareil convenable.

La vessie est susceptible d'une autre espèce de déplacement qu'on a occasion d'observer dans la chute complète de l'utérus. Ce viscère entraîne le vagin et la portion de vessie qui adhère à ce conduit. Ce changement de rapport rend l'excrétion de l'urine difficile ou douloureuse. On ne peut remédier au déplacement de la vessie qu'en faisant la réduction de la matrice et en la maintenant avec un pessaire. Avant d'opérer cette réduction, il faut évacuer, avec la sonde, l'urine qui est amassée dans la vessie. Si on sent des calculs, on doit les extraire avant de tenter la réduction.

HERNIE DE LA MATRICE. Les écrivains nous ont conservé un certain nombre d'exemples de hernies formées par le déplacement de la matrice. Ce déplacement peut se faire lorsque l'utérus est vide ou lorsqu'il est rempli par le produit de la conception. Ce viscère ne s'élevant pas, dans le premier cas, au-dessus du détroit supérieur du bassin, ne peut s'engager que très-difficilement dans le canal inguinal ou crural : aussi il est très-rare de rencontrer la hernie de la matrice lorsque ce viscère est vide. Chopart et M. Lallement ont eu occasion de l'observer sur des cadavres de femmes avancées en âge. J'ai fait, en 1815, à l'hospice de la Salpêtrière, de concert avec M. Lallement, l'ouverture du corps du sujet sur lequel nous avons trouvé le troisième ou le quatrième cas connu de hernie de l'utérus dans l'état de vacuité; la femme était âgée de quatre-vingt-deux ans; la tumeur herniaire avait cinq pouces environ de longueur sur quatre de largeur; elle avait une forme pyramidale dont le sommet était en bas et la base en haut. Nous reconnûmes, à la dissection de la tumeur, que les parties qui la formaient étaient sorties derrière le ligament large; ces parties étaient, la matrice, les ovaires, les trompes utérines, une partie du vagin, etc.

On concevait depuis long-temps la possibilité de la hernie de la matrice; mais on pensait qu'on ne pouvait la reconnaître que lorsque l'utérus se trouvait dans l'état de gestation. Les observations publiées sur ce sujet par M. Lallement sont bien propres à éclairer le diagnostic, et à prouver que cette hernie a des caractères essentiels et indépendans de la grossesse. On puise ces caractères dans l'état de l'orifice utérin qui, dans cette espèce de déplacement, est élevé, tourné vers le sacrum, ou disparaît entièrement et se trouve dans la tumeur herniaire; le vagin est tendu, dirigé de bas en haut et recourbé en devant vers l'une ou l'autre aine. La tumeur herniaire est dure. L'hystérocèle doit être réduite et maintenue par un bandage. On ne peut espérer la réduction que lorsqu'elle est récente, peu volumineuse et sans adhérence.

On connaît quatre exemples de hernies de la matrice pendant la grossesse : deux sont rapportés par Sennert, le troisième par Rousset, et le quatrième par Ruisch. Toutefois je ferai remarquer, à l'occasion de ce dernier, que c'est plutôt à une éventration qu'à une hernie de l'utérus qu'on doit rapporter la tumeur citée par cet écrivain. La hernie de la matrice pendant la gestation reconnaît pour cause la faiblesse et le relâchement des ligamens utérins, la contusion des muscles abdominaux, des abcès à l'aine: elle se manifeste ordinairement à la suite d'un effort violent. Ce mode de déplacement s'offre à l'observateur sous la forme d'une tumeur d'abord peu volumineuse qui paraît à l'hypogastre ou vers les aines, augmente progressivement et décèle bientôt sa nature par les mouvemens de l'enfant qu'on sent manifestement à travers les tégumens qui le recouvrent. Si la hernie est récente, peu volumineuse et sans adhérence, on peut espérer de la réduire en exerçant sur elle une pression modérée, et en aidant l'effet de cette pression par une situation convenable qu'on donne à la femme. Si la réduction est impossible, on soutient la tumeur au moyen d'un bandage approprié. Lorsque la femme est parvenue à l'époque de l'accouchement, on est obligé presque toujours de créer à l'enfant une voie artificielle. *Voyez* OPÉRATION CÉSARIENNE.

HERNIE DE L'OVAIRE. L'ovaire peut se déplacer et donner lieu à une hernie. Il faut cependant convenir que cette maladie est assez rare : aussi les observateurs paraissent ne l'avoir reconnue que lorsque cet organe, formant en totalité ou en partie la tumeur herniaire, a été mis à découvert. M. Deneux a eu le soin de recueillir tous les cas connus de hernie de l'ovaire. Le lecteur me saura peut-être gré de lui offrir ici un extrait de ce travail.

Si l'on consulte les annales de la médecine, on remarque qu'elles renferment un certain nombre de faits qui se rattachent à cette espèce de hernie. Le premier est dû à Soranus d'Éphèse : on n'en découvrit un nouvel exemple qu'environ quinze siècles après, on le doit à Verdier ; Haller en a publié un troisième, mais les chirurgiens n'ont admis cette espèce de hernie qu'après la publication d'un fait observé et décrit par Percival Pott. Camper montra, dans l'amphithéâtre d'Amsterdam, l'ovaire gauche sorti de l'abdômen par l'échancrure ischiatique. Le même auteur, selon M. Rougemont, a eu plus tard l'occasion de voir cet organe dans une tumeur inguinale. Balin, dit qu'en faisant l'ouverture d'une femme morte à la Salpêtrière, on vit engagé dans l'anneau un des ovaires. Desault a trouvé sur le cadavre d'une femme l'ovaire gauche, la trompe du même côté et la matrice, renfermés dans un seul sac herniaire. M. Lallement a fait une observation semblable à la Salpêtrière. Lassus cite trois exemples de hernie de l'ovaire par l'anneau inguinal. M. Deneux a rencontré la hernie de l'ovaire compliquée d'hydatides. Everard Home a vu cet organe se créer une espèce de loge entre le vagin et le rectum, et déterminer par cette espèce de déplacement une rétention d'urine dont la cause ne fut reconnue qu'après la mort. J'ai eu moi-même occasion de voir à l'hospice de la Salpêtrière une hernie crurale qui contenait l'utérus, les trompes de Fallope, les ovaires, une partie du vagin et une quantité considérable d'épiploon.

L'ovaire peut donner lieu à la hernie inguinale, crurale, ischiatique, ombilicale, ventrale, et peut-être même à la hernie vaginale. Parmi ces différentes espèces de hernies, il en est plusieurs qui se rencontrent d'un seul côté ou des deux tout à la fois. Elles sont congéniales ou postérieures à la naissance. On observe le plus souvent la hernie de l'ovaire sur de très-jeunes sujets. Dans certains cas, la tumeur herniaire est formée par l'ovaire seul, tandis que dans d'autres cet organe est accompagné de la trompe, de la matrice, des intestins, etc. La hernie de l'ovaire amène presque toujours celle de la trompe.

La hernie de l'ovaire, particulièrement l'inguinale et la crurale, a été confondue avec des tumeurs glanduleuses ou lymphatiques, avec un abcès, une épiplocèle, une entéro-épiplocèle.

Les causes de la hernie de l'ovaire sont prédisposantes ou efficientes. On range parmi les premières l'hydropisie ascite, l'amaigrissement qui succède quelquefois à un embonpoint considérable, l'usage immodéré des alimens gras, huileux, des boissons reláchantes, l'habitation des climats humides, l'existence du canal de Nuck ; dans l'enfance, le peu de développement du petit bassin, la forme droite, allongée, et la surface lisse des ovaires, leur situation au devant des psoas et presque vis-à-vis l'ouverture inférieure des parois abdominales ; dans l'âge adulte, les différens déplacemens auxquels l'organe utérin est sujet. Toutes les causes efficientes des hernies peuvent déterminer la sortie des ovaires ; mais celles qui paraissent devoir y contribuer le plus, sont : les cris des enfans, l'application peu méthodique du bandage qu'on emploie pour soutenir l'ombilic dans les premiers temps de la naissance ; et dans un âge plus avancé, toute autre compression circulaire exercée sur l'abdomen immédiatement au-dessus des hanches, le développement de l'utérus, l'état squirrheux des ovaires, etc.

La hernie de l'ovaire se présente sous la forme d'une petite tumeur ovoïde, circonscrite, rénitente, sans changement de couleur à la peau, et toujours plus ou moins douloureuse. En comprimant cette tumeur, dont la grosseur excède rarement celle d'un œuf de pigeon, on augmente la douleur qui ordinairement ne se borne pas à la hernie, mais se propage dans le bassin et dans la direction du bord supérieur du ligament large jusqu'à l'utérus. Si la femme reste debout ou se couche sur le côté opposé à la tumeur, la douleur devient plus vive et est accompagnée d'un sentiment pénible de tiraillement. Cette espèce de hernie n'entraîne à sa suite ni coliques, ni vomissemens, ni constipation, et ne rentre pas d'elle-même comme celle qui est formée par les intestins ; enfin, lorsqu'on essaie de la réduire, elle ne rentre que très-difficilement et sans faire entendre de gargouillement. Ces signes éprouvent quelques modifications lorsque cet organe est affecté d'inflammation, de squirrhe, lorsqu'il contient des hydatides, etc. Les changemens que ces divers états pathologiques déterminent dans la forme et la structure de cet organe, en amènent, dans la configuration de la tumeur, d'autres bien propres à en imposer ; néanmoins les signes illusoires qu'une pareille hernie présente dans ces différentes circonstances ne sont pas tels qu'on ne puisse la distinguer des glandes engorgées à l'aine, des hydatides, des abcès cutanés, de l'épiplocèle, de l'entéro-épiplocèle et de la hernie graisseuse.

Chez les sujets jeunes, forts et vigoureux, la hernie de l'ovaire, surtout celle qui se fait par le canal inguinal ou crural, peut être suivie d'étranglement. Les signes qui annoncent cet accident ne diffèrent de ceux qui caractérisent la sortie de l'ovaire, qu'en ce que la douleur et le tiraillement qui en sont les principaux phénomènes se trouvent alors augmentés : néanmoins, lorsque l'inflammation est très-intense et se borne à la tumeur, on remarque que celle-ci peut devenir le siége d'un foyer purulent; mais, lorsqu'elle se propage dans l'abdomen, tous les phénomènes généraux de la péritonite se manifestent bientôt.

Cette hernie doit être réduite sur-le-champ, et maintenue au moyen d'un bandage; car, pour peu qu'on tarde à en faire la réduction, l'ovaire comprimé se tuméfie, cause de la douleur, s'enflamme et contracte des adhérences qui l'empêchent d'être reporté dans l'abdomen ; il peut même devenir squirrheux.

Lorsque les accidens de l'étranglement surviennent dans une pareille hernie, on les combat par la situation, les saignées générales ou locales, les fomentations, les cataplasmes émolliens, les bains, les lavemens, etc.; ces moyens deviennent-ils insuffisans, il faut en venir à l'opération. L'ovaire mis à découvert, on doit en faire la réduction, après avoir débridé l'anneau, pourvu toutefois qu'on le trouve sain, et que, dans les cas d'adhérences, elles soient de nature à être détruites ; mais, lorsqu'on ne peut pas séparer cet organe des parties avec lesquelles il est uni, il faut, après avoir opéré le débridement, se contenter de panser mollement la plaie jusqu'à l'entière disparition des symptômes inflammatoires : on exerce ensuite une légère pression au moyen de l'appareil. Par ce procédé, qui doit être préféré à l'excision, on reporte l'ovaire, sinon dans le ventre, au moins dans l'anneau ou sous l'arcade crurale, où il s'oppose à l'issue des intestins et de l'épiploon, dont la hernie est beaucoup plus dangereuse. On ne doit pas penser à le réduire, lorsqu'il est squirrheux ou rempli d'hydatides ; il est bien plus rationnel alors de l'inciser de suite. La division résultant de l'opération doit toujours être regardée et pansée comme une plaie simple, soit que l'on ait réduit ou excisé l'ovaire; mais, lorsque des adhérences ont empêché d'en faire la réduction sur-le-champ, il faut maintenir les bords de la plaie légèrement écartés, afin de pouvoir diriger convenablement la compression que l'appareil doit exercer sur cet organe.

HERNIE DIAPHRAGMATIQUE. Dans cette espèce de hernie un

ou plusieurs des viscères contenus dans l'abdomen passent dans la poitrine par une ouverture du diaphragme : ce mode de déplacement a été observé beaucoup plus souvent du côté gauche que du côté droit. La hernie diaphragmatique est quelquefois congénitale, et le résultat d'un vice de conformation. Presque tous les enfans qui viennent au monde avec cette maladie périssent au bout de quelques mois. Cependant Becker rapporte en avoir vu un qui ne mourut qu'à l'âge de cinq ans. On trouve dans quelques auteurs (Rivière, J.-L. Petit) des observations desquelles il résulte que des personnes ont vécu très-long-temps avec cette espèce de lésion congéniale.

La hernie diaphragmatique se fait quelquefois par l'ouverture du diaphragme qui donne passage à l'œsophage ; d'autres fois les viscères se créent une issue par un tout autre point de cette cloison musculaire. M. Béclard a eu occasion d'observer assez récemment une hernie qui s'était formée par l'écartement que les fibres antérieures du diaphragme laissaient entre elles. Dans quelques circonstances, les viscères passent dans la poitrine par une ouverture accidentelle faite à ce muscle par les fragmens d'une côte fracturée, par un instrument tranchant, un coup de feu, etc., etc. Le déplacement des viscères abdominaux a quelquefois lieu immédiatement après la blessure ; et ce déplacement, joint à l'effusion du sang dans la cavité abdominale, fait souvent périr les malades très-promptement. Quelquefois cependant ils guérissent de leur blessure, et ce n'est qu'au bout d'un temps plus ou moins long qu'ils éprouvent des accidens qui peuvent faire soupçonner le passage d'un ou de plusieurs viscères abdominaux dans la poitrine.

La hernie diaphragmatique est formée le plus souvent par l'estomac, le colon, l'épiploon, la rate, le lobe gauche du foie : on a trouvé aussi quelquefois dans la poitrine une portion de l'intestin grêle et le foie en entier. Les bords de l'ouverture qui donne passage aux parties herniées sont lisses. Les viscères abdominaux poussent devant eux le péritoine, qui se trouve alors en contact avec la plèvre, et en est même quelquefois recouvert. On a vu l'estomac, le colon et l'épiploon être contenus dans un sac formé par un prolongement du péritoine, du diaphragme et de la plèvre, sans aucune rupture de ces deux membranes séreuses, et sans aucun écartement dans les fibres du diaphragme (J.-L. Petit.) Le sac péritonéal doit manquer dans les hernies qui sont déterminées par les lésions accidentelles du diaphragme, telles que sa division par un instrument tranchant, par une balle, etc.

Le diagnostic de la hernie diaphragmatique présente la plus grande obscurité : il y a ordinairement, dans cette maladie, des digestions pénibles, des nausées, des vomissemens, des coliques, de l'anxiété, de la difficulté de respirer, des étouffemens; mais ces symptômes peuvent dépendre d'un grand nombre d'autres causes : aussi cette espèce de déplacement n'a jamais été reconnue qu'après la mort. Les vomissemens, la toux et autres efforts, peuvent engager avec force les parties herniées dans l'ouverture du diaphragme, et donner lieu à un étranglement mortel. Si cette maladie ne peut pas être reconnue pendant la vie de l'individu qui en est affecté, on sent qu'il n'y a rien à dire sur son traitement. Si les symptômes qui l'accompagnent et les circonstances commémoratives pouvaient faire soupçonner son existence, on devrait engager le malade à prendre peu d'alimens à la fois, à s'abstenir de vomitifs et à éviter tous les efforts de la respiration. S'il survenait un étranglement, on sent que cet accident serait au-dessus de toutes les ressources de la chirurgie.

(MURAT.)

HERPÈS, s. m., mot grec (ἕρπης), dérivé de ἑρπεῖν, ramper. Deux phrases d'Hippocrate (Prorrhet. II., 54, 66) et quelques passages obscurs de Galien (*lib. de tumor. præter naturam. — Comment. in Aph.* 55, sect. VI), indiquent que le premier désignait, sous le nom d'ἕρπητες, des *ulcères à la peau*, moins dangereux que les autres ulcères rongeans, et que le second admettait trois espèces d'ἕρπης : ἑρπ. κέγχριας (miliaire), φλυκταινώδης (phlycténoïde), et ἐσθιόμενος (rongeant); mais on chercherait en vain dans leurs ouvrages une description symptomatique propre à faire connaître le sens précis et rigoureux de ces expressions nosologiques. Oribase, Aétius et Paul d'Égine, copistes serviles des médecins grecs qui les avaient précédés, firent mention de l'*herpes* sans le mieux définir. Cette dénomination et les divisions admises par Galien, omises ou rejetées par Celse, Pline-le-Jeune et Cœlius-Aurelianus, furent reproduites par les traducteurs des Grecs, qui les latinisèrent. Elles ont été même conservées jusque dans ces derniers temps par la plupart des pathologistes, qui les ont imposées à des lésions et à des groupes de symptômes assez variés. Adoptées par Lorry et J.-P. Frank, elles seraient probablement encore aujourd'hui usitées, si M. Alibert, d'une part, et Willan et Bateman, de l'autre, n'avaient introduit dans leurs ouvrages d'autres divisions sur le mérite relatif desquelles on ne paraît pas encore généralement fixé en France.

J'ai fait connaître, dans un autre article, toutes les versions françaises du mot *herpes* seul ou accompagné d'une ou de plusieurs épithètes. (*Voyez* DARTRES.) J'ai établi que cette dernière dénomination avait été indistinctement appliquée à des phlegmasies *aiguës* et *chroniques* de la peau, et que dans la détermination du genre qu'elle représente et des espèces qui le composent, nos pathologistes n'avaient point tenu compte d'un caractère essentiel, de la *forme primitive* de l'inflammation. Cette manière de procéder m'a paru propre à faire ressortir les avantages de la nomenclature et de Willan, adoptée depuis par Bateman, M. Samuel Plumbe, etc., et dans laquelle le mot *herpes* offre, en particulier, pour la première fois, un sens précis et bien déterminé. En effet, ces auteurs l'ont appliqué à un groupe de phlegmasies *aiguës* et *vésiculeuses* de la peau, qui, rapprochées par la forme et le type de l'inflammation, diffèrent seulement entre elles par le siége (H. *labialis*. — H. *præputialis*) ou les dimensions des vésicules (H. *phlyctænoïdes*); par leur disposition circulaire (H. *circinnatus*) ou en zone (H. *zoster*); ou enfin par la couleur du limbe qui les entoure (H. *iris*). Pris dans cette acception, le mot *herpes* n'est point synonyme des mots *dartre* et *tetter*, par lesquels les pathologistes français et anglais l'avaient traduit; il représente même des affections autres que celles que Lorry, Turner, M. Alibert, etc., ont groupé sous ce nom : mais il offre un sens précis et rigoureux qu'on chercherait vainement dans la nomenclature de ces différens auteurs.

§ I. Herpes *labialis* (*exanthema labiale*, Plenck; *hydroa febrile*, Joseph Frank). — Une légère chaleur locale, bientôt suivie d'un sentiment de cuisson ou de tension, précède et accompagne le développement des vésicules qui caractérisent cette phlegmasie. Elles ont de deux à six lignes de diamètre, occupent la surface externe des lèvres, autour desquelles elles forment un anneau plus ou moins régulier dont la circonférence s'étend quelquefois inégalement sur le menton, les joues et les ailes du nez. L'humeur qu'elles contiennent, d'abord transparente, devient trouble dans l'espace de vingt-quatre heures, offre ensuite une teinte d'un blanc jaunâtre, et finit par présenter un aspect puriforme. Dès le quatrième ou le cinquième jour de l'éruption, ces vésicules se rompent, et le fluide qu'elles renferment s'écoule ou se transforme en croûtes épaisses et noirâtres. Elles se détachent ordinairement du huitième au douzième jour, époque à laquelle il ne reste plus de traces de cette légère inflammation, qui est toujours accompagnée d'une tuméfaction plus ou moins considérable des parties affectées.

L'herpes *labialis* peut être produit directement par l'action de certains corps irritans sur la peau des lèvres; mais le plus souvent il apparaît dans le cours et surtout vers le déclin d'une stomatite, d'un coryza, d'une angine, d'une gastro-entérite, etc. Si cette particularité n'est pas clairement exprimée par les auteurs qui ont parlé de cette légère phlegmasie, tous cependant ont remarqué qu'elle était souvent précédée ou accompagnée d'aphthes ou de vésicules dans la bouche, de gêne dans la déglutition, de douleur à l'épigastre, de rapports, de nausées, etc.; et que son développement coïncidait quelquefois avec la diminution ou la cessation de phlegmasies plus ou moins graves des viscères.

Cette affection de la peau, qui n'offre par elle-même aucun danger, exige rarement d'autre traitement que celui des maladies qui ont provoqué son développement. Cependant, lorsque les vésicules sont nombreuses et confluentes; lorsque la douleur, la chaleur et la tuméfaction des lèvres sont considérables, des lotions fraîches et émollientes procurent un soulagement que le peu de gravité du mal fait souvent négliger d'apporter.

§ II. Herpes *præputialis.* — Une phlegmasie semblable à celle que nous venons de décrire peut aussi se développer sur le prépuce. Confondue par des observateurs superficiels avec les inflammations syphilitiques du pénis, et vaguement indiquée par quelques autres sous le nom d'*apthæ*, d'*ulcuscula præputii*, cette affection n'a été bien décrite que par le docteur Royston, dans le *London medical and physical journal*, ann. 1810; par Bateman, dans son *Synopsis*; par M. Abernethy et par M. Évans, dans ses *Remarks on ulcerations of the genitals organs*.

L'herpes *præputialis* débute par une ou plusieurs taches de six ou huit lignes de diamètre, bien circonscrites, et d'une teinte rouge assez animée. Elles sont accompagnées d'un léger prurit, plus prononcé vers leur centre, sur lequel s'élèvent, du deuxième au quatrième jour, de petites vésicules contenant un fluide séreux et transparent, et qui, à cause de leur extrême ténuité, paraissent avoir la même couleur que la peau sur laquelle elles se sont développées. Bientôt la chaleur et la démangeaison deviennent plus considérables; le volume des vésicules augmente, et le quatrième ou le cinquième jour, l'humeur qu'elles contiennent se trouble et prend un aspect puriforme. Lorsque l'éruption a lieu sur la portion du prépuce contiguë au gland, les vésicules se rompent souvent dès le quatrième jour; l'épiderme soulevé se détache, laissant à nu le corps réticulaire enflammé. Ainsi s'établit une ulcération superficielle, que sa couleur blanchâtre et ses bords un peu élevés ont quelquefois fait confondre avec les ulcères syphilitiques, mais dont la guérison s'obtient constamment, dans l'espace d'un ou de deux septenaires, en introduisant une petite quantité de charpie fine entre le gland et le prépuce, et par le seul usage des lotions fraîches, émollientes et saturnines. Le caractère de cette affection est moins équivoque lorsqu'elle se développe à l'extérieur du prépuce : la matière contenue dans les vésicules se dessèche vers le cinquième ou le sixième jour, et se transforme en petites croûtes sèches et conoïdes, qui se détachent vers le dixième ou le douzième jour, époque à laquelle la guérison est complète, si les parties affectées n'ont point été irritées par le frottement.

L'excitation habituelle des organes de la génération, et l'impression de fluides sécrétés par le vagin ou l'utérus atteints d'inflammation chronique, sont, de toutes les causes assignées à cette maladie, celles dont l'influence me paraît le mieux démontrée. J'ai vu cette affection se reproduire ainsi plusieurs fois sur un même individu, dans de semblables circonstances. M. Pearson pense qu'elle peut être occasionée par l'usage antérieur des préparations mercurielles; d'autres croient avoir observé qu'elle se développe plus fréquemment chez les sujets qui ont éprouvé une ou plusieurs atteintes de la syphilis; M. Copeland assure qu'elle est quelquefois symptomatique d'une phlegmasie chronique ou d'un rétrécissement du canal de l'urètre; MM. Évans et Samuel Plumbe affirment, au contraire, que le plus souvent son existence est liée à une affection des organes digestifs; enfin tous semblent reconnaître que l'herpes *præpu-*

tialis n'est point contagieux. M. Évans rapporte, il est vrai, qu'ayant introduit sous l'épiderme du bras, vers le lieu où l'on pratique ordinairement l'inoculation, de la lymphe prise dans une vésicule située sur le prépuce, il s'en suivit, dans un cas particulier, le développement d'une vésicule beaucoup plus large que celle qui avait fourni le fluide inoculé : mais cette expérience plusieurs fois répétée n'ayant plus donné le même résultat, la production de cette maladie, d'après M. Évans lui-même, paraît être indépendante d'une cause spécifique.

De semblables vésicules se développent quelquefois sur les grandes lèvres, chez la femme; mais plus rarement que chez l'homme, sur le prépuce : j'en ai également observé vers le bord libre des paupières : elles guérissent toutes avec la même facilité, dans l'espace d'un ou de deux septennaires.

§ III. Herpes *circinnatus*. — Bateman a donné une bonne figure (pl. LI, fig. 1) de cette singulière variété de l'inflammation vésiculeuse de la peau, que les médecins anglais désignent vulgairement sous le nom de *ringworm*, dénomination qu'ils ont d'ailleurs appliquée à deux autres phlegmasies *pustuleuses*. Elle apparaît sur le cou, les joues, les bras ou les épaules, sous la forme de taches rouges, enflammées, circulaires ou ovales, d'un demi-pouce à deux pouces et plus de diamètre, et dont le développement et l'existence sont accompagnés d'une démangeaison et d'un sentiment de fourmillement très-incommode dans les points affectés. Bientôt de petites vésicules, dont la base est légèrement enflammée, et qui contiennent un fluide transparent, se developpent uniquement sur la circonférence de ces taches qu'elles entourent en forme d'anneau; tandis que leur centre acquiert en même temps une teinte rouge un peu plus foncée. Du quatrième au sixième jour de l'éruption, la rougeur centrale des taches diminue; les vésicules de la circonférence se rompent, ou se couvrent de petites croûtes noirâtres, dont la chute a lieu du dixième au quinzième jour, pendant qu'une légère desquamation s'opère au centre des taches. L'herpes *circinnatus* n'est jamais accompagné de désordres fonctionnels généraux, à moins qu'il ne soit compliqué d'une gastro-entérite ou de toute autre phlegmasie. Il peut se prolonger pendant trois ou quatre semaines, lorsque les taches cutanées de vésicules qui le caractérisent se développent successivement sur diverses régions du corps, ainsi que je l'ai quelquefois observé.

Cette maladie, plus frequente avant la puberté que dans l'âge mûr et la vieillesse, s'étant quelquefois manifestée sur plusieurs enfans dans un même collége, ou dans une même famille, quelques auteurs ont avancé qu'elle était contagieuse ; mais comme ils n'ont pas prouvé, par des expériences directes, qu'elle se reproduisît par inoculation, il est permis de penser, avec Bateman, que cette simultanéité de développement a pu tenir à d'autres causes.

J'ai déjà dit que cette légère phlegmasie se terminait ordinairement dans l'espace d'un ou de deux septennaires. Bateman conseille, pour calmer la démangeaison qui accompagne le développement des vésicules, de recourir à des lotions faites avec de l'eau dans laquelle on aura fait dissoudre du sulfate de zinc, du Borate de soude ou de l'alun. J'ai acquis la certitude que l'eau froide ou l'application fréquemment renouvelée de linges qui en étaient imbibés, remplissaient parfaitement le même but.

§ IV. Herpes *iris*. — Il se développe quelquefois sur la peau, et en particulier sur la face dorsale des mains, ou sur le coude-pied, de petites taches rouges, circulaires, composées d'anneaux concentriques de nuances variées, et qui acquièrent successivement de deux à huit lignes de diamètre. Au centre de chacune de ces taches apparaît bientôt une vésicule aplatie, d'un blanc jaunâtre, entourée elle-même de plusieurs autres plus petites disposées en anneau. La vésicule centrale est cernée par un premier cercle d'un rouge brun et obscur; celui-ci par un second plus extérieur, ayant à peu près la même couleur que la vésicule centrale; ce dernier par un troisième d'un rouge foncé; un quatrième, ou l'aréole, se dessine le septième, le huitième ou le neuvième jour, et offre une couleur rosée qui se fond insensiblement avec la teinte naturelle de la peau. Du dixième au douzième jour toutes les vésicules se rompent, lorsque leur éruption n'est point successive. L'humeur qu'elles contiennent s'écoule, ou se dessèche à leur surface sous la forme de croûtes superficielles qui se détachent avant la fin du second septennaire.

Willan, qui n'avait observé de cette singulière variété de l'inflammation de la peau que les taches érythémateuses qui précèdent le développement des vésicules, avait rattaché l'*iris* aux exanthèmes. Bateman en a donné ultérieurement une description plus complète et une assez bonne figure (planche LII). L'étiologie de cette forme des inflammations vésiculeuses est peu connue. Son développement, plus commun chez les enfans et les adultes, est quelquefois accompagné de celui de l'herpes *labialis*. Comme ce dernier, il n'exige à peu près aucun traitement, à moins qu'il ne coexiste avec une inflammation plus ou moins considérable d'une des divisions de la membrane muqueuse gastro-pulmonaire.

§ V. Herpes *phlyctænoides* (*zona irrégulier, zona du col ou des membres*, de quelques modernes).—Cette variété de l'inflammation vésiculaire de la peau, bien représentée par Bateman (pl. XLIX), se développe quelquefois exclusivement sur le front, les joues, le col, le plus souvent sur les membres inférieurs, ou bien se propage successivement sur plusieurs de ces régions. Un sentiment de fourmillement vers les points du corps où cette éruption doit apparaître, suivi de chaleur, de démangeaison et de rougeur, précède de quelques heures et quelquefois d'un ou deux jours le développement des vésicules. Elles sont d'abord très-petites, d'une ligne de diamètre environ, du volume d'une petite perle, remplies d'une lymphe incolore ou citrine, et s'élèvent sous la forme de groupes irréguliers plus ou moins considérables, ordinairement composés de douze à cinquante vésicules au plus, peu nombreux, mais auxquels succèdent quelquefois plusieurs groupes semblables. Les tégumens conservent leur teinte naturelle entre les différens groupes lorsqu'ils sont multiples, mais rarement entre les vésicules qui les composent, surtout lorsqu'elles sont confluentes. Le fourmillement et la cuisson deviennent plus vifs par l'augmentation de la chaleur extérieure, et par celle du lit, pendant la nuit. Le volume de la plupart des vésicules s'accroît rapidement; quelques-unes même acquièrent des dimensions assez considérables. A peine vingt-quatre ou trente-six heures se sont-elles écoulées après la formation de chacune d'elles, que l'humeur qu'elles contiennent est déjà trouble. Les plus petites prennent bientôt un aspect laiteux, et les plus volumineuses, devenues brunâtres, sont remplies d'une sérosité sanguinolente. Toutes s'affaissent du sixième au dixième jour, pendant que de nouveaux groupes se développent, lorsque l'éruption est successive. L'humeur des petites vésicules est souvent résorbée : celle qui est contenue dans les autres s'écoule par leur rupture, ou se transforme en croûtes jaunes ou noirâtres qui se détachent ordinairement du quinzième au vingtième jour. La peau conserve quelque temps de la rougeur dans les points affectés ; il reste parfois même un sentiment de piqûre ou de cuisson, semblable à celui qui survit assez fréquemment à la disparition du zona. Quelques semaines après la disparition des vésicules, de petites taches jaunes et circulaires indiquent souvent encore le siége et l'étendue qu'elles ont occupés.

Les *bulles* n'étant que des vésicules très-volumineuses, il n'est pas étonnant que la plus remarquable des phlegmasies bulleuses, le pemphigus, ait été quelquefois confondu avec la variété de l'herpes que nous venons de décrire. C'est ainsi, par exemple, que M. Alibert a fait graver sous le nom *d'herpes phlyctænoides confluens* (planche XXIII), une phlegmasie bulleuse développée sur le cou et la face, que M. Gilibert et d'autres pathologistes ont regardée comme un exemple frappant de pemphigus.

Le développement de l'herpes *phlyctænoides* est lié, le plus ordinairement, à une légère irritation chronique des organes digestifs, annoncée, après le repas, par la lenteur des digestions, la soif, la chaleur stomacale, le météorisme du ventre, etc. C'est même, dans le plus grand nombre des cas, cette affection intérieure qu'il importe le plus de combattre. L'inflammation vésiculeuse de la peau, dont les dangers ont été singulièrement exagérés par l'imagination de quelques pathologistes, occupe rarement une très-grande surface, et cède facilement aux bains frais, aux boissons délayantes et à la diète antiphlogistique, sans qu'il devienne nécessaire de recourir aux émissions sanguines.

§ VI. Herpes *zoster*. — Dans cette variété les vésicules, plus volumineuses que celles de l'*herpès* phlycténoïde, forment une sorte de bande ou de ceinture autour d'un des côtés de l'abdomen ou du thorax, depuis la colonne vertébrale jusqu'à la ligne blanche. Cette maladie ne pourrait être séparée des variétés précédentes, dans une classification méthodique ; mais comme elle est beaucoup plus connue en France sous le nom de *zona*, nous avons cru devoir en renvoyer la description à cet article. *Voyez* ZONA.

En résumé, ces six variétés de l'inflammation vésiculeuse de la peau ont des caractères communs très-frappans : même forme de l'inflammation ; rougeur sous forme de plaques bientôt surmontées de vésicules transparentes disposées en *groupes* irréguliers ; régularité dans leurs progrès de maturité et de dessiccation ; résorption de la matière qu'elles contiennent, ou transformation de cette humeur en croûtes jaunes ou noirâtres ; guérison complète au bout de deux ou trois septennaires ; caractère non contagieux, etc. Enfin, si quelques-unes de ces variétés ont été quelquefois confondues avec le pemphigus, l'érésypèle, l'eczéma et l'impétigo ; il est cependant possible de les en distinguer, en ayant égard à la marche, à la forme, au siége et aux terminaisons de l'inflammation, dans ces diverses maladies. (P. RAYER.)

HERPÉTIQUE, adj., *herpeticus ;* qui est affecté de dartres, qui a rapport aux dartres. C'est ainsi qu'on dit : *affection herpétique, vice herpétique. Voyez* DARTRE.

HIATUS, s. m., du mot latin *hiatus,* dérivé de *hiare,* bâiller ; certaines ouvertures sont désignées, en anatomie, par cette expression : tels sont l'hiatus de Fallope, appartenant à l'os TEMPORAL, l'hiatus de Winslow, que présente le PÉRITOINE, etc. (A. B.)

HIÉRA-DIACOLOCYNTHIDOS. Électuaire purgatif, inusité maintenant, et dont la coloquinte formait un des principaux ingrédiens.

HIÉRA-PICRA. Électuaire composé de diverses substances excitantes et qui devait ses propriétés à l'aloès, qui en était le principal ingrédient. On le donnait à la dose de un à six gros. Il est aujourd'hui inusité.

HIPPOCAMPE, s. m, *hippocampus ;* nom d'un poisson qui, par la courbure de sa tête et de son tronc après la mort, présente quelque ressemblance avec l'encolure d'un cheval. Les anatomistes ont appliqué cette dénomination bizarre à une saillie qui existe dans les ventricules latéraux du cerveau, et qu'ils appellent *corne d'Ammon* ou *hippocampe.* On a aussi donné ce nom à l'ergot de Morand, qui était le *petit hippocampe,* tandis que la corne d'Ammon était le grand. *Voyez* ENCÉPHALE. (A. B.)

HIPPOCRATIQUE (médecine). On donne ce nom au corps de doctrine contenu dans les écrits publiés sous le nom d'Hippocrate. Doué d'un profond génie, d'une sagacité peu commune et d'un caractère observateur, rare assemblage dont aucun médecin n'avait encore offert le modèle, ce grand homme s'aperçut bientôt que la philosophie et la médecine, jusqu'alore réunies en un seul faisceau, devaient être isolément étudiées, et il fut le premier qui opéra cette heureuse séparation. Initié à la philosophie par les leçons de Gorgias et de Démocrite, les abstractions et les raisonnemens métaphysiques qu'il rencontrait à chaque pas ne plaisaient à son esprit qu'autant qu'il supposait pouvoir en tirer parti pour la science de prédilection qu'Héraclide, son père, et Hérodicus, lui avaient enseignée. Mais, en isolant la médecine de la philosophie il reconnut la nécessité de fonder la première sur la seconde, et d'employer l'art de raisonner, qui appartient à la philosophie, à déduire avec justesse les conséquences des faits de la pratique médicale. En débarrassant ainsi la science qui apprend à conserver les hommes des spéculations arides qui la tenaient asservie, il prépara ses progrès ultérieurs, et donna les précoces leçons d'une union plus sage et plus utile que celle qu'on avait formée avant lui. Cette idée fondamentale contribua puissamment à la gloire immortelle qu'Hippocrate s'est acquise, et le fit regarder par les dogmatistes comme le chef de leur école, quoique ses écrits ne renferment point les dogmes exclusifs d'une médecine véritablement systématique, et ne puissent être interprétés plutôt en faveur d'une secte que d'une autre.

S'il faut s'en rapporter à quelques-uns des ouvrages qu'on lui a attribués, il admettait, avec d'autres philosophes de l'antiquité, les quatre qualités premières, le *chaud*, le *froid*, le *sec* et l'*humide;* ou bien encore les quatre élémens, l'*air*, l'*eau*, le *feu* et la *terre*. Mais il n'est pas partout d'accord avec lui-même à cet égard; et si d'un côté il admet l'eau, l'air, la terre et le feu comme les premiers principes de toutes choses, il n'hésite pas, d'un autre, à rapporter les facultés productrice, motrice et nutritive au feu et à l'eau seulement. Mais il faut remarquer, à ce sujet, que ces dernières hypothèses ne se trouvent que dans le premier livre *de la Diète*, l'un de ceux que l'on regarde comme supposés. Un point plus important et qui jette un plus grand jour sur la physiologie et la médecine d'Hippocrate, c'est l'admission d'un principe universel supérieur aux qualités premières, qu'il nomme *nature*, et sur l'existence duquel il ne varie jamais dans ses écrits. *La nature*, dit-il, *suffit seule aux animaux pour toutes choses; elle sait d'elle-même tout ce qui leur est nécessaire, sans avoir besoin qu'on le lui enseigne, et sans l'avoir appris de personne.* Partant de ce point, il ne qualifie pas précisément la nature de *juste*, comme on a voulu le faire entendre, et comme on pourrait le faire avec raison d'un principe existant par lui-même et doué d'intelligence ; mais il démontre qu'elle tend toujours à établir et conserver un juste équilibre dans l'animalité. La *nature* est, selon lui, *une faculté principale*, mais il en est bien d'autres qui en dépendent; ces dernières gouvernent tout dans le corps vivant; elles font passer le sang, les esprits et la chaleur dans toutes les parties, et leur donnent ainsi la vie et le sentiment. Hippocrate ajoute encore en d'autres endroits de ses ouvrages que, par l'entremise de ces facultés, *la nature* attire ce qui est convenable à chaque espèce, retient, prépare, altère ce qu'elle a attiré, sépare et rejette ce qui est nuisible ou superflu. Une chose qu'il ne faut pas passer sous silence et qui explique assez bien les contradictions dans lesquelles est tombé le père de la médecine sur les élémens des corps, c'est qu'il ne tenait ordinairement aucun compte de ces élémens, et ne s'attachait qu'à leurs qualités. Ainsi, regardant quelquefois la chaleur comme douée seule de toutes les facultés élémentaires, il la représente comme le principe unique de tous les êtres, principe qu'il dit être modifié par les circonstances, les formes et les espèces, et qu'il confond avec la *nature*, car il prend souvent l'une pour l'autre, ou bien il leur attribue les mêmes qualités.

On ne saurait douter de l'ignorance presque complète d'Hippocrate touchant l'anatomie, malgré tous les efforts qu'a faits Galien pour prouver le contraire. Ceux de ses ouvrages qui lui sont généralement attribués prouvent assez, en effet, qu'à l'exception d'une ostéologie assez exacte, il ignorait entièrement la structure des parties du corps humain. Toutefois, malgré les erreurs anatomiques nombreuses dont il était imbu, on a voulu soutenir qu'au moins il a reconnu lui-même, par le précepte suivant, l'importance des connaissances anatomiques : *La nature du corps*, dit-il (*de locis in hom.*), *est le principe ou le fondement sur lequel doit être appuyé le raisonnement en médecine.* Mais il est permis de douter que par cette expression générale, *la nature du corps*, il entendît parler de la conformation de ses parties, et non des qualités ou des facultés inhérentes à leur constitution, telle qu'il la concevait d'après ses idées philosophiques. Fondée sur des connaissances positives aussi bornées, sa physiologie se ressentait de cette pauvreté anatomique, et à l'exception de la nutrition, des sécrétions et de la génération qu'il expliquait d'une manière imparfaite, il paraît avoir entièrement ignoré le mécanisme de toutes les fonctions. Une observation qui n'était cependant pas échappée à son esprit scrutateur, c'est le phénomène, alors inconnu, des sympathies, qu'il expose assez bien en ces termes : *Quelques parties*, dit-il, *sont en rapport avec d'aûtres de plusieurs manières diverses.* (*de fract.*, page 750.) Nous venons de dire qu'il connaissait un peu la génération; voici en abrégé la manière dont il la concevait. La semence est fournie par toutes les parties du corps, mais particulièrement par la tête, d'où elle descend dans les reins par les veines du cou. La conception ou la formation de l'enfant a lieu par le mélange de la semence de l'homme avec celle de la femme; ces deux semences mélangées s'épaississent, s'échauffent et se spiritualisent, en sorte que l'esprit qui est contenu dans leur centre se développe, se produit au dehors pour attirer une portion de l'air que la mère respire, afin que ces deux semences, recevant du rafraîchissement, se nourrissent, croissent et se développent de manière à former un nouvel être. Cet aperçu, tout rapide qu'il est, pourra faire mieux juger que tout ce que nous pourrions ajouter, du peu d'étendue des connaissances anatomiques et physiologiques du médecin de Cos, surtout si l'on considère que la génération est la fonction qu'il a décrite avec le plus de détails et d'exactitude.

Après avoir admis les quatre élémens de l'univers en général, Hippocrate cherche à établir l'existence particulière de ceux qui constituent le corps humain, et il y reconnaît trois principes : le solide, l'humide et les esprits, ou bien encore les parties contenantes, les parties contenues, et celles qui donnent le mouvement. Les contenantes sont toutes les parties solides, sauf exception; les contenues sont les humeurs, et celles qui président au mouvement sont les esprits. Mais, de toutes ces parties, celles qui jouent le rôle le plus important dans la production des maladies sont les humeurs; il y en a de quatre espèces, le sang, la pituite, la bile jaune, et l'atrabile ou mélancolie. Chacune de ces humeurs a ses qualités particulières : ainsi le sang est doux, la pituite est froide, humide et salée; la bile jaune, sèche et amère; l'atrabile froide, sèche et acide. C'est l'équilibre parfait de ces humeurs et de leurs qualités qui maintient la santé; c'est au contraire la rupture de cet équilibre qui entraîne la maladie.

Quant à la rupture de l'équilibre des humeurs, elle ne pouvait s'effectuer spontanément; elle n'était que le résultat d'une impulsion supérieure, et le mobile de cette impulsion était dans les esprits. Les esprits, dans sa manière de voir, auraient donc passé pour la cause première des maladies, s'ils n'avaient été soumis eux-mêmes à l'influence des agens extérieurs qui excitaient seuls leurs mouvemens morbides. Mais ce n'était pas encore là toute sa théorie médicale; la doctrine de la force vitale, qu'il appelle ενορμων, et qui déploie son activité dans la maladie dont elle détermine la solution, est mieux développée que l'action des causes des maladies, et n'offre pas autant d'ambiguïté. Cet ενορμων, traduit par l'*impetum faciens* et de cent autres manières, n'est autre chose que la *nature* qui veille à la conservation de la santé et qui combat la maladie. C'est le grand archée de Van Helmont qui s'irrite pour détruire la cause morbifique, l'âme rationnelle de Stahl, et toutes les autres hypothèses imaginées depuis deux mille ans pour expliquer l'ordre et la régularité des mouvemens qui s'observent dans les corps organisés, soit dans l'état de santé, soit dans l'état de maladie.

Les moyens mis en usage par Hippocrate pour prévenir la maladie consistaient principalement dans l'application de quelques maximes de diététique et de gymnastique dont voici les plus remarquables : *Pour entretenir sa santé, il ne faut ni trop se charger de nourriture, ni être trop paresseux à prendre de l'exercice ou à travailler; il faut encore ne point s'accoutumer à un régime de vivre trop exact, ni trop étudié, par la crainte des conséquences où pourrait entraîner un régime contraire.* Pour distinguer les maladies entr'elles, il n'avait pas établi des classes aussi tranchées que celles qu'ont bien voulu admettre les nosologistes modernes. Les différences qu'il a signalées provenaient toutes de la variété des agens extérieurs, de celle des parties affectées, la tête, la poitrine, l'abdomen, et aussi des symptômes principaux ou caractéristiques de la maladie. Certes on ne saurait nier qu'à l'époque où il écrivait, un tel système de classification n'offrait pas plus d'imperfections que les divisions arbitraires des nosologies symptomatiques en usage de nos jours. Mais quand il s'est agi de tracer avec vigueur les résultats de son expérience, Hippocrate a montré dans tout son jour la supériorité de son génie. C'est alors surtout qu'il a offert le premier et le plus parfait modèle de logique médicale, ou de l'art de déduire avec justesse et sagacité des principes plus généraux des observations particulières qui se rencontrent dans la pratique. Ses immortels aphorismes en font foi; et ses idées sur l'état de crudité ou de coction des maladies, sa doctrine des crises, exposée dans ce Dictionnaire, et tant d'autres aperçus ingénieux ou profonds sur la marche de la nature et les phénomènes des maladies, attestent un esprit observateur de l'ordre le plus élevé, toujours guidé par les principe d'une raison sévère, qui ne se laisse égarer par de futiles théories qu'aussi rarement que pouvait le permettre l'imperfection des méthodes philosophiques du temps où il vécut. Les caractères qui servaient à lui faire reconnaître les maladies entre elles ont été signalés par lui avec la plus grande exactitude. Aussi est-ce dans le diagnostic qu'il fait principalement briller la justesse de son tact médical; c'est toujours sur le symptôme le plus saillant et le plus caractéristique qu'il fixe son attention et la vôtre. Ses aphorismes, frappans de vérité à cet égard, malgré les fausses applications qu'il est facile d'en faire quand on ne sait pas se pénétrer de l'esprit qui les dicta, nous offrent la description la plus naturelle des signes funestes des maladies, et de ceux qui sont favorables. Ils renferment un traité complet du pronostic devenu justement classique, mais qui ne peut être vraiment utile que dans les mains des maîtres de l'art. La médiocrité serait incapable de discerner dans ce vaste recueil ce qui est toujours vrai de ce qui ne l'est que dans des circonstances données, de restreindre dans de justes bornes l'application des règles de conduite ordinairement présentées sous une forme trop impérative, et de suppléer aux modifications nécessaires qu'Hippocrate abandonnait souvent à la sagacité de ses lecteurs.

Sa pratique ou sa manière de traiter les maladies se réduisait à quelques maximes générales dont il ne s'écartait jamais et que l'expérience seule lui avait apprises, mais qu'il généralisait souvent par une théorie qui peut nous paraître aujourd'hui frivole: c'est ainsi que les contraires sont chez lui les remèdes des contraires, que l'évacuation guérit la réplétion, et que la réplétion guérit à son tour l'évacuation; c'est ainsi encore qu'il donne le précepte d'opposer le chaud au froid, l'humide au sec, d'ajouter à ce qui manque, et de retrancher ce qui est superflu, etc. Mais ce qu'il ne faut pas perdre de vue, parce que ce trait nous signale la sagesse du grand homme, c'est qu'il ne se hâtait jamais d'appliquer ses principes thérapeutiques, et que, le plus souvent, observateur attentif du mouvement et des efforts de la nature pour rétablir la santé, sa médecine restait inactive ou ne lui suggerait que des moyens capables de soutenir ou de régler le travail salutaire de cet arbitre souverain des maladies. Son remède par excellence était la diète ou le régime; cette pratique parait même lui avoir été tellement particulière, qu'il ne craint pas de s'en déclarer en quelque sorte l'inventeur, et d'avancer que *les anciens n'avaient presque rien écrit touchant la diète dans les maladies, ayant omis un article qui était néanmoins aussi essentiel à l'art.* La diète était solide ou liquide, et variait dans son emploi suivant les maladies. Dans les affections aiguës, il préférait la diète liquide et non nutritive, surtout quand il y avait fièvre; elle se composait de bouillons rafraîchissans, tels que ceux d'orge mondé. Dans les affections chroniques, la diète lactée lui paraissait avantageuse en ce qu'elle renfermait en même temps et le médicament et le peu de nourriture qu'il croyait nécessaire. Quand la diète était insuffisante pour débarrasser la nature de la cause morbifique, il avait recours à la purgation. Il expliquait l'action des purgatifs par une faculté attractive inhérente à cette espèce de médicamens, et au moyen de laquelle le purgatif, après avoir d'abord attiré l'humeur avec laquelle il était le plus en rapport, la bile, par exemple, attirait ensuite la pituite, l'atrabile et le sang. Parmi les purgatifs étaient compris d'abord l'ellébore blanc et le noir; venaient ensuite le suc de concombre sauvage, la scammonée, la coloquinte, la pierre magnésienne. Ces substances, introduites dans l'estomac sous des formes diverses, évacuaient ce viscère ainsi que les autres parties du tube digestif. Hippocrate ne se contentait pas toujours des évacuations alvines, il *débarrassait* encore la tête à l'aide de la poudre d'ellébore blanc qu'il faisait prendre par les narines, et la poitrine en essayant d'introduire dans le larynx une liqueur irritante qui excitait une expectoration abondante. Ces deux méthodes curatives étaient ce qu'il appelait la purgation de la tête et du poumon. Hippocrate employait aussi la saignée, et par cette opération il se proposait de détourner le sang des lieux où il ne devait pas aller. Il ne la pratiquait jamais sur les enfans et les vieillards; les jeunes gens et les hommes faits étaient les seuls auxquels il tirât du sang, et encore fallait-il qu'ils fussent robustes et affectés de maladies très-aiguës. Rarement il répétait cette opération sur le même individu, parce qu'il faisait la première très-copieuse, et qu'il laissait quelquefois couler le sang jusqu'à défaillance. Les veines qu'il ouvrait étaient celles du bras, des mains, des malléoles, du jarret, du derrière de la tête, de dessous les mamelles, des tempes, de la langue et du nez. On apprend dans ses ouvrages qu'il appliquait encore des ventouses sèches ou scarifiées, et que l'emploi des narcotiques ne lui était pas inconnu. Les médicamens auxquels il reconnaissait cette propriété étaient le pavot, la mandragore et la jusquiame. Les bains enfin et l'exercice étaient au nombre des agens thérapeutiques dont il fesait un usage journalier : ces moyens, diversement combinés ou modifiés, suffisaient, entre ses mains, au traitement de la plupart des maladies. Dans les fièvres qu'il appelait *simples*, la diète était presque le seul remède qu'il employât. A l'égard des inflammations, telles que la pleurésie et la pneumonie, il les traitait par la saignée et la purgation. Les fomentations étaient encore pour lui un remède universel dans ces sortes de cas ; il ne se contentait pas de les appliquer sur l'endroit malade, mais il les plaçait dans plusieurs autres parties du corps. Il faisait aussi usage des expectorans, et permettait le vin pour boisson. Dans l'apoplexie il ordonnait également la saignée et les purgatifs, ainsi que les fomentations. Dans les convulsions, il saignait, purgeait, faisait éternuer, appliquait des fomentations et prescrivait les bains. Pour le traitement de l'esquinancie il ouvrait les veines du bras, de la langue, des mamelles, et ordonnait des gargarismes. Dans l'iléus il débutait par un vomitif, puis il saignait. Il purgeait d'abord violemment les phthisiques, après cela leur faisait boire du lait d'ânesse ou de vache ; il leur appliquait aussi le cautère actuel en plusieurs endroits de la poitrine et laissait les plaies suppurer ; enfin il avait recours à ce qu'il appelait *la purgation de la tête*. La purgation de la poitrine convenait à l'empyème. La saignée des veines du front, la purgation de la tête, les fomentations avec l'eau chaude, étaient employées pour combattre les céphalalgies rebelles. Il prescrivait dans l'hydropysie un régime qui tendait à *dessécher le corps et à le débarrasser des humidités superflues*. Il traitait enfin la dysenterie avec la farine délayée dans le lait. Les topiques dont il fesait usage le plus fréquemment, comme on vient de le voir, étaient les fomentations données en bains, en fumigations, en vapeurs, en onctions, en cataplasmes, en collyres.

Le peu que nous venons d'extraire de la pratique d'Hippocrate prouve qu'elle n'était pas le résultat pur et simple de l'empirisme, mais la conséquence naturelle de son expérience confirmée et modifiée par son jugement. Non-seulement il observait l'effet des médicamens, mais il raisonnait sur leur manière d'agir, d'après les idées souvent imparfaites qu'il se faisait de la nature des choses ; et c'est pour cela que les médecins dogmatiques s'obstinaient à le considérer comme leur chef, quoiqu'il fût étranger à leurs principes théoriques : ils ne considéraient en lui que l'homme supérieur qui, repoussant un routine aveugle, seul guide des médecins empiriques, se laissait aussi diriger par ce qu'il savait des causes et de la nature des maladies, et même par de certains dogmes tirés de la philosophie qu'il avait adoptée.

Hippocrate fut aussi habile chirurgien que grand médecin. L'aphorisme où il établit que ce que les médicamens ne guérissent pas, le fer le guérit, et que ce qui résiste au fer cède à l'action du feu, prouve bien qu'il n'était pas étranger aux grands principes de la chirurgie. On ne peut méconnaître cependant qu'il n'ait laissé entrevoir la division de l'art de guérir, quand il fait promettre à ses élèves qu'ils ne pratiqueront pas l'opération de la taille, et qu'ils la laisseront faire à ceux qui en font l'objet d'une profession particulière ; mais il paraît aussi qu'il n'appliquait cette règle qu'à la taille, seule opération pour laquelle il avait peut-être reconnu la nécessité d'une adresse et d'une habitude spéciales, se réservant pour lui tout le reste du domaine de la chirurgie. Son opération principale était la cautérisation, qui consistait à brûler, à l'aide du fer chaud, de l'huile bouillante ou d'une espèce de moxa, la partie qu'il jugeait devoir être le siége de cette ustion. Il se servait de ce moyen thérapeutique dans une foule de cas, dans l'hydropisie, dans les douleurs opiniâtres de tête, dans les fluxions rébelles des yeux, dans la phthisie, etc. Enfin lorsqu'il pouvait supposer qu'une maladie de la tête provenait d'une eau contenue dans le crâne, il ne faisait pas difficulté de trépaner. Il ouvrait la poitrine dans l'empyème, l'abdomen dans l'hydropisie, le dos dans les abcès du rein. Il retirait les enfans morts du sein de leur mère à l'aide de crochets façonnés pour cet usage ; il opérait aussi le trischiasis, réduisait les luxations et les fractures, et mettait en usage les autres procédés de la chirurgie connus de son temps.

En lisant les livres *de Arte, de Decenti habitu, de Priscâ medicinâ, de Flatibus, Præceptionum*, on sera étonné de la profondeur des maximes de philosophie médicale contenues dans ces ouvrages, et de la justesse d'expression avec laquelle elles y sont exposées. La plupart pourraient orner un recueil digne encore aujourd'hui de servir de modèle à un travail du même genre. La médecine est établie depuis long-temps, disait Hippocrate il y a plus de vingt siècles, et l'on a trouvé la vraie route qui doit conduire à des découvertes plus grandes que celles qu'on a déjà faites, pourvu toutefois que celui qui cherchera ces vérités nouvelles soit propre à ce travail, qu'il connaisse ce qui a déjà été trouvé, et qu'il suive la marche qu'on lui a indiquée. Celui qui, rejetant ce qui a été fait avant lui, prend une autre route, se glorifie de la nouveauté de ses recherches et de ses découvertes; mais il se trompe lui-même et trompe les autres avec lui. La médecine est le plus noble de tous les arts; mais l'ignorance de ceux qui l'exercent et de ceux qui la jugent, fait qu'elle est regardée comme le moindre. Pour parvenir à un haut degré dans cette science, il faut avoir des dispositions naturelles, les moyens de s'instruire, de l'application au travail dès l'enfance, un esprit docile et bien dirigé, de la diligence, et beaucoup de temps à donner à cette étude. Telles sont, parmi tant d'autres semblables, quelques-unes de ses principales maximes; certaines pourraient encore servir de règle de conduite aux médecins de nos jours, et leur apprendre que, du temps d'Hippocrate comme aujourd'hui, la médecine a toujours été en butte aux traits de l'ignorance et de la satire. Qui oserait se plaindre d'une injustice dont Hippocrate n'a pu se garantir, qui est inhérente à la nature du cœur humain partout ingrat et léger, et, il faut le dire, peut-être justifiée par les imperfections trop évidentes d'un art toujours noble et grand dans son objet, mais trop souvent mesquin et borné dans les moyens dont il dispose. (COUTANCEAU.)

HIRCINE, s. f., de *hircus*, bouc; nom donné par M. Chevreul à un principe immédiat gras contenu dans les graisses de bouc et de mouton. L'hircine est très-soluble dans l'alcohol; unie à l'oléine, elle constitue la partie liquide du suif; la potasse la saponifie et produit de l'acide hircique. *Voyez* GRAS et GRAISSE. (ORFILA)

HIRCIQUE (acide) : acide découvert par M. Chevreul en

traitant la graisse de mouton par la potasse. Il est incolore à 0°, plus léger que l'eau, d'une odeur d'acide acétique et de bouc, volatil, peu soluble dans l'eau et très-soluble dans l'alcohol. *Voyez* HIRCINE.

(ORFILA.)

HISTOIRE NATURELLE. Branche immense des sciences physiques, ayant pour objet la connaissance des corps de la nature accessibles à nos sens et placés sur notre planète, dont elle étudie les caractères extérieurs et la structure interne. Suivant les êtres dont elle s'occupe, l'histoire naturelle a été partagée en trois branches principales, dont chacune constitue une science distincte, savoir : la *minéralogie*, qui a pour objet la connaissance des substances minérales dont elle étudie la forme, la composition, les usages et la superposition dans les différentes couches du globe; 2° la *botanique*, qui s'occupe des végétaux, de leur organisation intérieure, des fonctions exécutées par leurs différens organes, et enfin de leur classification méthodique ; 3° la *zoologie*, qui embrasse la connaissance de tous les animaux, de leur structure, de leurs fonctions, de leurs mœurs, etc. Chacune de ces trois branches est tellement vaste, qu'elle a été subdivisée en plusieurs autres parties. (*Voyez*, pour de plus grands détails, les mots BOTANIQUE, MINÉRALOGIE et ZOOLOGIE.) L'histoire naturelle doit être comptée au nombre des sciences que le médecin doit étudier. En effet, elle se lie étroitement à plusieurs des branches de l'art de guérir. Mais il ne faut pas que son immense étendue effraie le jeune homme qui se destine à l'art de guérir, et le détourne d'une science qui peut jeter un si grand jour sur plusieurs autres parties de ses études. Il ne doit pas l'embrasser dans l'innombrable quantité de détails dont elle est composée. Pour lui les généralités suffisent, et s'il descend à quelques particularités, il choisira seulement celles qui ont une application directe avec la médecine. Ainsi dans la minéralogie il pourra négliger la cristallographie et la métallurgie, pour s'occuper uniquement de la géologie ou connaissance des masses minérales considérées dans leur ensemble, leur mode de formation et de superposition, afin de savoir reconnaître la nature géologique des lieux qu'il habite, et l'influence qu'elle peut exercer sur le développement de certaines maladies. La connaissance de tous les animaux qui vivent à la surface de la terre, au sein des eaux ou au milieu de l'atmosphère, ne lui est pas indispensable. Mais l'anatomie comparée et les caractères du petit nombre d'espèces qui sont vénéneuses, sont les seules parties de la zoologie qu'il devra spécialement étudier. Des notions précises sur l'organisation générale des végétaux, sur leur classification en familles naturelles, et surtout l'étude des végétaux employés en médecine ou jouissant de propriétés délétères, tels sont les seuls points de la botanique sur lesquels il doit fixer son attention. Ainsi limitée, l'étude de l'histoire naturelle devient simple et facile, et fait nécessairement partie des sciences médicales. (A. RICHARD.)

HOMME, s. m. *Homo*, ἄνθρωπος, celui des animaux qui jouit éminemment de la raison, et qu'un écrivain célèbre de l'époque a défini *une intelligence servie par des organes.*

L'homme, *animal vertébré* et *mammifère*, forme à lui seul dans cette dernière classe le genre *bimane*, qui comprend l'homme et la femme et qui n'a point d'*espèces*. L'homme est *un* et se trouve en effet partout essentiellement le même, quelles que soient les nuances qui servent à distinguer ses variétés qui, sous le nom de *races humaines*, se trouvent répandues sur le globe.

Les naturalistes ayant fondé les caractères distinctifs des animaux sur leurs différences extérieures les plus notables et les plus apparentes, ont été conduits par l'application de leur méthode à l'homme à reconnaître spécialement cet être à ses deux mains distinctes des pieds par des pouces séparés, allongés et opposables aux autres doigts d'ailleurs isolément mobiles; ses deux pieds exclusivement appliqués au sol, ses dents incisives inférieures verticales, et enfin, son menton saillant.

Mais une foule d'attributs, un grand nombre de caractères anatomiques et physiologiques, la *pensée* surtout, laissent sans contredit entre l'homme et tout le reste de l'animalité une distance à jamais incommensurable et que le but de cet article est de faire ressortir. Nous envisagerons dans ces considérations l'homme en particulier ou individuel, et l'homme collectif ou formé en société, accomplissant sur la terre la destinée du genre humain.

CHAPITRE PREMIER. — *De l'homme en particulier.*

§ I. Les organes et les fonctions destinés à l'entretien et à l'accroissement du corps n'offrent pas entre l'homme et l'animal de très-notables différences. Quelques remarques résultent toutefois de l'examen comparatif que l'on peut en faire.

Du côté de la *digestion*, l'homme seul se sert exclusivement de ses deux mains pour la préhension des alimens; il ne saurait y employer ni ses membres abdominaux, comme les singes et d'autres onguicules, ni leur appliquer immédiatement sa bouche qui manque de saillie, comme le font la plupart des autres animaux. Tous les traits de l'organisation de l'homme constatent en lui le caractère *omnivore* (*voyez* DIGESTION), et si celui-ci ne lui est pas exclusif, aucun autre animal ne présente une aussi grande latitude que lui dans le choix de ses alimens : il est également le seul qui ait besoin de faire subir au plus grand nombre des préparations préliminaires; de *cuire* et *d'assaisonner* ceux dont la saveur et la consistance déplairaient à son goût ou résisteraient à son estomac, et d'user enfin de boissons composées et fermentées.

Aucunes remarquables différences ne distinguent dans le reste des fonctions nutritives l'homme des autres mammifères; c'est ainsi que l'absorption, la respiration, la circulation, les diverses sécrétions, la calorification, ne sont ni moins étendues ni moins complètes dans les animaux que dans l'homme. La plupart s'y exercent même avec plus d'activité et d'énergie (*oiseaux*). De sorte qu'il est généralement vrai de dire que les animaux égalent l'homme ou l'emportent même sur lui dans tout ce qui tient à la vie nutritive. Leurs organes éminemment robustes, consistans, et qui se développent avec rapidité, y atteignent communément très-vite leur état de perfection, et le corps entier, dont la nutrition générale participe à cette activité, s'accroît dans le plus grand nombre des animaux, quelques oiseaux, certains poissons, un très-petit nombre de mammifères et notamment l'éléphant, exceptés, beaucoup plus promptement que chez l'homme. Ce n'est guère que de vingt à vingt-cinq ans que le corps de l'homme a acquis son complément d'organisation; aucun autre mammifère quelque soit son volume et sa durée, ne met à beaucoup près le même temps pour parvenir à l'état adulte. Les périodes stationnaire et de décroissement du corps offrant d'ailleurs entre l'homme et les animaux le même rapport, il s'ensuit que la durée totale du premier depasse singulièrement celle des seconds. C'est du reste au mot *longévité*, auquel nous renvoyons, qu'il convient d'offrir le développement de cette remarque.

§ II. Mais si peu de traits distinctifs existent entre l'homme et l'animal sous le rapport de la vie intérieure, il n'en est pas ainsi à l'égard de la vie de relation, ou de l'ensemble des fonctions et des organes, par lesquels les uns et les autres s'associent au monde extérieur.

A. *Les sensations externes générales et spéciales* nous offrent d'abord le *tact* et le *toucher* qu'exercent dans l'homme, avec autant de perfection que d'étendue, une peau presque nue, molle, sensible, dont les nerfs et les vaisseaux sont à peine défendus du contact des corps par une légère couche d'épiderme, et de plus une main dont la structure allie la plus grande mobilité dans tous les sens avec l'exquise sensibilité d'une pulpe expansible, élastique et rénittente. Si la chauve-souris que ses longues ailes étendent en surface semble, comme l'a dit heureusement M. Duméril, palper jusqu'à la lumière; si le chien turc et quelques autres animaux à peau nue paraissent jouir encore d'un tact très-étendu, nul doute qu'après ces exceptions rares l'état coriace de la peau, son épaisseur considérable dans quelques animaux, les poils, les plumes, les écailles, les tests et les coquilles qui enveloppent ou couvrent la plupart des autres, ne leur laissent qu'un tact pour ainsi dire nul ou du moins très-obscur. Quant au toucher, si la trompe de l'éléphant, le groin du cochon, les antennes et les palpes des insectes, donnent à ces animaux ce sens spécial, on n'en saurait trouver aucun élément dans les animaux à sabot. Les pattes des onguiculés parmi les mammifères, et celles des oiseaux, servant surtout d'ailleurs à la station, ne peuvent guère que saisir l'aliment ou la proie, et n'en explorent nullement les qualités tangibles. Restent donc les mains du singe, dont la conformation et les usages ont permis quelque comparaison avec celles de l'homme : mais une première remarque fait d'abord ressortir toute l'infériorité des mains du singe : c'est l'emploi nécessaire qu'il en fait pour la progression. Cette partie, habituellement salie par les ordures, calleuse et durcie, ne jouit point, dès lors, de l'exquise sensibilité qui assure à l'homme toute la délicatesse du toucher. La pulpe qui termine les doigts, élargie et étendue chez l'homme, se rétrécit et s'allonge en pointe dans les doigts du singe, où sa surface diminue notablement. Le nerf médian qui aboutit principalement, comme on sait, à cette partie des doigts, et qui est si gros dans l'homme, offre déjà, d'après M. de Blainville, la dégradation la plus sensible dans le singe. Mais la main de l'homme l'emporte encore par sa mobilité; ses pouces longs et séparés comparativement au pouce court, adhérent et comme rudimentaire des mains antérieures du singe, ont des muscles moteurs propres qui les peuvent opposer aux autres doigts et leur faire former la pince. Dans les singes non-seulement ils manquent de ce mouvement spécial, mais encore ils n'ont aucun mouvement partiel et ne jouissent avec les autres doigts que des seuls mouvemens communs de flexion et d'extension, disposition qui tient à l'extrême brièveté des digitations des muscles extenseurs et fléchisseurs, qui, au lieu de commencer très-haut comme chez l'homme, ne se séparent du corps de ces muscles que très-près de la main. En comparant, d'ailleurs, les bras de l'homme à ceux du singe, on est frappé chez le premier de la force et du développement des différens muscles depuis l'épaule jusqu'au poignet, et par suite de la supériorité d'étendue qu'en reçoivent médiatement les mouvemens de la main, associés à ceux qu'une pareille conformation assure au bras. Cependant la main de l'homme tout admirable qu'elle est, ne suffit pas sans doute, comme l'ont prétendu Helvétius et d'autres philosophes, pour assurer la prééminence de cet être dans l'univers. Ce grand instrument d'industrie mécanique révèle à l'observateur une plus noble faculté, la pensée, qui seule en effet conduit et dirige l'homme. Tous ont la même main; mais les variétés de l'intelligence différencient les Canova, les Vernet, les Breguet, etc., de cette foule de médiocres artistes dont les faibles productions sont condamnées à l'oubli.

La *vue* de l'homme est étendue, ses yeux embrassent dans son mode naturel de station un vaste horizon. Les poëtes seuls ont cependant pu avancer qu'ils se dirigeaient vers le ciel. La vérité, supérieure aux fictions, nous montre que l'axe de l'œil envisagé dans son état de repos est parallèle à l'horizon, et qu'il s'étend en avant et en dehors. La base de l'orbite, déjetée en arrière à son côté externe, augmente beaucoup dans ce dernier sens l'étendue de la vision. La plupart des animaux doivent à la position de leur tête de ne voir qu'en bas et de côté, et beaucoup n'aperçoivent rien directement devant eux. Cependant plusieurs ont la vue plus perçante, plus étendue et réellement de beaucoup supérieure à celle de l'homme : tel est l'aigle, qui doit à une troisième paupière, mobile à volonté, le privilége de fixer le soleil, et qui distingue à d'immenses distances les animaux destinés à lui servir de pâture, accommodant d'ailleurs, ainsi que la plupart des oiseaux de proie, son œil à la plus grande diversité des distances. Sans parler du lynx, inconnu des naturalistes, plusieurs carnassiers, tels que le tigre et le lion, se distinguent encore par leur vue à la fois perçante et étendue; et les animaux nocturnes, par une sensibilité visuelle si développée, qu'ils voient très-bien au milieu des plus épaisses ténèbres. Mais si quelques animaux voient incontestablement beaucoup mieux que l'homme et ont reçu de la nature un meilleur instrument de dioptrique, de son côté l'homme qui, indépendamment de l'impression physique et matérielle des objets qui frappent ses yeux, apprend par sa réflexion et son attention à voir en eux tant et tant de choses qui échappent à l'animal, se montre de ce côté amplement dédommagé de ce qui peut lui manquer : il supplée d'une part à la faiblesse de son œil en inventant depuis les simples bésicles jusqu'au microscope, et il lui suffit de son sentiment pour jouir de la beauté et de l'élégance des formes, de la grâce et de la majesté des traits, apprécier les richesses et l'harmonie des couleurs. Que sont, en comparaison, les yeux de l'aigle et ceux des animaux les plus clairvoyans!

La sensation de *l'ouïe*, éminemment délicate chez l'homme et qui n'y manque ni de finesse ni d'étendue, se montre toutefois, sous ce dernier rapport, supérieure encore dans plusieurs animaux. Telles sont les espèces timides comme le lièvre, par exemple, que le moindre bruit avertit au loin du danger qu'ils peuvent redouter; les animaux qui vivent dans l'obscurité, comme la taupe, la chauve-souris et les oiseaux de nuit. Mais indépendamment de ces exemples, la plupart des oiseaux, et notamment ceux que l'on nomme chanteurs, trouvent dans l'ouïe tout ce qui permet d'apprécier les tons ou les sons comparés. Ainsi, comme moyen de percevoir au loin les sons les plus faibles et comme moyen de saisir leurs différences harmoniques, plusieurs animaux se montrent supérieurs à l'homme; mais par combien d'autres attributs l'ouïe n'étend-elle pas son domaine chez ce dernier! C'est à l'aide ou par l'intermède de ce sens, en effet, que se forment et la voix humaine avec tous ses accens, et la parole, et que, de plus, nous goûtons les plaisirs de la musique et les charmes attachés à l'éloquence. L'ouïe devient ainsi pour l'homme un sens éminemment intellectuel, en même temps que la source d'une foule de sentimens inconnus au reste de l'animalité.

Du côté du *goût* et de *l'odorat*, les animaux se montrent nos maîtres. Ces sens y jouissent d'un grand développement; les connexions qui les lient, comme on sait, avec les fonctions organiques qui prédominent chez l'animal, rendent, du reste, raison de leur étendue et de leur prééminence. On observe, en effet, que le chien évente le gibier, le suit à la piste, retrouve les traces de son maître, et devine encore, ainsi que beaucoup d'autres animaux, la femelle éloignée dont il est séparé, d'une manière qui nous étonne et que notre odorat ne nous permet pas même de soupçonner. D'un autre côté, la gloutonnerie de la plupart des animaux, l'empressement particulier qu'ils mettent à se jeter sur tel aliment donné, attestent tout le plaisir qu'ils trouvent dans l'exercice du goût.

Remarquons cependant que le goût et l'odorat n'ont dans aucune espèce animale la délicatesse qu'ils affectent dans l'homme. Cette finesse peut seule, en effet, expliquer toutes les recherches de la sensualité humaine dans le choix et la préparation des alimens, l'usage des parfums et les soins d'une utile et scrupuleuse propreté. Nos sécrétions ne nous inspirent presque toutes autant de dégoût qu'à cause de leur fâcheuse impression sur l'odorat. Rien de semblable n'existe dans les animaux. Ils ont beau sentir de loin, rien ne décèle qu'ils soient incommodés de croupir dans l'ordure; ce qu'on connaît en particulier du cochon, si habile à sentir les truffes à travers une épaisse couche de terre, justifie du reste cette remarque applicable à une foule d'animaux de plusieurs classes.

Concluons, en terminant cette revue comparative des sensations externes de l'homme et des animaux, 1° que constamment les sens de l'homme ont une finesse et une délicatesse d'action que n'ont pas ceux des animaux; 2° que la force et l'étendue de chacun des sens pris à part ou isolément envisagé, se montrent le plus souvent supérieures chez les animaux; 3° enfin, que les sens étant examinés non plus un à un, mais dans leur ensemble, ceux de l'homme uniformément développés offrent entre eux un véritable équilibre, une sorte d'harmonie qui contraste avec le défaut de rapport et la discordance réelle des sens des animaux chez qui l'étendue très-considérable de quelques-uns coïncide constamment avec le rétrécissement et l'obtusion des autres.

B. Les *sensations internes* ou les modifications perceptibles diverses développées à l'intérieur sous l'influence des stimulans naturels des organes (faim, besoin de reproduction, de mouvement, sentiment de *bien-être*, de *malaise*, etc., etc.), communes à l'homme et aux animaux, devront paraître plus fortes et plus étendues chez ces derniers que chez l'homme, s'il est permis de juger des unes et des autres par la promptitude, la franchise et l'énergie des actions qu'elles déterminent. C'est immédiatement, en effet, et sans hésitation, que les animaux, pressés par leurs besoins, tendent à les satisfaire par le développement de toutes leurs forces; ils obéissent aveuglément au seul instinct et rien ne les arrête; mais l'homme, au contraire, que sa raison éclaire et domine, bien que porté à agir par le même ordre de causes stimulantes, se montre toujours maître d'y résister, et cela non pas parce qu'elles pourraient à la rigueur se trouver moins fortes chez lui, mais bien parce qu'il lui est accordé de réfléchir ses sensations et de se déterminer après délibération. Il refuse en effet à ses besoins, ou du moins il y peut constamment obtempérer, c'est là un de ses plus nobles caractères.

C. *Actes intellectuels et moraux.* — Si des sensations externes et des impressions stimulantes nées à l'intérieur, nous passons à la *pensée*, qui les suit et s'enchaîne diversement avec elles, c'est là que nous trouverons la plus réelle et la plus grande des différences qui existent entre l'homme et les animaux. Le cerveau, premier instrument ou moyen nécessaire de l'intelligence, est comme on sait plus vaste, plus pesant, plus compliqué, et spécialement plus développé dans quelques-unes de ses parties, notamment ses lobes antérieurs, que le cerveau d'aucun animal. Nul autre, en effet, si l'on en excepte le seul *Jocko*, parmi les singes (Tyson), les souris, les rats et les très-petits oiseaux, n'offre proportionnellement à l'ensemble de son corps une aussi grande concentration de pulpe médullaire et de puissance nerveuse. Cette masse énorme, située près et au milieu des sens avec lesquelles elle correspond, y rend raison de l'étonnante faculté de perception accordée à l'homme. Mais des deux centres du système nerveux, si le cerveau prédomine dans l'homme, c'est la moelle épinière qui l'emporte manifestement dans les animaux, et l'on sait que cette dernière, ainsi que les nerfs qui en émanent et qui participent à son excès de développement, concourent principalement à la production des mouvemens, qui dans les animaux sont généralement plus remarquables que dans l'espèce humaine par leur force, leur étendue et leur durée. Tout atteste donc chez l'homme la concentration, et par suite la haute prédominance de l'agent qui est à la fois la source de la sensibilité physique, et le réceptacle des facultés intellectuelles et morales.

Si donc, commençant par *l'intelligence*, nous comparons les *perceptions* de l'animal, toujours simples et bornées à lui donner la connaissance des objets matériels qui le plus souvent frappent éventuellement ses sens ou qu'il recherche dans le but de satisfaire ses appétits, à cette même faculté chez l'homme, auquel elle revèle tant de choses, lorsque *l'activité mentale* qu'on nomme *l'attention* préside aux sensations, on se convainct que les sens de l'homme agrandissent singulièrement la sphère de ce qu'il est donné à l'animal de percevoir ou d'envisager dans les choses. Les idées de l'homme ou la conscience qu'il prend de l'impression des objets, accrues par tout ce que leur donne l'attention dont il se montre éminemment capable parmi les autres animaux, ne sont pas seulement en cela plus complètes et plus étendues que celles de ces derniers, mais elles ont encore deux caractères distinctifs : le premier c'est de devenir générales ou abstraites, et le second de se pouvoir fixer par des caractères perceptibles, ou signes représentatifs. La *mémoire*, si heureuse et si étendue chez l'homme, à l'aide de laquelle il réproduit à sa volonté le passé, est plus ou moins bornée dans les animaux; elle ne leur rappelle que des objets physiques, les idées simples qui s'y rattachent encore le plus souvent sans spontanéité et seulement à l'occasion de la reproduction des premières causes d'impression. Elle se montre d'ailleurs très-courte pour la plupart d'entre eux, et souvent si fugace, qu'ainsi qu'on l'a dit proverbialement du lièvre, ils la perdent en courant. Quant à *l'imagination*, on en chercherait vainement la trace dans les animaux. Et s'il n'en est pas tout-à-fait ainsi de la *comparaison* et du *jugement*, ces deux facultés très-bornées, auxquelles la réflexion et le raisonnement demeurent étrangers, ne s'exercent d'ailleurs qu'à l'occasion d'impressions immédiates et actuelles.

Mais le concours des *facultés morales*, ou la *volonté* de la plupart des métaphysiciens, ne met pas moins de différences entre l'homme et les animaux que l'intelligence. Si les animaux, modifiés comme l'homme par le *plaisir* et par la *douleur*, éprouvent le *désir* de retenir le premier et de repousser le second, les sentimens qui constituent ce désir, nés de simples besoins matériels et de quelques attachemens, sont beaucoup moins nombreux que chez l'homme, chez lequel, indépendamment des besoins physiques, ils se rattachent encore aux actes intellectuels qui les produisent quelquefois, les fortifient et en étendent le domaine. Ainsi les désirs très-bornés dans les animaux, et entre lesquels ils peuvent choisir, ne laissent que peu de latitude à la *préférence*; or cette nouvelle faculté dirige au contraire le plus constamment l'homme dans l'emploi plus ou moins réfléchi et raisonné qu'il fait des moyens propres à le satisfaire. Quant à la *liberté*, qui naît enfin de la préférence et qui consiste à vouloir ou à ne pas vouloir après délibération, elle est, sinon nulle, au moins très-bornée dans les animaux; ce qui résulte du petit nombre de leurs désirs toujours limités à leurs attachement et à leur conservation matérielle, de la prédominance marquée de l'un de ceux-ci, et enfin de l'étroitesse de leur intelligence qui les rend peu capables d'établir la balance entre leurs actions. Celles-ci ne décèlent donc que peu de liberté. L'homme, au contraire, placé entre une foule de sentimens qui s'équilibrent en quelque sorte, ou du moins dont aucun ne commande avec une énergie supérieure, les soumet tous également à sa raison, et se montre dès lors éminemment *libre*, puisqu'il accepte ou refuse, tour à tour, sa volonté.

L'homme dans sa liberté d'action refuse-t-il son bien personnel en sacrifiant son intérêt et son désir au bien public, il atteint la *moralité*, noble dépendance de la liberté, et de tout point étrangère aux animaux qui manquent absolument, en effet, de *liberté morale*. Quant à l'avilissant *égoïsme* qui résulte des conditions opposées, il est loin, comme on sait, de former l'apanage exclusif de *l'animalité*.

Tout ce qui précède prouve de reste la prééminence incontestable de *l'entendement humain* sur celui des animaux; mais en revanche *l'instinct* le plus sûr et le plus développé sert merveilleusement ces derniers et les dirige dans tout ce qui importe à la satisfaction de leurs besoins, au développement de leur corps et à la conservation de leur progéniture. Mille faits curieux et intéressans, mais trop connus pour que nous croyions les devoir reproduire ici, attestent, depuis la larve de l'insecte et le poulet jusqu'à l'éléphant, quelle est en eux toute la puissance de cette faculté; et d'autre part, toute l'histoire de la vie de l'homme prouve, au contraire, que s'il n'est pas tout-à-fait sans instinct, du moins aucun autre animal n'en est aussi faiblement pourvu. Nous verrons bientôt quelle est pour lui la conséquence favorable de ce véritable dénûment.

D. *L'expression* ou la manifestation extérieure des sentimens et des idées est bornée chez les animaux au seul langage d'action. C'est instinctivement que par ses cris, ses caresses ou ses menaces, son approche et sa fuite, quelques excrétions qui peuvent s'échapper, l'animal manifeste ses besoins et les affections qu'il éprouve. Ce langage est énergique et rapide, peu modifié par la volonté, et toujours le même; aussi combien ne paraît-il pas borné ou rétréci quand on le compare à tout ce que l'homme exprime par sa physionomie, la mobilité de ses traits, la coloration variée de son visage, son geste animé et les diverses inflexions de sa voix. L'homme, en effet, rend non-seulement ainsi ses désirs, les grands mouvemens de son âme, mais il peut encore associer ses semblables à la plupart des opérations de son intelligence; la méditation, la réflexion, etc., se lisent sur son visage; les traits de l'animal ne décèlent que ses appétits, sa haine et son amour.

E. Si le langage d'action distingue déjà sous certains rapports l'homme des animaux, la *parole*, exclusive au premier, et qui devient ainsi comme le véritable cachet de son espèce, ne fournit qu'à lui le premier et le plus noble moyen d'expression intellectuelle et affective. L'homme *parle* seul, en effet, parmi tous les objets de la création, et s'il n'est pas le seul qui *articule* des sons ou qui *prononce* des mots, comme le prouvent quelques oiseaux nommés *parleurs*, il est le seul qui exprime de cette manière des sentimens et des idées. *L'articulation* de l'oiseau est toujours vide de sens : elle n'est qu'une simple imitation de sons tout du ressort de l'ouïe, et rien de plus. Le don de la parole paraît d'ailleurs moins tenir chez l'homme aux particularités d'organisation de sa bouche et de son larynx, qu'à certaine disposition spéciale de son cerveau. Les animaux mammifères parleraient, sans doute, s'il leur suffisait d'avoir des organes vocaux propres à l'articulation; leur mutisme dépend donc du défaut de l'agent plus noble, ou plutôt de l'absence de la faculté plus élevée que nous indiquons.

F. La *locomotion* offre un grand nombre de mouvemens communs à l'homme et aux animaux; la plupart de ceux-ci l'emportent même sur lui par la force musculaire et l'énergie de la contraction, témoins le vol de l'oiseau, la charge de l'éléphant, la course du cheval. Cette prédominance des mouvemens des animaux y coïncide, comme nous l'avons déjà dit, avec la supériorité du développement de leur moelle épinière et des nerfs rachidiens. Mais si les animaux l'emportent sur l'homme par la force et l'étendue de leurs mouvemens, ce dernier, qui se rend remarquable de son côté par la délicatesse et la vivacité des siens, trouve d'ailleurs dans son attitude *bipède* et sa *situation verticale* sur le sol, un caractère qui lui est propre, et qui contribue à assurer sa prééminence en livrant sa main tout entière au développement de son industrie. C'est au mot *station*, auquel nous renvoyons, que l'on trouvera les preuves nombreuses qui constatent que l'homme est naturellement *bipède*, comme l'établissent principalement l'assise horizontale de sa tête sur le rachis, le défaut d'obliquité postérieure de son bassin, l'existence de ses énormes fessiers, celle de ses mollets, etc., etc. L'on verra de plus que toute autre situation est insoutenable ou le met dans un état d'effort plus ou moins pénible ou même dangereux, et réciproquement que, du côté des animaux, les quadrupèdes et même les premiers des singes ne sont pas organisés pour pouvoir supporter la noble attitude de l'homme. Le singe debout sur ses mains de derrière, qui ne s'appliquent au sol que par le bord péronier et à l'exclusion du pouce, a besoin de quelqu'autre appui, non-seulement pour se maintenir élevé, mais encore pour ne pas tomber en arrière, sens dans lequel le défaut de saillie du calcanéum, le privant de base de sustentation suffisante, déterminerait infailliblement sa chute. Quant aux oiseaux, d'ailleurs si loin de l'homme dans l'échelle animale, leur attitude sur deux pates en ferait à la rigueur des bipèdes; mais la situation plus ou moins oblique de leur corps sur le sol, les éloigne complétement du caractère de *verticalité* offert par le corps de l'homme. Ainsi l'homme seul, debout sur ses pieds, élevant ainsi sa tête au faîte, semble encore par-là élever sa pensée. C'est dans cette attitude qu'il impose, comme on sait, à tous les animaux, et que les plus robustes reconnaissent en lui le maître qui les conduit.

G. Le *sommeil* ou le repos temporaire plus ou moins complet des organes de la vie de relation est comparativement moins prolongé et moins profond dans l'homme que dans les animaux. Ceux-ci dorment, pour la plupart, dès que leur corps est fatigué, et qu'aucun autre besoin que celui du repos ne les tourmente; mais combien de fois, dans de pareilles circonstances, l'activité intellectuelle et morale de l'homme ne prolonge-t-elle pas ses veilles en le forçant de résister à tous les besoins qui l'assiégent? Les rêves ne sont pas tout-à-fait étrangers aux animaux; Chabert les a constatés dans le cheval, le bœuf, etc., mais il est permis de penser que ces produits de l'imagination n'ont ni l'étendue ni la variété qu'ils offrent dans l'homme.

§ III. La vie de l'espèce confiée à l'exercice de la *génération*, fait ressortir quelques nouvelles particularités de l'histoire de l'homme. C'est ainsi que sous le rapport de la réunion des sexes et de la fécondation qui s'ensuit, tandis que les animaux n'entrent en chaleur que dans certaines saisons de l'année, l'homme, au contraire, a le privilége de faire l'amour en tout temps, ce qui, pour le dire en passant, resserrant les liens qui le rapprochent de sa compagne, devient un des premiers élémens de l'état de famille par lequel commence la société.

Les menstrues, chez la femme, forment une évacuation notable, constante et régulièrement périodique, qui manque dans la presque universalité des animaux, et qu'on ne retrouve que dans la femelle de l'orang-outang, dans l'économie de laquelle elle est bien éloignée, sans doute, de jouer le rôle important qu'elle a dans l'espèce humaine. Cette évacuaton signale constamment, dans cette dernière, l'aptitude de la femme pour la fécondation; et ce caractère manque indistinctement dans les femelles des animaux; et s'il existe dans les singes, il n'y présente probablement rien d'aussi tranché.

La fécondation opérée devient, dans la plupart des animaux, le terme de l'approche du mâle, ce qui continue pendant toute la durée du *part*, et même le temps d'allaitement que réclament les petits. Mais chez la femme, la conception, la grossesse et l'allaitement ne suffisent pas pour la tenir éloignée des embrassemens de l'homme. Une action morale seule, la crainte de nuire à leur enfant, motive la séquestration que se peuvent imposer, dans ces circonstances, les meilleures mères.

Haller et M. Blumenbach avaient cru trouver dans l'existence de l'*hymen*, chez les filles et dans celles de caroncules myrtiformes qui, chez la femme, offrent les débris de cette membrane, un caractère propre à la femme parmi les mammifères ; mais M. Cuvier s'est assuré que ces mêmes parties existaient encore dans plusieurs femelles d'animaux, et notamment dans l'éléphant; de sorte que la résistance réelle qu'oppose la jeune fille aux désirs amoureux de l'homme qui la presse pour la première fois, comparée à la facilité des femelles des animaux dans la même circonstance, tient plutôt en elle au sentiment de pudeur qui la distingue, qu'à l'obstacle physique apporté par la nature à l'accomplissement des premières jouissances.

Si le moineau, le coq, le chien, le cheval, une foule d'autres animaux, tiennent le premier rang pour la force et l'énergie des plaisirs amoureux, aucun autre n'est comparable à l'homme pour l'exquise sensibilité qu'il y développe, et qu'il doit à la finesse de ses sens, notamment de ses tégumens, et à la masse de puissance nerveuse accumulée dans son cerveau. Le coït n'abat aucun animal à l'égal de l'homme, et l'état d'épuisement qui chez lui suit cet acte prouve assez la concentration et le déploiement de facultés qu'il admet. Mais indépendamment du fait matériel de la copulation dans lequel consiste tout le plaisir des animaux, combien de jouissances n'y ajoutent pas tout le cortége des *caresses* qui se montrent comme particulières à l'espèce humaine. Toute la part de l'imagination dans l'amour, tout ce que le moral de ce sentiment y mêle de charmes et de douceurs, en fait pour l'homme, enfin, une source de bonheur et de voluptés totalement inconnus au reste des animaux. Les rêves de plaisirs et les pollutions nocturnes qui s'ensuivent, si ordinaires à l'homme dans l'état de continence, n'existent pas chez les animaux. Les plaisirs illicites provoqués par la masturbation sont encore inconnus au plus grand nombre; et si la lasciveté de quelques espèces, comme celle des singes, des ours et des chiens, ne les rend pas étrangers à cette manœuvre, c'est uniquement quand les mâles sont séparés de leurs femelles. Pourquoi faut-il que ce déplorable vice, si contraire au vœu de la nature dans l'entretien de l'espèce, et que l'isolément des sexes ne motive pas constamment chez l'homme, y soit cependant beaucoup plus répandu que dans aucun animal ?

CHAPITRE SECOND. *Faits collectifs ou généraux de l'histoire de l'homme.*

§ I. *Cosmopolisme.* — Envisageant l'espace immense dans lequel le genre humain est répandu sur le globe, on se convainc que, comme habitant du monde entier, aucun autre animal ne peut lui être comparé. On rencontre bien, à la vérité, quelques espèces aquatiques (animaux et plantes) à la fois au nord et au midi, mais toutes y vivent dans la profondeur des mers, où probablement n'existent pas les grandes différences de température de l'atmosphère qui agissent sur les animaux terrestres. Aussi ne trouve-t-on, sans exception, aucun de ces derniers à la fois établi vers les *Samoyèdes* du pôle, les *Caffres* de la ligne, et les *Français* de notre zone tempérée. Non-seulement les hommes habitent les latitudes les plus diverses, mais seuls ils changent de climat et se façonnent aux plus extrêmes. Seulement on remarque qu'ils *s'acclimatent* avec plus ou moins de facilité, et que si l'homme des régions tempérées se fait immédiatement au séjour du Sénégal et de la Sibérie, les habitans de chacune de ces deux contrées n'atteignent le même avantage qu'en passant par gradation du séjour de l'un à celui de l'autre. Le chien seul, parmi les animaux, peut s'acclimater, mais encore par les soins et sous la protection nécessaire du maître qui l'adopte; aucune autre espèce ne supporte ces grands changemens. Toutes sont façonnées pour une température fixe, ainsi que le prouvent, en particulier, les oiseaux de passage, qui émigrent pour la retrouver dans des lieux nouveaux dès qu'elle varie dans le pays qu'ils occupent.

§ II. *Sociabilité.*—Si nous comparons les réunions d'animaux qui vivent en troupes ou en société, et parmi ces derniers les fourmis, les abeilles et les castors, dont la commune industrie nous frappe le plus, avec la vie *sociale* qui fait l'attribut de l'humanité, nous trouverons que, si la *sociabilité* n'est pas, à proprement parler, exclusive à l'homme, elle se distingue néanmoins, à son égard, de toutes les associations animales, par la réunion des motifs qui la déterminent, par tous les avantages qui en dérivent, et par sa marche ascendante vers la perfection.

Ce n'est point ici le lieu de réfuter les brillans paradoxes qui ont voulu faire de l'homme un être isolé, ni ceux des philosophes qui ont trouvé dans son intérêt personnel le seul motif de son union avec ses semblables: nous nous contenterons d'indiquer les traits de son organisation physique et de son état moral qui en font naturellement l'être social par excellence, le ζῶον πολιτιχὸν, ou l'animal politique d'Aristote.

L'extrême faiblesse de l'enfant naissant, les bornes étroites de son instinct, l'insuffisance absolue de tout moyen de vie et de défense, qui lui sont propres, le condamneraient à une mort prochaine et assurée : mais les êtres intelligens et affectueux auxquels il doit le jour, que l'amour a rapprochés et dont il resserre les liens, veillent à sa conservation, et l'entourent d'autant plus de soins que sa conservation plus difficile motive de plus grands efforts de leur sollicitude. Mais aux premiers enfans en succèdent bientôt d'autres, et la longueur de leur éducation physique exige le partage et la multiplication des soins paternels. Le mariage ou l'union de l'homme et de la femme en devient indissoluble; la nécessité lui donne la sanction du temps, et la douce habitude en fait le premier besoin du cœur. Parmi les enfans, les aînés aident bientôt le père et la mère dans les soins que reçoivent les plus jeunes, et tous les membres de cette famille, réunis par la réciprocité de la reconnaissance et des bienfaits, sont désormais inséparables. Voilà la première chaîne de la société; rien de semblable n'existe dans les animaux. Une foule ne connaissent ni leurs femelles ni leurs enfans (poissons et certains reptiles), et dans ceux qui s'accouplent, les petits, bientôt indépendans des pères, s'en séparent et vivent à jamais isolés (oiseaux et mammifères).

Mais l'homme, étant de tous les animaux celui dont la sensibilité est la plus vive, qui a le plus de désirs et de besoins à satisfaire, et celui qui a le moins de moyens naturels pour y parvenir; qui, pour s'abriter, se vêtir, se nourrir et se défendre de la multitude d'animaux qui le fatiguent ou menacent son existence, est contraint à la nécessité de tout *créer*, de tout *produire* autour de lui, trouve là un second et puissant motif de s'unir à ses semblables. Pour disposer de tant de choses, que serait-il en effet, isolé, et que pourraient ses faibles bras? C'est donc du concours et de la réunion qu'il reçoit toute sa *puissance*, et que ses forces physiques et morales, accrues et développées, le rendent réellement capable des merveilles qu'il enfante.

Les hommes réunis, pressés du besoin de s'entendre, de se communiquer leurs sentimens et leurs idées, inventent des signes sensibles, se forment une langue, à l'aide de laquelle, amenés avec leurs semblables à la communauté des pensées, ils pourvoient à leurs premiers besoins, forment des cabanes, pêchent, chassent, défendent leur corps des injures de l'air par les dépouilles des animaux, réunissent des bestiaux, et creusent enfin le sein de la terre pour lui demander d'utiles produits.

Mais si dans l'enfance des sociétés le couvert, le vêtement et la nourriture, que la chasse, la pêche, la vie pastorale et l'agriculture procurent aux hommes, leur peuvent rigoureusement suffire, on les voit bientôt, étendant leurs besoins et ingénieux à les satisfaire, décupler leurs moyens, et faire concourir par les échanges ou le commerce qui s'établit, l'industrie particulière de chaque société à l'avantage des sociétés réunies. C'est ainsi que les aisances de la vie et les recherches de la sensualité s'ajoutent bientôt, en effet, à la satisfaction simple des premiers besoins, ou de ceux que l'homme a de commun avec les autres animaux.

Si l'industrie de l'homme remplit ses besoins, l'entoure des recherches de la sensualité, et assure ainsi son bonheur en quelque sorte matériel, combien son intelligence et ses sentimens ne lui revèlent-ils pas d'autres sources de désirs, en même temps que de nouveaux moyens de les satisfaire? Fatigué de ne faire que vivre, l'homme veut plus, il veut encore *connaître.* Les objets qu'il voit, qu'il touche, qu'il utilise, ne sont plus un aliment suffisant pour son esprit; il généralise ses idées, il recherche les rapports des choses, il interroge les phénomènes, il en saisit les principes; il invente, en un mot, les *sciences* et la théorie des arts, qui, contribuant à l'utilité commune, font le bonheur de ceux qui les cultivent. C'est le même principe, la faculté de connaître et de créer qui entoure l'homme de toutes les jouissances attachées au culte des lettres.

Mais si l'admirable industrie de l'homme satisfait à ses besoins réels et factices, s'il doit au développement de son intelligence de s'élever à la connaissance des sciences et des arts, de disposer à son gré de toute la nature, de régner en souverain sur la terre, il trouve encore dans l'élévation de sa raison, dans les méditations qu'elle lui suggère, et plus encore dans le fond de son cœur, le sentiment de son *Dieu.* Son esprit le révère et son cœur l'adore. Partout, en effet, les hommes reconnaissent ce principe de toutes choses, ce Dieu de bonté; et les mains étendues vers lui, ils lui rendent un *culte.*

L'homme est encore remarquable entre tous les animaux par la connaissance anticipée de la *mort;* aucun d'eux ne s'élève à cette notion. L'expérience de la mort qui frappe autour d'eux n'altère en rien la sécurité dans laquelle ils vivent. Mais l'homme à peine sorti de l'enfance prévoit déjà sa fin, et il s'avance avec plus ou moins de crainte vers un terme qu'il redoute et que tous ses efforts tendent à éloigner.

L'homme que caractérise ainsi la connaissance de la mort atteint encore le plus souvent cette dernière au milieu de l'affligeant cortége des infirmités, de la douleur et de la *maladie*. La vie intensive de cet être et la continuité d'efforts qu'elle suscite, en offrent assez de raisons. Les animaux, au contraire, uniformes dans leur vie, satisfaisant avec facilité, et par un instinct toujours sûr, le petit nombre de leurs besoins, ne connaissent guère dans leur état de liberté tous ces fâcheux avant-coureurs de leur fin. Ils meurent, en effet, sans s'en être doutés, soit qu'ils servent d'alimens à l'homme ou de pâture à d'autres espèces qui les pillent, soit qu'ils atteignent l'extrême vieillesse. La mort sénile à laquelle parviennent ceux qui ne sont pas dévorés par leurs ennemis, et que sous ce rapport l'homme qui se joue des animaux les plus redoutables semblerait devoir toujours atteindre, est cependant éloignée comme on sait de devenir son partage.

Très-rarement, en effet, l'homme meurt de vieillesse, et le plus souvent il succombe à la multitude d'accidens et de maladies auxquels son genre de vie l'expose à chaque instant; et, comme si ce n'était pas assez pour borner ses jours, il trouve encore un nouvel agent de destruction non moins terrible dans la main de l'homme même, devenant ainsi le plus cruel ennemi de sa propre espèce. Les hommes s'égorgent en effet entre eux, et cet affligeant caractère de leur espèce n'a pas même pour excuses leurs haines, leurs rivalités, leurs vengeances, la défense de la patrie; mais encore la vanité, l'intérêt, de simples opinions même, suffisent à chaque instant pour armer leurs bras homicides.

Quoi qu'il en soit de la fin de sa vie périssable, l'homme élance sa pensée dans l'éternel avenir. Les notions de bien et de mal, de juste et d'injuste auxquelles il s'est élevé et qui durant son existence ont déjà produit, suivant la sorte d'usage qu'il a pu faire de sa raison, la tranquillité ou l'agitation de sa conscience, lui donnent, en mourant, ou la consolante idée des récompenses qui attendent son âme immortelle, ou celle des châtimens qu'il a mérités. Cette persuasion, fondée sur la morale, si consolante pour la vertu, et d'ailleurs si répandue parmi les hommes, se lie particulièrement encore chez les différens peuples au respect qu'ils ont pour les morts, aux honneurs de la sépulture, à l'invocation des mânes, et aux prières faites sur les tombeaux.

§ III. *Perfectibilité humaine.* — La perfectibilité de l'homme est un fait que prouvent incontestablement les différens peuples qui, malheureux, ignorans et grossiers à leur origine, arrivent par degrés à l'état d'aisance, d'industrie et de savoir qu'offrent dans leur âge avancé les sociétés policées. Cette marche ascendante, subordonnée seulement pour sa rapidité aux diverses circonstances qui développent ou compriment nos facultés intellectuelles et morales, est constante, et peut être opposée à l'état entièrement stationnaire du reste des animaux. L'adresse et la disposition imitative du singe, la toile de l'araignée, les ruches de l'abeille, les maisons des castors, nous font admirer sans doute l'industrie toute merveilleuse de ces animaux; mais quelle qu'elle soit, produit d'un instinct aveugle, elle est dans chaque espèce constamment la même, et se montre dès le premier jour avec toute sa perfection. Qui ne sait, par exemple, que le travail des abeilles n'est encore aujourd'hui que ce qu'il était déjà sous le chantre des Bucoliques!

Si certains animaux élevés et dressés par les soins de l'homme se montrent capables de quelque perfection qui leur soit profitable, comme le peut être la chasse, par exemple, pour les chiens; ce bienfait borné aux individus est perdu pour l'espèce, car jamais on ne voit les pères le transmettre à leurs enfans. Mais dans l'homme, l'invention des signes représentatifs des idées, et la fixation réelle que *l'écriture* en particulier donne à l'état des choses et de la pensée, permet que rien ne périsse, que l'expérience et les travaux des devanciers transmis à ceux qui les suivent, conservés et accrus par eux, soient de nouveau répandus et perfectionnés d'âge en âge, jusqu'à leurs derniers neveux.

La perfectibilité est donc un caractère du genre humain : cette faculté est, en effet, commune à tous les hommes indistinctement, et ne diffère entre les individus, les peuples et les races que par ses degrés : chez l'homme elle résulte de l'action bien dirigée de ses propres forces, et se distingue par là de la perfectibilité des animaux toujours due aux soins de l'homme, et à des forces qui leur sont étrangères ; *transmissible* de l'homme à l'homme, elle devient ainsi *collective* pour son espèce, tandis qu'elle est toujours *intransmissible* et par conséquent *individuelle* dans les animaux ; la perfectibilté, enfin, étroite et très-bornée dans l'animalité, se montre illimitée et en quelque sorte infinie chez l'homme. Remarquons toutefois relativement à ce progrès sans bornes, que tous les peuples connus n'ayant, jusqu'ici du moins, jamais dépassé une certaine limite de grandeur et d'élévation, il peut être permis de croire que c'est là la mesure à laquelle le genre humain doit atteindre.

§. IV. *Supériorité de l'homme.* — La supériorité si incontestable de l'homme sur tout ce qui respire, particulièrement due aux nobles facultés qui composent le domaine de sa *pensée*, résulte trop clairement de tout ce que nous avons dit jusqu'ici pour que nous croyions utile d'ajouter encore les développemens que nous offrirait l'examen de cette admirable industrie qui, dans sa fécondité, soumet à la fois à la puissance de cet être, non-seulement la terre, l'air, l'eau, qui deviennent son domaine, le *feu* dont lui seul dispose, mais encore les plus forts et les plus redoutables des animaux. Partout, en effet, depuis la baleine jusqu'à l'oiseau-mouche, l'homme les atteint et les surmonte. Mais il fait plus encore, il les dompte, les asservit à ses besoins, comme le constatent sur tous les points du globe le renne, le chameau, le bœuf, le cheval, l'éléphant et le lama, qui, du nord au midi, le portent, travaillent pour lui ou le soulagent dans ses travaux. On ne trouve parmi les animaux rien de semblable ; les plus forts pillent ou dévorent, suivant leur instinct, les plus faibles ; mais l'ascendant des premiers sur les seconds ne va jamais jusqu'à les faire servir à leur utilité. Cette prérogative est de l'homme, elle caractérise sa prééminence et son ascendant. (RULLIER.)

HONTEUX, adj., *pudendus*. On a désigné par ce mot ce qui a rapport à la génération ou aux organes génitaux : *parties honteuses*, *vaisseaux honteux*, *etc.*

HONTEUX (nerf). Il appartient au plexus SACRÉ, et est mieux nommé nerf GÉNITAL. *Voyez ce mot.*

HONTEUX (vaisseaux). On les distingue en externes et internes;

les premiers sont fournis par les vaisseaux fémoraux, les seconds par les vaisseaux iliaques internes. *Voyez* FÉMORAL, ILIAQUE.

(A. B.)

HOPITAL, s. m., *nosocomium;* mot latin, créé dans le moyen âge, et formé de νόσος, maladie, et κομέω, avoir soin, traiter; lieu où sont rassemblés des malades auxquels on donne gratuitement les divers secours qu'exige leur état.

Le mot *hôpital*, qui s'écrivait autrefois *hospital*, est dérivé des expressions latines *hospitalitas*, *hospes*. La mauvaise organisation des établissemens qu'il servait à désigner, et les idées pénibles de misère qu'il retraçait à l'imagination, lui firent perdre par la suite des temps la noblesse qu'il dut tirer primitivement de son étymologie. On chercha, sur la fin du siècle précédent, à éloigner l'horreur qu'inspiraient ces retraites des pauvres et le nom sous lequel elles étaient connues, en substituant à cette dénomination celle d'*hospice*. Cette dernière, qui désignait jadis des maisons de refuge pour des religieux, a la même origine, et, s'appliquant aux mêmes objets, elle devait bientôt et nécessairement partager le sort de son synonyme. Quoique les acceptions des mots *hôpital* et *hospice* soient encore aujourd'hui quelquefois confondues, on s'accorde assez communément à appliquer le premier aux établissemens qui reçoivent les individus dont l'état de maladie réclame un traitement quelconque, et le second aux maisons servant de retraite aux personnes que leur âge, leurs maladies incurables mettent dans l'impossibilité de pourvoir à leur subsistance. Toutefois certains établissemens sont à la fois hôpital et hospice, et l'usage seul consacre le nom par lequel ils sont indiqués; tels sont les hospices de la Salpêtrière et de Bicêtre, près de Paris, destinés au traitement de l'épilepsie, de l'hystérie et de la folie, et à la retraite des pauvres âgés ou atteints de maux inaccessibles aux ressources de l'art. La dénomination d'*Hôtel-Dieu*, qui est synonyme d'*hôpital*, s'applique spécialement à l'hôpital principal des grandes cités ou à l'hôpital unique des petites villes, et dans lequel l'on reçoit tous les genres de malades.

D'après les savantes recherches de MM. Mongez, Percy et Willaume, l'origine des hôpitaux ne paraît pas remonter au delà des premiers temps du christianisme. On ne découvre chez les peuples anciens aucune trace de ces sortes d'établissemens. Seulement à Athènes, le cynosarge, l'un des trois gymses, était destiné à recevoir les enfans abandonnés, qui étaient élevés et mis en état de servir la république; et les citoyens devenus invalides au service de la patrie, étaient entretenus à ses frais. Il y avait aussi dans les principales villes de la Grèce des médecins salariés par le trésor public, pour aller donner des secours à domicile aux indigens.

On a attribué cette absence presque absolue d'institutions de bienfaisance publique aux coutumes et aux lois des peuples anciens, chez lesquels l'hospitalité religieusement observée, les distributions d'argent et de vivres, la protection immédiate des grands envers des cliens nombreux, et des maîtres envers leurs esclaves, prévenaient l'indigence et le besoin de secours étrangers en cas de maladie. Mais on peut certainement ranger au nombre des causes qui expliquent le défaut d'hôpitaux chez les anciens, la simplicité des mœurs, le peu d'extension des arts mécaniques, un répartition plus égale de la population, qui rendaient les maladies moins fréquentes que chez les modernes, et surtout l'enfance de la médecine et de la chirurgie dont les ressources étaient alors assez bornées.

Les langues anciennes n'ont aucune expression qui représente ce que nous avons désigné sous les noms d'*hôpitaux* et d'*hospices*. Les mots *nosocomia*, *gerontocomia*, *ptochotrophia*, *orphanotrophia*, *etc.*, *etc.*, appartiennent aux Grecs du moyen âge depuis l'établissement du christianisme. A cette époque, disent MM. Percy et Willaume, on vit la ferveur des néophytes et la piété générale des fidèles réunir leurs soins, leurs efforts et leurs libéralités pour soulager les malades rassemblés en un même lieu. Dans le quatrième siècle, une illustre Romaine, Fabiola, donna le premier modèle des hôpitaux, en fondant à Rome une maison destinée à recueillir les pauvres et les infirmes qu'elle soignait de ses propres mains. Dans le même temps, à peu près, Byzance, devenue capitale de l'empire romain, voyait s'élever de nombreux établissemens de charité. Plusieurs papes firent construire des hôpitaux à Rome. Les principales villes de l'Europe imitèrent l'exemple de la capitale du monde chrétien. Dans le sixième siècle furent fondés les hôpitaux de Lyon, de Reims et d'Autun, et peu de temps après, l'Hôtel-Dieu de Paris, élevé aux frais de saint Landry, évêque de cette ville, vers l'an 638, ou à peu près. Les Arabes, à l'imitation des chrétiens, formèrent de nombreux asiles pour les étrangers, les pauvres et les infirmes. Dès le huitième siècle, ils avaient à Cordoue un superbe hôpital. Plus tard, les pèlerinages à la Terre-Sainte, les croisades, la lèpre et autres maladies rapportées d'Orient, les pestes qui ravagèrent l'Europe, donnèrent lieu à multiplier les hôpitaux. Saint Louis, à son retour de la Palestine, avait fondé plusieurs de ces établissemens, entre autres l'hospice des Quinze-Vingts, où se retirèrent trois cents de ses guerriers devenus aveugles dans son expédition d'outre-mer. C'est à la fin du quinzième siècle que se rapporte la fondation du plus grand nombre des hôpitaux qui existent en France.

Après avoir indiqué ce qu'on rapporte de l'origine des hôpitaux, il serait difficile et peut-être inutile d'approfondir et de suivre leur histoire jusqu'à nos jours : institués dans des temps de barbarie où la piété marchait de compagnie avec l'ignorance et les préjugés, la plupart se ressentirent long-temps des vices de leur organisation primitive. Naguère encore l'Hôtel-Dieu de Paris présentait un aspect qui justifiait l'aversion des pauvres à venir y chercher des secours meurtriers. Outre le désavantage de sa position, au milieu d'un quartier populeux et peu aéré, et sur les bords d'un fleuve qui y entretient une humidité constante, des bâtimens amoncelés, des salles étroites, obscures, presque inaccessibles à l'air, et encombrées de lits pressés les uns contre les autres dans lesquels gisaient plusieurs malades, tout rendait compte de l'effrayante mortalité observée dans cet hôpital. On avait à déplorer des causes analogues d'insalubrité dans la plupart des hôpitaux. Des améliorations successives ont rendu ces retraites moins dangereuses. Si un grand nombre de ces établissemens sont encore loin de ce qu'ils devraient être, on peut en citer beaucoup qui, bâtis ou réparés dans des temps modernes, approchent de cette perfection que tant de circonstances empêcheront toujours d'atteindre entièrement.

On a prétendu que, sous le rapport politique, les hôpitaux et les hospices étaient des institutions nuisibles, propres à favoriser l'extension des maux qu'ils sont appelés à soulager; cette opinion a été appuyée de l'imposante autorité de Montesquieu. L'auteur de l'Esprit des Lois pense que des secours passagers vaudraient bien mieux que des établissemens perpétuels qui inspirent l'esprit de paresse et augmentent la pauvreté particulière et générale. D'autres, considérant la mauvaise organisation des hôpitaux et la mortalité considérable qui y règne, les ont regardés comme plus funestes à ceux qui réclament ces secours publics, que s'ils en eussent manqué entièrement. Doit-on, à ce double titre, proscrire les hôpitaux? les gouvernemens, en les conservant ou en permettant de nouvelles fondations, ont-ils agi contre l'intérêt de la société? Cette question, trop compliquée pour être approfondie en quelques pages, doit cependant nous occuper un moment. Sous le prétexte de ne pas encourager la paresse et le déréglement des mœurs, en offrant des ressources contre les effets de ces vices, repoussera-t-on impitoyablement l'homme que la misère a surpris au déclin de l'âge avec des affections incurables; l'artisan, frappé de maladie au milieu de travaux dont le prix suffit à peine à nourrir chaque jour une nombreuse famille; la femme devenue enceinte à la suite de coupables liaisons; l'enfant que la misère ou la honte de ses parens force d'abandonner; enfin les individus atteints de maladies vénériennes et dépourvus des moyens de s'en faire guérir. En convenant de l'influence des hôpitaux sur la progression du nombre des indigens dans un état, on ne s'aurait adhérer encore à la suppression de ces institutions. Ce serait un moyen trop cruel de remédier à la pauvreté que de refuser des secours aux malheureux, fussent-ils en très-petit nombre, que des circonstances inévitables ou même leurs fautes ont plongés dans la misère et les maladies. Les secours passagers qu'on propose de substituer aux hôpitaux seraient insuffisans. Toutes les maladies des pauvres ne sauraient être traitées à domicile. Quelque libéralité que l'on mît dans ce mode de charité, on ne pourrait entourer les malades des soins assidus et éclairés qu'exige leur état. Et parmi les indigens qui peuvent être considérés comme possédant un domicile, combien n'en est-il pas pour lesquels un changement quelconque d'habitation est un moyen de guérison. L'expérience montre tous les jours, dans les bureaux de charités et dans les dispensaires, l'insuffisance des secours à domicile pour des maladies un peu graves. Que serait-ce s'il s'agissait de ces affections dans lesquelles le succès dépend de la réunion de toutes les conditions favorables. Quant aux hôpitaux des femmes enceintes et des enfans-trouvés, il est bien reconnu que ces établissemens, bien loin d'être contraires aux mœurs, sont les meilleurs moyens de prévenir les tentatives d'avortement et les infanticides. Les maisons destinées au traitement de la syphilis ne deviennent pas seulement utiles aux individus qui en sont actuellement affligés, elles concourent à diminuer les chances de contagion, à borner la propagation de cette affreuse maladie qui sévit quelquefois sur les personnes mêmes que leur conduite irréprochable devrait mettre pour toujours à l'abri de ses atteintes.

On ne saurait nier que la plupart des maladies ne soient plus dangereuses dans les hôpitaux, même dans ceux qui présentent les conditions les plus favorables, soit que cet effet dépende de la constitution détériorée de ceux qui s'y rendent, soit qu'il tienne à une influence physique ou morale que ce genre d'habitation exerce sur les malades. Ces établissemens entretiennent aussi certaines affections, et favorisent le développement et la propagation contagieuse de quelques autres parmi les personnes qui y séjournent. Malgré tous ces inconvéniens, qui sont graves et réels, l'institution des hôpitaux, en eût-elle de plus grands encore, serait inévitable dans l'état actuel de la société, puisqu'ils offrent les moyens les plus efficaces de soulagement dans les maladies qui assiègent les indigens. De plus, ces grands rassemblemens de malades, traités aux frais de la société tout entière, la récompensent bien des sacrifices qu'ils exigent, par les progrès dont ils sont la cause la plus puissante pour la médecine. C'est un bienfait qui se répand sur toutes les classes du peuple, mais qu'on n'aurait cependant pas le droit d'opposer aux inconvéniens reprochés aux hôpitaux, si cet avantage était obtenu au détriment des classes inférieures. Ces diverses idées, développées dans un sens plus général, trouveront leur complément à l'article SECOURS PUBLICS.

Puisque les hôpitaux sont une nécessité des temps modernes, il s'agit de chercher à diminuer leurs inconvéniens, et à augmenter leurs avantages. Forcé de restreindre l'étendue de cet article, je ne présenterai que les considérations les plus importantes de ce sujet, passant sous silence tout ce qui a trait à l'administration économique. Mais auparavant je dois examiner la question de savoir si le maintien des grands hôpitaux n'est pas funeste à l'humanité, comme on l'a prétendu, et s'il ne serait pas utile de les remplacer par un certain nombre d'établissemens d'une moindre étendue. L'auteur d'un écrit intitulé *Essai sur les Hôpitaux*, soutient que ce n'est pas précisément au nombre des lits que tiennent les inconvéniens de l'accumulation du mauvais air et du mélange des miasmes qui s'exhalent de la plupart des malades dans certains grands hôpitaux, mais au rapprochement excessif de ces malades, à la disposition vicieuse des bâtimens, à la proportion trop forte du nombre des lits avec l'espace qui les renferme; il prouve par des exemples que la mortalité est aussi considérable dans certains hôpitaux peu étendus, que dans plusieurs grands hôpitaux de l'Europe. Mais, pour tirer une conséquence rigoureuse, il faudrait savoir si les élémens de cette comparaison se trouvent dans des conditions à peu près semblables, si les hôpitaux considérables et ceux qui ne contiennent que peu de malades jouissent d'une exposition également favorable, si tel hôpital n'est pas recherché pour le traitement de certaines maladies qui augmentent ou diminuent ses tables de mortalité, etc. Ainsi, d'après des calculs dressés il y a vingt ans environ, la mortalité à l'Hôtel-Dieu de Paris était de 1 sur 4 $\frac{87}{100}$, tandis qu'elle était de 1 sur 7 $\frac{7}{100}$ dans l'hôpital de la Charité de la même ville, qui n'entretient que le tiers à peu près du nombre de malades renfermés dans l'Hôtel-Dieu, et qui présente des conditions beaucoup plus avantageuses sous le rapport de sa situation, de la disposition de ses bâtimens et de sa distribution intérieure. On voit, d'après cela, que cette différence entre les tables de mortalité de ces deux hôpitaux ne peut pas faire conclure en général à l'insalubrité des grands établissemens; et l'on pourrait encore s'en rendre compte en considérant que l'Hôtel-Dieu, placé au centre de la capitale, dans un quartier populeux, et près du bureau d'admission, reçoit un plus grand nombre proportionnel de malades dans un état extrêmement grave et même au-dessus de toute ressource; qu'au contraire on envoie à l'hôpital de la Charité un grand nombre d'individus atteints de phthisie pulmonaire, affection qui, bien que mortelle, diminue, par la lenteur de sa marche, le mouvement des malades. Enfin, quoique les conditions soient à peu près les mêmes aujourd'hui pour ces deux hôpitaux, l'avantage semblerait avoir passé du côté de l'Hôtel-Dieu. Nous trouvons dans un rapport de M. le duc de La Rochefoucault-Liancourt, sur les hôpitaux de Paris pour l'année 1822, qu'à l'Hôtel-Dieu, la mortalité a été de 1 sur 6 $\frac{82}{100}$, et à l'Hôpital de la Charité, de 1 sur 5 $\frac{36}{100}$. La question relative aux désavantages des grands hôpitaux est donc très-complexe et difficile à résoudre, quoiqu'on ait coutume de la préjuger. Ce ne serait qu'après avoir évidemment reconnu leurs inconvéniens qu'il faudrait décider s'ils sont assez prononcés pour négliger la considération de l'extrême économie qui résulte de ces établissemens.

Les règles que je vais exposer sur la disposition et l'administration hygiénique des hôpitaux sont connues et généralement adoptées. Les travaux de Tenon, de Coste et de beaucoup d'autres auteurs ont épuisé une matière sur laquelle il ne resterait guère rien de neuf à dire qu'en entrant dans des particularités qui me sont interdites. Plusieurs établissemens ont subi dans ces derniers temps de telles améliorations qu'on peut les proposer pour modèles, et qu'il suffit de décrire ce qui existe : tel est entre autres l'hôpital de la Charité de Paris, qui est devenu, par les soins d'un administrateur actif et éclairé, un véritable temple élevé au malheur.

Ce que nous devons examiner d'abord, c'est la situation d'un hôpital et la disposition de ses bâtimens. Tout ce qui a été dit des *habitations* relativement à la salubrité de leur position peut s'appliquer à celle des hôpitaux. Il serait généralement avantageux que ces établissemens fussent élevés hors des villes. Toutefois, dans les cités très-étendues, il y aurait de l'inconvénient s'il ne se trouvait pas quelque hôpital dans leur enceinte ; il est des malades dont l'état exige de prompts secours, et dont l'admission est urgente. Tout doit se rapporter à la salubrité et à la commodité du service dans la position et la construction des hôpitaux. Les beautés de l'architecture, la régularité des plans doivent céder à ces considérations essentielles. Bâti sur un terrain sec et élevé, éloigné ou à l'abri des exhalaisons nuisibles, jouissant d'une exposition favorable à l'accès des rayons solaires et de vents qui renouvellent l'atmosphère, pourvu suffisamment de bonnes eaux potables, et abondamment des eaux nécessaires aux usages de propreté, un hôpital offrira les conditions les plus heureuses s'il joint à ces avantages ceux d'un local vaste où les bâtimens soient séparés entre eux et des habitations voisines par des cours étendues, des jardins et des plantations destinés à la promenade des malades et des convalescens.

Les salles destinées aux malades seront, autant que possible, isolées les unes des autres. Celles d'un même étage ne devraient communiquer entre elles que par un vestibule commun. Elles seront élevées au-dessus du sol, spacieuses, accessibles à la lumière, et même disposées de manière à être pénétrées pendant un certain temps de la journée par les rayons du soleil. Le renouvellement de l'air y sera entretenu par des croisées larges, nombreuses, percées des deux côtés en face les unes des autres, et très-près du plafond où tendent à s'élever la plupart des vapeurs; tandis qu'aux extrémités, des portes spacieuses établiront un courant dans le sens du plus grand diamètre. Des ventilateurs seront en outre pratiqués au niveau du plancher, afin de chasser les exhalaisons qui restent dans les parties inférieures, et de soumettre les objets qui y sont placés et qui peuvent retenir les miasmes, à une action plus directe et plus puissante de l'air. De semblables ouvertures susceptibles d'être fermées à volonté seront pratiquées dans la partie supérieure des murs longitudinaux, si la partie haute et mobile des chassis à verre ne pouvait en tenir lieu. La voûte est préférable au plafond et à plus forte raison au plancher à poutres découvertes. Le plancher inférieur sera formé de carreaux, et mieux de dalles, beaucoup plus favorables aux lavages et à la salubrité que le parquet en bois que l'on est porté quelquefois à choisir parce qu'il est plus chaud. Les murs devront être bien secs. On différera quelque temps de se servir de salles qu'on aurait tout récemment recrépies en dedans. L'épaisseur des murs devra être telle que l'extrême chaleur ni le froid excessif ne puissent les pénétrer; et l'on aura soin que les salles qui se trouvent immédiatement au-dessous des combles, en soient séparées par un plancher plafonné.

Les salles qui ne sont pas isolées sur la longueur du bâtiment, qui par conséquent ne jouissent pas de deux expositions, sont très-défavorables au renouvellement de l'air. Il faut y établir des courans en ouvrant des ventilateurs sur la paroi exposée, comme dans les autres salles, et en pratiquant, dans le plafond ou dans la voûte, des cheminées d'évent, s'élevant au-dessus de la toiture, et placées en nombre suffisant, de manière que leur distance n'excède pas six mètres.

Les latrines ne devront être ni trop rapprochées ni trop éloignées des salles. Un vestibule percé de ventilateurs est un intermédiaire indispensable pour que l'odeur ne pénètre pas dans celles-ci. Des portes qui, par un mécanisme quelconque, tendront à se refermer d'elles-mêmes, empêcheront du reste toute communication prolongée avec ces endroits, dans lesquels, au surplus, la propreté doit être surveillée de la manière la plus rigoureuse. Je ne dis rien ici du mode de construction des latrines, parce que ce sujet sera traité dans un article particulier.

Il est bon qu'il y ait quelques salles de rechange, soit pour recevoir les malades de celles que l'on soumet, après les épidémies, aux opérations de désinfection, au lavage ou au blanchissement, soit encore pour obvier à l'affluence des malades dans des circonstances extraordinaires.

Plusieurs salles seront tout-à-fait isolées; elles seront destinées aux individus atteints de maladies contagieuses, comme la gale, la variole, etc., ou d'affections qui exigent des soins et des précautions particulières, telles que la folie, l'hystérie, l'épilepsie.

Il serait avantageux qu'il y eût dans un hôpital un endroit, favorablement disposé, destiné à recevoir les convalescens. Ils restent ordinairement dans la même salle et dans le même lit où ils ont été traités d'une maladie grave. Par cette mesure, la convalescence serait souvent abrégée, et le mouvement de l'hôpital serait augmenté de beaucoup.

Une salle spéciale sera disposée pour l'exécution des grandes opérations chirurgicales, ce spectacle, où le bruit des cris et des plaintes du patient pourrait être funeste aux malades même qui ne sont pas exposés à subir quelques-unes d'entre elles.

Tout hôpital doit avoir un local consacré aux bains, aux douches, aux fumigations, qui sont des ressources thérapeutiques si précieuses dans un grand nombre d'affections. Mais plusieurs maladies aiguës graves exigent également ces moyens, surtout les bains ordinaires, dont on est trop souvent forcé de s'abstenir à cause des inconvéniens du transport des malades plus ou moins loin de leur salle ou de leurs lits. Ne serait-il pas facile, à l'aide d'un appareil très-simple, d'administrer ces sortes de bains à côté du lit même des malades dont l'état serait reconnu assez grave pour ne pas les exposer à un déplacement.

Des salles isolées serviront à recevoir les morts pendant le temps qui précède l'ouverture des cadavres. Un local particulier sera disposé de manière à ce que cette dernière opération puisse être faite avec commodité et propreté. Ces lieux de tristesse et de dégoût devront être, ainsi que la buanderie, les égouts, etc., situés à la plus grande distance possible des salles, et de manière à n'être jamais en vue des endroits par où passent les malades.

Je ferai à peine mention des locaux destinés à la pharmacie, à la lingerie, à la cuisine, etc.; ils doivent être situés de la manière la plus favorable à la promptitude et à la facilité du service, et assez loin des salles pour qu'elles ne puissent pas ressentir l'influence des odeurs, de la chaleur ou de l'humidité que pourraient communiquer ces divers ateliers.

Parmi les objets qui composent le mobilier des salles de malades, les lits sont sans contredit les plus importans à considérer. Leur nombre sera proportionné aux dimensions des salles; il faut, d'après les calculs de Tenon, que chaque malade ait au moins six toises et demie cubes d'air à respirer. Ainsi une salle longue de treize toises, large de quatre, et haute de quatorze pieds, ne doit pas contenir plus de dix-huit lits. Les châlits seront de six pieds de long sur trois pieds et demi de large; ils seront élevés d'un pied au-dessus du sol, et d'un pied et demi dans les salles basses. Une distance de trois pieds sera laissée entre chacun d'eux. Leurs têtes seront appuyées aux murs dans l'intervalle des croisées; et une allée de quinze pieds de large, régnant dans toute la longueur de la salle, séparera chaque rang de lits. Ces dispositions sont commandées par la salubrité et la facilité du service. On a, dans plusieurs établissemens, choisi avec raison le fer pour former les châlits. Cette matière est préférable au bois, qui est moins solide, moins propre, et qui favorise surtout beaucoup plus l'existence et la propagation des punaises. Si l'on était forcé de se servir de bois, il faudrait n'employer que les bois durs, tels que le chêne, le hêtre, etc., et les couvrir de plusieurs couches de peinture à l'huile et d'un vernis. Les lits de plume seront entièrement proscrits des hôpitaux. Ils ont été, dans beaucoup de circonstances, des foyers d'infection. La paille fraîche serait préférable aux sommiers de crins, et ceux-ci aux matelas, puisque les émanations délétères s'attachent moins aux substances végétales qu'aux substances fournies par les animaux. Du moins, les matelas seront formés de laine et de crin dans une égale proportion; et ils seront cardés ou rebattus tous les six mois. Après le même intervalle de temps, on devra également remettre au foulon les couvertures de laine d'hiver, et lessiver les courtepointes d'été.

Les rideaux qui entourent les lits sont convenables sous le rapport de la décence, surtout pour les femmes; ils sont favorables au repos et au sommeil des malades; ils les mettent à l'abri de ces courans d'air auxquels sont exposés surtout les malades dont les lits sont près des portes; enfin ils permettent de soustraire à la vue le spectacle horrible de l'agonie ou celui que présentent les attaques de certaines affections convulsives. Ces considérations sont d'une telle importance, qu'elles prescrivent de conserver les rideaux, malgré les inconvéniens qu'on leur a reprochés avec quelque exagération, et que diverses précautions permettent de faire disparaître presque entièrement. Les rideaux, a-t-on dit, concentrent les miasmes délétères autour des malades; les émanations qu'ils exhalent leur forment une atmosphère méphitique dans laquelle ils sont continuellement plongés. Il peut en être ainsi, jusqu'à un certain point, de ces rideaux épais, fixés à un ciel soutenu par quatre colonnes peu élevées, et par conséquent aussi large que la couche elle-même du malade, qui se trouve de cette sorte renfermé dans un petit espace. Mais cet effet n'a pas lieu lorsque des rideaux légers sont suspendus à un cercle de fer d'un très-petit diamètre et peu distant du plafond. Dans les momens où les rideaux ne doivent pas entourer le malade, on les rassemble derrière la tête du lit, et leur présence est alors à peine sensible. Au ciel du lit ou au plafond doit être attaché une corde terminée par un billot façonné au tour, qui descend à la portée du malade dont il facilite les mouvemens dans ses efforts pour changer de position.

Des petites tables, destinées à recevoir les divers objets à l'usage des malades, seront placées près d'eux; elles sont préférables aux tablettes qui surmontent la tête des lits. Souvent il arrive de répandre les liquides en voulant prendre les vases placés sur ces tablettes, et beaucoup de malades n'ont pas la force d'y atteindre. Chaque malade aura un vase en étain ou en fer-blanc pour y déposer les crachats. Outre l'avantage de pourvoir à la propreté, ces crachoirs permettent de conserver les matières expectorées, qu'il est souvent essentiel de soumettre à l'examen du médecin. On étendra sur le lit de ceux qui ne pourraient pas se servir de ces vases des pièces de grosse toile blanche. De plus, des jattes en bois, remplies de sable, seront placées dans les salles, de distance en distance, afin de recevoir les crachats de ceux qui les parcourent. Chaque salle possèdera une fontaine et des essuie-mains, indispensables dans une foule de circonstances. Quelques autres meubles doivent encore être attachés au service des salles : tels sont le lit mécanique de Daujon, si ingénieusement inventé pour les malades qu'on veut soulever sans les exposer à des mouvemens contraires à leur état, et lorsqu'on veut soustraire le coccyx à la pression continuelle à laquelle cette partie est soumise par le décubitus obligé sur le dos, etc. Un certain nombre de chaises percées fermant bien hermétiquement pourront être mises à la disposition des individus que leur état empêche de se rendre aux latrines.

Le linge destiné aux malades ne devra être ni gros ni fin. Il faut que l'hôpital en soit pourvu abondamment, afin de pouvoir subvenir promptement aux changemens devenus nécessaires. Il est inutile de recommander de ne se servir que de linge bien lessivé et bien sec. Il sera établi un nombre suffisant de robes de chambre, pour que chaque malade en soit muni à son entrée à l'hôpital. Avant de les distribuer, on les lessivera, et même on les exposera à la fumigation désinfectante, suivant les maladies de ceux auxquels elles auront servi précédemment.

Telles sont les dispositions générales que doivent présenter les salles de malades. Mais on aurait insuffisamment pourvu à leur salubrité, si l'on ne tenait strictement à l'exécution de diverses précautions hygiéniques. Tout ce qui peut corrompre la pureté de l'air, tout ce qui peut frapper désagréablement la vue et l'odorat des malades doit être enlevé soigneusement. On transportera les cadavres, deux heures après la mort, dans la salle consacrée à ce dépôt. Toutefois on n'attendrait pas ce temps, si la chaleur et la putréfaction ou quelque autre motif urgent nécessitaient l'enlèvement des corps. Cette opération sera faite avec la décence convenable. L'air des salles sera renouvelé chaque jour par l'ouverture des croisées et des ventilateurs, même dans les plus grandes rigueurs de l'hiver, pendant un espace de temps plus ou moins long selon l'état de l'atmosphère. On devra veiller alors à ce que les malades n'éprouvent pas l'influence fâcheuse des courans d'air qu'il est nécessaire d'établir tous les matins, et souvent à d'autres époques de la journée. On doit surtout éviter l'humidité, cause si fréquente de maladies; c'est pourquoi l'on proscrira les lavages inutiles. Il est essentiel de maintenir dans les salles une température modérée. Il faut qu'elle n'excède pas quinze degrés, et ne descende pas au-dessous de dix. Dans l'été, des cadres mobiles de grosse toile seront placés devant les fenêtres qui reçoivent les rayons du soleil, tandis que les fenêtres opposées donneront passage à un air plus frais. On ne recourra aux aspersions d'eau sur le parquet que lorsqu'on ne pourra pas avoir d'autre moyen de modérer la chaleur. Pendant l'hiver, les salles seront réchauffées par des poêles, préférables aux cheminées en ce qu'ils répartissent la chaleur d'une manière plus égale. La branche verticale de leur tuyau sera assez élevée pour que les branches horizontales se trouvent fort au-dessus des lits. Toutefois il serait encore mieux de chauffer les salles par des poêles et des cheminées réunies. Celles-ci sont beaucoup plus commodes pour les malades qui ne sont pas tenus de garder constamment le lit. Le foyer, caché profondément dans ces poêles massifs qu'on construit maintenant, ne peut rechauffer pendant les froids rigoureux les personnes qui les entourent. Les cheminées ont, de plus, l'avantage de renouveler plus activement l'atmosphère. Les salles seront éclairées durant la nuit d'une manière suffisante pour les besoins du service, sans que le sommeil des malades puisse être empêché par l'éclat de la lumière. Les réverbères seront disposés d'après cette considération. En outre on les fera servir au renouvellement de l'air, en les surmontant d'un large chapiteau auquel on adapte un conduit cylindrique dont l'extrémité s'étend à l'air libre à quelque distance des murs de la salle.

Les règlemens des hôpitaux militaires prescrivent de blanchir à la chaux, tous les six mois, les murs et les planchers supérieurs des salles; de laver les bois de lits, les couvertures, les toiles de paillasse; de changer la paille, de rebattre les matelas après un même espace de temps à peu prés. On peut sans inconvénient attendre un délai un peu plus long pour quelques-unes de ces opérations; mais du moins on doit les exécuter plus régulièrement qu'on ne le fait dans la plupart des hôpitaux, surtout après des épidémies meurtrières. Les objets qui ont servi pendant des maladies très-graves, suivies ou non de mort, doivent être exposés à l'air libre, et quelquefois à des lavages et à des fumigations désinfectantes. Les salles tout entières devront aussi être soumises à ces opérations de désinfection, quelque incertitude que l'on ait sur les propriétés qui leur ont été attribuées de détruire les miasmes. (*Voyez* DÉSINFECTION et FUMIGATION.) On devra aussi employer dans quelques cas les fumigations aromatiques, qui ont pour unique effet de masquer l'odeur desagréable répandue dans l'atmosphère, et qui par conséquent ne peuvent pas suppléer dans la désinfection de l'air aux autres moyens regardés comme puissans.

Les alimens et les médicamens employés dans les hôpitaux doivent être de la meilleure qualité. Sous le rapport du régime alimentaire, la réputation de ces établissemens est assez mal établie. Mais des améliorations apportées dans cette partie essentielle par des administrateurs intègres, tendent de jour en jour à en donner une idée plus favorable. Du reste la nature et la quantité des alimens doivent être déterminées par le médecin, et la stricte exécution de cette règle n'est pas moins importante que celle qui concerne l'administration des médicamens. Ceux-ci sont ordinairement préparés par des pharmaciens résidant dans la maison. Mais, dans les hôpitaux de peu d'étendue, les médicamens les plus simples y sont seuls préparés, sous la surveillance d'une sœur employée spécialement au service de la pharmacie. Les médicamens composés sont fournis par les pharmaciens du dehors. Aussi la distribution de ces substances n'est pas toujours bien régulière et exempte d'erreurs. On évitera beaucoup d'inconvéniens et d'abus, en ayant toujours un pharmacien attaché à l'hôpital.

L'admission des malades dans les hôpitaux ne peut être l'objet de règles invariables. Dans les grandes cités où il existe plusieurs hôpitaux, et quelques-uns consacrés à des maladies spéciales, il est nécessaire que les malades demandant à y être reçus soient présentés à un comité permanent de médecins qui les distribue, suivant les convenances ou le nombre de places vacantes, dans les divers établissemens. Certains malades doivent être exemptés de ces formalités; ce sont ceux qu'un accident imprévu a frappés et qui réclament les plus prompts secours. L'hôpital le plus proche doit leur être ouvert immédiatement.

Placés d'après la nature de leur affection, dans l'une des divisions établies, les malades devront être soumis préalablement à quelques opérations de propreté, ordinairement négligées parmi les gens de la classe inférieure du peuple. Le changement de linge, un bain ou un pédiluve leur sont généralement nécessaires. Quelques exceptions seules sont prescrites par le médecin.

Le service domestique des hôpitaux est, sans contredit, l'un des objets le plus essentiels à considérer : mal organisé, les meilleures dispositions deviennent nulles ; tout lui est, en quelque sorte, subordonné ; son influence est de toutes les heures, de tous les momens. Les opérations journalières relatives à la salubrité et à la propreté, les soins multipliés qu'exigent les malades, sont aussi nécessaires à leur guérison qu'un traitement médical bien dirigé. D'ailleurs l'exécution de plusieurs parties de ce traitement lui-même est abandonnée aux personnes chargées du service domestique, et ce serait encourir une grave responsabilité que de modifier en quelque chose les prescriptions des médecins et chirurgiens. Ces fonctions sont confiées, dans la plupart des hôpitaux, à des congrégations religieuses, surtout à des congrégations de femmes, que leur sensibilité naturelle, leur patience, leur douceur, rendent susceptibles de ces soins affectueux, de cette pitié toujours active, que réclament l'infortune et la douleur. Il n'appartenait qu'à la religion chrétienne de donner cette charité sublime qui inspire en faveur d'étrangers une si généreuse abnégation de soi-même, qui porte un sexe faible et délicat à se condamner à des occupations fatigantes et à la vue continuelle de tout ce que les misères humaines ont de plus dégoûtant. Pourquoi faut-il que des abus qui ne sont point inhérens à ces belles institutions viennent s'y joindre, les altérer et en faire quelquefois disparaître tous les avantages ! M. le docteur Ladevèze, dans un mémoire très-bien pensé et très-bien écrit sur les hôpitaux de Lyon, les a dénoncés et en a signalé les causes avec force. Ce médecin a montré jusqu'à quel point le caractère d'humanité, de douceur et de modestie des sœurs hospitalières pouvait dégénérer, lorsqu'une administration trop confiante ne restreignait pas assez leur pouvoir et leurs fonctions. Il faut donc qu'elles soient renfermées dans les seules attributions qui leur conviennent. Autrement leurs préjugés et leur esprit de routine les mettent dans une continuelle opposition avec les médecins, dont elles n'observent les prescriptions qu'autant qu'elles les approuvent. Quelquefois aussi leurs vertus mêmes les portent à l'intolérance, et l'on a à combattre leurs préventions particulières, dans des lieux où il ne doit être établi aucune distinction, où l'on ne doit voir que des malades à soulager.

Des infirmiers des deux sexes sont ordinairement admis dans les hôpitaux pour la partie la plus fatigante du service. La surveillance la plus sévère doit être exercée sur ces individus, dont on a souvent à réprimer la négligence, la dureté et surtout les complaisances intéressées. Leurs fonctions sont très-pénibles et les exposent aux émanations les plus insalubres ; ils doivent avoir par conséquent une nourriture saine et une suffisante quantité de vin. Des excès dans cette partie du régime les rendraient plus accessibles aux causes morbifiques au milieu desquelles ils vivent.

Il me reste à traiter maintenant le point le plus délicat de cet article ; je veux parler du service médical. Quoique aucun sentiment de prévention particulière ou d'intérêt personnel n'influence l'opinion que je m'en suis formée, je ne puis me défendre de quelque défiance en émettant des idées contraires à celles qui sont adoptées, et dont on pourrait faire des applications que je n'ai certainement pas eu le dessein de provoquer. Ne faisant aucune acception des individus, je considère ce que sont les institutions, ce qu'elles auraient dû être, ou ce qu'elles pourraient devenir pour être plus conformes au bien de la société.

Le service médical peut être considéré sous deux rapports : il doit être ordonné, 1° d'après l'intention de procurer les secours les plus éclairés aux malades que contiennent les hôpitaux ; 2° dans le but de favoriser activement les progrès de la science. Il est généralement reconnu que les véritables progrès que la médecine a faits dans ces derniers temps peuvent être presque tous attribués aux travaux des médecins qui pratiquaient ou observaient dans les hôpitaux. Les ouvrages de Corvisart, de Pinel, de Bayle, de Laennec, de Broussais, etc., déposent en faveur de cette opinion. D'ailleurs, pour reconnaître les avantages exclusifs des hôpitaux, il suffit de réfléchir à l'importance de l'anatomie pathologique, qui, sans être, comme on l'a prétendu quelquefois, la seule base de la pathologie, en est sans contredit la partie la plus essentielle. Or les deux résultats que je viens d'indiquer, et qui sont tellement liés l'un à l'autre qu'on pourrait aisément les confondre, s'obtiendront si les administrateurs placent à la tête des hôpitaux des hommes qui offrent toutes les garanties nécessaires, et si des conditions particulières obligent, en quelque sorte, les médecins et les chirurgiens à exploiter à leur profit, comme à celui de la société, la mine abondante qui est mise à leur disposition. Le concours est le meilleur moyen d'atteindre l'un et l'autre but : il est depuis quelque temps adopté dans la capitale pour les places de chirurgien, et l'expérience a démontré les heureuses conséquences de cette mesure. Pourquoi n'est-elle pas également appliquée à la nomination des médecins? L'administration n'est pas compétente pour les juger. Ses meilleures intentions ne peuvent la garantir de l'erreur. Si le médecin qu'elle choisit n'a pas une réputation établie, sur quelle base repose son choix? Si la réputation du candidat l'a déterminée, a-t-elle une garantie bien assurée du zèle et des lumières qu'il apportera à l'exercice des fonctions qui lui sont confiées? On sait combien la réputation dépend souvent de circonstances indépendantes du talent. Il faut l'avouer cependant, l'administration cherche à fonder ses préférences sur des titres un peu moins illusoires; mais cela ne suffit pas encore. Un ancien préjugé, contraire à toute bonne organisation du service médical, semble avoir décidé la différence des procédés suivis dans le choix des médecins et dans celui des chirurgiens, aussi bien que la différence d'âge exigé pour pouvoir pratiquer la médecine et la chirurgie dans les hôpitaux de Paris.

On ne voit communément la chirurgie que dans l'exercice même de la main, et l'on croit dès lors qu'il est facile de juger d'après des épreuves comparatives le genre de mérite qui s'y rapporte et que l'on peut acquérir sans le secours d'une longue expérience. On pense tout autrement de la *médecine* (nom sous lequel on désigne l'étude des maladies internes). Il semblerait que ses principes ne reposent sur aucune base certaine, et qu'un nombre considérable d'années d'exercice, joint à une faculté surnaturelle, peut seul en donner la mystérieuse connaissance. Sans vouloir combattre ici plus longuement ces erreurs, qui seront signalées dans d'autres articles de cet ouvrage, il me suffira, pour le but que je me propose, d'avancer que la médecine et la chirurgie sont fondées sur les mêmes principes, qu'à quelques différences près les mêmes connaissances, l'anatomie, la physiologie, l'anatomie pathologique, etc., sont également indispensables à ceux qui prétendent traiter les maladies externes ou les maladies internes; que l'observation au lit du malade est nécessaire pour appliquer avec justesse la théorie des affections médicales et chirurgicales; que le concours est par conséquent également favorable pour juger des titres de ceux qui sont appelés à exercer la médecine et la chirurgie dans les hôpitaux;

qu'il est même le seul moyen qui garantisse leur capacité à de semblables fonctions. D'autres considérations peuvent être alléguées pour prouver que l'âge des candidats aux places de médecins ne doit pas être plus avancé que celui des candidats chirurgiens. Attendra-t-on, pour mettre à la tête du service médical des hôpitaux, que l'âge ait attiédi le zèle et refroidi l'ardeur pour la science, que le soin de la fortune et les occupations d'une clientelle nombreuse absorbent tous les momens qu'on pourrait donner à des travaux scientifiques. Dans l'intérêt des hôpitaux et de la société tout entière, il faudrait que les médecins arrivassent à la célébrité et à la fortune par les hôpitaux, et non à ces places par la fortune et la célébrité.

Une condition non moins indispensable que le concours, c'est que le temps d'exercice des médecins et chirurgiens des hôpitaux soit limité. En fournissant à un plus grand nombre d'individus l'occasion de pratiquer sur un vaste théâtre, on augmenterait le nombre des hommes habiles dans l'art de guérir. Arrivant dans les hôpitaux à un âge qui permet des travaux assidus, pourvus des connaissances suffisantes, excités par l'exemple de leurs devanciers, les médecins et chirurgiens s'empresseraient de mettre à profit leur heureuse situation, craignant d'en laisser tous les fruits à leurs successeurs. Ils ne se reposeraient plus sur leur inamovibilité, plus propre à engourdir leur activité, à les rendre stationnaire, qu'à accroître la somme de leurs connaissances. Après dix ou douze ans de pratique dans les hopitaux, on a communément acquis tout ce qu'il est donné d'y acquérir. Je pourrais citer l'exemple des hôpitaux de Lyon, si le temps d'exercice n'était pas un peu trop borné, et n'empêchait pas dans certains cas le talent de prendre toute l'extension qui lui est permise. Toutefois il a eu des résultats assez brillans pour le préférer, malgré ses inconvéniens, à ce qui est établi ailleurs. Si vous redoutez de confier le service médical à des médecins qui n'aient pas assez d'expérience, soumettez-les à une sorte de stage, prescrivez à ceux qui doivent le diriger de suivre pendant deux ou trois ans la visite des médecins qu'ils sont appelés à remplacer. Trois ans d'observation dans un hôpital, après des études complètes et telles que doit le faire supposer un triomphe dans un concours public, donnent plus d'expérience que cinquante ans de pratique civile. Pour retirer des hôpitaux tous les avantages qu'on a droit d'en exiger, qu'on astreigne les médecins et les chirurgiens à publier tous les ans, ou si l'on veut à des époques mois rapprochées, des comptes rendus de leur pratique. Leur expérience ne sera pas tout entière renfermée dans l'enceinte où ils exercent, elle pourra se communiquer à tous ceux qui ne peuvent être témoins des faits qu'ils observent ou qu'ils dirigent. Ils rivaliseront de zèle pour montrer qu'ils sont à la hauteur des fonctions qui leur sont confiées. Cette condition est encore exigée par l'administration des hôpitaux de Lyon, des chirurgiens seulement il est vrai ; et l'on connaît ses heureux effets. Ces diverses mesures relatives au service médical sont susceptibles de résultats si favorables que je n'hésiterais pas de les proposer pour les hôpitaux situés dans des villes d'une petite étendue. Les avantages que l'on pourrait attacher à ces places, joints à ceux qui résulteraient de la réputation établie par ce genre de nomination, suffiraient pour attirer dans beaucoup de contrées des personnes distinguées par leur talent, et qu'on désirerait y rencontrer moins rarement.

Il serait encore nécessaire qu'on fît disparaître, comme on l'a déjà fait dans quelques établissemens, les titres de médecin et de chirurgien en chef; ces prééminences honorifiques ou effectives ne font qu'établir des distinctions particulières, sans être commandées par les besoins du service. Si le nombre des malades est assez considérable pour exiger plusieurs chirurgiens ou médecins dans le même hôpital, plusieurs départemens indépendans les uns des autres seront établis sous la direction d'une même administration locale.

L'habitude, qui s'oppose aux améliorations, parce qu'elles sont un changement, et des considérations personnelles, s'opposeront probablement long-temps encore à tout ce qui pourrait apporter quelques modifications dans le service médical des hôpitaux. Mais je devais signaler le vice de ces institutions, tout en désespérant d'y voir apporter un remède prochain. Je pouvais me rappeler les vains efforts d'un illustre administrateur, pour faire revivre d'anciens règlemens tendans à limiter le temps d'exercice des médecins et chirurgiens dans les hôpitaux, et ceux non moins inutiles d'un autre administrateur dont la vie tout entière a été consacrée à la bienfaisance publique, et qui n'a pu, malgré l'autorité de son nom, de ses lumières et de ses services, faire adhérer à des projets d'amélioration analogues, m'a-t-on dit, à ceux que j'ai exposés. Je regrette de n'avoir pas eu une connaissance plus précise de leurs rapports. J'aurais présenté avec toute confiance des plans d'organisation appuyés des noms de M. le comte Chaptal et de M. le duc de La Rochefoucault-Liancourt.

Après avoir déterminé les règles à suivre dans le choix des médecins et chirurgiens des hôpitaux, je n'entrerai pas dans les nombreux détails du service médical : tout dépend de ceux à qui il appartient de le diriger. Si une instruction solide est la première condition qu'ils doivent présenter, l'humanité, la douceur, sont aussi des qualités qu'on a droit d'en attendre, comme de toutes les personnes employées au service des malades. Combien même leur indifférence ou leur dureté ne blesseraient pas mille fois plus le cœur de ces malheureux qui, frappés d'une affection légère ou condamnés à une mort inévitable, mettent tous également leurs espérances dans l'attention et les soins de ceux auxquels ils attribuent le pouvoir de les guérir! Dans les villes populeuses et où les hôpitaux peuvent servir à l'instruction médicale, des élèves sont admis en plus ou moins grand nombre, à des conditions diverses, dans quelques endroits après les épreuves d'un concours. Ces concours, que l'affluence des élèves à Paris a rendus assez importans dans cette ville, a l'influence la plus heureuse sur la direction des études. Ces élèves sont chargés de ce qu'on appelle communément la petite chirurgie; mais l'observation continuelle des maladies et des effets du traitement qui leur est appliqué, est la leçon la plus utile qu'ils puissent jamais recevoir. Il a été traité, à l'article CLINIQUE, des avantages que présentent les hôpitaux pour l'enseignement pratique de la médecine.

Je n'ai considéré dans cet article que les hôpitaux généraux, c'est-à-dire ceux où sont admis presque tous les genres de malades. Mais dans les villes populeuses il en existe quelquefois d'autres, particulièrement consacrés au traitement de certaines maladies, ou accessibles seulement à des individus d'un âge ou d'un sexe prescrits. Les règles proposées pour les premiers sont entièrement appliquables aux hôpitaux spéciaux, sauf diverses modifications réclamées par l'espèce de malades et de maladies qui sont traités dans ces derniers. Je ne pourrais, sans dépasser les bornes et le but de cet article, entrer dans tous ces détails;

d'ailleurs il en a été et il en sera fait mention dans divers endroits. C'est ainsi qu'à l'article FOLIE l'on a parlé des établissemens où cette maladie est exclusivement traitée. Je terminerai par une simple réflexion sur ces hôpitaux spéciaux : ces institutions sont très-favorables à l'intérêt des malades et à l'avancement de la science. Tout est organisé dans un but unique, service domestique et service médical. L'attention des médecins et des chirurgiens, dirigée vers un seul genre de maladies, permet d'acquérir sur ces affections des connaissances beaucoup plus profondes, et de les traiter avec plus de succès que lorsque cette attention est partagée entre les maladies si nombreuses qui affligent les individus de tous les âges, de tous les sexes et de toutes les conditions. (RAIGE DELORME.)

HOQUET, s. m., *singultus*. On désigne ainsi un mouvement convulsif d'inspiration, accompagné d'un son rauque, non articulé; mouvement qui se reproduit ordinairement plusieurs fois de suite à de courts intervalles, et détermine des secousses plus ou moins pénibles dans les organes thoraciques et abdominaux, quelquefois même dans tout le corps. Ce phénomène consiste en une contraction involontaire et subite du diaphragme, et l'introduction instantanée et bruyante de l'air dans les poumons par l'ouverture rétrécie de la glotte; inspiration incomplète qui est suivie immédiatement d'une expiration naturelle. Le hoquet a été attribué par un grand nombre d'auteurs anciens et même peu éloignés du temps actuel, à un mouvement spasmodique de l'estomac. Suivant Boerhaave, dont l'opinion a été reproduite par Mahon, il est produit par une contraction convulsive de l'œsophage, qui tire en haut l'estomac et le diaphragme, tandis qu'en même temps ce muscle est porté en bas par une contraction subite. Quelque difficile qu'il soit d'analyser les divers actes qui constituent le hoquet, à cause de leur extrême rapidité, on peut avancer que ces derniers auteurs s'en sont laissé imposer par des apparences spécieuses. L'affection de l'œsophage et de l'estomac, qui détermine le plus souvent le hoquet, et la sensation qui y est rapportée lorsqu'il a lieu, ont contribué à les induire en erreur.

Le hoquet est le plus souvent un phénomène purement accidentel, produit par une cause irritante légère, et cessant peu de temps après elle. Ainsi il se manifeste fréquemment à la suite de la réplétion immodérée ou trop prompte de l'estomac, surtout après une abstinence un peu prolongée, lorsqu'on fait usage d'alimens secs et visqueux, pris avec voracité sans les mélanger à des boissons, et qui séjournent dans l'œsophage, lorsque la déglutition est brusquement arrêtée ou inconsidérément précipitée, comme il arrive souvent chez les enfans : le spasme du pharynx se communique alors aux puissances inspiratrices. L'ingestion de boissons froides, de liqueurs très-alcoholisées, la sensation du froid aux pieds ou à l'épigastre, une vive affection de l'âme, la colère, la surprise, la terreur, ont quelquefois le même résultat. Les pleurs se terminent souvent en hoquet. Ce qui prouve, comme le dit Haller, qu'il est plutôt une affection des organes respiratoires que de l'estomac.

D'autres fois le hoquet constitue une maladie réelle. On l'a vu durer plusieurs jours, se renouveler à des époques plus ou moins rapprochées, irrégulières ou périodiques, pendant des années entières, persister après la guérison de maladies dont il avait été un des symptômes ; dans ces diverses circonstances, le hoquet peut amener, par sa violence et sa durée, des effets fâcheux : le sentiment particulier d'anxiété qui l'accompagne, les secousses réitérées qu'il détermine dans l'épigastre, troublent la circulation pulmonaire, entravent la nutrition, provoquent quelquefois le vomissement de tout ce qui est introduit dans l'estomac, et occasionent un dépérissement général ; mais le hoquet est rarement suivi d'effets promptement funestes. Ceux-ci résultent plutôt de l'influence des phénomènes expiratoires sur la circulation que de ceux d'inspiration.

C'est le plus souvent chez des personnes nerveuses, irritables, qu'on observe cette singulière maladie. Les affections de l'âme en sont communément la cause. Il est cité, dans les *Annales universelles de médecine d'*Omodei l'exemple d'un hoquet survenu chez un jeune homme d'un tempérament sanguin, et qui n'avait jamais eu aucune maladie, à la suite d'une vive terreur que lui causa la vue d'une rixe violente entre une personne qui l'accompagnait et un autre individu. Ce jeune homme tomba à la renverse, affecté de convulsions et privé de connaissance. Après deux heures, il revint à lui, mais conserva de la confusion dans les idées, et fut atteint d'abattement et de somnolence qui cédèrent à l'emploi de stimulans. Les jours suivant on observa une mobilité nerveuse excessive; puis il se déclara un hoquet qui, pendant treize mois, revint presque chaque jour dix, douze fois pendant une demi-heure environ, tantôt plus, tantôt moins, et ne laissant de repos que pendant la nuit. Le sentiment de lassitude causé dans la région du diaphragme, le vomissement de presque tous les alimens que le bon appétit du malade l'engageait à prendre, la crainte de ne pas guérir d'une affection contre laquelle toute sorte de moyens rationnels furent mis inutilement en usage, le jetèrent dans une mélancolie qui ajoutait à son état pénible. Ce hoquet disparut après l'usage d'acide sulfurique étendu d'eau.

La maladie peut être entrenue par une sorte d'habitude, l'organisme tendant à répéter les actes qu'il a exécutés un certain nombre de fois. Elle peut être aussi communiquée par imitation. Sauvages rapporte l'observation remarquable de quatre jeunes filles qui furent prises d'accès multipliés de hoquet trois jours après l'arrivée d'une autre jeune fille qui en était violemment affectée; scène analogue à celle qui fut observée dans l'hôpital de Harlem par le célèbre Boerhaave. Le hoquet était ici un phénomène de l'hystérie. Il peut être également produit par l'hypocondrie. La pléthore pourrait aussi le déterminer. On cite, d'après Borrichius, l'exemple d'une demoiselle chez laquelle le hoquet se renouvelait tous les ans à la même époque, et cédait chaque fois à une copieuse saignée. La suppression ou le trouble de la menstruation a eu quelquefois le même résultat.

Enfin le hoquet se manifeste souvent dans le cours de certaines affections, et est dit alors symptomatique. Il est peu de maladies pendant lesquelles on ne l'ait observé; mais il n'a pas lieu constamment dans celles où on l'a remarqué le plus fréquemment; de sorte que ce phénomène ne peut guère servir au diagnostic. Il paraît être plus particulièrement déterminé sympathiment par la lésion des organes digestifs, dans l'étranglement des hernies, les plaies pénétrantes de l'abdomen, l'inflammation du péritoine, de l'estomac. Van Swieten dit qu'il est souvent produit par la présence d'aphthes dans l'œsophage, avant qu'ils deviennent apparens dans l'arrière-gorge et la bouche. On rapporte une observation où le hoquet était symptomatique d'un abcès à la partie supérieure du pharynx. Malgré l'assertion de beaucoup d'auteurs, guidés plutôt par des idées théoriques que par l'observation des faits, le hoquet ne se manifeste pas plus constamment dans l'inflammation du diaphragme, que d'ailleurs on connaît fort peu, et dans la pleurésie diaphragmatique. Des observations récentes, publiées par M. Andral sur cette dernière maladie, démontrent cette opinion. Ce symptôme n'est pas noté dans plusieurs cas où la plèvre qui revêt la face supérieure du diaphragme était enflammée, et dans un cas où ce muscle perforé avait laissé passer, dans la cavité abdominale, du pus sécrété par la plèvre enflammée. Haller fait mention d'une observation analogue. Quelquefois le hoquet accompagne chaque accès d'une fièvre intermittente pernicieuse que, pour cette raison, on nomme singultueuse, quoique certainement il ne soit que très-accessoire. Il se montre aussi dans la dernière période des fièvres dites adynamiques et ataxiques; dans les cas où l'inflammation du conduit digestif se termine par gangrène; lorsqu'une hémorrhagie abondante ou quelque autre évacuation excessive ont amené un épuisement extrême, et troublé les fonctions du cerveau. D'après toutes ces considérations, on voit que le hoquet ne peut être regardé comme un signe pronostique fâcheux que lorsqu'il est joint à d'autres symptômes alarmans.

Quelle est la cause prochaine ou condition organique du hoquet? Ce phénomène portant sur la respiration, existe-t-il dans les poumons un état particulier d'où dépende l'impression qui provoque l'influence de l'encéphale sur l'appareil musculaire inspirateur, comme on l'observe dans le phénomène du bâillement? Cela est assez difficile à déterminer. Des irritations d'organes étrangers à la respiration, des affections cérébrales provoquent le hoquet; mais on ne peut guère décider si ces états morbides ont occasioné primitivement une lésion de la circulation pulmonaire qui excite le mouvement de hoquet, ou si l'encéphale, directement ou sympathiquement affecté, le détermine, sans y être porté par une impression émanée de l'appareil respiratoire. On a considéré la contraction spasmodique du diaphragme comme étant la cause du hoquet; mais outre qu'il faudrait toujours remonter à l'organe duquel dérive toute contraction, ce muscle n'est pas plus le point de départ du mouvement compliqué qui constitue le hoquet, que d'autres muscles inspirateurs qui entrent aussi quelquefois en action, que la glotte qui se resserre subitement. On observe des mouvemens spasmodiques du diaphragme sans que le hoquet se produise, et ce phénomène n'est pas non plus une conséquence nécessaire de l'abaissement rapide de ce muscle, la glotte étant ouverte. C'est donc l'encéphale ou plutôt la partie de l'encéphale présidant aux mouvemens respiratoires, qui, affecté d'une manière spéciale, coordonne l'ensemble des actes qui caractérise le hoquet.

Le hoquet déterminé par une cause légère ne réclame ordinairement pas de traitement; il cesse promptement de lui-même ou à l'aide de moyens très-simples, de même que tous les mouvemens convulsifs peu intenses. Ainsi, on le suspend en introduisant dans l'estomac une substance très-froide ou très-acide, comme une glace ou un peu de vinaigre pur, en retenant sa respiration aussi long-temps que possible, en fixant fortement son attention sur quelque autre objet, en provoquant l'éternument; une surprise, une légère frayeur, la colère, le font souvent disparaître tout à coup. Mais dans les autres circonstances, lorsque le hoquet a duré quelque temps, qu'il revient à des époques plus ou moins rapprochées, périodiques ou non, il peut être difficile de le faire cesser. On doit mettre en usage les moyens thérapeutiques indiqués par la cause qui semble l'entretenir; surtout ceux qu'on emploie communément dans le traitement des névroses : boissons délayantes, bains, exercice, distractions, et quelquefois saignées. Le quinquina est indiqué lorsque les accès offrent une périodicité bien marquée. Dans un cas de hoquet survenu à la suite d'une frayeur qui avait occasioné en même temps la suppression des menstrues, le quinquina échoua pendant trois mois, quoique le hoquet eut une périodicité très-régulière : ce médicament n'eut de succès que lorsque la menstruation eût été rétablie. Souvent il résiste aux opiacés, aux stimulans dits antispasmodiques, aux topiques, aux ventouses sèches et scarifiées, aux vésicatoires appliqués sur la région de l'estomac. C'est ce qui eut lieu dans le cas de hoquet rapporté plus haut, et qui ne céda, après treize mois, qu'à l'usage de l'acide sulfurique. Le médecin, se rappelant quelques succès obtenus dans une semblable circonstance par l'administration de cet acide, le prescrivit à la dose d'un gros dans une livre d'eau, à prendre par trois cuillerées toutes les trois heures. La moitié de cette dose suffit pour faire disparaître le hoquet qui avait résisté à tant de moyens. Il serait difficile d'expliquer l'action de l'acide sulfurique dans ce cas ; mais le fait suffit : peut-être, dans d'autres cas, cette substance n'aurait-elle pas la même efficacité.

D'après l'opinion qui attribuait le hoquet à une affection de l'estomac, on a recommandé les vomitifs. Cette médication a quelquefois réussi et souvent échoué. Lorsque rien ne s'y oppose, on peut tenter ce moyen. La révulsion qu'il opère sur l'estomac et le trouble momentané qu'il apporte dans la circulation pulmonaire et dans d'autres organes, peuvent être suivis de succès.

On a aussi conseillé, comme moyen curatif, une vive impression morale ou une douleur très-forte. On doit employer avec circonspection un semblable remède. C'est de cette manière qu'un célèbre chirurgien de Paris fit disparaître un hoquet qui durait depuis assez long-temps, chez une femme qui était venue le consulter, en promenant, malgré la vive opposition de la malade, un bouton de feu sur la région épigastrique.

Quant au hoquet qui survient dans diverses maladies, le traitement consiste à combattre l'inflammation des organes qui le produit ; et, lorsqu'il persiste malgré la diminution des accidens, on peut mettre en usage quelques-uns des moyens recommandés dans le cas du hoquet nerveux, et que ne contr'indique pas la maladie principale. (RAIGE DELORME.)

HORDEÏNE, s. f. ; matière découverte par M. Proust dans la farine d'orge : les farines des autres céréales en contiennent aussi, mais en quantités variables et toujours beaucoup plus faibles. L'hordeïne paraît par ses propriétés tenir le milieu entre l'amidon et le ligneux. Serait-ce une combinaison de ces deux matières qui aurait résisté aux moyens employés pour opérer leur séparation ? Ce qu'il y a de certain, c'est qu'une combinaison d'amidon et de ligneux devrait avoir beaucoup des propriétés de ce corps. Du reste, nous soumettons nos doutes à l'illustre chimiste qui nous a fait connaître cette substance. L'hordeïne est d'un blanc sale, elle n'a ni odeur ni saveur ; elle est, à toute température, insoluble dans l'eau, l'alcohol et l'éther. L'acide nitrique la convertit en acides oxalique et acétique : il se produit aussi un peu d'amer de Welther. Pendant l'acte de la germination de l'orge, elle éprouve des altérations décrites par le savant académicien qui nous l'a fait connaître. Pour obtenir l'hordeïne, on fait une pâte avec la farine d'orge ; on la malaxe comme pour séparer le gluten (*Voyez* ce mot). La fécule amilacée est ensuite traitée par l'eau bouillante. L'amidon le dissout et l'hordeïne reste. (J. PELLETIER.)

HORRIPILATION, s. f. *Horripilatio*, *horror;* sensation générale de froid accompagnée de la saillie des bulbes des poils. Ce phénomène précède souvent l'invasion des phlegmasies aiguës, et s'observe surtout dans le premier stade de l'accès des fièvres intermittentes.

HOUBLON, *humulus lupulus*. L. Rich. bot. med., I., p. 201. Plante vivace et grimpante, faisant partie de la famille des Urticées et de la diœcie pentandrie, qui croît naturellement dans les haies et les bois de presque toute la France, et qu'on cultive en abondance dans plusieurs provinces de la France et du Nord de l'Europe. La tige du houblon est herbacée, anguleuse, rude au toucher et pouvant s'élever en se tordant autour des arbres voisins à une hauteur de douze à quinze pieds. Ses feuilles sont opposées, pétiolées, palmées, ayant à peu près la même figure que celles de la vigne, offrant à leur base deux stipules membraneuses et dressées. Les fleurs sont dioïques. Les mâles forment des grappes irrégulières; les femelles constituent des espèces de cônes, composés d'écailles foliacées, à la base desquelles se trouvent les véritables fleurs. Les écailles s'accroissent pour former le fruit. A l'époque de la maturité, ces écailles, qui sont velues, sont chargées d'une poussière jaunâtre, d'abord décrite par le docteur St-Yves, de New-Yorck, sous le nom de *lupuline*, et que les travaux récens de MM. Chevalier et Payen ont démontrée n'être pas une substance simple. C'est un composé de résine, d'huile volatile et d'un principe amer. D'après plusieurs essais, la lupuline paraît être surtout le principe actif du houblon.

Le houblon, surtout quand il est réuni en grande quantité dans un même lieu, exhale une odeur forte, désagréable et vireuse qui a beaucoup d'analogie avec celle du chanvre, autre plante de la même famille. Cependant ses jeunes pousses, au moment où elles commencent à sortir de terre, ont une saveur douce, une odeur faible, et dans quelques provinces on les mange comme nous faisons ici pour les asperges. En médecine on se sert des sommités de houblon chargées de leurs fruits, ou plus souvent de ces fruits séparés des tiges et des feuilles. Ils ont une odeur assez forte et une saveur amère. L'eau, le vin et l'alcohol se chargent également des principes du houblon. On en fait une infusion, une décoction, au moyen d'un à deux gros des cônes pour deux livres d'eau. On prépare également dans les pharmacies un vin, une teinture alcoholique et un extrait de houblon. Une à deux onces du premier, un scrupule à un gros de la teinture et un demi scrupule à un scrupule de l'extrait, sont les doses auxquelles on administre généralement ces préparations. Tout le monde sait que ces fruits sont un des principaux ingrédiens de la bierre. Ils y agissent de deux manières : 1° en masquant par leur amertume agréable la saveur fade de la décoction d'orge germée et en l'empêchant de passer à la fermentation acide ; 2° en rendant cette boisson plus facile à digérer, à cause de leur action tonique sur les organes digestifs. Dans quelques contrées on remplace le houblon par quelque autre plante amère, pour la fabrication de la bière. Ainsi en Angleterre on se sert souvent du ményanthe ou trèfle d'eau, et en France on emploie quelquefois les feuilles de buis. Ces substitutions n'ont d'autres inconvéniens que de ne pas donner à cette boisson une saveur aussi agréable que le houblon.

Tous les praticiens s'accordent généralement à considérer le houblon comme un médicament tonique qui augmente l'appétit, favorise la digestion chez les individus qui en font usage, quand les organes digestifs ont besoin d'être modérément excités. On le voit prescrit dans plusieurs maladies où l'emploi des toniques paraît généralement indiqué, soit comme moyen prophylactique, soit comme moyen curatif, telles sont les scrofules, le rachitis, etc. Ce médicament paraît aussi augmenter tantôt la sécrétion de l'urine, tantôt la transpiration cutanée; aussi le trouve-t-on rangé, dans les traités de matière médicale, parmi les diurétiques et les sudorifiques. Son usage a quelquefois été utile dans les maladies chroniques de la peau, et particulièrement dans la gale et certaines espèces de dartres.

Outre son action tonique, le houblon exerce encore une action narcotique et stupéfiante, qui paraît être due à un principe résineux et volatil. Ainsi l'on a vu des individus éprouver des vertiges, des éblouissemens, et tomber dans un sommeil profond et léthargique, pour être restés long-temps dans des magasins où une grande quantité de houblon se trouvait réunie. On cite même des exemples de mort survenue par la même cause. Ces faits annoncent certainement l'action puissante du houblon sur le système nerveux. En Angleterre on se sert quelquefois de petits coussins remplis de fruits de houblon que l'on place sous la tête des malades fatigués par une longue insomnie. Il est rare que ce moyen n'amène pas un état de calme et un sommeil réparateur. Mais cette propriété narcotique du houblon ne se fait sentir que quand on fait usage d'une grande quantité de ce médicament. Ainsi un grand nombre de personnes éprouvent, après avoir bu plusieurs verres de bière, une envie de dormir insurmontable. Mais dans la décoction ou l'infusion que l'on prépare avec un à deux gros de houblon, cette action stupéfiante est presque inappréciable. (A. RICHARD.)

HOUPPE DU MENTON. *Voyez* RELEVEUR DU MENTON.

HOSPICE, s. m. *Hospicium;* maison de retraite pour les personnes pauvres et infirmes. *Voyez* HOPITAL.

HOTEL-DIEU, s. m. *Voyez* HOPITAL.

HUILE, s. f. *Oleum;* en grec ἔλαιον, dérivé de ἐλαία, olive. On désigne sous ce nom divers composés, d'origine végétale ou animale, qui n'ont de rapports entre eux que par quelques caractères assez vagues : La fluidité à la température ordinaire de l'atmosphère dans nos climats, l'onctuosité, l'insolubilité dans l'eau, la solubilité dans l'éther, la combustibilité, telles sont les propriétés générales de ces substances. On n'a pas du reste tardé à reconnaître qu'on pouvait, sous d'autres points de vue, en former plusieurs classes, et depuis long-temps leur division en *huiles fixes* et en *huiles volatiles* a été établie par les chimistes. Les huiles se rencontrent le plus ordinairement formées dans les végétaux; l'action du feu et de certains agens chimiques sur plusieurs matières organiques peut aussi en produire. On a aussi donné le nom d'huile à des composés pharmaceutiques qui ne sont que des dissolutions de certaines substances médicamenteuses dans une huile fixe. Nous traiterons de ces divers objets dans les parapraphes suivans : *huiles fixes*, *huiles volatiles*, *huiles pyrogénées* et *huiles médicinales*. Enfin on a désigné, sous le nom d'*huiles*, diverses substances minérales qui avaient une certaine analogie de consistance ou d'aspect avec les huiles ; dénominations rejetées depuis la nouvelle nomenclature chimique.

HUILES FIXES. Les huiles fixes ne sont que *des corps gras composés non acides*, liquides à la température ordinaire. (*Voyez* GRAS *corps*.) Elles sont toutes formées d'élaïne et de stéarine en diverses proportions, et de quelques autres principes moins essentiels à leur constitution, mais auxquels elles doivent l'odeur, la saveur, la couleur et les propriétés médicales qui distinguent quelques-unes d'entre elles. On divise ordinairement les huiles fixes en *huiles grasses* et en *huiles siccatives*. Les premières, comme l'huile d'olives, d'amandes douces, exposées à l'air, n'éprouvent pas de changemens sensibles dans leur consistance et leurs propriétés chimiques; les autres, comme l'huile de lin, de noix, se dessèchent et forment vernis. Cet effet a lieu avec absorbtion d'oxygène et sans dégagement sensible d'acide carbonique. Du reste on ne sait pas encore d'une manière positive quelle est la cause de ce phénomène; dépend-il d'une composition différente? cependant on a reconnu que les huiles siccatives comme les huiles grasses étaient composées de stéarine et d'élaïne. Les substances *accessoires* que contiennent les huiles fixes introduisent quelques nuances dans leurs propriétés. Celles que nous allons indiquer comme plus essentielles, plus générales, offriront encore quelques restrictions; nous aurons soin d'indiquer les plus importantes.

Les huiles fixes sont généralement plus légères que l'eau. Lorsqu'elles ne sont pas incolores, leur teinte est ordinairement le jaune verdâtre. Elles sont généralement sans saveur lorsqu'elles viennnent d'être obtenues; mais par le temps et surtout l'exposition à l'air, elles acquièrent de l'âcreté. Lorsqu'on abaisse leur température elles se solidifient. L'huile d'olive se congèle même à 10° + 0. Les autres huiles moins riches en stéarine ne perdent leur liquidité qu'à une plus basse température. D'un autre côté, les beurres de cacao, de muscade, peuvent même être considérés comme des huiles, seulement moins fusibles, puisqu'elles ne se liquéfient que par un élévation artificielle de la température.

Les huiles fixes soumises à l'action du calorique s'altèrent et se décomposent. Environ à 300° de température elles se répandent en fumée, et se réduisent en une vapeur principalement composée d'huile altérée, d'eau et de gaz hydrogène percarboné. *L'huile distillée* est jaune, sa saveur est âcre, son odeur piquante; dans cet état et sous le nom d'huile des philosophes, elle était autrefois employée en médecine.

Nous avons parlé de l'action de l'air sur les huiles; celle que l'oxygène exerce sur elle est analogue : la lumière les décolore.

Les huiles fixes dissolvent quelques corps combustibles, et particulièrement le soufre et le phosphore : ces solutions entrent dans quelques médicamens.

Les acides minéraux concentrés altèrent les huiles dans leur composition ; l'action des acides sur les huiles n'a pas été assez étudiée ; celle qu'exercent sur les huiles les oxydes métalliques alcalins, et d'où résultent les savons et les emplâtres, a été au contraire l'objet des recherches pratiques et théoriques d'un grand nombre de chimistes, et sous ce dernier point de vue les travaux de M. Chevreul doivent être mis au premier rang. Ce chimiste nous a fait connaître que, dans l'action des alcalis sur les *corps gras*, l'élaïne et la stéarine étaient converties en deux et quelquefois en trois acides qui s'unissaient aux bases salifiables, tandis qu'un troisième corps, la glycérine, résultat aussi de cette action, était éliminée et se retrouvait dans les *eaux mères*. *Voyez* SAVON, EMPLATRE, etc.

Les huiles fixes n'ont d'action que sur un très-petit nombre de principes immédiats organiques ; ceux qui sont très-hydrogénés, et qui par-là se rapprochent de la nature des huiles, paraissent aussi plus susceptibles de s'unir avec elles. C'est ainsi qu'elles dissolvent le camphre, la cire, quelques résines, quelques matières colorantes, qu'elles s'unissent aux éthers : elles sont généralement peu solubles dans l'alcohol, surtout à froid.

Les huiles unies aux graisses, aux résines sont la base des onguens, des huiles pharmaceutiques, etc. L'analyse élémentaire appliquée aux huiles démontre qu'elles sont formées d'oxygène, d'hydrogène et de carbone : l'hydrogène et le carbone prédominent : dans quelques-unes on a trouvé de l'azote ; ce principe paraît provenir de quelques matières étrangères à la composition de l'huile. L'analyse immédiate démontre que les huiles fixes sont composées nécessairement d'élaïne et de stéarine. On peut parvenir à séparer ces deux *principes immédiats* par divers procédés : le plus simple, basé sur les degrés différens de température auxquels se congèlent la stéarine et l'élaïne, consiste à faire glacer l'huile à une température de 5 à 6 degrés au-dessous de o et à l'exposer alors à l'action d'une presse en la plaçant entre plusieurs feuilles de papier non collé. L'élaïne non encore congelée, et interposée entre les *cristaux* de stéarine, est absorbée par le papier, et la stéarine reste. Ce procédé est dû à M. Braconnot. Une autre méthode plus exacte est celle qu'a donnée M. Chevreul. Ce chimiste emploie aussi le froid pour la séparation de l'élaïne et de la stéarine dont on lui doit la découverte, mais il y joint l'emploi de l'alcohol. L'alcohol à chaud se charge de stéarine et d'élaïne; mais, par un refroidissement qu'on doit porter à plusieurs degrés au-dessous de o, il abandonne la stéarine et retient l'élaïne. En chassant ensuite l'alcohol par distillation on obtient l'élaïne: si elle retient de la stéarine elle la dépose étant exposée de nouveau au froid. Nous ne parlerons ici que des huiles d'amandes douces, d'olives, de ricin, de cacao, seules employées en médecine.

Huile d'amandes douces. — Pour extraire cette huile, on réduit les amandes en poudre grossière, à l'aide d'un moulin; on les soumet ensuite à la presse dans des sacs de coutil entre deux plaques de fer chauffées dans de l'eau bouillante. On laisse éclaircir l'huile par le repos, ou on la filtre.

Les amandes amères peuvent aussi donner une huile douce et inodore si elle est préparée à froid; mais, par la plus légère chaleur, elle s'imprègne de l'huile volatile chargée d'acide hydrocyanique que contiennent les enveloppes de cette espèce d'amande.

L'huile d'amandes douces est très-sujette à rancir : on ne doit faire usage que de celle qui est récemment préparée, surtout lorsqu'elle est destinée à être prise intérieurement. L'huile d'amandes douces se saponifie très-facilement; elle forme le savon médicinal; elle est formée, selon M. Braconnot, de 76 parties d'élaïne et de 24 de stéarine.

Huile d'olive. — L'huile d'olives, obtenue des drupes du fruit de l'olivier (*olea europea*), est d'un jaune verdâtre, d'une odeur agréable; elle se congèle à la température de 8 à 10° au-dessus de o; se saponifie facilement, fait la base des emplâtres et des huiles composées pharmaceutiques. On la falsifie souvent avec des huiles de graines, et particulièrement avec celle dite d'*œillet*. Elle est alors moins propre à la fabrication du savon et aux usages pharmaceutiques. L'huile d'olives ainsi falsifiée, mousse par l'agitation, et ne se solidifie plus par un mélange de pernitrate acide de mercure, qui laisse liquides les huiles de graines. A l'aide de ce dernier réactif, on peut reconnaître $\frac{1}{30}$ d'huile de graines ajouté à l'huile d'olives. Selon M. Braconnot, l'huile d'olives est formée de 28 de stéarine et 72 d'élaïne.

Huile de ricin ou de *Palma Christi* (ricinus communis). — Pour obtenir l'huile de ricin, on réduit en pâte les semences de ricin, et on les soumet à l'ébullition dans l'eau; l'huile vient à surnager; on l'enlève et on la laisse éclaircir par *défécation.* Cette huile, préparée avec soin et par ce procédé suivi en France, est très-douce; celle qui vient d'Amérique est ordinairement plus colorée et très-âcre. On ne sait si cette âcreté est particulière au ricin d'Amérique, ou si elle provient du procédé qu'on suit en ce pays. Je pencherais pour la dernière opinion, car j'ai vu de l'huile de ricin d'Amérique préparée avec soin, et elle était presque aussi douce que celle obtenue dans nos laboratoires.

Huile ou *beurre de cacao.* — Substance concrète d'un blanc jaunâtre, d'une saveur douce et agréable, extraite des amandes du *theobrôma cacao.* (*Voyez* CACAO.) On l'obtient en broyant sur une pierre échauffée le cacao torréfié, légèrement dépouillé de son écorce. On presse la masse, et il s'en sépare l'huile de cacao; ou bien on met le cacao broyé dans l'eau bouillante; la matière huileuse fond, et s'élève à la surface de l'eau; on la recueille et on la met refroidir dans des moules.

Propriétés médicales des huiles fixes. — Les huiles fixes liquides, bien préparées et nullement altérées, sont émollientes lorsqu'on les applique sur la peau et les surfaces dénudées, et lorsqu'on les introduit à petites doses dans les organes digestifs. Cette propriété les fait quelquefois employer dans le traitement des phlegmasies du conduit intestinal, dans les coliques, les diarrhées, les dysenteries, et surtout dans le traitement des phlegmasies de poitrine. Les huiles d'olives et d'amandes douces entrent ainsi comme *pectorales*, à la dose de quelques gros à une once, dans des potions, des loocks dits huileux. A une dose plus élevée, elles sont laxatives : l'estomac ne les digérant pas, elles deviennent comme un corps étranger très-peu irritant, qui sollicite l'action expulsive des organes digestifs. Données à la dose d'une à deux onces en une ou mieux en plusieurs fois, elles provoquent des évacuations alvines, le plus souvent sans chaleur, douleur, ni aucune marque d'irritation. Elles sont très-usitées dans le cas de constipation opiniâtre, après l'opération de la hernie étranglée, pour rétablir le cours des matières et évacuer celles qui se sont accumulées. On les regarde aussi comme vermifuges. Enfin, employées à des doses plus fortes encore, à celle de plusieurs onces à la fois, elles déterminent le vomissement, soit par l'impression que leur masse produit sur la membrane muqueuse de l'estomac, soit à cause du dégoût qu'elles font éprouver ; dégoût qui quelquefois suffit pour provoquer le vomissement, quoiqu'elles aient été prises en petite quantité. A ce titre elles ont été fréquemment employées dans les cas d'empoisonnement par des substances âcres et corrosives, et surtout par les cantharides. Mais on ne doit pas les administrer, dans tous les cas, sans distinction. Ainsi, il vaut mieux recourir à d'autres moyens après un empoisonnement par les substances métalliques dont elles empêchent la dissolution et une plus prompte expulsion hors des voies digestives. Des expériences récentes ont démontré qu'elles devaient être surtout proscrites du traitement de l'empoisonnement par les cantharides, parce qu'elles ont, comme tous les corps gras, la propriété de dissoudre la partie active, le principe vésicant, et qu'elles augmentent par conséquent l'action du poison. On peut les prescrire après l'empoisonnement par les substances végétales irritantes, par les acides caustiques ; les vomissemens abondans qu'elles déterminent sont les principales causes de leur succès. Enfin, M. Chéreau, pharmacien, les a proposées dans le cas d'empoisonnement par les alcalis concentrés, et notamment par la potasse. Il y a été conduit par le succès obtenu dans deux circonstances où une dissolution de potasse avait été avalée en assez grande quantité, et pense qu'elles pourraient être substituées aux boissons acidulées, si, outre l'avantage que les huiles ont, sur les acides, de provoquer le vomissement et d'être adoucissantes, il était prouvé par des expériences chimiques qu'elles se combinent avec les alcalis et les neutralisent, comme on peut le présumer d'après le succès très-promptement obtenu dans les deux cas cités précédemment et d'après l'aspect des matières vomies, formées par un liquide blanchâtre, d'une certaine densité et comme savonneux.

Les huiles sont souvent unies, dans la proportion de deux à quatre onces, à des lavemens dont elles augmentent les propriétés émollientes.

On emploie fréquemment les huiles à l'extérieur, mais presque toujours unies à quelques autres substances qui ajoutent à leur propriété émolliente, ou qui la modifient ou la changent tout-à-fait. Elles ne sont alors qu'excipiens : ainsi, elles entrent, comme partie plus ou moins active, dans la composition des cérats, des pommades, des linimens et des huiles médicinales, dont nous nous occuperons ci-après. Quelquefois cependant on se sert des huiles pures qu'on applique comme adoucissant sur les piqûres faites par des insectes, sur les gerçures, sur de légères phlegmasies exanthématiques et pustuleuses de la peau avec irritation. Cette application toutefois détermine des érythèmes chez les personnes dont la peau est douée d'une irritabilité très-vive. Les onctions huileuses étaient très en usage chez les anciens, surtout pour les athlètes : elles assouplissaient la peau, diminuaient la transpiration, et devaient surtout convenir dans un temps où le corps était immédiatement couvert de vêtemens de laine. Ces onctions sont inusitées aujourd'hui comme moyen hygiénique ; mais elles ont été recommandées comme moyen prophylactique de la peste, parce qu'on crut remarquer que, dans certaines épidémies, des marchands d'huile n'avaient pas été atteints ; influence que l'on attribue à l'huile, et qui n'est rien moins que prouvée.

L'huile d'amandes douces est plus souvent employée que l'huile d'olives, quoiqu'elle ne paraisse pas jouir de propriétés émollientes, laxatives et vermifuges plus marquées que cette dernière, et que même celle-ci lui soit peut-être préférable, parce qu'elle s'altère moins facilement. L'huile d'amandes douces est d'un usage très-commun pour produire un effet purgatif chez les enfans. On l'unit ordinairement à parties égales au sirop composé de chicorée; ce mélange est donné à la dose de deux gros à une demi-once, répétée jusqu'à ce que l'effet ait lieu.

L'huile de ricin, quoique pure, récemment préparée et parfaitement douce, est un laxatif et un vermifuge plus surs que les deux espèces d'huile précédentes. On ne l'emploie jamais comme émolliente. Pour l'administrer, on la mélange ordinairement, à parties égales, avec un sirop, et la dose est d'une à deux onces. Lorsque cette dose est introduite en une seule fois, elle est souvent rejetée par le vomissement. On évite cet inconvénient en ne la donnant que par cuillerées, de demi-heure en demi-heure. Cette huile a souvent divers degrés d'âcreté qui la rendent plus ou moins irritante. Elle peut devenir un violent drastique. Son odeur désagréable et sa saveur âcre annoncent l'altération qu'elle a éprouvée. Cette huile est un des médicamens employés dans la méthode de Bourdier contre le tœnia.

L'huile solide ou *beurre de cacao* est peu employée à l'intérieur ; elle sert cependant quelquefois à composer des bols et des électuaires émolliens dits pectoraux ; elle fait, comme on sait, partie intégrante du chocolat. On en fait aussi des suppositoires propres à calmer l'irritation des hémorrhoïdes ; on l'applique sur les gerçures. (R. D.)

HUILES VOLATILES OU ESSENTIELLES. Il en est des huiles volatiles comme des huiles fixes, on ne peut les considérer comme des principes *immédiats*, ce sont de véritables *composés* ; elles sont formées de plusieurs substances en proportions variables. En effet, si les huiles volatiles ont des caractères communs, elles offrent aussi des propriétés bien différentes lorsqu'on les compare entre elles : les unes restent liquides à une basse température ; les autres se solidifient à quelques degrés au-dessus de o. Les unes en cristallisant se prennent en une masse sensiblement homogène ; les autres abandonnent seulement des matières cristallines qui se concrètent au milieu d'un liquide de nature différente. Quoi qu'il en soit, la composition chimique des huiles essentielles n'a pas été établie d'après des données positives. Les chimistes, qui, même en ces derniers temps, ont travaillé sur ces substances, les ont considérées sous tout autre rapport ; plusieurs se sont appliqués à déterminer les quantités d'hydrogène, de carbone et d'oxygène qu'elles contiennent ; mais, par cela même qu'ils ont trouvé des différences notables dans la proportion de ces principes suivant l'espèce d'huile volatile, ils auraient dû en conclure qu'elles devaient être composées de plusieurs *principes immédiats*, et par conséquent qu'elles devraient être soumises avant tout à l'analyse *prochaine*, dans le but de séparer ces divers principes. En effet, pour ne citer que deux résultats parmi le grand nombre que nous présente le beau travail de M. de Saussure, nous voyons l'essence de térébenthine être formée de 87,788 de carbone, de 11,646 d'hydrogène et de 0,566 d'azote sans oxygène, tandis que l'huile de lavande contient 75,50 carbone, 11,07 hydrogène, 0, 36 d'azote et 13,07 d'oxygène. Or, comme les propriétés de l'essence de lavande se rapprochent beaucoup de celles de l'essence de térébenthine, la présence de l'oxygène dans cette dernière doit évidemment être attribuée à une matière étrangère à l'essence. Toutefois, comme les matériaux nous manquent ici et que nous n'avons rien de positif à substituer aux idées généralement reçues, nous allons continuer de considérer les huiles volatiles comme formant un principe immédiat dont nous indiquerons les principaux caractères.

Les huiles volatiles sont, à quelques exceptions près, plus légères que l'eau. La plupart sont incolores ou simplement jaunâtres; quelques-unes sont vertes ou bleues : ces couleurs paraissent dues à des matières étrangères à l'huile. Elles sont généralement très-odorantes, et leur odeur varie suivant l'espèce. Quelques chimistes pensent que les huiles volatiles ne sont pas odorantes par elles-même, et qu'elles doivent cette propriété à un corps particulier qu'ils désignent sous le nom d'arôme: M. Robiquet soutient cette opinion et l'appuie de plusieurs expériences.

Les huiles volatiles, quoique généralement plus légères, sont moins volatiles que l'eau. L'essence de térébenthine n'entre en ébullition qu'au 150e degré centigrade. On distille cependant avec facilité les huiles volatiles à l'aide de l'eau, parce que la vapeur d'eau favorise beaucoup la volatilisation. Les huiles essentielles sont très avides d'oxygène et en condensent plusieurs fois leur volume : l'huile d'anis, selon M. de Saussure, peut absorber 152 fois son volume d'oxygène; par cette absorption d'oxygène les huiles se solidifient et se rapprochent de la nature des résines.

Les huiles volatiles sont très-inflammables; cependant, lorsqu'on les allume et qu'elles brûlent à l'air libre, elles répandent beaucoup de fumée. Parmi les corps combustibles non métalliques, on peut citer le soufre, le phosphore et l'iode, comme plus ou moins solubles dans les huiles. Ces dissolutions fournissent à la médecine quelques médicamens, comme le baume de soufre anisé, térébenthiné. Les métaux, à l'exception du potassium, du sodium et probablement des autres métaux de la première section établie par M. Thénard, n'ont aucune action sur les huiles volatiles, du moins sur celles qui ne contiennent point d'oxygène. L'eau ne dissout les huiles essentielles qu'en très-petites quantités; cependant l'eau agitée ou distillée avec des huiles volatiles devient odorante, sapide et même âcre, suivant l'espèce d'huile volatile mise en contact.

Les acides sulfurique et nitrique concentrés ont une action

très-forte sur les huiles volatiles : le premier est coloré en rouge brun et forme avec elles des *savonnules* décrits par Achard. L'acide nitrique les convertit en matière résinoïde. L'action de l'acide nitrique, chargé de gaz nitreux ou mêlé d'acide sulfurique, est si vive sur les huiles qu'il y a inflammation. Les huiles volatiles absorbent le gaz acide hydrochlorique ; quelques-unes de ces combinaisons sont cristallisables et présentent les caractères physiques du camphre.

Les bases salifiables alcalines n'ont pas d'action sensible sur les huiles volatiles, la potasse et la soude exceptées ; ces alcalis n'agissent encore sur les huiles volatiles qu'à la longue et avec contact de l'air. Il paraît que, pour se combiner aux alcalis, les huiles volatiles ont besoin d'absorber du gaz oxygène et de se résinifier. L'union de la potasse et de l'essence de térébenthine forme la composition connue sous le nom de savon de Starkey : elle était autrefois employée en médecine.

Les huiles volatiles s'unissent entièrement aux huiles fixes et aux corps gras ; elles sont solubles dans l'alcohol et l'éther, elles dissolvent les corps résineux, le camphre, quelques matières colorantes, le caoutchouc préparé, etc.

L'huile de térébenthine, prise pour type de l'espèce, peut donner une idée de la constitution des huiles volatiles : elle est formée, suivant M. Houton-Labellardère, de quatre volumes d'hydrogène per-carboné et de deux volumes de carbone, ou de dix volumes de carbone et de huit d'hydrogène. Cette constitution ne peut s'appliquer aux huiles volatiles qui, comme l'huide de lavande, contiennent de l'oxygène et de l'azote, à moins d'admettre dans ces huiles l'existence d'une matière qui leur serait étrangère.

Les huiles volatiles peuvent se rencontrer dans toutes les parties des végétaux ; elles siègent cependant plus spécialement dans les fleurs, les feuilles, la partie extérieure des semences. On en trouve rarement dans les cotylédons. La plupart des huiles essentielles s'obtiennent par distillation, à l'aide de la vapeur d'eau qui les entraîne à une température inférieure à leur point d'ébullition : il en est cependant quelques-unes qu'on ne peut obtenir en quantité notable qu'en augmentant la température de l'eau bouillante à l'aide du sel marin ; l'huile de girofle est dans ce cas : quelques-unes, telles que les essences d'écorce de citron, d'orange, peuvent s'obtenir par expression

Quelques fleurs, telles que le jasmin, la tubéreuse, la violette, ne donnent point d'huile essentielle à la distillation : on ne connaît point la nature de leur *arôme*, ni le moyen de l'obtenir pur. On sait cependant qu'il peut être transmis. Les parfumeurs placent ces fleurs couche par couche entre des flanelles emprégnés d'huile d'olive ou de ben. Ces huiles se chargent de l'arôme des fleurs. En les traitant ensuite par l'alcohol, celui-ci leur enlève l'arôme dont elles s'étaient chargées. Ces alcohols distillés sont très-aromatiques et portent le nom d'essence de jasmin, tubéreuse, etc. (J. P.)

Propriétés médicales des huiles volatiles. — Les huiles volatiles pures sont généralement peu employées en médecine, si l'on excepte l'huile essentielle de térébenthine, et, depuis quelque temps, celle de croton tiglium, dont il sera traité en particulier aux articles *térébenthine* et *tiglium ;* les autres huiles volatiles ne servent guère qu'à aromatiser certains médicamens (huiles d'anis, de fleurs d'oranger, de menthe poivrée, de citron, d'orange, de bergamotte, de cédrat); ou à cautériser, dans le cas de carie dentaire (huiles de girofle, de muscade, de macis, de gayac, de cannelle, etc.). Les huiles volatiles sont très-stimulantes : beaucoup d'entre elles, appliquées sur les tissus, les rubéfient ou y produisent même la vésication. Aussi, pour être administrées à l'intérieur et même à l'extérieur, faut-il qu'elles soient unies à d'autres substances qui divisent ou émoussent leur propriétés irritantes. C'est ce qui a lieu dans certaines préparations où elles constituent la partie active, telles que les eaux distillées aromatiques, les eaux spiritueuses, plusieurs huiles médicinales, et quelques composés qui ont reçu le nom impropre de baumes. *Voyez* ces différens mots. (R. D.)

HUILES PYROGÉNÉES OU EMPYREUMATIQUES. On nomme ainsi les huiles qui proviennent de l'action du calorique sur les matières végétales et animales, et sur les substances bitumineuses. On sait que, soumises à un certain degré de température, et sans contact de l'air, les substances organiques se décomposent; l'équilibre qui existait entre leurs élémens est rompu; mais l'oxygène, l'hydrogène, le carbone, et l'azote lorsqu'il s'y rencontre, ne sont pas isolés; ils se combinent de nouveau en diverses proportions, et donnent lieu à plusieurs produits, les uns gazeux, comme l'acide carbonique, le gaz oxyde de carbone, l'hydrogène carboné; les autres liquides, comme l'eau, l'acide acétique, l'huile, l'ammoniaque : du charbon plus ou moins hydrogéné ou azoté reste enfin. La quantité de ces produits varie suivant la nature des matières employées : en général, les substances qui donnent le plus d'huile sont celles dans la composition desquelles l'hydrogène prédomine.

Les huiles pyrogénées sont toutes, au moment de leur *obtention*, d'une couleur jaune ou même brunâtre; elles sont aussi plus ou moins épaisses : ce qui provient d'une certaine quantité de carbone à l'état bitumineux qu'elles tiennent en dissolution; mais, en les rectifiant, c'est-à-dire en les distillant une ou deux fois à une douce chaleur, surtout par l'*intermède* de l'eau, on les obtient blanches, limpides et très-légères. Cependant, au bout de quelque temps, et surtout par l'action de l'air et de la lumière, elles s'épaississent et se colorent. Dans ce cas il se forme de l'eau, et du carbone est mis à nu.

Les huiles pyrogénées, fournies par les substances végétales, ne doivent point nous arrêter, puisqu'elles ne sont d'aucun usage en médecine; toutefois on pourrait ici citer le goudron : cette matière résineuse contient une certaine quantité d'huile pyrogénée, dont il cède une partie à l'eau dans laquelle on le fait macérer quand on prépare l'eau de goudron. *Voyez* ce mot.

L'huile pyrogénée la plus utile en médecine est celle que l'on prépare, en distillant à feu nu les matières animales solides, telles que os, cornes et défenses d'animaux; elle était autrefois connue sous le nom d'*huile animale de Dippel*. Ce médecin ne faisait servir à sa préparation que des *cornes de cerf*; mais on peut également y employer toutes les matières osseuses, etc. Maintenant les pharmaciens se contentent de rectifier l'huile de Dippel, que peuvent leur fournir en abondance les fabricans de sel ammoniac, qui chaque jour distillent des quantités considérables de matières animales.

L'huile de Dippel, parfaitement rectifiée, est très-blanche, légère et fluide. Il ne faut en rectifier à la fois que de très-petites quantités que l'on conserve dans des flacons bien bouchés et enveloppés de papier noir; encore brunit-elle au bout de quelques jours.

L'huile de succin peut aussi être classée parmi les huiles pyrogénées, puisqu'elle est un des produits de l'action du calorique sur ce bitume. (*Voyez* SUCCIN et ACIDE SUCCINIQUE.)

Lorsqu'elle a été lavée et rectifiée, elle se rapproche beaucoup du naphte. Elle est d'un jaune ambré, d'une odeur forte et particulière. Presque toujours imprégnée d'acide succinique, elle rougit le papier de tournesol, tandis que l'huile de Dippel, presque toujours chargée d'ammoniaque, verdit le sirop de violette. (J. PELLETIER.)

Propriétés médicales des huiles pyrogénées. — L'*huile animale de Dippel* est un stimulant très-énergique; son introduction dans l'estomac, même à une dose très-modérée, a produit ou des vomissemens, ou la diarrhée, ou des sueurs, quelquefois des salivations assez rebelles, des engorgemens lymphatiques au cou ou à l'aine, et une sorte de mouvement fébrile. Elle paraît même constituer un des poisons les plus actifs. Une personne qui, par erreur, en prit une cuillerée, périt à l'instant. L'ouverture du cadavre, dit-on, ne montra aucune lésion. D'abord préconisé outre mesure, ce médicament était presque entièrement abandonné lorsque M. Payen en a fait l'objet de recherches thérapeutiques. Mais, malgré les succès cités par ce médecin, il est fort peu employé, et ne paraît pas beaucoup mériter de l'être.

On l'a administré à l'intérieur dans le traitement de l'épilepsie : on dit avoir obtenu un grand nombre de succès. On sait aujourd'hui à quoi s'en tenir relativement aux médicamens antiépileptiques. On cite la guérison d'un rhumatisme goutteux, chez un militaire dont toutes les articulations étaient tuméfiées, obtenue en vingt-cinq jours par l'administration de l'huile animale, qui a déterminé une irritation révulsive très-prononcée de la membrane gastrique (mouvement fébrile, vomissement, sueurs très abondantes.) L'huile de Dippel a été regardée comme efficace dans des cas de névralgie, de paralysie, etc., sans indiquer l'affection dont ce dernier symptôme pouvait dépendre.

Cette huile a été employée à l'extérieur, soit pure, soit mélangée avec l'huile d'olives, dans des cas de *teignes* et de *dartres rongeantes scrofuleuses*. Dans plusieurs cas, elle a excité une bonne suppuration dont la guérison a été la suite. M. Jadelot a obtenu des succès, dans le cas d'ophthalmie *scrofuleuse*, de lotions faites sur l'œil avec la solution aqueuse dans des proportions variées.

On administre quelquefois pure l'huile animale de Dippel à l'intérieur, à la dose de quelques gouttes sur un morceau de sucre, ou dans un peu d'eau sucrée ou d'émulsion; dose qu'on augmente par la suite et qui a été quelquefois portée à 30,40 gouttes, et même au delà; mais il ne faut pas commencer par cette quantité. Ordinairement on se sert d'une solution de l'huile dans l'eau (quinze à soixante gouttes par once : cette dernière proportion est le point de saturation.) La solution qui ne contient que quinze gouttes a été administrée depuis une demi-once jusqu'à une once et demie et deux onces. Celle qui est saturée n'a été employée qu'à la dose d'une cuillerée à café par jour. Si l'on voulait prescrire ce médicament, il faudrait d'ailleurs avoir égard à l'état et à la susceptibilité des organes gastriques. A l'extérieur, on emploie, comme il a été indiqué, l'huile de Dippel en solution aqueuse, unie à l'axonge ou à l'huile d'amandes douces dans diverses proportions.

L'huile empyreumatique de succin est peu usitée. Nous en parlerons d'ailleurs en traitant du *succin. Voyez* ce mot. (R. D.)

Huiles médicinales. On donne ce nom à des préparations officinales dont la base est formée par quelque huile fixe, particulièrement l'huile d'olive ou celle d'œillette, chargée de divers principes médicamenteux qu'elle a la propriété de tenir en dissolution, tels que l'huile volatile, des corps résineux, odorans, le principe vireux des plantes narcotiques, le principe vésicant des cantharides, et même des particules mucilagineuses. Les huiles médicinales se préparent par macération, digestion, infusion ou décoction, ou par la combinaison de plusieurs de ces opérations, auxquelles on soumet les substances dont on veut dissoudre les principes actifs dans l'huile fixe. Elles ont été divisées en simples et composées, suivant qu'on emploie à leur confection une seule ou plusieurs substances. Les huiles dites composées ont reçu plus particulièrement le nom de baumes. Sans entrer dans les détails de la préparation des huiles médicinales, nous allons indiquer les principales d'après l'ordre de leurs propriétés. La plupart ne sont employées qu'à l'extérieur; et elles sont même peu usitées aujourd'hui. On leur préfère des préparations magistrales formées par l'union d'une huile et d'un ou de plusieurs principes médicamenteux qui y sont tenus en suspension. On se sert aussi de quelques-unes des huiles médicinales simples qui ont très-peu de propriétés, ou qui n'en ont aucune de particulières pour constituer l'excipient de certains linimens.

1° Huiles médicinales n'ayant pas d'autre propriété que l'huile fixe : huile de lis, de glayeul, de violettes, de roses. Ces huiles ne contiennent, les unes aucun principe des plantes qu'on y macère, les autres seulement quelque principe colorant, l'huile rosat par exemple, à la coloration de laquelle on ajoute encore par l'addition d'orcanette aux pétales de roses. Quelques autres huiles retiennent quelques principes odorans; mais ils y sont en si petite quantité que l'on peut les considérer comme n'ayant pas de propriétés beaucoup plus prononcées que les huiles d'olives ou d'amandes douces simples; telles sont l'huile de millepertuis ou d'hypericum que l'on colore ordinairement avec l'orcanette, les huiles de camomille, de marjolaine, de menthe, d'absinthe, de myrte, et l'huile composée de plusieurs plantes aromatiques et dites des *petits chiens*, à cause de l'inutile et ridicule addition que l'on faisait à ces plantes. A ces huiles médicinales sans propriétés marquées, on peut rapporter encore l'huile de mucilage, qui se prépare en faisant bouillir des corps qui en sont abondamment chargés (les semences de fénugrec, de lin), dans l'huile, qui devient plus épaisse et qu'on regarde comme plus adoucissante; l'huile de vers de terre, de grenouille, etc.

2° Huiles excitantes : huiles de safran composée, de mastic, de galbanum, d'euphorbe, de gomme-ammoniaque, de castoréum, de musc, etc. L'huile composée dite baume de Laborde ou de Fourcroy, se rapporte à cette section. Cette dernière est seule encore un peu employée en onctions.

3° Huiles narcotiques : huiles de morelle, de jusquiame, de ciguë, le baume tranquille, qui est une dissolution de principes tirés de plantes narcotiques et aromatiques dans l'huile.

4° Huiles irritantes : huiles de cantharides; huile de scarabées, qui a une consistance onguentacée, parce qu'elle a pour base l'huile concrète de baies de laurier : ces huiles peuvent être employées en frictions, dans les cas où il est utile de stimuler vivement la peau, de la rubéfier.

On désigne quelquefois sous le nom d'huiles médicamenteuses diverses préparations qui diffèrent des précédentes; tantôt ce sont des dissolutions de principes médicamenteux dans des huiles volatiles, tantôt des mélanges d'huiles médicinales, d'huiles volatiles et d'autres substances. Ces préparations sont plus généralement connues sous le nom de *baume*. *Voyez* ce mot. (R. D.)

HUIT DE CHIFFRE, s. m.; espèce de bandage ainsi nommé à cause de sa forme. On l'applique autour des articulations de la cuisse avec la jambe, du bras avec l'avant-bras, enfin autour des épaules. Pour faire ce bandage, on prend une bande de toile dont la longueur doit être relative à la région sur laquelle on l'applique; sa largeur est ordinairement de trois à quatre travers de doigt. Lorsque l'application s'en fait au genou, on commence par une ou deux circulaires au-dessus et au-dessous de l'articulation; le jet de la bande est ensuite porté obliquement sur l'articulation, puis dirigé en arrière pour revenir obliquement en bas, de manière à décrire un *X*. On continue de la même manière jusqu'à ce qu'on ait employé la plus grande partie de la bande. Ce qui reste sert à former une ou deux circulaires sur le milieu du huit de chiffre. On se sert de ce bandage pour maintenir les surfaces articulaires en rapport après la réduction de la luxation du genou.

On applique une espèce de bandage qui a la forme d'un huit de chiffre autour de l'articulation de l'avant-bras avec le bras, pour soutenir les petites compresses qu'on met sur la piqûre de la veine après la saignée. *Voyez* PHLÉBOTOMIE.

Mais la dénomination de huit de chiffre s'applique plus spécialement à un bandage dont on s'est servi très-anciennement dans la fracture de la clavicule. Employé par Albucasis, adopté ensuite par Lanfranc et Guy de Chauliac, mis en usage par Ambroise Paré et ses successeurs, il a été modifié par Heister, J.-L. Petit, Brunninghausen, etc. Ce bandage nécessite une bande roulée à un globe, qui ait cinq aunes de longueur et quatre travers de doigt de largeur. On place sur les bords du creux de l'aisselle deux compresses carrées, maintenues par une compresse longuette qui se croise sur le sommet de l'épaule. Un aide saisit les épaules, les porte en arrière en faisant un contre-appui à la faveur d'un genou qu'il applique sur la colonne vertébrale. Le chef de la bande porte sous la partie postérieure de l'aisselle du côté sain; on remonte obliquement de la partie postérieure du dos sur l'épaule malade, on passe sous l'aisselle, on se dirige ensuite obliquement sur l'épaule opposée, et enfin sous l'aisselle pour fixer le chef de la bande. On continue de la même manière jusqu'à ce qu'on ait employé toute la bande. Les croisés correspondent, dans ce bandage, à l'intervalle des omoplates, tandis que les circulaires embrassent le moignon des épaules. Il est facile de voir que cette espèce de spica n'a d'autre effet que de porter les épaules en arrière, et qu'il ne remplit pas du tout l'objet qu'on se propose dans le traitement de la fracture de la clavicule, qui est de porter le fragment huméral en dehors, et de soutenir le poids de l'extrémité supérieure. De plus il comprime les saillies formées par le grand pectoral et le grand dorsal, et y occasione des excoriations aussi incommodes que douloureuses : aussi ce bandage est-il aujourd'hui généralement abandonné. (*Voy.* FRACTURE.) Il peut être toutefois de quelque utilité pour maintenir un vésicatoire entre les deux épaules. On doit avoir le soin alors d'en maintenir l'application par plusieurs circulaires autour du corps.

(MURAT.)

HUITRE, s. f., *ostrea edulis*. Linneus. On appelle ainsi un animal mollusque de l'ordre des acéphales testacés, que l'on trouve fixé, par sa coquille bivave, sur les rochers sous-marins, dans différentes contrées, en Europe, en Afrique, en Asie, et particulièrement sur les côtes de France. Cet animal, que l'on mange cru ou cuit, est un aliment des plus estimés, très - facile à digérer, excitant l'appétit, propre à réparer les forces épuisées, pouvant même passer pour posséder des vertus aphrodisiaques; mais qui, dans certaines circonstances, ce que le médecin ne doit pas ignorer, peut contracter des qualités nuisibles, ainsi que cela est arrivé récemment au Havre, où un grand nombre de personnes furent plus ou moins malades pour avoir mangé des huîtres qui avaient séjourné dans un parc des fossés de la citadelle, non loin du lieu où les latrines de la garnison se dégorgaient. Les symptômes que l'on observe en pareil cas sont des cardialgies atroces, des coliques insupportables, des vomissemens, de la diarrhée, de la fièvre et tous les accidens d'une sorte d'empoisonnement, contre lequel il convient d'employer le thé et les acides végétaux. D'autres fois, on voit encore les huîtres occasioner une sorte d'éruption miliaire fort douloureuse, comme le fait la chair de certains poissons toxicophores des mers équatoriales.

Ce mollusque, du reste, ne nous intéresse point seulement sous le rapport de la bromatologie ou de la toxicologie. Il a été aussi recommandé en thérapeutique. On en a conseillé avec avantage l'usage dans certaines diarrhées asthéniques et chroniques, dans l'ictère spasmodique, dans le scorbut, etc. On en a préparé un bouillon véritablement utile contre les attaques variées de la nombreuse cohorte des maladies lymphatiques, contre les catarrhes pulmonaires chroniques, la dyspepsie; et cela se conçoit facilement, puisque la chair de l'huître contient beaucoup de principes salins, du phosphate de fer, une grande proportion d'osmazome et d'autres matières animales.

On a préconisé encore autrefois la coquille d'huître calcinée comme un médicament absorbant des plus puissans : aujourd'hui on la remplace par la magnésie. (H. CLOQUET.)

HUMECTANT, adj. et subst., *humectans*. On donnait ce nom, dans les anciennes théories thérapeutiques, aux médicamens aqueux que l'on regardait comme propres à augmenter la liquidité des humeurs, du sang en particulier, et à donner aux solides la souplesse qui leur est nécessaire. Les médicamens humectans rentrent donc dans les délayans et les émolliens. *Voyez* ces mots. (R. D.)

HUMERAL, adj., *humerarius*, de *humerus*, bras; qui appartient au bras ou à l'os du bras, appelé aussi *humerus* : *artère humérale*, *coulisse humérale*, *tête*, *poulie*, *tubérosités humérales*.

HUMÉRALE (artère), ou *brachiale*. C'est la portion du tronc BRACHIAL qui appartient au bras. Elle fait suite à l'artère axillaire, commence au niveau du bord inférieur du tendon du muscle grand rond, et suit le trajet d'une ligne droite qui s'étendrait de la partie interne et supérieure du bras au milieu du pli du coude, en décrivant un quart de tour de spirale, dans une direction oblique de haut en bas, de dedans en dehors, et d'arrière en avant. Elle se termine, à la partie supérieure de l'avant-bras, par deux branches, qui sont les artères *radiale* et *cubitale*.

L'artère humérale a des connexions un peu différentes au bras et au pli du coude : 1° au bras, elle est d'abord placée entre le muscle coraco-brachial, qui la recouvre en devant, la longue portion du triceps, sur laquelle elle repose en arrière, l'aponévrose brachiale et les tégumens, qui couvrent son côté interne, et l'humérus dont elle est écartée en dehors par du tissu graisseux. Un peu plus bas elle est située derrière le bord interne du biceps, appuyée, en arrière, sur le muscle brachial antérieur qui la sépare de l'humérus, reçue, en dehors, dans l'angle de réunion de ces deux muscles, et couverte en dedans uniquement par l'aponévrose et les tégumens. Sa situation est indiquée, dans cette seconde partie de son trajet, par une dépression sensible, lorsque le muscle biceps entre en contraction. A l'endroit où elle se porte du triceps sur le brachial antérieur, l'artère brachiale avoisine de très-près l'humérus, dont son côté externe n'est séparé que par l'extrémité inférieure du muscle coraco-brachial. C'est dans ce point, qui répond à la partie moyenne du bras, qu'il est le plus facile de la comprimer. Dans toute la longueur du bras, l'artère brachiale est accompagnée par les veines du même nom et par le nerf médian, qui est plus ou moins rapproché de son côté interne; elle est aussi voisine de la veine basilique, située un peu plus en arrière. 2° Au pli du coude, l'artère humérale se découvre en avant, la saillie du biceps étant moins prononcée; elle n'est recouverte dans ce sens que par la peau, l'expansion qui se détache du tendon du biceps, et la veine médiane basilique qui croise l'artère, tantôt plus haut, tantôt plus bas. Son côté externe répond au tendon du biceps. Son côté interne est un peu plus éloigné qu'au bras du nerf médian; son côté postérieur est un peu écarté inférieurement du muscle brachial antérieur par du tissu adipeux qui entoure l'artère à sa terminaison.

L'artère humérale donne de toute sa circonférence un grand nombre de rameaux qui se distribuent à l'os, aux muscles, à la peau, en un mot à toutes les parties qui entrent dans la composition du bras. On distingue parmi ces rameaux, 1° une petite branche qui naît presque constamment de la partie la plus élevée de l'artère, et remonte se perdre vers l'attache des muscles grand rond et grand dorsal, ainsi que dans le coraco-brachial, le biceps, et les autres muscles voisins; 2° un rameau analogue qui remonte vers le grand pectoral et se prolonge plus ou moins du côté de la poitrine; 3° l'artère collatérale externe ou supérieure, appelée encore humérale profonde; 4° l'artère nourricière inférieure de l'humérus, laquelle pénètre dans le corps de cet os par son conduit nourricier inférieur, après avoir laissé quelques rameaux dans le périoste et les muscles; 5° les artères collatérales internes ou inférieures. Les autres branches sont très-variables dans leur nombre et leur disposition : il en est qui remontent vers le deltoïde; d'autres descendent obliquement dans le biceps et le brachial antérieur, ou se portent en arrière dans le triceps brachial. Le côté antérieur et interne de l'artère fournit des rameaux nombreux mais très-petits, qui traversent l'aponévrose et se distribuent à la peau; son côté postérieur en envoie au périoste de l'humérus. Au pli du coude, l'extrémité supérieure des muscles rond-pronateur, radial antérieur, fléchisseur superficiel, l'extrémité inférieure du brachial antérieur, les ligamens de l'articulation du coude, en reçoivent des rameaux assez fins.

L'artère *humérale profonde* naît, en arrière, de la partie supérieure de l'humérale; quelquefois par un tronc qui lui est commun avec la circonflexe postérieure, dont l'origine est alors déplacée. Cette artère provient, dans certains cas, de l'axillaire, par un tronc qui lui est commun avec la scapulaire commune. Dans tous les cas, elle descend obliquement en arrière, contourne avec le nerf radial le corps de l'humérus, caché par le muscle triceps, dont les trois portions l'entourent; elle vient sortir de dessous ce muscle au côté externe du bras, et descend ensuite superficiellement jusque vers la tubérosité externe de l'humérus où elle se termine en se distribuant à la partie externe du coude et en formant plusieurs arcades anastomotiques, devant et derrière cette tubérosité, avec les arcades récurrentes radiales. Ses premiers rameaux vont au triceps, à l'attache des muscles grand dorsal et grand rond, au coraco-brachial, au deltoïde, au périoste de l'humérus, à la peau. Elle donne ensuite ordinairement l'artère nourricière supérieure de l'humérus, laquelle provient quelquefois de la brachiale. Sous le triceps, cette artère se bifurque; l'une de ses branches descend dans l'épaisseur de ce muscle jusqu'à l'olécrâne, en envoyant quelques rameaux à la peau, et s'anastomose avec la récurrente cubitale postérieure, ainsi qu'avec l'autre branche. Celle-ci, qui est la continuation du tronc, se divise de nouveau à la partie externe du bras; son rameau postérieur se dirige du côté de l'olécrâne, où il s'anastomose avec la branche précédente et la récurrente inter-osseuse; son rameau antérieur donne au brachial intérieur et au long supinateur, et s'anastomose principalement avec la récurrente radiale antérieure.

Il existe communément deux artères collatérales internes, une supérieure, et une inférieure. La première, qui peut être nommée *compagne du nerf cubital*, naît de l'artère brachiale vers la partie moyenne du bras, descend en dedans avec le nerf cubital, jusque derrière la tubérosité interne de l'humérus, où elle s'anastomose avec la récurrente cubitale postérieure, après avoir fourni, dans ce trajet, des rameaux aux muscles triceps, brachial antérieur, aux tégumens, etc.

La collatérale interne inférieure se sépare de l'humérale à très-peu de distance du pli du coude, marche transversalement en dedans, sur le muscle brachial antérieur, auquel elle donne des rameaux, ainsi qu'au triceps, aux muscles fixés à l'épitrochlée et à la peau, et s'anastomose avec la précédente et les récurrentes cubitales. Elle communique en outre avec les rameaux de terminaison de l'humérale profonde par une branche qu'elle envoie au tissu adipeux de la cavité olécrânieuse.

L'artère humérale communique avec les branches circonflexes, scapulaire commune et thoracique de l'axillaire, par les rameaux provenant du tronc même de cette artère ou de la collatérale externe, qui remonte vers l'épaule et le creux de l'aisselle. Elle a de nombreuses anastomoses autour du coude, avec les artères radiale et cubitale, par l'abouchement de ses branches collatérales avec les récurrentes de l'avant-bras.

Aucune artère dans le corps humain n'est sujette à autant de variétés que l'artère humérale et l'artère axillaire dont elle est la continuation. Très-souvent, en effet, le tronc brachial au lieu de se diviser au pli du coude seulement, en cubitale et en radiale, se divise beaucoup plus haut le long de l'humérus et même dans l'aisselle. André Dulaurens a le premier observé cette disposition qu'il a décrite comme régulière. Bidloo la regardait au moins comme la plus fréquente. Elle a été observée et notée par un très-grand nombre d'anatomistes. P. Camper l'a à tort révoquée en doute ; car avant lui, de son temps, et après lui, elle a été vue et décrite un très-grand nombre de fois. Il en existe des figures dans plusieurs planches anatomiques, et notamment dans le magnifique ouvrage de Tiedemann. On en conserve des exemples dans plusieurs cabinets anatomiques ; j'en ai moi-même déposé plusieurs dans celui de la Faculté de Médecine de Paris.

La bifurcation élevée de l'artère humérale se rencontre quelquefois dans les deux bras du même sujet, comme Heister, Petsches, Monro, MM. Meckel, Tiedemann et plusieurs autres l'ont observé. Je l'ai vu moi-même plusieurs fois. J'ai vu aussi la division élevée de l'artère brachiale coïncider sur le même sujet avec une variété analogue, mais beaucoup plus rare, de l'artère crurale. On dit que les hommes d'une petite stature sont particulièrement disposés à cette disposition anormale de l'artère humérale.

On reconnaît aisément cette variété sur le vivant par la pulsation des artères. On doit faire une attention toute particulière à cette disposition quand on doit pratiquer la phlébotomie, la ligature de l'artère anévrysmatique, ou l'amputation du bras.

C'est quelquefois l'artère radiale qui naît de l'humérale le long du bras, ou même de l'axillaire; et alors elle parcourt le bras, tantôt sous l'aponévrose, tantôt et le plus souvent entre l'aponévrose et la peau, accompagnée par la veine céphalique; tandis que l'autre branche occupe la place ordinaire de l'artère humérale. C'est plus rarement l'artère cubitale qui se sépare ainsi de l'artère axillaire ou de l'artère humérale : elle est ordinairement sous-aponévrotique.

Une variété plus rare encore est celle dans laquelle l'artère interosseuse de l'avant-bras naît de l'artère humérale vers le milieu du bras. Cette artère interosseuse est quelquefois double, et alors l'une est sous-cutanée; elle est quelquefois aussi très-volumineuse aux dépens de la cubitale.

Les autres variétés des artères de l'avant-bras et de la main seront indiquées ailleurs.

L'artère humérale profonde nait quelquefois de la scapulaire inférieure ou de la circonflexe postérieure.

Une variété plus fréquente est de trouver une collatérale ulnaire ou interne surnuméraire dont l'origine est plus ou moins et quelquefois très-élevée.

HUMÉRALES (veines). Au nombre de deux, elles sont formées par la réunion des veines radiales et cubitales profondes, et remontent de chaque côté de l'artère humérale jusqu'au creux de l'aisselle, où elles se réunissent pour former la veine axillaire. Elles communiquent entre elles par des rameaux transverses qui passent au devant de l'artère, et reçoivent des branches analogues à celle que fournit cette dernière. Il est assez ordinaire que l'une de ces veines soit plus petite que l'autre. Quelquefois l'une d'elles s'ouvre dans la veine basilique, vers le milieu du bras. Dans tous les cas, il existe entre elles et cette veine une ou plusieurs anastomoses. (A. BÉCLARD.)

HUMERO-CUBITALE (Articulation). *Voyez* COUDE (articulation du).

HUMÉRUS, s. m., *humerus*. On désigne ainsi l'os du bras.

C'est un os long offrant tous les caractères de conformation qui distinguent les os de cette classe. Son extrémité supérieure s'articule avec la cavité glénoïde de l'omoplate, au moyen d'une *tête* volumineuse qui occupe sa partie interne, et dont la convexité, tournée en haut et en dedans, forme un peu moins d'une demi-sphère. Au delà de cette tête existe un rétrécissement peu marqué, appelé son *col*. La partie externe de cette extrémité présente deux éminences auxquelles s'implantent les muscles qui font tourner l'os sur lui-même : ce sont la grosse et la petite tubérosité de l'humérus, ou le trochiter et le trochin. La première est située en dehors et se prolonge en arrière jusqu'à la partie postérieure de la tête ; elle offre trois empreintes musculaires, de largeur inégale. La petite tubérosité est antérieure et tuberculeuse ; elle est séparée de la grosse par un enfoncement profond, qui est le commencement d'une coulisse appartenant au corps de l'os; la présence de la tête donne à toute cette extrémité une forme globuleuse. L'extrémité inférieure est au contraire aplatie d'avant en arrière, et très-étendue dans le sens transversal. Sa partie articulaire est placée plus en devant et plus en dehors que la tête de l'extrémité opposée ; elle représente assez bien un cylindre couché à peu près horizontalement et uni au reste de l'os par sa partie postérieure et supérieure, de manière que sa convexité fait beaucoup plus de saillie et a plus d'étendue en devant qu'en arrière. La partie externe de ce cylindre est formée par une petite tête ou un condyle, dont la convexité regarde presque directement en avant; sa partie interne représente une poulie beaucoup plus prolongée en arrière que le condyle. Le bord interne de celle-ci est beaucoup plus saillant que le reste de la surface, qu'il termine en dedans; son bord externe, à peine marqué, est séparé du condyle par une petite rainure : la gorge de cette poulie forme une autre rainure étroite et superficielle en devant, large et profonde en arrière. La petite tête est reçue dans la cavité de l'extrémité supérieure du radius, et la poulie s'articule avec la grande cavité sygmoïde du cubitus. Les extrémités de cette surface articulaire sont surmontées de deux tubérosités distinguées en externe et interne, et désignées encore par les noms d'*épicondyle* et d'*épitrochlée* ; la première est moins saillante et descend plus bas que la seconde. Il existe au-dessus de cette même surface, tant en devant qu'en arrière, plusieurs enfoncemens ; savoir : 1° en arrière, une cavité profonde qui surmonte la poulie, et que l'on appelle *olécrânienne*, parce que l'olécrâne y est logé dans l'extension du coude; 2° en devant, une cavité plus petite située vis-à-vis la précédente, et dans laquelle s'enfonce l'apophyse coronoïde lors de la flexion; 3° dans le même sens, mais au-dessus de la petite tête, une dépression, le plus souvent à peine marquée, destinée à recevoir le bord de la cavité du radius, dans la même circonstance.

Le corps de l'humérus, plus arondi du côté de la tête, sensiblement aplati et recourbé d'arrière en avant vers l'extrémité inférieure, présente dans son milieu, à l'endroit où il est le plus mince, une torsion très-marquée; il est applati sur trois faces separées par autant d'angles ou de bords saillans, mais inégalement prononcés dans toute sa longueur. Une de ces faces est tournée en arrière, les deux autres sont latérales et antérieures. Un des bords est antérieur, les autres sont sur les côtés. Par suite de la torsion de l'os, la face postérieure se tourne en dedans dans sa partie supérieure, la face interne en avant, l'externe un peu en arrière, le bord antérieur se déjette en dehors, etc. Les objets que l'on remarque sur ces différens côtés, sont: 1° une coulisse dite *bicipitale*, du nom du muscle biceps dont elle reçoit le tendon, commençant entre les deux tubérosités supérieures, d'où elle descend obliquement en dedans sur la face interne, le long du bord antérieur, qui est très-inégal dans cet endroit, ainsi que l'autre bord de la coulisse; 2° une gouttière large et peu profonde, creusée sur le bord et la face externes vers leur partie moyenne, oblique de haut en bas et d'arrière en avant, et paraissant résulter de la torsion de l'os; 3° Une empreinte musculaire considérable, nommée *deltoïdienne*, parce qu'elle donne attache au muscle deltoïde, ayant la forme d'un V, et occupant le bord antérieur et la face externes, un peu au-dessus de leur milieu; 4° Une autre empreinte moins prononcée, située sur le bord et la face internes au niveau de la précédente; 5° deux crêtes formées par la partie inférieure des bords latéraux, une externe plus longue et plus marquée, et une interne, se continuant l'une et l'autre avec les tubérosités inférieures; 6° les orifices de deux conduits nourriciers principaux, dirigés de haut en bas, situés, tantôt l'un et l'autre à la face interne, tantôt l'inférieur seulement sur cette face et le supérieur à la face postérieure, placés même quelquefois tous deux sur cette dernière; dans quelque cas il n'existe qu'une ouverture de ce genre placée à la face interne vers le milieu de l'os, tantôt plus haut et tantôt plus bas.

La structure de l'humérus ne diffère en rien de celle des autres os longs.

Cet os se développe par huit points d'ossification, qui ont leur siége dans le corps, la tête, la grosse et la petite tubérosités de l'extrémité supérieure, le condyle, la tubérosité interne, la poulie, la tubérosité externe de l'extrémité inférieure. Ces points osseux se forment dans l'ordre suivant lequel ils viennent d'être énumérés. Le corps est la seule partie qui s'ossifie avant la naissance, les autres points se développent dans les seize années qui suivent celle-ci. Les points osseux des extrémités se soudent entre eux, excepté ceux de l'épitrochlée et de l'épicondyle, long-temps avant de se souder avec le corps. L'humérus, chez l'enfant, est moins courbé, mais sensiblement tordu comme dans l'adulte.

L'humérus est l'os le plus fort de ceux du membre supérieur, et contribue beaucoup à la solidité de ce membre.

C'est sur sa tête que s'exécutent les mouvemens généraux de tout le membre supérieur, et son extrémité inférieure sert de point d'appui à ceux propres à l'avant-bras. Presque toute la surface de son corps et ses tubérosités inférieures sont le point fixe d'un grand nombre de muscles qui meuvent la partie inférieure du membre, tels que le *brachial antérieur*, le *triceps brachial*, le *long supinateur*, le *rond pronateur*, *etc.* *Voyez* ces mots.

L'humérus est sujet à des fractures qui affectent son corps, son extrémité inférieure, le col qui supporte sa tête, ou un autre rétrécissement que les chirurgiens appellent aussi le *col* de cet os, et qui n'est que le commencement du corps au-dessous de l'extrémité supérieure. On observe encore, dans cet os, des luxations de l'une ou de l'autre de ses extrémités, la carie de ces mêmes parties, et surtout de son extrémité supérieure, la nécrose de son corps, et les autres maladies propres au système osseux. Il offre souvent, dans certains vices de conformation, une brièveté remarquable. (A. BÉCLARD.)

HUMEUR, s. f.; *humor*. On désigne sous le nom d'humeurs, de fluides animaux, tous les fluides qui entrent dans la composition des corps organisés vivans. Nous ne devons parler ici que des humeurs qui se rencontrent dans le corps humain.

La composition et décomposition continuelles de l'économie humaine, autrement dit la nutrition, nécessitaient le concours de parties fluides propres à circuler au milieu des parties solides, à les pénétrer intimement, à s'en séparer, à se changer sans cesse les unes en les autres. Les fluides animaux, contenus dans des vaisseaux, des réservoirs ou dans les vacuoles des tissus, différent entre eux sous le rapport de leurs propriétés physiques et chimiques. Les uns sont gazeux ou vaporeux et d'une densité variable, d'autres sont liquides et plus ou moins fluens. Leur composition, considérée d'une manière générale, est analogue à celle des solides. On y trouve les mêmes principes immédiats. Ils sont, d'après les recherches microscopiques de Meckel, généralement formés, comme les solides, de globules et d'une substance amorphe liquide, tandis que cette substance est concrète dans les derniers. Quelques-unes, de même que certains solides, n'ont pas de globules, et ne sont formés que par la substance amorphe.

Les fluides constituent une grande partie du corps. Leur masse est de beaucoup supérieure à celle des solides. On a cherché à évaluer la proportion entre les uns et les autres au moyen de la dessiccation d'un cadavre au four ou à l'étuve, ou bien par la momification. Les uns sont parvenus à établir une proportion de six à un, d'autres de neuf à un et même davantage, entre les fluides et les solides. Mais, comme le remarque M. Béclard, cette proportion ne peut être déterminée exactement : d'une part, parce que certains fluides, comme l'huile, se séparent difficilement des solides ; et, d'autre part surtout, parce que beaucoup de parties solides sont fluidifiables, et dans la dessiccation se confondent et se dissipent avec les liquides. Du reste, cette proportion fût elle déterminée exactement dans un cas, elle varierait suivant les individus : l'âge, le sexe, la constitution, etc., y apporteraient des différences notables.

La composition et décomposition des humeurs dans le corps humain dépendent sans doute des lois générales de la matière ; mais les élémens y sont si multipliés, les conditions si variables, les opérations si complexes, par conséquent, que dans l'état actuel de la science chimique il est impossible de prévoir ou d'imiter ces opérations. C'est dans ce sens seulement qu'il faut entendre que les lois ordinaires de la chimie ne sont pas celles qui président à la crâse des humeurs; que cette crâse est une action vitale.

On a établi un grand nombre de classifications des humeurs. On connaît celle que les anciens avaient créée d'après des idées inexactes ou tout-à-fait imaginaires. Ils rapportaient toutes les humeurs à quatre seulement : le sang, la bile, le phlegme ou la pituite et l'atrabile, dont la prédominance et les altérations formaient les caractères ou étaient l'origine des tempéramens, des constitutions propres aux divers âges, et surtout des maladies.

Depuis on a cherché à classer les humeurs d'après des idées moins vagues. Quelques auteurs ont pris pour base leurs caractères physiques et chimiques. Mais, outre que ces caractères sont extrêmement variables, et que la chimie organique, fort peu avancée, ne permet pas de connaître d'une manière exacte la composition de chaque humeur, de semblables classifications ne peuvent être utiles à l'étude des phénomènes de la vie. D'autres auteurs ont divisé les humeurs, d'après leur destination, en humeurs *recrémentitielles*, servant après leur formation à l'alimentation du corps, en *excrémentitielles*, qui doivent être rejetées en totalité hors de l'économie; et en *excrément-récrémentitielles*, qui participent des caractères des deux espèces précédentes, c'est-à-dire qui doivent être en partie résorbées, en partie excrétées. Cette division a régné long-temps dans les écoles. Elle a été attaquée par ce qu'on a dit que les humeurs étaient seulement récrémentitielles ou excrémentitielles (Bichat); ou que toute humeur, au contraire, était toujours excrément-récrémentitielle. (Richerand.)

Dans l'exposition que nous allons faire des diverses humeurs qui se rencontrent dans le corps humain, nous suivrons, comme plus physiologique, la classification adoptée par M. Adelon, dans son Traité de physiologie, et qui se rapproche d'ailleurs de celle qu'a donnée M. Chaussier. Elle est basée sur l'ordre dans lequel les humeurs dérivent les unes des autres, sur leurs usages, sur leur mode de formation et sur le genre d'appareil qui les produit. D'après cela, on distingue d'abord les humeurs en trois espèces : humeurs provenant des absorptions externes et internes et destinées à former le fluide réparateur; humeur spécialement nutritive; et humeurs sécrétées ou provenant du sang.

A. Humeurs des absorptions : à cet ordre se rapportent le *chyle*, la *lymphe* et le *sang veineux*.

B. Humeur spécialement nutritive : formée par les trois premières, elle fournit les principes réparateurs et stimulans nécessaires à la constitution physique et à l'action des organes, ainsi que la matière de toutes les autres humeurs. C'est le *sang artériel*.

C. Humeurs sécrétées : émanées du sang artériel par l'action des organes sécréteurs, celles-ci sont très-nombreuses et remplissent des usages très-divers ; elles concourent à former les fluides précédens, effectuent la décomposition, quelques-unes la génération, ou assurent l'intégrité des parties. Elles sont subdivisées en trois ordres d'après la forme de l'organe qui les produit.

1° Humeurs perspirées ou sécrétées par exhalation. Ce sont les fluides des membranes séreuses : de l'arachnoïde, de la plèvre, du péricarde, du péritoine, de la tunique vaginale ; la synovie ; la sérosité du tissu cellulaire ; la graisse ; la moelle et le suc médullaire ; l'humeur colorante de la peau ; les humeurs colorantes de l'iris, de l'uvée et de la choroïde ; les trois humeurs principales de l'œil : l'humeur aqueuse, le cristallin et le corps vitré ; la lymphe de cotugno ; l'humeur des ganglions lymphatiques et glandiformes ; l'humeur perspirée à la surface interne des vaisseaux sanguins et lymphatiques, humeur dont l'existence est contestée ; l'eau de l'amnios ; celle du chorion ; celle de la vésicule ombilicale. Tous ces fluides versés par les exhalans sont repris par les absorptions lymphatiques ou veineuses, et reportés dans le torrent de la circulation ; ce qui les a fait nommer récrémentitiels. Les autres, excrémentitiels, aboutissent aux surfaces tégumentaires externe et interne, c'est-à-dire à la peau et aux membranes muqueuses, et sont rejetés hors de l'économie : tels sont l'humeur de la perspiration cutanée ou transpiration insensible, la sueur, les humeurs perspirées des membranes muqueuses digestive, respiratoire, urinaire et génitale.

2° Humeurs folliculaires, sécrétées par les follicules : elles sont toutes excrémentitielles et aboutissent aux deux surfaces tégumentaires ; ce sont l'humeur sébacée ; le cérumen ; l'humeur de Meibomius ou chassie ; celle de la caruncule lacrymale ; le mucus des diverses membranes muqueuses des appareils respiratoire, digestif, urinaire et génital. A ces humeurs peuvent se rapporter celles que fournissent des organes glandiformes, qui ne sont qu'un assemblage de follicules, comme les amygdales, la prostate, et les glandes de Cowper.

3° Humeurs glandulaires, sécrétées par des glandes : larmes, lait, salive, suc pancréatique, bile, urine et sperme.

Nous ne devons présenter ici que ces considérations générales sur les humeurs, puisque chacune d'elles est l'objet d'un article particulier. Les humeurs s'altèrent-elles dans l'état de maladie ? leurs altérations sont-elles toujours consécutives aux lésions des solides, ou quelquefois primitives ? Enfin ces altérations des humeurs peuvent-elles fournir des caractères nosologiques et des indications thérapeutiques ? ces diverses questions seront discutées à l'article PATHOGÉNIE. Les systèmes basés sur des altérations hypothétiques des humeurs sont exposés à l'article HUMORISME.

Le mot *humeur* est employé ordinairement dans le langage vulgaire, pour désigner les humeurs animales altérées, ou les matières liquides fournies par les *sécrétions morbides*, comme le *pus*, la *sérosité*, etc. *Voyez* ces divers mots.

HUMEURS FROIDES. Nom par lequel on désigne vulgairement la maladie scrofuleuse, par suite des idées qu'on s'était faites de sa cause prochaine. *Voyez* SCROFULES.

HUMIDE RADICAL *Humidum radicale, primigenium*. Expression vague par laquelle on désignait soit les humeurs en général, soit le fluide que l'on imaginait pénétrer les tissus organiques et leur donner la consistance et la souplesse qui leur sont nécessaires. D'autres appliquent cette dénomination à un prétendu fluide regardé comme principe générateur de toute le reste de l'économie; ce qui paraîtrait s'entendre du fluide nerveux.

HUMIDITÉ, s. f., *humiditas*; état d'un corps qui contient de l'eau dans ses interstices. On désigne aussi par ce mot l'eau elle-même et sa vapeur. L'humidité des corps qui touchent plus ou moins immédiatement le corps humain, tels que l'air atmosphérique et les vêtemens, a une influence plus ou moins fâcheuse sur l'organisme. Ces effets ont été ou seront examinés aux articles AIR et VÊTEMENT. Quant à l'emploi de l'humidité comme moyen thérapeutique, il en est fait mention aux mots BAIN, CATAPLASME, EAU, FOMENTATION, etc.

HUMORAL, adj. *Humoralis*; qui est produit par les humeurs, qui a rapport aux humeurs : *maladie humorale, cause humorale, système humoral*, etc. *Voyez* HUMEUR et HUMORISME.

HUMORISME, s. m.; système de médecine dans lequel on attribue la cause des maladies à l'altération primitive des humeurs.

On peut dire que l'humorisme a pris naissance avec la médecine elle-même. Privés des ressources précieuses que fournit l'étude de l'anatomie, et frappés du rôle important que jouent les humeurs dans les phénomènes de la vie animale, les premiers médecins furent nécessairement humoristes. Leur thérapeutique étant la conséquence naturelle de leurs idées théoriques, l'on conçoit comment ils ne s'occupèrent d'abord qu'à combattre l'altération des humeurs et à évacuer les matières morbifiques. Quand Hippocrate, aussi riche de son propre fond que des observations recueillies avant lui, eut entrepris de faire de la médecine une science toute nouvelle, il ne sut pas la débarrasser complétement des théories qui y avaient été introduites par les premiers observateurs : ses écrits, malgré leur sagesse, portent trop souvent l'empreinte des hypothèses frivoles de l'humorisme, et n'ont pas peu contribué à étendre, à fortifier et à régulariser ce système qui, sous diverses formes, a pénétré partout, et s'est perpétué avec des fortunes diverses jusqu'à nos jours. Imbu des dogmes de l'ancienne philosophie, Hippocrate ne se contentait pas d'admettre les quatre élémens de toutes choses; il raisonnait sur les qualités inhérentes à chacun d'eux; et considérant le corps vivant comme une image en raccourci de l'univers, il dut y faire entrer ces mêmes élémens. Mais sans s'occuper de ce qu'ils sont en eux-mêmes, il ne s'attacha qu'aux propriétés fondamentales qui les caractérisent; le froid, le chaud, le sec et l'humide, tels furent pour lui les véritables principes constituans de l'animal. Cette hypothèse le conduisit bientôt à la distinction systématique des humeurs principales, le sang, la la pituite, la bile jaune et la mélancolie. Ces humeurs, douées d'abord des qualités élémentaires, furent ensuite qualifiées de douces, salées, acides et âcres; et, suivant leurs dispositions nouvelles, ou bien encore selon la prédominance nuisible de l'une ou de l'autre des qualités primitives, elles obtinrent une action déterminante sur la production des maladies : en un mot l'équilibre parfait de leur constitution matérielle était la santé, la rupture de cet équilibre était la maladie. Ce système toutefois ne se trouve pas exposé de la même manière dans tous les écrits publiés sous le nom du père de la médecine. Tantôt établi dans toute sa force, quand Hippocrate nous apprend que l'art du médecin consiste à corriger les qualités prédominantes des humeurs et hâter les crises ; tantôt presque détruit, quand il place les phénomènes morbides, comme tous les phénomènes vitaux, sous l'influence de la *nature* ou de la force vitale (ενορμων); mis enfin en balance avec un système opposé, quand Hippocrate dit que les humeurs sont altérées dans les maladies, mais que leur altération n'est sensible que dans les solides, ce système, aussi imparfaitement exposé, ne permet pas de regarder le vieillard de Cos comme le véritable soutien de l'humorisme. C'est à Galien seul qu'il faut rapporter tout l'honneur de cette invention systématique. Ce médecin célèbre, né avec une imagination vive et hardie, doué d'un esprit novateur et rempli de l'amour de la célébrité, après avoir foudroyé toutes les sectes qui déchiraient le sein de la médecine, s'attacha à remettre en lumière les livres d'Hippocrate, trop négligés alors, les commenta hautement et leur rendit tout l'éclat dont ils étaient dignes. Mais l'amour propre du médecin de Pergame et la tournure originale de son esprit, ne lui permirent pas de se traîner long-temps sur les idées de celui qu'il s'était donné pour maître. Il les trouva bientôt incomplètes, privées d'ordre et de netteté, et leur fit subir des interprétations nouvelles qui lui permirent de se les approprier et de les faire servir à l'édification de l'humorisme, dont il est, à juste titre, regardé comme le fondateur. L'opinion qui place Galien à la tête des humoristes est d'autant plus fondée, que les écrits de ce médecin, inintelligibles dans beaucoup d'endroits et souvent contradictoires entre eux, n'offrent de bien positif et de vraiment complet que ses théories ingénieuses sur le rôle qu'il attribue aux humeurs dans les maladies, et sur l'influence des idiosyncrasies humorales. *Voyez* GALÉNISME.

Le temps qui s'écoula après Galien ne fut pas favorable aux progrès ultérieurs de la médecine, et les révolutions politiques et morales qui suivirent la chute de l'empire romain éteignirent complétement en Europe le flambeau des sciences.

La médecine, qui s'était réfugiée en Orient, fut bientôt étudiée avec ardeur par les Arabes, auxquels nous devons la transmission des préceptes que nous avons recueillis, et la conservation bien plus précieuse des ouvrages de l'antiquité. Dépourvue de véritables théories et privée de l'esprit philosophique qu'Hippocrate lui avait imprimé en Grèce, la médecine des Arabes, à cette époque, ne se composait que de superstitions, de préceptes empiriques et populaires qui n'avaient rien de fixe ni de rationnel. Mais quand ces nouveaux apôtres de la science médicale se furent enrichis des livres de la bibliothéque d'Alexandrie, ils se laissèrent guider dans leurs études par les ouvrages des anciens Grecs, par ceux des Latins et principalement de Galien. Toutefois nul de leurs médecins ne professait encore la médecine rationnelle et philosophique quand Rhazès, vers le dixième siècle, inventa une doctrine composée de tous les systèmes qu'il avait trouvés dans Platon, Aristote, Hippocrate, mais dans laquelle il laissa dominer l'humorisme du médecin de Pergame qu'il regardait exclusivement comme son maître, et sur les idées duquel il renchérit encore.

Avicennes, qui surpassa son prédécesseur dans l'art de compiler, adopta une partie de l'humorisme de Rhazès, et l'amplifia en le combinant avec un spiritualisme grossier, de manière à en faire un corps de science qui fut préconisé par les médecins de son siècle et de sa nation, et qu'on désigne par cette raison sous le nom de *médecine des Arabes*. Ainsi, tout en conservant les débris de la science médicale, les médecins arabes ne surent pas les arranger avec méthode; il les mélangèrent dans la suite d'une foule de théories chimiques sur-ajoutées à l'humorisme de Galien, et obscurcirent souvent leurs meilleurs traités par des préceptes inintelligibles sur les élémens, les qualités élémentaires, la matière primitive, et par toutes les rêveries de l'alchimie. Leur esprit naturellement enthousiaste était facilement captivé par l'espoir d'obtenir une puissance surnaturelle ou d'intarissables trésors, et se laissait par-là entraîner à de superstitieuses croyances. L'astrologie judiciaire, la cabale et la thaumaturgie occupaient vainement leurs esprits prévenus; mais la chimie et la pharmacie retirèrent de véritables avantages des immenses travaux auxquels ils se livraient dans une autre vue. Plusieurs de leurs préparations pharmaceutiques, et principalement celles qui étaient destinées à produire un effet alexipharmaque, ont conservé long-temps une grande réputation et jusqu'à un certain point méritée.

Leurs écoles médicales toutes rétentissantes des théories variées des sectes nombreuses qui les fréquentaient, acquirent aussi une malheureuse célébrité, et introduisirent dans la médecine une alliance monstrueuse de chémiatrie et d'humorisme dont les meilleurs esprits du dix-septième siècle avaient encore bien de la peine à secouer le joug. Paracelse, qui avait outré tous les systèmes des Arabes, fut un de ceux qui servirent le plus à y faire pénétrer les fausses lueurs d'une chimie naissante. Mais Van Helmont, son disciple en quelques points, ne contribua au triomphe de l'humorisme que par ses fermens : tout le reste de son système appartient aux doctrines du vitalisme. Au milieu de ce cahos des vaines doctrines émanées des Arabes et opposées entre elles, les efforts des Fernel, des Duret et des Baillou, dirigés dans le sens des principes de Cos, ne servaient toutefois qu'à assurer le règne de l'humorisme pur, tout en cherchant à anéantir le chimisme dont on l'avait mélangé. Dans leurs savantes dissertations, ces médecins justement célèbres professaient l'altération des humeurs sans avoir égard à l'état des solides, et persistaient à regarder la pituite, la bile et les matières morbifiques de toute sorte comme la cause prochaine de la fièvre.

Élevé sur des bases aussi larges et aussi imposantes, l'humorisme, déjà accueilli dans toute l'Europe, régnait sans partage lorsque Sylvius de Leboé répandait en Hollande le système de chémiatrie humorale dont il avait trouvé le germe dans les écrits de Paracelse et de Van Helmont; son éloquence et sa haute réputation de chimiste lui faisaient partout de nombreux prosélites. Willis, en Angleterre, en outre de ses idées sur l'alcalescence de la bile et des humeurs, sur l'existence d'un ferment particulier qui sert à la digestion, et sur la distillation des esprits dans le cerveau, proclamait le soufre, le sel et le mercure les trois élémens constitutifs de l'organisation humaine, et leur accordait, dans la direction des phénomènes vitaux, une vertu supérieure à toute autre. Borelli et Chirac, en France, malgré leur tendance très-prononcée vers les théories dynamiques, répandaient quelques opinions qui se rapprochaient beaucoup de celles de Willis sur les fermens digestifs, et de celles de Sylvius sur le chimisme animal. Bientôt l'École de Paris sut opposer de plus grands obstacles à l'influence pernicieuse que les arabistes avaient exercée sur la médecine, et poursuivit avec acharnement tout ce qui pouvait favoriser les prétentions de la chimie. Ce fut encore une fois au profit de l'humorisme pur qui reprit en partie ses anciens avantages. L'abus manifeste que faisaient les meilleurs praticiens de la saignée et des purgatifs ne reconnaissait pas d'autre cause; on ne songeait alors qu'à évacuer les humeurs trop abondantes ou viciées.

Malgré les avantages que remportait tous les jours en France l'humorisme sur les théories chémiatriques, ces dernières étaient encore en vigueur dans une partie de l'Europe dans les commencemens du dix-huitième siècle, et elles ne dûrent leur entier anéantissement qu'aux progrès de la physique, de la mécanique et des mathématiques dont Baglivi, Hoffmann et Boerhaave firent souvent une application outrée aux phénomènes de la vie. Cette nouvelle école de médecins mécaniciens et physiciens, quoiqu'elle comptât tous les jours de nouveaux sectateurs, était bien faible toutefois pour détruire le reste de l'humorisme qui avait jeté de tous côtés de si profondes racines. Bordeu, Stoll, Zimmermann croyaient encore à la putridité du sang et des humeurs, à l'intervention active de la bile dans les maladies, à une action humorale morbide dans les fièvres, et à la doctrine des crises interprétée dans le sens du plus pur hippocratisme, c'est-à-dire comme établissant une succession de phénomènes dont le but serait de préparer d'abord et d'évacuer ensuite la matière morbifique : doctrine conséquente aux principes de l'humorisme, et qui, par cette raison, n'a pu manquer d'être défendue par les humoristes de tous les siècles et de tous les pays. Enfin, malgré les efforts de Cullen et de Brown, malgré ceux de M. Pinel pour détruire jusqu'aux débris de l'antique humorisme, quelques ouvrages même des plus modernes en offrent encore de nombreuses traces, tant ce système offre de séductions aux médecins d'un esprit borné qui trouvent en lui un facile moyen de se rendre raison des phénomènes les plus grossiers des maladies, et de capter la faveur du public en caressant ses préjugés. (COUTANCEAU.)

HYACINTHE (confection d'); électuaire composé dont le safran et quelques autres substances excitantes sont les ingrédiens actifs. *Voyez* CONFECTION.

HYALOIDE, adj., *hyaloïdes*, de ὕαλος, verre, et de εἶδος, forme; qui a l'apparence de verre. Quelques anatomistes anciens ont désigné ainsi le corps vitré; mais on donne plus communément ce nom, depuis Fallope, à la membrane très-fine et transparente qui entoure ce corps. *Voyez* OEIL.

HYDARTHROSE, s. f., *hydarthrosis*, de ὕδωρ, eau, et de ἄρθρον, articulation. On donne ce nom aux hydropisies articulaires. Les capsules synoviales des articulations sont exposées, ainsi que les membranes séreuses avec lesquelles elles ont tant d'analogie de structure et de fonctions, à devenir le siége d'une accumulation contre nature du liquide qu'elles renferment habituellement. Le sac sans ouverture qu'elles représentent en se déployant sur les surfaces articulaires et les organes voisins, ne pouvant laisser échapper la synovie, s'en trouve distendu, et constitue une tumeur qui forme l'hydarthrose. L'accumulation de la synovie dans les articulations paraît dépendre d'un défaut d'équilibre entre les forces d'absorption et d'exhalation des capsules synoviales, comme il est généralement admis pour les autres espèces d'hydropisies : que l'exhalation de ces membranes soit augmentée, ou que l'absorption des vaisseaux lymphatiques qui s'y rendent soit diminuée, le résultat est toujours le même; c'est la rétention du liquide dans leur cavité.

Le genou est plus fréquemment le siége de l'hydarthrose que les autres articulations ; cependant il n'est point rare de voir cette maladie aux articulations du coude, du poignet, du pied et de l'épaule. L'hydropisie des articulations se manifeste ordinairement après des contusions et des efforts violens, des entorses négligées ou mal traitées. Les affections rhumatismales, une température froide et humide, la présence de corps étrangers dans les articulations, et en général tout ce qui peut produire l'irritation des membranes synoviales, ont été considérés comme causes de l'hydarthrose. Le docteur Russel pense aussi que, dans quelques cas, la maladie dépend de la syphilis et des scrofules. J'ai vu plusieurs fois l'hydarthrose de la hanche et du genou suivre la suppression d'écoulemens blennorrhagiques : ce qui semble confirmer l'opinion de ce chirurgien.

La maladie qui nous occupe est le plus souvent une affection purement locale. On l'a vue, chez quelques malades, être précédée de symptômes fébriles, et prendre les caractères d'une fluxion critique.

L'hydarthrose forme une tumeur molle, accompagnée de fluctuation, sans changement de couleur à la peau, et qui est circonscrite par les insertions des ligamens capsulaires distendus. Indolente ou à peine douloureuse, elle ne cause que peu de gêne dans les mouvemens de l'articulation, à moins qu'elle n'ait acquis un volume énorme, ou ne soit compliquée de quelque lésion des surfaces articulaires et des ligamens. Lorsqu'on la presse, elle cède, mais ne conserve point l'impression des doigts, comme cela se voit dans l'œdème des articulations. La tumeur ne présente point un développement égal dans toutes ses parties ; elle est plus saillante aux endroits où les ligamens capsulaires offrent plus de laxité et se trouvent plus superficiellement placés.

Lorsque la maladie occupe l'articulation fémoro-tibiale, elle ne fait point saillie vers le jarret, parce qu'en arrière la capsule synoviale est peu étendue, et qu'elle est soutenue par des parties épaisses et résistantes ; mais en avant où cette membrane offre plus de laxité, ne se trouve fortifiée que par les expansions fibreuses des faisceaux latéraux du muscle triceps fémoral, elle forme deux tumeurs saillantes sur les côtés de la rotule qui elle-même se trouve soulevée, comme flottante, et éloignée des condyles du fémur. Quand on appuie sur cet os, il s'enfonce, et bientôt on le sent qui heurte contre la partie antérieure des condyles du fémur. Dès qu'on cesse la pression, il est repoussé en avant, et s'éloigne de ces éminences. La tumeur est d'abord limitée par les insertions de la capsule ligamenteuse ; à mesure que l'accumulation de la synovie devient plus considérable, elle augmente de volume, et peut même s'élever jusque vers le milieu de la cuisse, en remontant entre le fémur et les muscles extenseurs de la jambe. Sa forme devient alors plus ou moins irrégulière, suivant que telle ou telle partie du ligament capsulaire se laisse distendre davantage par la synovie. La tumeur paraît séparée en deux parties latérales par la rotule, le ligament rotulien et le tendon des extenseurs de la jambe. Des deux moitiés de la tumeur, l'interne est plus étendue et plus saillante que l'externe, parce que la capsule synoviale est plus large en dedans qu'en dehors de l'articulation. La tumeur change de forme et de consistance suivant les mouvemens du genou. Pendant la flexion elle devient plus large, plus dure et plus saillante sur les côtés de la rotule ; dans l'extension elle s'affaisse légèrement, devient plus molle, et sa fluctuation est plus facile à sentir.

Quand la tumeur occupe l'articulation radio-carpienne, elle fait saillie en avant et en arrière du poignet, tandis qu'elle est à peine sensible sur les côtés, au niveau des ligamens latéraux. Lorsqu'elle a son siége à l'articulation tibio-tarsienne, c'est surtout en avant des malléoles qu'elle se prononce au dehors ; enfin, si c'est à l'épaule, elle ne s'étend pas d'une manière uniforme autour de l'articulation, mais se développe davantage en avant, vers l'intervalle celluleux des muscles deltoïde et grand pectoral qu'elle soulève, et à travers lesquels on peut distinguer sa fluctuation.

D'après ce qui précède, le diagnostic de l'hydarthrose n'est point difficile à établir. La fluctuation, qui forme l'un des caractères essentiels de la maladie, devient sensible quand on place les doigts d'une main sur l'un des côtés de la tumeur, tandis qu'avec les doigts de l'autre main on palpe ou percute légèrement la partie opposée. Les symptômes propres à l'hydarthrose la feront toujours distinguer de l'œdème des articulations, des kystes synoviaux, des tumeurs fongueuses qui se développent assez fréquemment au devant de la rotule et dans le voisinage des autres articulations, des tumeurs blanches, rhumatismales, etc.

La maladie n'est pas très-grave quand elle est récente, peu étendue, qu'elle s'est développée rapidement, et qu'elle ne dépend pas d'une altération des surfaces osseuses. Lorsqu'au contraire elle existe depuis long-temps, et présente un volume considérable ; que la synovie épanchée est de consistance de gelée ou purulente, et que la membrane synoviale s'est épaissie en devenant molle, villeuse, le pronostic est plus fâcheux, et ce n'est qu'avec beaucoup de difficulté qu'on peut obtenir l'absorption de l'épanchement et le rétablissement de l'articulation à son état naturel. Lorsqu'il y a érosion des surfaces osseuses, altération des cartilages et des fibro-cartilages inter-articulaires, ramollissement et ulcération de la membrane synoviale, engorgement des ligamens, la maladie est des plus fâcheuses : elle résiste souvent de la manière la plus opiniâtre à tous les moyens qu'on lui oppose, et finit par nécessiter l'amputation.

La guérison de l'hydarthrose dépend de l'absorption de la synovie épanchée. Le traitement doit avoir pour but de combattre les causes qui ont activé l'exhalation ou diminué l'absorption de ce liquide. Comme le plus ordinairement l'affection dépend d'une inflammation des capsules synoviales, il faut souvent avoir recours au traitement antiphlogistique, qui est d'autant plus efficace qu'on l'emploie plus tôt. On devra donc couvrir de sangsues l'articulation malade, l'envelopper de larges cataplasmes émolliens et anodins, etc. Nous avons retiré de grands avantages sur plusieurs malades de l'hôpital Saint-Louis, d'applications répétées de ventouses scarifiées sur la tumeur. Le malade sera mis à la diète, gardera le repos le plus absolu, et fera usage de boissons délayantes et rafraîchissantes. On aura soin d'entretenir la liberté du ventre par des minoratifs ou des lavemens laxatifs, etc. Après l'emploi méthodique de ces moyens, si l'inflammation de la capsule synoviale paraît subsister, et si la tumeur ne diminue pas sensiblement de volume, il faut recourir aux dérivatifs, et tâcher de déplacer l'irritation intérieure en produisant une vive excitation sur la peau, en appliquant, tous les deux ou trois jours, des vésicatoires volans sur la tumeur, en y faisant des frictions avec le liniment volatil camphré. Les frictions mercurielles ont été quelquefois très-avantageuses dans ces cas, pour activer l'absorption de l'épanchement. Les bains, les douches de vapeurs, en excitant une transpiration abondante autour de l'articulation malade, nous ont également réussi pour dissiper l'engorgement qui subsiste quelquefois, après l'absorption de la synovie, dans les parties molles voisines de l'articulation. On peut, dans quelques cas, se servir d'un bandage compressif placé sur toute la partie inférieure du membre, et appliqué sur l'articulation, de manière à y exercer une compression douce, uniforme, que l'on augmente à mesure que la tumeur diminue de volume. Plusieurs malades de l'hôpital Saint-Louis ont été guéris par ce moyen, après qu'on avait inutilement tenté les autres.

On a aussi recommandé, dans le traitement de l'hydarthrose, les frictions avec des flanelles imprégnées de la vapeur d'acide acétique, de benjoin, de succin; l'électricté, les bains sulfureux, et à l'intérieur les sudorifiques, les purgatifs, ceux principalement dans la composition desquels entre quelque préparation mercurielle, etc. Quand la maladie s'est manifestée après la suppression d'écoulemens blennorrhoïques ou leucorrhoïques, il faut s'efforcer de rétablir ces écoulemens, en irritant la partie qui en était primitivement le siége. J'ai vu plusieurs fois l'absorption de la synovie et la disparition de la tumeur avoir lieu avec une rapidité surprenante, dès que l'écoulement de l'urètre ou du vagin reparaissait.

L'hydarthrose s'est-elle manifestée à la suite de fièvres de mauvais caractère, ainsi qu'on en possède plusieurs exemples; et le malade se trouve-t-il dans un grand état de débilité; on ne doit attendre la guérison qu'après le rétablissement des forces générales.

Quand la maladie a résisté à tous les moyens thérapeutiques dont je viens de parler, il reste une dernière ressource, c'est la ponction de la tumeur, pour évacuer le liquide épanché; mais cette opération est loin d'être sans danger. Quelquefois elle est suivie d'une inflammation très-intense de la membrane synoviale, d'une suppuration abondante, de l'érosion des surfaces articulaires, des symptômes les plus fâcheux, et de la perte des malades. Ce n'est donc point sans avoir des indications bien positives qu'on doit y avoir recours. Il faut s'en abstenir quand la maladie paraît de nature rhumatismale, qu'elle est récente, indolente et peu étendue, et ne cause pas une gêne considérable dans les mouvemens de l'articulation. On pourrait la pratiquer, 1° si l'irritation de la capsule synoviale était occasionée et entretenue par la présence de corps étrangers, cartilagineux ou osseux dans l'articulation, parce qu'en même temps on ferait l'extraction de ces corps; 2° si la tumeur, très-volumineuse, était accompagnée de vives douleurs, et empêchait les mouvemens de l'articulation. Dans ce dernier cas, l'opération est indiquée, suivant quelques praticiens, malgré les dangers auxquels elle expose le malade, parce que le liquide séro-purulent qui remplit l'articulation se déprave, s'il n'est point évacué, et qu'il peut produire les altérations les plus graves des surfaces articulaires et des parties environnantes.

L'ouverture de la capsule synoviale peut être faite avec un trois-quarts ou un bistouri à lame droite. Le premier instrument doit être préféré, si l'on veut seulement donner issue à la synovie épanchée. La piqûre d'un trois-quarts expose moins l'articulation au contact de l'air que l'incision faite avec le bistouri, même quand on a pris la précaution, avant d'inciser, de tirer fortement la peau, afin qu'après l'évacuation du liquide il n'y ait plus de parallélisme entre la plaie des tégumens et celle de la membrane synoviale. Selon M. Boyer, l'incision est nécessaire dans la plupart des cas, parce qu'il ne suffit pas d'évacuer la synovie, mais qu'il faut encore empêcher son accumulation ultérieure, en lui procurant une issue libre et permanente. Cette incision doit être d'une étendue médiocre. Avant de la pratiquer, il faut tendre et tirer la peau de côté, afin qu'après l'opération cette membrane puisse, en revenant sur elle-même, couvrir l'ouverture faite à la capsule. Il faut choisir, pour inciser, le point le plus saillant et le plus déclive de la tumeur. Lorsque le liquide s'est écoulé, on ne réunit pas la plaie, que l'on couvre simplement d'un plumasseau enduit de cérat; on entoure l'articulation de compresses trempées dans quelque liqueur résolutive, et on les maintient par un bandage roulé peu serré. Si les bords de la plaie s'agglutinent, et que l'épanchement ait reparu, il faut les séparer avec un stylet boutonné, afin de donner issue à la synovie, et d'établir ainsi une véritable fistule synoviale. Si, après l'opération, il survient des douleurs, du gonflement inflammatoire, on met en usage le traitement antiphlogistique général et local. S'il se forme des abcès dans le voisinage de l'articulation, on en fait l'ouverture. Quelques praticiens conseillent de faire des injections dans la cavité articulaire avec de l'eau d'orge miellée, afin d'entraîner les matières purulentes qui séjournent dans les recoins de cette cavité. Ces injections ont été faites dans plusieurs cas avec des avantages marqués.

On s'est également servi avec succès de sétons pour entraîner la suppuration, dans des cas où l'on avait été obligé de faire plusieurs ouvertures au ligament capsulaire.

Si la maladie doit se terminer favorablement, les douleurs diminuent et cessent ensuite complétement; la tuméfaction se dissipe peu à peu; la matière purulente qui sort de l'articulation devient plus claire, plus filante, et se rapproche de plus en plus de la nature de la synovie dont elle prend enfin tous les caractères. Les bourgeons charnus de la plaie deviennent d'un meilleur aspect, et ses bords se cicatrisent; mais il reste dans l'articulation une raideur qui subsiste long-temps, et se termine quelquefois par l'ankylose.

Lorsque la maladie, au lieu d'éprouver des changemens favorables, détermine de vives douleurs, de l'insomnie, de la fièvre, que la suppuration devient de mauvaise nature, que les surfaces articulaires paraissent altérées, et que la vie du malade est dans un danger imminent, il ne reste plus d'autre espoir de salut que de pratiquer l'amputation du membre. (J. CLOQUET.)

HYDATIDE, s. f., *hydatis*, ὕδωρ, eau. On désigne collectivement par ce nom, qui autrefois était celui des lipômes des paupières et de certaines tumeurs enkystées, les différentes sortes de vers vésiculaires qui se développent dans l'intérieur du corps des animaux, et qu'on a considérés long-temps comme un mode particulier d'altération des organes. Les hydatides sont partagées en plusieurs genres distincts, tant par les naturalistes que par les médecins; ces genres sont ceux des *cysticerques*, des *polycéphales*, des *ditrachyceros*, des *échinococcus*, des *acéphalocystes*. Nous traitons à part de chacun d'eux, à la place qu'il doit occuper dans l'ordre alphabétique, si ce n'est pourtant de l'échinococcus, sorte d'entozoaire peu connue encore, dont le nom tiré du grec (ἐχῖνος, κοκκυς) indique les principaux caractères, c'est-à dire une forme arrondie et une surface hérissée. Nous allons en dire ici quelques mots, que nous livrons aux méditations des observateurs.

Cette hydatide ou ce ver vésiculaire est facile à distinguer en ce qu'une seule vessie caudale sert de support commun à plusieurs corps d'une figure piriforme, rétrécis vers le lieu de leur insertion, à la face interne de cette vessie, et armés d'un seul rang de crochets sur la tête, qui est d'ailleurs dépourvue de suçoirs. Ces corps n'ont pas plus de volume que le plus petit grain de sable; mais la vessie ovale et globuleuse qui les soutient a souvent le volume d'une noix ou d'un œuf de pigeon, et même celui d'un œuf de poule. Suivant M. Rudolphi, leur couleur est jaunâtre.

L'échinococcus de l'homme forme le type d'un genre établi par M. Rudolphi dans sa famille des Entozoaires cystiques, et qui, outre lui, est propre au singe. Il a été trouvé pour la première fois par Meckel, professeur en l'Université de Hall, lequel le communiqua à Goëze, qui le décrivit, mais dont la description, sans nulle indication du lieu où cet être avait été rencontré, ne parut qu'après la mort de l'auteur et par les soins de Zéder. Aussi n'est-ce que d'après une seconde observation, faite postérieurement par ce dernier lui-même, qu'on peut lui assigner au juste une habitation. Il fut découvert par ce savant dans le cerveau d'une jeune fille qui passait une partie des nuits à lire. Il y en avait à peu près douze individus qui occupaient le troisième et le quatrième ventricules, et dont quelques-uns avaient le volume d'un œuf de poule.

Nous ne savons rien ni sur les symptômes morbides auxquels doit donner lieu la présence de cet hôte parasite, ni par conséquent sur le traitement thérapeutique qu'il faut leur opposer. (HIPP. CLOQUET.)

HYDATIDOCÈLE, s. f.; tumeur formée par des hydatides. On a particulièrement appliqué cette dénomination à l'oschéocèle contenant des hydatides. *Voyez* HERNIE et HYDATIDES.

HYDATOIDE, adj., *hydatoïdes*, de ὕδωρ, et de εἶδος, forme, qui a l'apparence de l'eau. Quelques anatomistes ont donné ce nom à l'humeur aqueuse de l'œil. *Voyez* OEIL.

HYDRACIDE, s. m.; nom générique des acides qui ne contiennent point d'oxygène, et qui sont composés d'hydrogène, et d'un ou de plusieurs corps simples. *Voyez* ACIDES. (ORFILA.)

HYDRAGOGUE, adj. et subst., *hydragogus*, de ὕδωρ, eau, et de ἄγω, chasser. Cette dénomination, synonyme d'anti-hydropique, a été donnée aux remèdes auxquels, dans les anciennes théories, on attribuait la propriété spécifique de combattre l'hydropisie, d'évacuer les amas de sérosité qui se sont formés. Les substances que l'on rapportait à la classe des hydragogues étaient tirés principalement des diurétiques et des purgatifs les plus violens. Leur influence sur l'hydropisie n'est pas directe; cette classe de médicamens ne peut donc pas être conservée. D'ailleurs l'hydropisie étant produite par diverses causes, c'est contre celles-ci que le traitement doit être dirigé : il est en conséquence nécessairement variable. L'action d'évacuer la sérosité hydropique n'est, en quelque sorte, qu'accessoire ; et ce ne sont pas des remèdes particuliers qu'il faut considérer dans ce but, mais certaines médications qui ont pour effet de provoquer de diverses manières l'absorption de l'épanchement aqueux. *Voyez* HYDROPISIE, DIURÉTIQUE, PURGATIF. (R. D.)

HYDRATE, s. m.; du grec ὕδωρ, eau. M. Proust a désigné ainsi les oxydes métalliques combinés avec l'eau; aujourd'hui on donne ce nom à tous les corps dans la composition desquels entre l'eau : ainsi on dit les acides margarique et stéarique *hydratés*, les oxydes de fer, de plomb, etc., *hydratés*. Quoi qu'il en soit, les oxydes métalliques hydratés sont secs et pulvérulens; leur couleur diffère presque toujours de celle des oxydes secs : on les obtient, dans la plupart des cas, en décomposant les dissolutions salines métalliques par un alcali, en lavant le précipité, et en les desséchant à une douce chaleur. (ORFILA.)

HYDRIODATE, s. m.; genre de sels composés d'une base et d'acide hydriodique. Suivant M. Gay-Lussac, tous les hydriodates sont solubles dans l'eau; les composés insolubles que l'on obtient en traitant un oxyde métallique par l'acide hydriodique ne sont point regardés par ce chimiste comme des hydriodates, mais bien comme des iodures métalliques. Quoi qu'il en soit, on pourra reconnaître les hydriodates dissous dans l'eau, aux caractères suivans : ils sont décomposés par le chlore, qui s'empare de l'hydrogène de l'acide hydriodique, et met l'iode à nu ; ils sont également décomposés par les acides sulfurique et nitrique, qui cèdent une portion de leur oxygène à l'hydrogène de l'acide hydriodique et en séparent l'iode ; ils fournissent par le nitrate d'argent un précipité blanc d'iodure d'argent insoluble dans l'ammoniaque, et par les sels solubles de plomb, un précipité d'iodure de plomb jaune ; ils dissolvent l'iode, se colorent en rouge brun, et passent à l'état d'*hydriodate ioduré*. On n'emploie en médecine que l'hydriodate de potasse. *Voyez* POTASSE.

(ORFILA.)

HYDRIODIQUE (acide). Acide découvert en 1814, par M. Gay-Lussac, et formé de 100 parties d'iode et de 0,814 d'hydrogène en poids. On ne l'a trouvé jusqu'à présent que dans la soude fournie par certains *fucus*, et suivant M. Angelini, dans l'eau minérale de Sales en Piemont où il est combiné avec la potasse. Il est gazeux, incolore, d'une saveur très-acide, piquante et astringente ; il rougit l'infusion de tournesol ; il éteint les corps enflammés. Sa pesanteur spécifique est de 4,4333. Il suffit de le mêler avec le chlore gazeux ou liquide à la température ordinaire, pour le décomposer et séparer l'iode ; le chlore dans ce cas s'empare de l'hydrogène de l'acide hydriodique et forme de l'acide hydrochlorique, l'iode mis à nu se dégage ou se précipite. L'eau dissout une grande quantité de ce gaz et constitue l'acide hydriodique liquide ; dans cet état il entre en ébullition à 128° centigramme. Il répand à l'air des vapeurs comme le fait l'acide hydrochlorique, et se colore en brun, phénomène qui est dû à ce que l'oxygène de l'air se combine avec l'hydrogène de cet acide et met à nu l'iode qui reste en dissolution. L'acide sulfureux est sans action sur lui. Si on mêle ensemble parties égales d'acide hydriodique et d'acide iodique, l'iode des deux acides se précipite, et il se forme de l'eau aux dépens de l'hydrogène du premier et de l'oxygène du second de ces acides. Il est encore décomposé par les acides sulfurique, nitrique et nitreux qui en précipitent de l'iode. C'est en traitant par une petite quantité d'eau l'iodure de phosphore fait avec 16 parties d'iode et une de phosphore, que l'on obtient l'acide hydriodique gazeux; l'eau est décomposée, son hydrogène s'unit à l'iode pour former l'acide hydriodique, qui se dégage; tandis que le phosphore se combine à l'oxygène de ce liquide et forme de l'acide phosphoreux fixe. Si on voulait obtenir de l'acide hydriodique liquide, on pourrait faire arriver dans une éprouvette contenant de l'eau et de l'iode, un courant d'acide hydrosulfurique; il suffirait de laisser déposer le précipité de soufre qui se formerait, et de chauffer légèrement le liquide afin de volatiser l'excès d'acide hydrosulfurique. On n'emploie en médecine l'acide hydriodique que lorsqu'il est combiné avec des bases salifiables *Voyez* HYDRIODATES. (ORFILA).

HYDROA ou HIDROA, dérivé de ὕδωρ, eau, ou de ἱδρώς, sueur; nom indistinctement appliqué par les médecins grecs aux papules, aux vésicules, et même aux pustules qu'ils voyaient quelquefois se développer sur la peau *en sueur*, surtout pendant les chaleurs de l'été. Cette saison ayant reçu des anciens la *bile* pour apanage, quelques-uns d'entre eux crurent devoir faire mention de cette circonstance dans la définition qu'ils donnèrent de l'hidroa. Cette opinion, reproduite dans les ouvrages de leurs nombreux copistes, se trouve dans le lexique de Castelli : « *Hidroa sunt pustularum genus ex* biliosis *et salinibus humoribus cutem lancinantibus obortarum præsertim* æstatis tempore, *ex sudoribus provenientium et vexantium.* »

Traduit en latin par le mots *sudamina*, *papulæ*, *pustulæ sudorales vel sudorosæ*, latinisé par quelques pathologistes, puis adopté comme dénomination nosologique par P. Frank, M. Pinel, etc. Le mot *hidroa* doit être aujourd'hui rejeté de la nomenclature des maladies de la peau, déjà trop obscurcie par une foule d'expressions vagues et inutiles. Si l'on voulait essayer de se rendre compte des passages des auteurs anciens où il est fait mention de l'hidroa, il faudrait en rapprocher les caractères symptomatiques de quelques phlegmasies cutanées décrites dans ce Dictionnaire. *Voyez* ECZÉMA, LICHEN, MILIAIRE, etc. (P. RAYER.)

HYDROCÈLE, s. f., *hydrocele*, de ὕδωρ, eau, et de κήλη, tumeur. On donne ce nom aux diverses tumeurs aqueuses qui ont leur siége dans le scrotum. La sérosité s'infiltre quelquefois dans le tissu cellulaire qui unit les enveloppes du testicule; on appelle alors cette maladie hydrocèle par infiltration. Lorsqu'elle s'amasse dans les tuniques de cet organe, ce qui arrive le plus souvent, on la désigne sous le nom d'hydrocèle par épanchement. Il se forme, dans quelques cas, des collections séreuses le long du cordon testiculaire ou dans un ancien sac herniaire. L'hydrocèle par épanchement est la plus fréquente, et elle est, par rapport aux deux dernières, comme 200 est à 1 : aussi le mot *hydrocèle* s'applique-t-il plus spécialement à cette seconde espèce.

Hydrocèle par infiltration. — Dans cette maladie, qui n'est souvent qu'une variété de l'œdème, la sérosité occupe les deux côtés des bourses, et est disséminée dans toutes les cellules qui se trouvent entre les tégumens du scrotum et la tunique vaginale. Cette espèce d'hydrocèle est tantôt symptomatique, et tantôt idiopathique ; elle accompagne, dans le premier cas, les hydropisies générales et partielles, l'anasarque, l'enflure œdémateuse des extrémités inférieures, l'hydropisie ascite ou enkystée, et toutes les maladies chroniques dans lesquelles le système absorbant éprouve une débilité marquée. Elle ne survient ordinairement que lorsque les forces des malades sont épuisées. L'hydrocèle idiopathique, je veux dire celle qui dépend de l'affection du tissu où se fait l'infiltration, est beaucoup plus rare : on a occasion de l'observer chez les vieillards et chez les enfans. L'écoulement de l'urine le long des bourses irrite, agace la peau du scrotum des personnes âgées. Cette enveloppe s'infiltre chez les enfans nouveau-nés, et reconnaît souvent alors pour cause la pression à laquelle les bourses ont été exposées pendant l'acte de l'enfantement. Cette infiltration se manifeste aussi plus tard chez les enfans, lorsqu'on néglige les soins de propreté, et qu'on laisse macérer, en quelque sorte, les bourses dans l'urine.

L'hydrocèle par infiltration se manifeste sous la forme d'une tumeur molle, pâteuse, conservant l'impression du doigt. Le malade n'éprouve qu'un sentiment de pesanteur et de tension. A mesure que cette tumeur aqueuse prend de l'accroissement, la peau s'amincit, les rides s'effacent ; elle devient lisse, blanche et en quelque sorte transparente. L'infiltration s'étend quelquefois sur le pénis dont elle augmente les dimensions et dont elle altère la forme. La chaleur est diminuée dans l'hydrocèle symptomatique ; la peau est rouge et tendue dans l'hydrocèle idiopathique. La première doit être considérée comme une circonstance fâcheuse de la maladie chronique qui la détermine ;

il n'en est pas de même pour la seconde, qu'on guérit aisément lorsqu'on peut éloigner la cause qui l'a fait naître.

Le traitement de l'hydrocèle symptomatique doit être dirigé vers la maladie principale; dans l'hydrocèle essentielle, au contraire, il ne faut pas se borner à éloigner la cause de la maladie; cette affection exige une extrême propreté, l'usage habituel d'un suspensoire et des applications toniques et astringentes. On a conseillé, lorsque les premiers moyens sont insuffisans, de faire des scarifications ou des mouchetures sur le scrotum. L'expérience ayant appris que ces incisions étaient suivies souvent d'une inflammation gangréneuse, il est prudent de s'en abstenir, à moins toutefois que la tumeur ne soit trop incommode; et on doit se borner alors à faire de légères mouchetures. On a le soin de les pratiquer à une assez grande distance les unes des autres. Lorsque l'infiltration s'accompagne de douleur, de rougeur et de gonflement actif, il faut avoir recours à des applications émollientes.

Hydrocèle par épanchement. — Dans cette sorte d'hydrocèle, la sérosité peut s'amasser dans le dartos, dans la tunique vaginale, dans la membrane albuginée, au sein même du testicule; mais l'expérience apprend que cette maladie a le plus souvent son siége dans la cavité de la tunique vaginale : aussi cette dernière espèce d'hydrocèle va-t-elle fixer spécialement mon attention. Elle peut se manifester chez les enfans ou chez les adultes; elle porte, dans le premier cas, le nom d'hydrocèle congéniale; on lui donne, dans le second, celui d'hydrocèle accidentelle. La collection d'eau qui constitue cette maladie est renfermée dans deux sacs emboîtés l'un dans l'autre, et néanmoins très-distincts. La première de ces enveloppes est une gaîne musculaire et aponévrotique formée par le muscle cremaster; la tunique vaginale du testicule constitue la seconde. Dans l'hydrocèle ancienne et volumineuse, le sac musculo-aponévrotique acquiert une densité et une épaisseur considérables, tandis que la tunique séreuse reste le plus souvent dans son état naturel. Il importe au chirurgien de savoir que, dans l'opération de l'hydrocèle, il doit percer un sac formé de deux enveloppes tout-à-fait distinctes par leur structure.

Hydrocèle congéniale. — M. Viguerie père, chirurgien de Toulouse, a parlé le premier de l'hydrocèle de naissance. Cette espèce d'hydropisie des bourses est assez rare; elle se forme autrement que chez l'adulte. On sait que le testicule sort du ventre, précédé et accompagné par un prolongement du péritoine qui constituera plus tard la tunique vaginale. Dans l'état ordinaire, la cavité de cette tunique, qui conservait d'abord une communication avec l'abdomen, se ferme quelque temps après. Cependant cela n'a pas toujours lieu : en effet, lorsqu'il se manifeste une hernie congéniale, l'ouverture de communication subsiste, et la sérosité qui mouille l'intérieur de l'abdomen peut descendre dans la cavité de la tunique vaginale, s'y accumuler, et former une tumeur oblongue, plus ou moins grosse, transparente et offrant de la fluctuation. Cette tumeur aqueuse est grosse et tendue, lorsque l'enfant est debout; elle diminue lorsqu'il est couché, disparaît et rentre dans le ventre quand on la comprime. Il est quelquefois nécessaire que la pression soit faite avec art, et continuée pendant un certain temps. L'épanchement chez les enfans est situé plutôt au devant du cordon que du testicule, que l'on trouve toujours à la partie inférieure de la tumeur : aussi, quand on fait la ponction de l'hydrocèle à cette époque de la vie, il faut, pour éviter de blesser le testicule, enfoncer le trois-quarts un peu plus haut que chez l'adulte, et le diriger suivant une ligne moins oblique. Il est nécessaire de savoir que des adhérences accidentelles entre le testicule et la tunique vaginale peuvent faire varier la situation de cet organe. La hernie inguinale complique très-fréquemment l'hydrocèle congénitale. Le testicule occupe, dans ces tumeurs composées, la même place que dans l'hydrocèle congéniale simple. L'hydrocèle présente alors, avec une transparence assez marquée, des parties opaques d'une étendue variable.

Cette espèce d'hydropisie n'exige aucun traitement tant que l'enfant est entre les mains de sa nourrice; plus tard, c'est-à-dire lorsqu'il pourra supporter l'application du bandage, on repoussera dans le ventre la sérosité, et les intestins s'il y a hernie, et on appliquera un bandage qui, porté pendant une année ou deux, favorisera l'oblitération de l'ouverture au moyen de laquelle la tunique vaginale communique avec la cavité du péritoine.

Hydrocèle accidentelle. — J'ai déjà dit que l'espèce d'hydropisie qui fait le sujet de ce travail avait presque toujours son siége dans la tunique vaginale. On sait que l'intérieur de cette poche séreuse est continuellement humectée par de la sérosité qui suinte de ses parois. La portion de ce liquide, qui ne sert pas à lubrifier la cavité de la tunique vaginale, est absorbée par les vaisseaux lymphatiques qui s'y distribuent. Si l'équilibre qui existe entre l'exhalation et l'absorption vient à ce rompre, c'est-à-dire si la sérosité vient à être filtrée en plus grande quantité qu'à l'ordinaire, ou si les vaisseaux qui doivent la repomper n'exercent pas bien leurs fonctions, ce liquide s'amasse peu à peu dans la cavité de la tunique vaginale, et donne lieu à la maladie qui m'occupe ici ; mais on ignore la cause qui détruit cet équilibre. Quelquefois l'hydrocèle se développe à la suite d'une contusion, d'un froissement plus ou moins considérable du scrotum, du testicule ; elle est souvent précédée d'un engorgement douloureux de cet organe. Cet amas séreux se forme le plus ordinairement sans cause connue, affecte les personnes les mieux portantes, et on n'est averti de son existence que par la tuméfaction progressive du scrotum..

Cette tumeur aqueuse commence à la partie inférieure des bourses, croît de bas en haut, monte au devant du cordon testiculaire jusqu'auprès de l'orifice du canal inguinal, et pénètre même quelquefois dans cet orifice. Les progrès de cette maladie se font, en général, avec lenteur. La tunique vaginale, peu extensible, résiste d'abord avec force ; mais elle perd graduellement son ressort. Tant que cette membrane séreuse ne contient qu'une petite quantité de liquide, la tumeur est molle, fluctuante : elle acquiert de la solidité et de la densité à mesure qu'elle se développe ; on y sent une fluctuation manifeste lorsque, pressant sur un point, on frappe sur l'endroit diamétralement opposé. Si la maladie fait des progrès étant abandonnée à elle-même, il arrive une époque où la tunique vaginale, très-distendue, ne pouvant plus prêter, forme une tumeur plus ou moins volumineuse et de forme variable, dans laquelle on ne peut sentir qu'une fluctuation obscure et quelquefois même impossible à découvrir. Les rides du scrotum s'effacent, le raphé est déjeté du côté opposé à la tumeur; enfin lorsque l'hydrocèle acquiert de très-grandes dimensions, elle attire à elle la peau de la verge, rappetisse cet organe, et le rend inhabile à remplir ses usages. La pesanteur spécifique de l'hydrocèle ne répond pas, en général, au volume qu'elle présente : en effet, elle est moindre que celle d'une tumeur plus petite, mais de nature différente.

Toutefois je ferai observer que cette pesanteur devient plus considérable lorsque la densité du liquide augmente, ou lorsque le testicule devient le siége d'un engorgement chronique. Cette tumeur se laisse traverser le plus souvent par la lumière d'une bougie. Pour bien observer la transparence de l'hydrocèle, il faut avoir le soin de placer la tumeur dans un lieu peu ou point éclairé, et de tendre la peau qui la couvre; on dirige ensuite la lumière vers le côté opposé à celui sur lequel on jette les yeux; enfin on doit placer un corps opaque au-dessus de la bougie. A l'aide de ces précautions, on reconnaît la transparence de la tumeur et la situation du testicule. Cette transparence peut diminuer ou même ne pas exister, suivant l'épaisseur plus ou moins considérable de la tunique vaginale, la densité, la couleur et les autres qualités du liquide épanché. L'hydrocèle peut supporter ordinairement sans douleur une pression modérée.

Le volume de l'hydrocèle est singulièrement variable : la tunique vaginale ne contient quelquefois que quelques cuillerées de liquide; d'autres fois, au contraire, on en trouve deux, trois et quatre livres dans cette poche séreuse, qui descend, chez quelques sujets, jusque près des genoux.

L'hydrocèle est ordinairement piriforme; sa base est en bas, et son sommet en haut. La disposition de la tunique vaginale et quelques autres circonstances influent sur la forme de cette tumeur aqueuse. En effet, lorsque la tunique séreuse, en se dilatant, cède plus dans certain point que dans d'autres, l'hydrocèle est irrégulière, bosselée, et elle pourrait être prise pour un sarcocèle si on examinait superficiellement. L'hydrocèle présente quelquefois une dépression circulaire qui la partage en deux parties. Scarpa a eu occasion d'observer cette disposition sur un homme qui portait depuis long-temps une hydrocèle volumineuse. Le rétrécissement occupait à peu près le milieu de la longueur de la tumeur; ce qui lui donnait, en quelque sorte, la forme d'un sablier. Ayant ouvert la tunique vaginale supérieurement, Scarpa porta le doigt, de haut en bas, jusqu'au rétrécissement qui formait à l'intérieur un rebord dur et saillant, qu'il incisa. Il existe quelquefois, dans l'intérieur des hydrocèles, des loges plus ou moins multipliées, et une espèce de cellulosité qui retient le liquide. On reconnaît cette disposition aux bosselures de la surface de la tumeur, à la transparence de ces bosselures, à l'opacité des enfoncemens qui les séparent, etc., etc. L'hydrocèle a parfois une forme recourbée, et cette figure singulière peut tenir à un suspensoire mal fait ou à un sous-cuisse trop court qui tire la tumeur en arrière; enfin la forme extraordinaire de cette tumeur peut être déterminée par des adhérences que le testicule aura contractées avec quelques points de la tunique vaginale.

Le testicule est placé le plus souvent à la partie postérieure inférieure et un peu interne de la tumeur. La sérosité mouille seulement ses parties antérieure et latérales. Cette espèce de macération rend le testicule mou et pâle; il est ordinairement un peu plus gros que dans l'état naturel. La position que je viens d'assigner à cet organe n'est pas constante; elle peut varier si la tunique vaginale trouve quelque obstacle à son libre développement. Ainsi, lorsque la partie supérieuse de cette poche est la plus faible, le testicule occupe la partie inférieure de la tumeur : si c'est, au contraire, l'inférieure, il est situé plus haut; mais, comme l'épididyme répond à son bord postérieur, et que la tunique vaginale est adhérente à ce corps, le testicule dont il fait partie est, à un petit nombre d'exceptions près, constamment en arrière. La position variable du testicule étant admise et ne pouvant pas être contestée, on sent que le chirurgien doit toujours s'assurer de la situation de cet organe avant d'entreprendre aucune opération. On le reconnaît, par le toucher, à une résistance qui ne cède pas à la pression, et à une douleur particulière que le malade éprouve alors.

Dans l'hydrocèle ancienne et volumineuse, la décomposition, le déplacement des vaisseaux spermatiques a lieu de la même manière que dans quelques hernies inguinales. (*Voy.* HERNIE.) Ce fait, que Scarpa croyait avoir observé le premier, n'avait pas échappé à Arnaud; mais il avait été annoncé par ce chirurgien célèbre d'une manière si obscure, qu'il n'avait fait aucune impression sur les esprits, et qu'il était généralement ignoré. Des recherches faites par le professeur de Pavie nous apprennent que, dans toutes les hydrocèles considérables, les vaisseaux spermatiques sont déplacés et séparés; l'artère et le canal déférent sont situés ordinairement sur un côté de la tumeur, et les veines sur le côté opposé. Ces vaisseaux se prolongent quelquefois, des parties latérales de la tumeur, jusque sur la face antérieure. On sait que la ponction de l'hydrocèle a été suivie plusieurs fois d'un épanchement considérable de sang artériel dans la tunique vaginale. On peut attribuer cet épancheement à la lésion des vaisseaux spermatiques. Scarpa a publié l'observation d'une hydrocèle volumineuse dont la ponction, faite au lieu ordinaire et avec toutes les précautions convenables, donna lieu à l'ouverture de l'artère spermatique.

La tunique vaginale présente quelquefois différens degrés de désorganisation. Ces altérations plus ou moins prononcées sont relatives, en général, aux diverses périodes de la maladie. Au début de l'épanchement cette membrane est mince, transparente, facile à être traversée par le trois-quarts; il n'en est pas de même lorsque l'hydrocèle est ancienne ou lorsque des inflammations chroniques ont précédé sa formation : elle acquiert fréquemment alors une grande épaisseur et une densité voisine de celle du cartilage. Un épaississement analogue a lieu à la suite des injections. On a vu cette tunique être le siége d'exhalations sanguines, être atteinte d'érosions et présenter quelquefois des plaques osseuses d'une étendue variable.

La sérosité contenue dans l'hydrocèle est ordinairement transparente, limpide et légèrement teinte d'un jaune citrin. Le mélange du pus la rend opaque et blanchâtre. Le sang lui donne une couleur noirâtre. M. Boyer a opéré une hydrocèle qui contenait une sérosité de couleur violette; ce liquide déposait un sédiment gris. Cette maladie présente dans certaines circonstances une humeur épaisse, visqueuse et d'une consistance analogue au miel; cet état indique ordinairement une altération profonde de la tunique vaginale. MM. Béclard et Jules Cloquet ont trouvé, dans le scrotum du cadavre d'un homme âgé de soixante ans, une matière blanche, opaque, concrète, ressemblant à de l'albumine d'œuf coagulé; la tunique viginale très-épaisse était fibro-cartilagineuse dans beaucoup de points, et fibreuse dans le reste de son étendue; la face interne était inégale et lamelleuse. Ces anatomistes ont trouvé aussi dans une hydrocèle une livre d'un liquide brun clair, légèrement visqueux, d'une odeur un peu acide. Ce liquide contenait une quantité considérable de paillettes jaunes, brillantes, d'un éclat métallique, semblables à de petites parcelles de *mica* tenues en suspension. La face interne de la tunique vaginale était revêtue par ces paillettes.

L'hydrocèle est simple lorsque l'épanchement n'a lieu que

d'un côté, et double lorsque la collection séreuse se fait à droite et à gauche en même temps. Cette maladie peut s'accompagner d'une tumeur herniaire, d'un engorgement chronique du testicule, de l'hydrocèle enkystée du cordon, d'un varicocèle, de l'hydrocèle du sac herniaire.

La hernie inguinale complique souvent l'hydrocèle chez les vieillards. On voit alors les deux tumeurs s'avancer l'une vers l'autre, se rencontrer, se croiser et se dépasser. L'hydrocèle se porte ordinairement au devant de la hernie; d'autres fois, mais très-rarement, elle glisse derrière elle. On reconnaît que l'hydrocèle est compliquée de hernie lorsque l'une des deux tumeurs rentre par la pression; mais, si la hernie est irréductible, il faut, lorsqu'on veut pratiquer la ponction, examiner avec soin la disposition des parties afin de ne pas blesser le sac herniaire et les organes qu'il renferme. Lorsque l'hydrocèle est située en avant de la hernie, il arrive quelquefois qu'une portion d'intestin ou d'épiploon appuie contre la partie postérieure de la tunique vaginale, passe à travers des éraillemens du tissu qui l'enveloppe et vient faire saillie dans la tunique vaginale remplie d'eau. M. Dupuytren, qui a eu occasion d'observer six cas de ce genre, a vu deux fois des symptômes d'étranglement se manifester; ils dépendaient de la constriction des organes à l'endroit où ils s'engageaient dans la poche séreuse du testicule. Chez les sujets qui présentaient cette particularité, la hernie molle et indolente à la partie supérieure, acquérait en bas, au niveau de l'hydrocèle, de la résistance, de la sensibilité; tous les symptômes d'étranglement survinrent; il fallut diviser la tunique vaginale remplie de sérosité; on aperçut ensuite la saillie que faisait la hernie secondaire. Après avoir pénétré dans le sac herniaire, on débrida l'ouverture par laquelle les viscères s'étaient engagés dans la cavité de la tunique vaginale: on réduisit facilement les parties déplacées sans toucher à l'anneau inguinal.

L'hydrocèle enkystée du cordon spermatique peut exister en même temps que l'hydrocèle par épanchement de la tunique vaginale. Tant que les deux maladies sont éloignées l'une de l'autre, il est facile de les distinguer: la tumeur du cordon est en haut, et celle de la tunique vaginale est inférieure; elles sont séparées par un étranglement: si on fait la ponction à la partie la plus déclive de la tumeur inférieure, on remarque que la tumeur supérieure reste intacte. Lorsque ces espèces d'hydrocèles se rapprochent et se confondent, celle de la tunique vaginale passe au devant de l'autre.

La coexistence de l'hydrocèle avec la tuméfaction et l'endurcissement squirrheux du testicule n'est pas très-rare. Pour bien reconnaître cette complication, il est presque toujours nécessaire de faire une ponction préalable. On voit des amas d'eau se former au-dessous de la tunique albuginée. Cette espèce d'hydrocèle est toujours la suite d'une altération organique qui a son siége dans le corps même du testicule.

On peut confondre l'hydrocèle de la tunique vaginale avec une hernie inguinale, avec un sarcocèle, etc. Lorsque le sommet de cette tumeur aqueuse s'élève très-haut et s'engage dans le canal inguinal, on ne sent, à la vérité, aucune séparation entre elle et l'anneau du muscle oblique externe; les efforts de la toux lui communiquent une impression qui est produite par la secousse des muscles abdominaux; mais sa transparence et les signes tirés de la manière dont la tumeur s'accroît, ne permettent pas de méconnaître sa nature. Quant au sarcocèle, on évitera l'erreur si on a égard aux circonstances commémoratives, et si on retrace à sa mémoire le tableau exact des signes des deux maladies. Dans le sarcocèle, la tumeur conserve la forme du testicule : ovale comme lui et un peu applatie de dehors en dedans, elle acquiert en peu de temps un volume considérable sans s'élever cependant aussi haut du côté de l'anneau inguinal. Dans l'hydrocèle d'un certain volume, il n'y a aucun intervalle entre la tumeur et cette ouverture aponévrotique. Il est impossible de pincer le cordon testiculaire, tandis que dans le sarcocèle il reste toujours entre l'anneau et le testicule gonflé un intervalle dans lequel on sent ce cordon très-distinctement; enfin dans cette dernière maladie la tumeur est toujours opaque, et sa pesanteur spécifique très-considérable.

Malgré l'ensemble de ces signes et les différens moyens d'investigation que j'ai appréciés plus haut, il reste quelquefois du doute sur la nature de la maladie, et il arrive aux praticiens les plus habiles et les plus exercés de se méprendre. L'obscurité du diagnostic résulte le plus souvent de la coexistence de l'hydrocèle avec la tuméfaction squirrheuse du testicule; l'état dur et demi-cartilagineux de la tunique vaginale est encore une cause d'erreur. Lorsqu'il existe du doute sur la nature de la maladie, dit M. Boyer, il faut attendre que la tumeur ait pris un caractère plus prononcé. Quand le temps d'expectation jugé convenable s'est écoulé, on plonge un trois-quarts dans la tumeur. Si c'est une hydrocèle on fait l'injection; si c'est un sarcocèle, on pratique la castration sur-le-champ.

L'hydrocèle est, en général, une maladie simple et non dangereuse; mais son poids incommode les personnes qui en sont affectées et les force de porter habituellement un suspensoire; c'est en effet le seul moyen de prévenir les tiraillemens douloureux du cordon testiculaire; les frottemens de la tumeur contre la face interne des cuisses donnent lieu à des excoriations difficiles à guérir; enfin, l'hydrocèle volumineuse rend la verge inhabile à remplir ses usages et donne lieu d'ailleurs à une difformité désagréable : aussi la plupart des individus qui sont atteints de cette maladie désirent s'en débarrasser.

Traitement de l'hydrocèle. — Cette maladie, qui peut être traitée d'une manière palliative ou d'une manière radicale, se dissipe quelquefois spontanément : Bertrandi en rapporte un exemple; d'autres fois elle cède sous l'influence d'un traitement antisyphilitique. Je ne parle pas des médicamens topiques préconisés par les anciens et employés spécialement chez les enfans pour guérir radicalement l'hydrocèle, parce qu'ils ne méritent aucune confiance. Je crois devoir user de la même réserve à l'égard de l'application des sangsues que l'on vient de proposer, parce que je ne connais pas encore de faits qui militent en faveur de ce genre de médication.

La cure palliative consiste à évacuer la sérosité amassée dans la tunique vaginale au moyen de la ponction. On est obligé de renouveller cette petite opération toutes les fois que la poche se remplit de nouveau. On doit se borner à cette méthode de traitement, lorsque l'hydrocèle s'est manisfestée vers la fin d'une maladie chronique, et que cette maladie a diminué ou a été guérie depuis l'apparition de la tumeur aqueuse; lorsque les individus affectés d'hydrocèle sont faibles et avancés en âgé; que leur teint est jaune ou plombé; lorsqu'ils sont sujets à des douleurs arthritiques ou rhumatismales; lorsque l'hydrocèle est la suite ou l'effet d'un gonflement squirrheux du testicule; que cet organe est douloureux, le cordon spermatique tuméfié, noueux; enfin, lorsque l'hydrocèle est très-volumineuse.

On peut faire la ponction avec le trois-quarts ou avec la lancette. S'il y a une très-petite quantité de sérosité et si on craint d'atteindre le testicule, il faut donner la préférence à ce dernier instrument qui entre sans effort et qu'on ne craint pas de porter trop avant. Pour prévenir les difficultés qu'on éprouve quelquefois en perçant l'hydrocèle avec le trois-quarts ordinaire, on a imaginé depuis peu de donner à cet instrument une forme aplatie.

Pour faire la ponction, il faut un petit trois-quarts graissé, un vase pour recevoir la sérosité, une ou deux compresses et un suspensoire plus petit que celui dans lequel la tumeur était contenue. On fait coucher le malade s'il est sujet à se trouver mal; le plus souvent il est assis sur le bord de son lit, les pieds pendans à terre. La main gauche du chirurgien saisit le tumeur par derrière et l'embrasse de manière à pousser la sérosité en bas et en avant, et à retenir en même temps le testicule en haut et en arrière. La tumeur étant ainsi rendue saillante, la personne qui opère prend le trois-quarts de la main droite, étend le doigt indicateur sur la canule, de manière à ne laisser à découvert que la portion qui doit pénétrer, et plonge cet instrument dans la partie antérieure et inférieure de la tumeur, en ayant le soin de le diriger de bas en haut et un peu obliquement d'avant en arrière. Si on a lieu de soupçonner que le testicule ne se trouve pas à la place qu'il occupe ordinairement, et si on reconnaît par le toucher une résistance sur le point où l'on conseille ordinairement d'enfoncer le trois-quarts, il faut percer la tumeur à un autre endroit pour ne pas blesser cet organe. On juge que l'instrument a pénétré dans la tumeur aqueuse, au défaut de résistance et à l'écoulement de quelques gouttes de sérosité qui s'échappent à la faveur de la rainure pratiquée sur la tige du trois-quarts. La main gauche saisit alors la canule, et la main droite retire le trois-quarts. Un aide présente un vase pour recevoir la sérosité. On doit avoir l'attention de repousser un peu la canule en haut à mesure que la tunique vaginale revient sur elle-même et que la tumeur se vide. Une pression légère exercée sur les bourses favorise la sortie du liquide. Lorsqu'il n'y a plus de sérosité, ce dont on s'assure en pressant la tumeur en divers sens, on retire la canule en ayant le soin de soutenir les tégumens avec le pouce et l'indicateur placés sur les côtés de cet instrument; on met une compresse sur la piqûre, et on place les bourses dans un petit suspensoire.

La ponction peut entraîner divers accidens. Si le chirurgien néglige de suivre avec la canule le mouvement de rétraction de la tunique vaginale, la sérosité s'infiltre quelquefois dans le tissu cellulaire du scrotum. Ce cas nécessite l'emploi de quelques applications résolutives. Du sang peut s'infiltrer dans ce même tissu cellulaire ou s'épancher dans la tunique vaginale. (*Voyez* HÉMATOCÈLE.) J'ai fait connaître plus haut la source de cette hémorrhagie. Scarpa conseille, pour éviter de blesser les vaisseaux spermatiques, de se laisser guider par le toucher, de déranger, en quelque sorte, les vaisseaux pour enfoncer le trois-quarts. Il semble qu'on doit s'éloigner d'autant plus de cet organe qu'on perce la tunique vaginale plus près de son fond et sur le trajet d'une ligne qui partage la tumeur en deux parties parfaitement égales. Quelquefois le testicule s'engorge après la ponction, la fièvre se manifeste, les bourses deviennent tendues, rouges, douloureuses : ce cas nécessite l'emploi des antiphlogistiques et donne lieu à une guérison complète.

La cure radicale consiste à vider la tumeur de la sérosité qu'elle contient et à empêcher toute accumulation ultérieure de liquide. J'ai déjà déterminé les cas où il faut se borner à la cure palliative; il semble qu'on peut et qu'on doit tenter la guérison radicale toutes les fois que les malades se trouvent dans les circonstances opposées à celles que j'ai fait connaître; mais il existe des cas mixtes et par conséquent douteux, embarrassans. C'est à la sagacité du chirurgien à déterminer la conduite qu'il doit tenir alors.

On a proposé plusieurs procédés pour parvenir à la guérison radicale de l'hydrocèle de la tunique vaginale; ces procédés sont : l'incision, l'excision, la cautérisation, le séton, la canule, la tente, la bougie, les vésicatoires, enfin l'injection.

L'incision, considérée comme moyen thérapeutique de l'hydrocèle de la tunique vaginale, est aujourd'hui peu usitée. On a recours à ce procédé lorsqu'il règne de l'incertitude sur la véritable nature de la maladie, et lorsque la cavité de la tunique vaginale est séparée en plusieurs cellules. On doit employer l'incision lorsque l'injection a été tentée sans succès. On pratique cette opération de la manière suivante : on ouvre la tumeur de haut en bas et d'un seul coup; l'incision doit être faite vers sa partie moyenne et antérieure. Lorsque la sérosité est évacuée, il faut remplir de charpie toute la cavité de la tunique vaginale. Ce premier pansement doit être fait avec le plus grand soin : en effet, si on ne bourre pas de charpie toute la surface interne de cette membrane séreuse, l'épanchement aqueux se reproduit. La charpie agit comme corps irritant, sa présence excite une inflammation qui se termine par suppuration; des bourgeons charnus s'élèvent sur les surfaces ulcérées; ils contractent adhérence lorsqu'on les met en contact; la cavité de la tunique vaginale s'efface et il ne se fait plus d'exhalation. Le succès de cette opération n'est cependant rien moins que certain; l'expérience prouve même que la maladie récidive le plus souvent. Cette opération est douloureuse et suivie quelquefois de la crevasse du testicule.

L'excision convient lorsque la tumeur aqueuse est ancienne, opaque, que la tunique vaginale est épaisse, squirrheuse, qu'elle a contracté une dureté presque cartilagineuse qui ne lui permet pas de revenir sur elle-même, de s'appliquer sur le testicule et de se couvrir de bourgeons charnus. On doit aussi avoir recours à ce procédé lorsqu'il s'est formé, à la suite de la ponction, un épanchement sanguin dans la tunique vaginale. Il devient alors nécessaire de fendre cette tunique pour donner issue au sang, et la meilleure chose qu'on puisse faire ensuite, dit M. Boyer, est d'enlever les lambeaux membraneux qui résultent de cette ouverture. Lorsqu'on procède à cette opération, on incise les tégumens sur le milieu de la partie antérieure de la tumeur et dans toute sa longueur; on dissèque à droite et à gauche, mais on n'isole pas la tumeur à sa partie postérieure; la dissection terminée, on ouvre la tumeur de haut en bas. Lorsque la sérosité est écoulée, on retranche avec des ciseaux, le plus près possible du cordon et du testicule, les lambeaux de la poche membraneuse. Cette opération est laborieuse et très douloureuse. M. Dupuytren la rend prompte et facile en saisissant d'une main le scrotum en arrière, et en ramenant dans ce sens les tégumens, qu'il tend sur la tumeur même. A peine ceux-ci sont-ils incisés qu'on voit, sans le secours d'aucune dissection, la poche tout entière sortir par la plaie; il ne s'agit plus que de l'ouvrir et d'en exciser les lambeaux. On remplit ensuite la plaie de charpie. Le pansement n'est renouvelé que lorsque la suppuration a détaché les pièces de l'appareil. Il survient un gonflement considérable du testicule. Les portions très-minces de la tunique qui n'ont pas été excisées s'enflamment et se couvrent de bourgeons charnus; la même chose a lieu sur la face correspondante du scrotum. La plaie se rétrécit peu-à-peu et finit par se fermer. Ce procédé est plus sûr que celui de l'incision. Cependant il ne garantit pas toujours de la récidive de l'hydrocèle. On doit soupçonner cet accident lorsqu'un suintement séreux a lieu dans le fond de la plaie. On peut le prévenir en injectant une liqueur irritante propre à déterminer l'inflammation et l'adhérence des surfaces encore exhalentes. L'hémorragie qui résulte de la lésion de l'artère de la cloison est assez considérable pour nécessiter la ligature de ce vaisseau.

La cautérisation tant vantée par Else est tombée en désuétude; elle met moins que les autres moyens à l'abri de la récidive. Le séton préconisé par Pott est plongé dans le même oubli; il offre l'inconvénient majeur de trop irriter les parties qu'il touche immédiatement, et pas assez celles qui s'enflamment par communication. On peut faire les mêmes reproches au procédé de Monro, qui conseille de promener, après la ponction, l'extrémité de la canule du trois-quarts sur le testicule et sur la face interne de la tunique vaginale. M. Larrey a substiué au séton et à la tente une petite sonde de gomme élastique. Ce praticien l'introduit dans la canule du trois-quarts après qu'il a exécuté la ponction ordinaire. Il la laisse à demeure dans la cavité de la tunique vaginale jusqu'à ce que l'inflammation adhésive qu'elle doit provoquer soit apaisée. Ce procédé n'a d'avantage sur ceux de Pott et de Monro, avec lesquels il a la plus grande ressemblance, que celui qui résulte de la flexibilité et du poli de la surface du corps étranger laissé dans la tunique vaginale: au reste, il présente les mêmes inconvéniens.

On s'est assuré, dans ces derniers temps, que le vésicatoire appliqué sur le scrotum produit assez souvent une irritation qui, se propageant à la tunique vaginale, détermine l'absorption du liquide que cette membrane renferme et l'adhésion réciproque de ses surfaces. M. Dupuytren compte plusieurs succès obtenus par ce procédé. Le vésicatoire ne réussit guère que lorsqu'il s'agit d'une hydrocèle simple, récente, et qui n'est compliquée d'aucun épaississement, d'aucune altération organique dans les enveloppes du testicule. On n'emploie ce moyen que sur des personnes qui, en même temps qu'elles présentent les dispositions indiquées, redoutent toute espèce d'opération.

Le procédé de l'injection consiste à pousser dans la cavité de la tunique vaginale, à la place de la sérosité qu'on vient d'en faire sortir par la ponction, une liqueur assez irritante pour y exciter de l'inflammation. La première idée de guérir l'hydrocèle en injectant dans la tunique vaginale une liqueur irritante est due à Levret : il proposait de pousser dans cette poche une dissolution de six grains de potasse caustique. Monro attribue ce procédé à un chirurgien du régiment de Hume, du même nom que lui. Ce chirurgien employait de l'alcohol; la violence de l'inflammation engagea Monro à se servir de vin. On a reconnu aujourd'hui que cette dernière liqueur, animée quelquefois par quelques cuillerées d'eau-de-vie, suffit pour exciter une inflammation convenable.

Pour faire cette opération, il faut un petit trois-quarts, une seringue qui puisse contenir cinq ou six onces de liquide, un vase rempli de vin très-chaud, un autre dans lequel on met du vin froid, afin de pouvoir régler le degré de chaleur en les mêlant; un flacon d'eau-de-vie, un vase pour recevoir la sérosité et le vin sortis de la tunique; enfin des compresses et un suspensoire. Le malade étant préparé par l'administration d'un purgatif, et situé comme je l'ai déjà indiqué, on pratique la ponction. Il faut avoir l'attention d'enfoncer le trois-quarts plus profondément que lorsqu'on se propose de vider simplement la tumeur. A mesure que l'eau s'écoule, que la tumeur diminue et que la tunique vaginale revient sur elle-même, on suit avec la canule le mouvement de rétraction de cette poche membraneuse. Si on ne prenait pas cette précaution, l'extrémité de l'instrument pourrait l'abandonner, et on pousserait l'injection dans le tissu cellulaire du scrotum. Lorsque la sérosité est écoulée, un aide verse dans la seringue du gros vin chauffé à trente-quatre degrés. On adapte le siphon à la canule du trois-quarts, et l'on pousse dans la tunique vaginale une quantité de ce liquide égale à celle de la sérosité qui vient de s'écouler. La seringue retirée, le chirurgien s'oppose à la sortie de l'injection en plaçant le doigt indicateur à l'embouchure de la canule. On laisse le vin pendant quatre ou cinq minutes. Après qu'il est sorti, on porte une seconde injection, et quelquefois même une troisième. En général, il vaut mieux irriter plus que moins. En effet, il est facile de diminuer les accidens inflammatoires lorsqu'ils sont trop intenses, tandis qu'une irritation trop faible rend l'opération inutile. La première injection fait naître ordinairement des douleurs cuisantes dans le scrotum, qui se propagent bientôt le long du cordon des vaisseaux spermatiques jusque dans la région lombaire. Si ces douleurs sont faibles; on peut rendre l'injection plus active en ajoutant un peu d'alcohol ou en augmentant la température du vin dont on se sert. Lorsque la dernière injection est sortie, on presse légèrement sur les bourses pour en extraire ce qui peut être resté dans la cavité de la tunique vaginale; enfin on aspire jusqu'à la dernière goutte en portant l'extrémité de la seringue dans la canule, et en faisant le vide au moyen du piston qu'on retire doucement. On ôte ensuite la canule, et on applique sur les bourses des compresses trempées dans du vin chaud. On insiste ordinairement, pendant les quatre premiers jours, sur l'emploi de ce topique stimulant. Lorsque l'opération doit réussir, il se manifeste, dès le second jour, un gonflement qui paraît avoir son siége dans le testicule, mais qui est déterminé par un épanchement actif de sérosité sanguinolente et concrescible dans la cavité de la tunique vaginale, ainsi que par l'engorgement inflammatoire du tissu cellulaire des bourses et des enveloppes immédiates du testicule. Ce gonflement, qui s'accompagne de rougeur et de chaleur, augmente pendant cinq ou six jours. Lorsque la tuméfaction est parvenue au point convenable, on substitue au vin des cataplasmes émolliens. Quand la douleur a cessé, on remplace les cataplasmes par des emplâtres fondans.

Il est nécessaire que le chirurgien qui opère tienne lui-même la canule pendant l'injection; il doit même s'assurer, avant de commencer, que l'extrémité de cet instrument n'a pas abandonné la cavité de la tunique vaginale. Si des mouvemens latéraux, imprimés au pavillon de la canule, sont exécutés librement par l'extrémité opposée, on peut injecter sans crainte: si les mouvemens sont gênés, au contraire, il est probable que la canule n'est plus dans la cavité de la tunique vaginale. Il faut s'abstenir de faire l'injection tant qu'elle n'est pas replacée convenablement. Lorsqu'on méconnaît cette déviation, on éprouve une extrême difficulté à faire passer dans les bourses une petite quantité d'injection; mais si l'on parvient à vaincre cette difficulté, le liquide pénètre, infiltre le tissu cellulaire, et il n'en sort pas une goutte. Bientôt les parties qui ont été pénétrées par l'injection s'enflamment, la gangrène s'en empare et peut étendre au loin ses ravages.

L'hydrocèle congéniale nécessite des précautions lorsqu'on veut procéder à l'injection. Le liquide qu'on porte dans la tunique vaginale pourrait, en effet, parvenir dans l'abdomen, irriter le péritoine, et exciter une inflammation dangereuse. On prévient cet inconvénient en exerçant sur le sommet de l'hydrocèle, vers la fin du canal inguinal, une compression assez forte et assez exacte pour rapprocher ses parois, et empêcher la matière de l'injection de pénétrer trop haut.

Le procédé de l'injection, qui est aujourd'hui généralement usité en France, en Angleterre et dans le midi de l'Allemagne, doit être préféré aux autres toutes les fois que l'hydrocèle est simple et récente. Il réussit aussi, quoique la maladie soit ancienne et que la tunique vaginale ait acquis de l'épaisseur et de l'endurcissement. Il faut avoir le soin de donner alors un degré de chaleur plus considérable au vin, ou bien ajouter un peu d'alcohol. Les engorgemens chroniques du testicule ne s'opposent pas, en général, à l'usage des injections. La stimulation qu'elles déterminent fait disparaître souvent ces sortes d'engorgemens. Quelques circonstances peuvent cependant empêcher le succès de cette opération. Si la maladie est très-ancienne, et que la tunique vaginale, excessivement distendue, ait contracté une telle densité qu'elle revienne difficilement sur elle-même, on injecterait en vain les liqueurs les plus irritantes. Lorsque l'injection manque dans ce cas, il faut avoir recours à l'excision.

Hydrocèle du cordon des vaisseaux spermatiques.—Le cordon testiculaire devient quelquefois le siége d'une hydrocèle. De l'eau peut s'amasser, en effet, dans les cellules du tissu qui lie les différentes parties qui entrent dans sa composition. L'hydrocèle du cordon se fait quelquefois par infiltration; mais le plus souvent par épanchement. Cette double forme que l'hydrocèle du cordon peut affecter, n'avait pas échappé à la sagacité et à l'esprit observateur de Paul d'Égine. Fallope a appelé plus tard l'attention des praticiens sur cette importante distinction. Des recherches, faites dans ces derniers temps par Wisemann, Monro, Bertrandi, Douglas, Pott, Scarpa, ont jeté une vive lumière sur ce sujet. On vient de publier, dans les Archives générales de Médecine, un mémoire de ce dernier écrivain sur l'hydrocèle du cordon. Ce travail contient des recherches d'anatomie pathologique et des faits pratiques qui offrent le plus grand intérêt : aussi je vais le mettre à contribution.

Hydrocèle par infiltration. — Dans cette maladie, que quelques praticiens appellent celluleuse, et que d'autres désignent sous le nom d'hydrocèle diffuse, la sérosité passant de cellule en cellule occupe et tuméfie le cordon spermatique, tantôt dans toute son étendue, c'est-à-dire des lombes au scrotum, tantôt seulement de l'aine au testicule. Si l'on dissèque les parties où siége cette espèce d'hydrocèle, elles se présentent dans l'ordre suivant : En incisant verticalement les tégumens du scrotum jusqu'au dartos, on trouve d'abord la tunique érythroïde ou crémaster; au-dessous, l'enveloppe celluleuse du cordon spermatique, gonflée par le liquide qu'elle contient et qui l'entoure; on découvre, plus profondément et dans le tissu même de cette enveloppe, une sorte de corps spongieux imbibé de liquide. Lorsque l'infiltration aqueuse n'existe plus, on aperçoit les vaisseaux spermatiques au fond de la tumeur. Les vacuoles du corps spongieux, invisibles à l'œil nu dans l'état normal du cordon, sont converties dans cette hydrocèle en une masse de vésicules pleines de liquide, dont quelques-unes sont assez grandes pour admettre le bout du doigt. Cette sorte de structure vésiculeuse ne se rencontre pas dans toute l'étendue de la tumeur. En effet, à mesure qu'elle s'étend vers le scrotum, le liquide se portant à la partie la plus déclive, les cellules se vident, et la base de la tumeur finit par offrir une vaste cavité remplie d'eau. Aussi, dans les hydrocèles diffuses considérables, la fluctuation n'est bien distincte qu'à la base de la tumeur. La sérosité est ordinairement limpide, quelquefois jaunâtre, verdâtre, albumineuse; dans quelques cas rares on l'a trouvé gélatineuse. La base de l'hydrocèle diffuse est toujours limitée au point de l'insertion des vaisseaux spermatiques au testicule; elle est constamment séparée de cet organe par un rétrécissement semi-lunaire, qui varie en largeur et en profondeur, selon le degré de contraction du crémaster et de relâchement du scrotum. Si l'on ouvre la tunique vaginale du testicule sur le cadavre d'un homme affecté d'hydrocèle diffuse, et qu'on y introduise le doigt, on trouve, à la partie interne et inférieure de cette tunique, une cloison dense et forte qui empêche toute communication entre la base de l'hydrocèle et la cavité de la tunique vaginale.

Cette espèce d'hydrocèle forme une tumeur plus ou moins étendue, située au-devant du cordon; elle est oblongue, cylindrique, pyramidale et peu ou point sensible à la pression. Lorsqu'on la comprime, le liquide remonte bien vers l'aine, mais lentement et avec difficulté. Sous sa base on peut toujours sentir et toucher le testicule : ce dernier caractère est le plus décisif pour établir le diagnostic. Un doigt placé sur la partie inférieure de cette tumeur ne sent aucune ondulation lorsqu'on comprime sa partie supérieure.

Lorsque l'hydrocèle par infiltration occupe et dilate l'anneau inguinal, il est difficile et souvent même impossible de la distinguer de la hernie inguinale épiploïque d'un petit volume; il y a, en effet, une bien grande ressemblance entre ces deux maladies. On observe, dans l'une et dans l'autre, une égale dilatation de l'anneau: dans les deux cas, la tumeur a une forme également cylindrique; elle présente à peu près le même degré de consistance et de sensibilité, les mêmes difficultés pour la réduction. Pott prétend avoir trouvé le caractère distinctif de l'hydrocèle par infiltration. Suivant lui, on n'a pas plus tôt fait la réduction de cette tumeur, qu'elle reparaît avec son premier volume alors même que le malade reste couché sur le dos, sans tousser ni faire aucun effort. Il n'en est pas de même de la hernie épiploïque : réduite de la même manière, elle ne reparaît pas tant que le malade reste dans la supination et dans un repos absolu. Cela n'a pas toujours lieu ainsi : Scarpa assure avoir eu occasion d'observer plusieurs fois de petites épiplocèles inguinales de forme cylindrique, qui reparaissaient aussitôt après la réduction, quoique le malade ne changeât pas de situation et ne fît pas le plus léger effort. Ce chirurgien a vu, d'un autre côté, des hydrocèles par infiltration du cordon, qui, après avoir été repoussées au delà de l'anneau, ne reparaissaient pas tant que le malade ne faisait aucun effort. Ce professeur célèbre a remarqué que la hernie épiploïque présente en général, au toucher, un peu plus de consistance et une surface plus irrégulière que l'hydrocèle par infiltration du cordon; en outre cette dernière tumeur a toujours un peu plus de largeur à sa partie inférieure que vers l'anneau, tandis que la hernie épiploïque présente une disposition inverse.

Pour guérir l'hydrocèle par infiltration du cordon, il faut pratiquer une incision qui intéresse non-seulement les tégumens qui recouvrent la tumeur, mais encore les cellules infiltrées. On excite la suppuration des cellules ouvertes par le tamponnement fait avec de la charpie; la plaie se cicatrise peu à peu, et la guérison est radicale. Ce mode de traitement est simple, facile, et doit être adopté toutes les fois que la maladie est locale. On doit, au contraire, s'abstenir de toute médication, lorsque l'hydrocèle invétérée se propage du fond des bourses jusqu'aux lombes, affecte des sujets avancés en âge, cacochymes ou atteints de quelque maladie grave, lorsque l'hydrocèle est le résultat d'une métastase. Scarpa recommande surtout l'expectation lorsque les viscères abdominaux paraissent affectés, que les parties malades sont frappées d'une atonie remarquable, ou que le sujet est doué d'une sensibilité excessive.

Hydrocèle enkystée. — Dans cette maladie, qui se rencontre plus souvent que l'hydrocèle celluleuse, la sérosité est contenue dans une seule poche ou kyste. Une des cellules du tissu qui entoure le cordon venant à perdre la faculté absorbante, la sérosité qu'elle contient s'amasse peu à peu dans cette petite cavité, et la distend graduellement. A mesure que le volume de cette cellule augmente, elle s'applique contre celles qui l'environnent, et les fait servir à son accroissement. L'hydrocèle enkystée du cordon se manifeste d'abord sous la forme d'un nœud variqueux; elle acquiert dans la suite le volume d'un œuf de pigeon : elle est mobile en tout sens, et comme portée sur un pédicule. En la dirigeant en haut, elle entraîne le testicule placé dessous. Cette petite tumeur aqueuse est un peu douloureuse dans les commencemens; mais, lorsqu'elle a acquis la grosseur d'une noix, elle n'occasione aucune incommodité. Elle se développe dans le tissu cellulaire du cordon, ordinairement à une petite distance de l'anneau, quelquefois dans le canal inguinal, d'autres fois à la partie inférieure du cordon vers l'épididyme. Lorsque cette espèce de kyste se manifeste entre l'orifice externe du canal inguinal et les bourses, il se présente sous la forme d'une tumeur oblongue, plus ou moins volumineuse, dont les parois sont très-minces et transparentes. A mesure qu'elle s'accroît, une de ses extrémités gagne les bourses, et l'autre s'approche de l'anneau. En général, elle cède à la pression, et fait sentir une ondulation lorsqu'on la percute. Cette espèce d'hydropisie n'a aucune communication ni avec la tunique vaginale, ni avec le testicule. Le poids du liquide entraîne souvent cet organe un peu plus bas qu'il n'est ordinairement, et on le trouve au bas et un peu en arrière, et quelquefois en bas et en avant de l'hydrocèle. Ce dernier caractère sert à la distinguer de l'hydrocèle de la tunique vaginale, maladie avec laquelle elle a la plus grande ressemblance. L'hydrocèle enkystée, qui se développe vers l'épididyme, est ordinairement ovale. Si la tumeur est d'un petit volume, on parvient à la reconnaître avec quelque attention; lorsqu'elle est très-considérable et telle que le testicule se trouve, pour ainsi dire, plongé dans le liquide, on découvre la place qu'occupe cet organe en cherchant, vers le fond du scrotum, à reconnaître une saillie lisse et sensible à la pression, caractères que le reste de la tumeur ne présente pas. L'hydrocèle enkystée contient une substance gélatiforme, unie à un peu de sérosité limpide; elle est enveloppée par deux couches; la première est formée par le crémaster, et l'autre, qui se trouve immédiatement au-dessous, par un tissu cellulaire plus ou moins dense.

Une affection analogue se rencontre quelquefois chez la femme, dans l'enveloppe celluleuse qui entoure le ligament rond de l'utérus et l'accompagne hors de l'abdomen, dans l'anneau inguinal, jusqu'à la vulve. On trouve des exemples de cette maladie dans Aëtius, Paré, Desault, etc. On a aussi trouvé parfois de la sérosité dans le canal de Nuck.

Un kyste hydatique, développé dans l'épaisseur du cordon, peut, par sa mollesse, sa rénitence, sa transparence, et par les bosselures qu'il présente, faire croire à l'existence d'une hydrocèle du cordon. M. Dupuytren a vu plusieurs individus d'une même famille affectés de cette singulière maladie; il les a guéris par l'incision du kyste.

On peut confondre l'hydrocèle enkystée du cordon avec l'hydrocèle de la tunique vaginale, l'hydrocèle par infiltration, l'hydrocèle du sac herniaire, une hernie de vessie, une entérocèle inguinale, un testicule surnuméraire; enfin l'hydrocèle enkystée peut être prise pour une hernie épiploïque à pédicule étroit. En général, on évitera de semblables méprises si on a égard aux circonstances commémoratives, si on examine avec soin, et si on a bien présent à la pensée les caractères qui appartiennent à ces différentes maladies.

La cure de l'hydrocèle enkystée qui a son siége dans l'épaisseur du cordon spermatique, est palliative ou radicale. La première consiste, comme celle de la tunique vaginale, à vider les eaux par la ponction, et à répéter la même opération toutes les fois que le kyste se remplit de nouveau. On enfonce le trois-quarts à la partie inférieure de la tumeur. Ce moyen réussit lorsque le liquide est renfermé dans une seule poche; il est, au contraire, insuffisant lorsqu'il existe plusieurs cavités, et que ces cavités sont séparées les unes des autres. Il faudrait alors autant de ponctions qu'il y a de poches. Ce cas exige, en quelque sorte, qu'on ait recours à la cure radicale. L'incision, l'excision et le séton sont les procédés qui peuvent être employés pour ce dernier mode de guérison. L'excision est, en général, celui qui mérite le plus de confiance.

Hydrocèle du sac herniaire.—Il se forme quelquefois une collection d'eau considérable dans la cavité du sac des hernies anciennes. On sait que cette enveloppe séreuse ne rentre pas ordinairement dans le ventre lorsqu'on opère la réduction des viscères déplacés. L'usage long-temps continué d'un bandage provoque souvent l'oblitération du col du sac. Le reste des parois de cette poche reste contigu. Si la sérosité qui les lubrifie n'est pas reprise par les vaisseaux absorbans, elle forme une sorte d'hydrocèle enkystée. Lorsque le col de ce sac péritonéal n'est pas fermé, la collection aqueuse peut descendre du bas-ventre, et exister en même temps qu'une tumeur herniaire. On a vu, dans ce dernier cas, les viscères déplacés être affectés d'étranglement; et cet accident a nécessité quelquefois l'opération. On présume bien que, lorsque cette sorte d'hydrocèle se complique de hernie, et que cette hernie est étranglée, elle doit être regardée comme la maladie principale.

L'hydrocèle du sac herniaire se présente sous la forme d'une tumeur oblongue, avec fluctuation et transparence. Cette tumeur, qui s'étend depuis le testicule jusqu'à l'orifice externe du canal inguinal, offre un volume qui est relatif à la capacité du sac herniaire. Si ce sac communique avec la cavité du péritoine, le volume de la tumeur, augmente lorsque le malade est debout ou assis, et diminue et disparaît même lorsqu'il est couché. Il n'en est pas de même lorsque l'oblitération du sac herniaire a lieu. Cette maladie présente la plupart des caractères de l'hydrocèle enkystée du cordon, ou peut même être prise pour une hydrocèle de la tunique vaginale. On évitera la méprise si on a égard aux circonstances commémoratives qui apprennent qu'il a existé antérieurement une hernie, que cette hernie a été réduite, et que la maladie a été radicalement guérie par l'emploi long-temps continué du bandage.

Le traitement de l'hydrocèle enkystée du cordon est applicable à l'hydrocèle du sac herniaire ; on incise la tumeur longitudinalement ; on dissèque le kyste, on l'ouvre ; la sérosité étant écoulée, on en enlève la plus grande partie, et l'on fait suppurer la portion péritonéale adhérente au cordon spermatique ou même à la tunique vaginale. (MURAT.)

HYDROCÉPHALE, s. f., *hydrocephalus;* nom composé de ὕδωρ, eau, et de κεφαλὴ, tête. On désigne, sous cette expression générale, toutes les hydropisies de la tête, quel que soit le siége de l'épanchement, la différence des symptômes qu'il peut faire naître ou qui se manifestent avec lui, et la nature des causes qui ont pu y donner lieu. Par rapport au siége de l'épanchement, la plupart des auteurs distinguent l'hydrocéphale en externe et interne. On range dans l'hydrocéphale externe toutes les collections ou les infiltrations séreuses ou séro-sanguinolentes qui se trouvent placées sous le cuir chevelu ou sous le péricrâne ; mais ces maladies, qui sont ordinairement le résultat de chutes, de contusions ou de violences exercées sur le cuir chevelu, le plus souvent pendant l'accouchement, appartiennent spécialement à l'histoire morbide des parois extérieures de la tête, tandis que celle des véritables hydrocéphales ne comprend que les collections séreuses renfermées dans le crâne. Dans quelques cas cependant, lorsque l'écartement des sutures est considérable, et que les fontanelles ne sont pas ossifiées, les liquides peuvent faire saillie jusque sous le cuir chevelu, et l'hydrocéphale interne devenir ainsi externe ; mais le foyer principal de l'hydropisie est toujours contenu d'abord dans l'intérieur des os du crâne.

Les hydrocéphales internes, qui sont les seules que nous admettrons, présentent de grandes différences par rapport au lieu qu'occupent les liquides. Tantôt ils sont placés entre la dure-mère et les os du crâne, tantôt dans la grande cavité de l'arachnoïde, le plus souvent dans les ventricules du cerveau ; dans quelques cas ils sont accumulés dans des espèces de kystes, soit entre les méninges, soit dans le tissu même du cerveau et du cervelet, et quelquefois avec des acéphalocystes ou d'autres vers vésiculaires. On peut aussi rapprocher de ces véritables hydrocéphales les infiltrations séreuses ou séro-sanguinolentes du tissu sous-arachnoïdien ou de la substance même du cerveau et du cervelet; de sorte qu'on retrouve, dans les hydrocéphales comme dans les hydropisies des autres cavités, des hydropisies par épanchement, par infiltration, et enkystées.

Il n'y a rien de fixe et de positivement déterminé relativement à la quantité de sérosité qui doit être infiltrée ou accumulée pour pouvoir admettre qu'il y a hydrocéphale. Dans l'état sain, les surfaces des membranes séreuses qui recouvrent l'encéphale et qui pénètrent dans ses anfractuosités et ses cavités, sont simplement lubrifiées par une sérosité transparente et peu abondante. Si, même à l'instant de la mort, cette sérosité se trouve en quantité notable, comme on l'observe dans le canal vertébral chez les animaux, elle est promptement résorbée avant que le corps soit complétement refroidi, ainsi que l'a observé M. Magendie. On ne peut donc pas dire qu'il y a hydrocéphale par épanchement parce qu'on a trouvé une petite quantité de sérosité dans les cavités de l'arachnoïde, ou qu'il y a hydrocéphale enkystée parce qu'on a signalé quelques kystes séreux dans les plexus choroïdes; de même qu'on ne reconnaît pas d'hydrothorax pour une cuillerée de sérosité épanchée dans les plèvres. Il faut absolument, pour que l'hydrocéphale existe, que l'accumulation ou l'infiltration de sérosité, observée après la mort, ait été en quantité assez considérable pour qu'on puisse rapporter à sa présence quelques-uns des symptômes qui se sont manifestés pendant la vie. L'accumulation qui a lieu dans la grande cavité de l'arachnoïde ou dans les ventricules latéraux peut causer quelques accidens, ou au moins donner lieu à certains symptômes, pour peu qu'il y ait seulement une ou deux onces de sérosité, et que l'épanchement se fasse d'une manière très-prompte. Dans l'hydrocéphale chronique, au contraire, la quantité du liquide épanché peut être de quelques onces, ou même d'une à plusieurs livres, sans que les fonctions soient gravement lésées. Lorsque la sérosité est infiltrée dans le tissu sous-arachnoïdien ou dans le cerveau, elle est ordinairement très-peu considérable : elle varie depuis une demi-once jusqu'à une once et demie; les kystes méningiens, cérébraux ou cérébelleux en contiennent des quantités plus variables encore.

Les hydrocéphales par épanchement peuvent se faire avec plus ou moins de lenteur, et affectent une marche aiguë ou chronique. Les hydrocéphales par infiltration ne se présentent que sous la forme aiguë. Les hydrocéphales enkystées, au contraire, offrent toujours une marche plus ou moins lente. Nous adopterons d'abord pour base de notre première division la distinction en hydrocéphale aiguë et chronique.

HYDROCÉPHALE AIGUE. — Les nosologistes sont loin d'avoir une opinion fixe sur la nature de l'hydrocéphale aiguë, et d'être d'accord sur la place que doit occuper cette maladie dans un cadre nosologique. Les anciens considéraient tous les épanchemens aigus qui ont lieu dans les cavités cérébrales comme le résultat d'une espèce d'apoplexie qu'ils appelaient *séreuse*. Les belles recherches de Wepfer et de Morgagni avaient donné une certaine consistance à cette opinion qu'ils avaient appuyée sur des faits; elle a, par cette raison, long-temps prévalu dans les écoles. Whytt, un des premiers, ayant cependant remarqué la grande différence qui existe entre les symptômes qui accompagnent ordinairement les épanchemens séreux de l'encéphale chez les enfans, et ceux qui sont le résultat d'une prompte hémorrhagie dans le tissu de cet organe, crut devoir rapprocher cette maladie de l'hydrocéphale chronique, à cause de l'analogie du fluide épanché dans les deux cas, et il assigna à cette maladie le nom d'*hydrocéphale aiguë*, qu'elle conserve encore parmi les classiques les plus estimés. L'auteur de la *Nosographie philosophique* avait d'abord adopté l'étiologie de Meyscray, qui paraît avoir décrit l'hydrocéphale aiguë comme une fièvre cérébrale; mais il a changé ensuite d'opinion, et l'a rangée, dans ses dernières éditions, parmi les hydropisies. Néanmoins son exemple n'a pas été généralement suivi; les recherches d'anatomie pathologique ayant prouvé que l'épanchement aigu dans les ventricules est presque toujours accompagné d'altérations organiques des méninges ou du cerveau, on a considéré que l'épanchement de sérosité n'était qu'un effet secondaire. Plusieurs auteurs n'ont donc vu dans l'hydrocéphale de Whytt qu'un arachnitis, et d'autres qu'une encéphalite particulière, que le docteur Hufeland a distinguée sous le nom d'*encephalitis exsudatoria*. Plusieurs partisans des fièvres ont fait de l'hydrocéphale une fièvre cérébrale, tandis qu'un professeur distingué a prétendu, au contraire, que l'épanchement de sérosité dans le cerveau n'était le plus souvent qu'un épanchement symptomatique ou sympathique des affections gastro-intestinales. Un anatomiste moderne, mettant de côté les différences symptomatiques qui existent entre les hémorrhagies cérébrales et les épanchemens séreux de l'encéphale, a cherché à faire revivre la distinction des anciens en apoplexie séreuse et apoplexie sanguine, et a réuni sous le nom d'*apoplexie méningée* tous les épanchemens séreux dans les cavités de l'encéphale; enfin, pour trancher les difficultés qui obscurcissent le diagnostic des maladies aiguës du cerveau, un jeune praticien a dernièrement réuni en masse la plupart des affections aiguës de cet organe, avec ou sans lésion organique, sous le nom vague d'*irritation cérébrale*, et il paraît avoir voulu comprendre sous cette expression générale l'hydrocéphale aiguë et plusieurs autres maladies distinctes qui réclament évidemment des médications très-différentes.

Au milieu de toutes ces opinions diverses, examinons les faits principaux d'anatomie pathologique qui peuvent nous éclairer sur la nature de l'hydrocéphale aiguë.

Si nous consultons d'abord les auteurs qui ont écrit sur les différentes maladies organiques aiguës ou chroniques du cerveau, et qui ont accompagné leurs observations de détails anatomiques assez étendus, nous retrouvons que toutes ces lésions organiques s'accompagnent plus ou moins fréquemment d'épanchement aigu dans les ventricules ou dans la grande cavité de l'arachnoïde, ou d'infiltration du tissu sous-arachnoïdien. Ces épanchemens sont plus ou moins fréquens suivant la nature de l'altération de l'encéphale: ainsi dans les encéphalites aiguës ou chroniques rapportées par M. Lallemand, dans les observations de ramollissement du cerveau, publiées par M. Rostan, on retrouve quelques cas d'épanchemens de sérosité dans les ventricules ou dans la grande cavité de l'arachnoïde; mais ils sont assez rares. On les rencontre, au contraire, assez fréquemment dans les exemples d'hémorrhagies cérébrales consignés dans l'ouvrage de M. Rochoux, dans le mémoire de M. Lherminier pour servir à l'histoire de l'apoplexie, et dans les observations isolées sur cette maladie publiées dans les journaux de médecine. M. Rochoux pense même qu'un apoplectique qui ne guérit pas au bout de quelques mois survit rarement un an sans être atteint d'un épanchement de sérosité. Chez les individus qui succombent à des cancers ou à des tubercules du cerveau, on trouve assez fréquemment aussi des épanchemens séreux dans les cavités de l'arachnoïde ; mais c'est particulièrement dans les inflammations aiguës ou chroniques des méninges que se rencontrent le plus souvent les épanchemens hydrocéphaliques. On voit dans l'ouvrage de MM. Parent et Martinet, sur l'inflammation des méninges, que, sur cent sept malades qui ont succombé, soixante-sept offraient un épanchement plus ou moins considérable de sérosité; ce qui supposerait, si la proportion était toujours la même, que l'épanchement séreux se rencontre sur les deux tiers des malades affectés de méningite. Passons maintenant aux auteurs qui ont considéré l'hydrocéphale aiguë comme une maladie distincte. Je ne parlerai pas de plusieurs monographies très-estimables sur cette maladie, parce qu'elles ne contiennent aucuns faits particuliers, telles que celles de MM. Coindet et Itard, et je me bornerai seulement à puiser les résultats d'anatomie pathologique dans les ouvrages qui contiennent le plus de faits sur l'hydrocéphale aiguë. La thèse de M. Bricheteau renferme onze observations. Dans six seulement l'hydrocéphale aiguë a été constatée par l'ouverture du corps; des cinq autres, l'une a présenté une inflammation d'arachnoïde sans épanchement; les quatre autres ont guéri. Sur les six hydrocéphales qui ont été constatées par l'autopsie, cinq ont offert des traces évidentes d'inflammation et de suppuration du tissu sous-arachnoïdien; la sixième observation renferme si peu de détails sur les altérations pathologiques du cerveau, qu'on ne peut rien en conclure. L'auteur se contente de dire qu'on a trouvé une quantité considérable de sérosité dans le cerveau. L'ouvrage de Goelis jouit, en Allemagne surtout, d'une grande réputation, et passe pour la meilleure monographie que nous ayons sur l'hydrocéphale aiguë. Il est accompagné de trente-sept observations, parmi lesquelles trente-deux sujets ont succombé. L'ouverture des corps a été faite dans tous ces cas; et dans toutes celles où l'examen du cerveau est un peu détaillé, le célèbre médecin de Vienne a trouvé une couche purulente à la base du cerveau, dans le tissu sous-arachnoïdien ou sur les hémisphères; quelquefois une sérosité trouble et des flocons membraneux dans les ventricules; dans plusieurs cas, la substance cérébrale même était enflammée. Quant aux observations qui manquent de détails anatomiques, l'auteur affirme que les altérations étaient les mêmes que dans les observations précédentes; il est donc évident que dans les trente-deux exemples de morts d'hydrocéphale, rapportés par Goelis, tous, sans exception, ont offert plus ou moins de traces d'inflammation des méninges ou du cerveau, et plusieurs n'ont pas présenté d'épanchement hydrocéphalique. Il est vrai qu'on cite quelques observations d'épanchemens séreux des ventricules sans aucun vestige de phlegmasies récentes ou anciennes. M. Bricheteau en a lui-même consigné deux exemples dans le tome V, page 210, des Archives. Je possède aussi plusieurs observations d'hydrocéphales aiguës sans aucune trace de méningite ni d'encéphalite; mais j'avoue que maintenant que je porte une attention plus scrupuleuse dans les recherches d'anatomie pathologique que pendant les premières années de ma pratique, je ne retrouve presque jamais d'hydrocéphale aiguë sans des lésions organiques des méninges ou du cerveau, et je suis très-porté à croire que la plupart de mes premières observations sur cette maladie sont imparfaites et incomplètes, parce que l'examen des méninges dans toutes leurs anfractuosités n'avait pas toujours alors été fait avec assez de soin. Il suffit cependant que, dans quelques cas seulement, l'épanchement de sérosité ait eu lieu sans aucune trace de lésion organique bien constatée, pour qu'il doive être admis; et je ne doute pas qu'il n'y ait en effet des hydrocéphales aiguës sans aucune espèce de lésion organique de l'encéphale, au moins appréciables à nos sens; mais ces cas sont fort rares.

I. *Des caractères des hydrocéphales aiguës en général.*—Nous avons, pour reconnaître les hydropisies des cavités thoraciques et abdominales, des signes positifs; l'oreille, à l'aide de la succussion, de la percussion et du stéthoscope, et le toucher pour les maladies du ventre, nous fournissent des caractères fixes et non équivoques. Ces caractères, comme tous ceux qui sont fondés sur des lois physiques, se présentent toujours les mêmes dans les mêmes circonstances, et par cette raison nous donnent les moyens les plus certains pour arriver à la détermination des maladies; mais jusqu'ici nous manquons encore de signes physiques pour éclairer le diagnostic des hydropisies du cerveau, et nous sommes réduits à nous diriger d'après de simples inductions physiologiques. Or on sait combien les caractères physiologiques fournis par des organes malades sont souvent variables, suivant les individus et les circonstances différentes dans lesquelles ils sont placés; et le cerveau, à cet égard, présente encore plus de variations qu'aucun autre organe, à cause de la complication de sa structure, de l'importance de ses fonctions différentes, et de la multiplicité des relations sympathiques qui le lient à tous les autres organes. Une autre cause ajoute encore à la difficulté du diagnostic de l'hydrocéphale : comme cette maladie n'est presque constamment que le résultat secondaire de maladies aiguës ou chroniques, il arrive presque toujours que les premières périodes des hydrocéphales aiguës appartiennent à celles de maladies très-différentes ; et ce n'est que dans la dernière période que se trouvent quelques signes qui puissent faire présumer qu'un épanchement a lieu ; encore les caractères qui lui sont propres sont-ils ordinairement masqués par ceux de l'affection principale. C'est assez dire que nous sommes loin d'avoir des caractères certains pour établir le diagnostic des hydrocéphales aiguës, au moins dans la plupart des cas ; aussi les hommes les plus expérimentés s'y trompent-ils quelquefois, et ont-ils annoncé un épanchement dans certains cas où l'autopsie n'a pas confirmé leur diagnostic ; tandis que dans d'autres, au contraire, on a reconnu, à l'ouverture des corps, des épanchemens qui n'avaient pas été soupçonnés pendant la vie.

Les anciens regardaient l'épanchement séreux comme la cause principale de tous les symptômes qui se manifestent, soit avant soit après qu'il a eu lieu ; tandis qu'ils appartiennent le plus souvent aux lésions organiques qui précèdent et accompagnent l'épanchement. On a la preuve de cette vérité quand on compare entr'eux les symptômes des méningites ou des encéphalites avec ou sans épanchement séreux. Les symptômes sont les mêmes dans les deux cas, excepté peut-être dans la dernière période. Pour arriver à déterminer les caractères propres à l'hydocéphale, il faut donc les chercher dans les cas les plus simples, où l'épanchement n'est pas masqué par des lésions antécédentes ou concomitantes ; et ces cas sont très-rares. Alors on reconnaît que l'épanchement peut avoir souvent lieu sans céphalalgie remarquable, sans injection de la conjonctive, sans oscillation des pupilles, sans strabisme, sans convulsions, sans grincemens de dents, sans paralysie incomplète, et sans contracture des membres, symptômes qu'on avait attribués pour la plupart à la présence de l'épanchement, et qui se rencontrent très-souvent sans aucune accumulation de liquide dans les cavités cérébrales. Il faut donc nécessairement conclure que, lorsque tous ces symptômes coïncident avec un épanchement, ils dépendent de toute autre cause que de la présence du liquide.

En mettant ainsi de côté tout ce qui appartient aux maladies du cerveau dont l'hydrocéphale aiguë n'est qu'un effet secondaire, on trouve seulement pour caractères essentiels de l'épanchement les moins variables, un état comateux plus ou moins profond, une dilatation constante de la pupille, une insensibilité complète de la rétine, une certaine fixité des yeux qui restent souvent entr'ouverts, comme dans une sorte d'extase, et enfin, dans le dernier degré de la maladie, une teinte de la cornée qui paraît comme privée de vie, et souvent couverte d'une petite couche albumineuse. Ces caractères généraux et communs à la plupart des hydrocéphales aiguës par épanchement offrent quelques légères nuances, suivant les espèces, mais ce sont les seules qui paraissent appartenir à l'épanchement lui-même,

Quant à la nature du fluide épanché, nous n'avons pas le plus souvent les moyens de la reconnaître avant la mort. Dans les vraies hydrocéphales aiguës, le liquide est ordinairement transparent et limpide comme de l'eau distillée; d'autres fois cependant on observe qu'il est sanguinolent, surtout lorsqu'il est infiltré dans le tissu sous-arachnoïdien. Je pense qu'il faut réunir ces sortes d'épanchemens avec l'hydrocéphale aiguë : ils se retrouvent dans les mêmes circonstances, et ont lieu par une simple exhalation, comme les épanchemens purement séreux. J'ai vu plusieurs fois, chez les enfans et les vieillards, ces liquides séro-sanguinolens s'accompagner de flocons membraneux, et même d'une membrane molle étendue à la surface de l'arachnoïde, ce qui établit le passage entre les méningites et les hydrocéphales. Quant aux épanchemens séro-purulens dans les cavités de l'arachnoïde, ils sont trop manifestement le résultat de la phlegmasie de cette membrane pour les placer parmi les hydropisies, comme l'ont fait Goelis et quelques autres écrivains.

La sérosité limpide et transparente qu'on rencontre épanchée dans les cavités de l'arachnoïde ou infiltrée dans le tissu de la pie-mère est sans odeur, a une saveur salée; elle ne se coagule ni par la chaleur, ni par les acides, ni par l'alcohol; elle présente, après l'évaporation, un résidu brun qui a donné à l'analyse pour cent parties : muriate de soude, 96,5; eau, 1,5; albumine, 0,6; mucus, 0,3; gélatine, 0,9; quantité indéterminée de phosphate de soude.

Les proportions de ces divers principes paraissent peu variables, suivant les différentes analyses qui ont été faites.

Des altérations organiques de l'encéphale à la suite des hydrocéphales aiguës. —Les altérations organiques qu'on observe dans le cerveau à la suite des hydrocéphales aiguës sont de nature différente; on peut les rapporter à trois sortes distinctes : les unes sont anciennes et datent d'une époque plus ou moins éloignée et antérieure à celle de l'hydrocéphale; les autres sont du même temps et coïncident avec elle; enfin les dernières altérations organiques sont plus ou moins essentiellement liées à l'épanchement de sérosité lui-même.

Dans la première division se remarquent les tubercules, les squirrhes, les encéphaloïdes, les fongus de la dure-mère, les kystes apoplectiques, les kystes contenant des vers, les ramollissemens avec injection rouge, jaune; les véritables abcès chroniques anciens et étendus, les indurations chroniques d'une ou de plusieurs parties du cerveau, les épaississemens des méninges. Toutes ces altérations organiques qui, ont précédé l'hydrocéphale aiguë, se manifestent souvent par des symptômes particuliers qui peuvent les faire distinguer. La connaissance que l'on aura de ces lésions antécédentes sera nécessairement très-importante pour l'hydrocéphale aiguë qui surviendra dans cette circonstance; car la plupart de ces lésions étant ordinairement mortelles, l'hydrocéphale sera incurable comme la maladie principale qui lui a donné naissance, et dont elle n'est évidemment, dans ce cas, qu'un dernier symptôme.

Les altérations organiques de la seconde division sont toutes plus ou moins récentes, et ont précédé de quelques jours seulement l'époque de l'épanchement ou de l'infiltration de sérosité. C'est à cette section qu'appartiennent les injections rouges profondes et plus ou moins étendues des méninges et du tissu même du cerveau, les ramollissemens avec injection sanguine et colorations de la pulpe cérébrale en rouge ou en violet, les épanchemens de sérosité purulente dans le tissu sous-arachnoïdien, surtout à la base du cerveau. Cette infiltration purulente de la pie-mère qui, chez les deux tiers environ de ceux qui succombent à cette maladie, est accompagnée d'épanchement de sérosité dans les cavités de l'arachnoïde, se remarque ordinairement plus ou moins profondément dans les scissures de Sylvius ou en arrière de l'entrecroisement des nerfs optiques et à la partie supérieure du cervelet, à l'endroit où les membranes pénètrent par le grand hiatus pour former le plexus choroïde. On conçoit en effet que l'épanchement purulent qui a lieu dans cette partie, en comprimant les troncs principaux des vaisseaux qui se ramifient dans les plexus choroïdes, doit troubler toutes les fonctions d'exhalation et de résorption des membranes des ventricules, et provoquer plus facilement un épanchement que partout ailleurs. Il arrive même très-souvent qu'on ne trouve de concrétion purulente que dans cet endroit, et en très-petite quantité, de sorte qu'elle peut facilement échapper à l'attention d'un observateur qui n'est pas exercé. C'est à cette espèce de méningite de la base du cerveau, compliquée quelquefois d'encéphalite, qu'appartient l'hydrocéphale aiguë que la plupart des auteurs ont décrite comme essentielle, mais qui se rapproche à tous égards des autres variétés de méningite, et dont la description par conséquent doit être renvoyée à cet article, afin d'éviter autant que possible des répétitions inutiles. *Voyez* MÉNINGITE et ENCÉPHALITE.

Les altérations organiques qui sont essentiellement liées à l'épanchement ou à l'infiltration de sérosité peuvent se trouver séparément ou réunis. Quand l'épanchement de sérosité est assez considérable, qu'il ait lieu dans la grande cavité de l'arachnoïde ou dans toutes les cavités cérébrales à la fois, la première altération qui en dépende est la dépression des circonvolutions. Si l'épanchement a lieu dans les ventricules seulement, les arachnoïdes cérébrale et crânienne sont ordinairement plus ou moins sèches et luisantes, à moins qu'il n'y ait infiltration du tissu sous-arachnoïdien et du cerveau. Lorsque les cloisons des ventricules ne sont point infiltrées, les ventricules latéraux peuvent être dilatés très-inégalement, et la cloison inter-ventriculaire déjetée d'un côté plus que de l'autre. Les troisième et quatrième ventricules sont aussi plus ou moins dilatés. On remarque assez souvent, dans ce cas, que la cavité de la cloison inter-ventriculaire, que quelques auteurs ont désignée sous le nom de *cinquième ventricule*, est elle-même distendue par la sérosité; et cette dilatation est d'autant plus considérable que les individus sont plus jeunes, parce que l'étendue de cette cavité est en raison inverse de l'âge. Assez souvent l'hydrocéphale des ventricules est réunie à une infiltration séreuse des parties moyennes du cerveau ; alors la cloison est ordinairement détruite, la voûte à trois piliers, le corps calleux et les parois des ventricules, surtout en arrière, sont plus ou moins ramollis. On observe aussi quelquefois, mais beaucoup plus rarement, un ramollissement analogue des couches des nerfs optiques et des corps striés, et quelquefois même d'une partie des hémisphères. La substance cérébrale blanche, dans cette espèce de ramollissement, est d'une blancheur souvent plus éclatante que dans l'état naturel ; elle est entièrement diffluente et ressemble parfaitement à la matière caséeuse suspendue dans le sérum. Il est évident que ce ramollissement, qui diffère beaucoup de celui qui est dû à l'infiltration de sang ou à une phlegmasie, est ici le résultat d'une infiltration séreuse particulière au cerveau, et qui affecte souvent très-promptement cet organe. Une chose digne de remarque, c'est que cette pénétration de la substance cérébrale par la sérosité peut se rencontrer dans la cloison de la voûte à trois piliers à un degré très-prononcé, sans avoir été annoncée par aucun symptôme cérébral très-remarquable, ce qui supposerait que ce ramollissement peut exister sans entraîner aucun désordre sensible dans les fonctions de l'encéphale, ou qu'il s'opère très-promptement dans les derniers temps de la vie. Il est impossible cependant d'attribuer ce ramollissement à la macération des parties soumises à l'action du liquide épanché. Si ce genre d'altération dépendait de cette cause, il devrait se retrouver bien plus fréquemment dans l'hydrocéphale chronique que dans les hydrocéphales aiguës ; néanmoins le contraire a précisément lieu : toutes les parties membraneuses et parenchymateuses de l'encéphale acquièrent de la densité dans l'hydrocéphale chronique des ventricules, à mesure que le liquide s'accumule dans les cavités et les dilate. Ce qui d'ailleurs doit dissiper tous les doutes à cet égard, c'est qu'on observe quelquefois le ramollissement des parties moyennes du cerveau sans épanchement dans les ventricules.

Les différentes sortes d'altérations organiques que nous venons d'indiquer peuvent se trouver isolément ou toutes réunies. Ainsi il n'est pas rare de trouver, chez les enfans qui succombent à une hydrocéphale aiguë, des tubercules dans le cerveau, des traces de méningites récentes et un épanchement dans les ventricules, accompagné d'infiltration séreuse des parties moyennes.

Je ne dois pas terminer l'article des altérations organiques sans parler d'une lésion particulière qui se retrouve quelquefois avec l'épanchement séreux dans les ventricules, mais quelquefois sans épanchement. Cette altération a déjà été indiquée par MM. Laennec, Jadelot et Goelis, et avait été désignée d'abord sous le nom d'*hypertrophie du cerveau.* Elle consiste dans une sorte d'exubérance de toute la substance cérébrale, qui paraît, à l'ouverture du crâne, trop volumineuse pour être contenue dans cette cavité, et qui déborde de toute part si on veut l'y renfermer de nouveau. Le cerveau, dans ce cas, est assez ferme, comme élastique; ses circonvolutions sont déprimées comme dans l'hydrocéphale aiguë, quoiqu'il n'y ait pas toujours d'épanchement ni de sérosité infiltrée. Les symptômes que produit cette turgescence cérébrale sont les mêmes que ceux de l'hydrocéphale de la grande cavité de l'arachnoïde; la compression directe du cerveau en est la cause : c'est une affection toute particulière, bien distincte de celle qui est désignée sous le nom d'*hypertrophie* dans les autres organes, et qui mérite d'être étudiée à part.

Des causes communes aux hydrocéphales aiguës en général.— Que l'hydrocéphale aiguë soit accompagnée ou non de lésions organiques, les différentes causes qui la produisent peuvent être ou prédisposantes ou efficientes.

Parmi les causes prédisposantes, l'âge est certainement une des premières. Les hydrocéphales aiguës se rencontrent plus fréquemment dans l'enfance, jusqu'à l'époque de la seconde dentition, et pendant la vieillesse, époques auxquelles les maladies cérébrales sont beaucoup plus communes. On en trouve cependant, quoique plus rarement, des exemples dans la jeunesse et l'âge adulte. Dans tous les âges de la vie, mais particulièrement chez les enfans et les vieillards, les maladies longues et qui tendent à affaiblir sont une cause éloignée de l'hydrocéphale aiguë. Les enfans phthisiques et scrofuleux y sont très-disposés, et les vieillards affectés de leucophlegmatie ou de paralysie ancienne succombent fréquemment à un épanchement aigu des ventricules. Certaines maladies éruptives, telles que la rougeole, la variole et surtout la scarlatine qui s'accompagne assez souvent d'anasarque, y disposent très-facilement les enfans. Les maladies aiguës gastro-intestinales, avec lesquelles coïncident souvent des symptômes cérébraux, se terminent assez fréquemment dans l'enfance et la vieillesse, plus rarement dans la jeunesse, par un épanchement dans les ventricules ou dans la grande cavité de l'arachnoïde. Ces épanchemens dans l'enfance paraissent plus communs chez les filles que chez les garçons, et en général chez les enfans d'une constitution nerveuse et lymphatique, ayant un beau teint, des cheveux blonds ou châtains, et doués de beaucoup d'amabilité et d'intelligence; on remarque aussi que ces enfans ont la tête plus volumineuse et le diamètre transversal d'une bosse pariétale à l'autre beaucoup plus grand. Ces prédispositions dépendantes du sexe et du tempérament, paraissent plus marquées dans l'enfance que dans la vieillesse.

Ces maladies sont, comme beaucoup d'autres, moins fréquentes parmi les habitans des campagnes que parmi ceux des villes; ceux qui sont endurcis au travail du corps y sont beaucoup moins exposés que ceux qui exercent plus leur esprit et leur imagination que leurs facultés physiques : de sorte que toutes les causes débilitantes en général, et plus particulièrement celles qui agissent directement sur le cerveau, prédisposent plus constamment à cette maladie. Quant aux causes efficientes de l'hydrocéphale aiguë, on peut affirmer qu'elles sont presque toujours dues, à quelques exceptions près, à quelques maladies aiguës ou chroniques de l'encéphale, et le plus souvent à une méningite de la base; et par conséquent toutes les causes qui peuvent favoriser les méningites deviennent nécessairement des causes plus ou moins prochaines et directes de l'hydrocéphale aiguë. Dans les cas très-rares où il n'y a pas d'altérations sensibles de l'encéphale, il paraît évident, d'après la nature des symptômes, qu'il y a une lésion plus ou moins profonde des fonctions des méninges et du cerveau, très-voisine de l'état de phlegmasie, et qui devient alors la véritable cause efficiente. Un grand nombre de faits prouvent d'ailleurs que les phlegmasies et les hydropisies cérébrales, comme celles de toutes les autres cavités, passent des unes aux autres par des gradations presque imperceptibles, et qui échappent à toutes nos divisions systématiques.

II. *Des hydrocéphales aiguës en particulier.* — On peut, par rapport au siége de l'épanchement, distinguer les hydrocéphales aiguës en hydrocéphales par épanchement dans la grande cavité de l'arachnoïde ou dans les ventricules, et en hydrocéphales par infiltration du tissu sous-arachnoïdien ou du cerveau. L'hydrocéphale aiguë dans la grande cavité de l'arachnoïde est beaucoup plus rare que celle des ventricules. On la reconnaît aux caractères suivans : si l'épanchement est très-abondant et a lieu des deux côtés à la fois, le coma est très profond, la déglutition est impossible ou très-difficile; le malade ne témoigne aucune espèce de conscience de ce qui se passe autour de lui; il ne paraît point sensible à l'impression de la lumière et du bruit, mais il conserve toujours la sensibilité de la peau et de la motilité, au moins à un certain degré, quoiqu'elle soit souvent très-inégalement répartie, ainsi que la chaleur animale. Il est très-rare qu'il y ait paralysie complète, à moins cependant que l'hydrocéphale ne soit accompagnée d'une hémorrhagie cérébrale ou d'un ancien ramollissement du cerveau. Les signes de la compression cérébrale sont surtout portés au plus haut degré, s'il y a à la fois épanchement dans la grande cavité de l'arachnoïde des deux côtés et dans les ventricules.

Les caractères de l'hydrocéphale aiguë des ventricules diffèrent surtout de la première espèce en ce que les symptômes de compression cérébrale sont portés à un moins haut degré. Il y a somnolence ou coma; mais on peut tirer facilement le malade de cet état. Il paraît entendre, quoiqu'il ne puisse parler, comprend même ce qu'on lui demande, tire sa langue, fait souvent un mouvement des lèvres pour baiser la main qui cherche à le soulager. Il peut boire et manger, quoiqu'en toussant, à cause de la difficulté de la déglutition, qui paraît dépendre d'une sorte de paralysie incomplète du pharynx. J'ai vu des enfans avaler des alimens jusqu'au moment même de la mort, et présenter néanmoins à l'autopsie un épanchement de sérosité assez considérable dans les ventricules. Lorsque les convulsions sont très-répétées dans le dernier degré de la maladie, et que le trismus est presque continuel, comme il arrive souvent dans les épanchemens séreux qu'on observe à la suite des arachnitis et des encéphalites, alors il n'est plus possible de reconnaître si le malade jouit de la faculté de quelques-uns de ses sens, et on ne peut pronostiquer l'épanchement que d'une manière incertaine, et sans préciser la cavité qui en est le siége.

On observe souvent l'hydrocéphale par infiltration du tissu de la pie-mère, et même de la substance cérébrale, dans les circonstances semblables où se rencontrent les hydrocéphales par épanchement; mais on ne peut les distinguer des autres lorsqu'elles sont toutes réunies; lors même que l'hydrocéphale par infiltration se rencontre seule, elle se présente en général d'une manière très-obscure, et offre des signes encore moins caractéristiques que les deux autres. C'est à la fin des maladies chroniques qu'on l'observe le plus fréquemment, ou dans la dernière période des maladies aiguës graves dans lesquelles on a tiré beaucoup de sang. Un certain abattement et de la difficulté à se mouvoir, une céphalalgie légère, un peu de somnolence; d'autres fois de l'assoupissement seulement, des réponses lentes et difficiles; dans quelques cas des convulsions générales, ou seulement du strabisme, une dilatation plus ou moins remarquable de la pupille avec bouffissure des paupières, tels sont les symptômes qui s'observent le plus souvent quand l'infiltration a lieu dans le tissu de la pie-mère, et même dans le cerveau; mais ces symptômes sont loin d'être constans : ils peuvent se retrouver dans plusieurs maladies cérébrales différentes, sans infiltration de sérosité et sans épanchement, de même que l'infiltration de sérosité peut exister sans aucun de ces symptômes, surtout lorsque la sérosité est peu abondante.

Chacune des trois espèces d'hydrocéphales que nous venons d'indiquer peut se rencontrer avec ou sans lésion organique appréciable à nos sens. Nous remplacerons par cette distinction, essentiellement fondée sur le résultat des faits, l'ancienne division en hydrocéphale symptomatique et idiopathique, qui ne nous paraît pas aussi exacte; car, du moment où l'absorption et l'exhalation sont troublées dans les méninges de manière à donner lieu à un épanchement de liquide contre nature, il faut bien admettre que les fonctions de ces membranes sont essentiellement altérées, et qu'il y a par conséquent toujours affection idiopathique. Quelle que soit la cause prochaine ou éloignée de cette lésion, cette distinction, quoique plus positive que celle d'hydrocéphale aiguë essentielle et symptomatique, n'est cependant utile que pour l'étiologie seulement de la maladie; car nous n'avons point encore de caractères qui puissent nous faire connaître la différence qui existe entre l'hydrocéphale aiguë essentielle ou sans lésions organiques, et l'hydrocéphale aiguë symptomatique ou avec altérations organiques de l'encéphale, ce qui serait cependant assez important pour pouvoir diriger le traitement d'une manière plus convenable. Les hydrocéphales essentielles et symptomatiques, généralement admises par tous les auteurs, depuis With jusqu'à nos jours, ont donc toujours été réunies et confondues. Le fait est que ces deux sortes d'hydrocéphales dépendent des mêmes causes, présentent les mêmes symptômes, paraissent être de la même nature, et ne doivent être considérées que comme deux variétés d'une même affection cérébrale. Aussi nous les réunirons provisoirement sous le rapport des caractères physiologiques et du traitement, puisque nous n'avons pas, au moins quant à présent, de moyens de les distinguer.

Les hydrocéphales aiguës par épanchement dans la grande cavité de l'arachnoïde ou dans les ventricules se présentent sous différentes formes. Nous en distinguerons deux principales qui sont comme deux extrêmes entre lesquels se trouvent plusieurs intermédiaires moins caractérisés. La première est précédée d'un cortége de symptômes plus ou moins nombreux, qui sont ordinairement ceux des méningites de la base du cerveau ou de certaines fièvres ataxiques, essentielles, continues, sans altération organique appréciable de l'encéphale; dans l'autre les symptômes se succèdent plus rapidement et ont quelque analogie avec ceux de l'apoplexie. Nous appellerons, par cette raison, l'une hydrocéphale aiguë ataxique, et l'autre hydrocéphale apoplectique.

A. *Hydrocéphale ataxique.* — Nous rapportons à cette variété de formes toutes les hydrocéphales aiguës avec ou sans lésions organiques, qui sont précédées de céphalalgie par accès, de fièvre continue avec des exacerbations, de vomissemens, de convulsions, et enfin de la plupart des symptômes cérébraux qui appartiennent aux phlegmasies aiguës, graves de l'encéphale. Cette maladie marche plus ou moins lentement, et s'étend au moins à huit jours, et rarement au delà de trente. Quand cette espèce d'hydrocéphale succède à de légères méningites de la base du cerveau, ce qui est le cas le plus ordinaire, on retrouve toujours à l'ouverture du crâne des infiltrations séreuses ou séro-purulentes plus ou moins étendues. Si l'hydrocéphale est seulement le résultat d'une maladie sans altérations organiques, ce qui est le cas le plus rare, on ne retrouve point après la mort de traces d'inflammation des méninges, quoique la maladie ait suivi presque entièrement la marche ordinaire des méningites. On voit quelquefois cette même hydrocéphale survenir dans la dernière période de dégénérescence des tubercules ou des encéphaloïdes cérébraux; mais, dans ce dernier cas, la marche des hydrocéphales est souvent sub-aiguë, plus lente que dans les autres cas; cette variété fait, pour ainsi dire, le passage de l'état aigu de cette maladie à l'état chronique.

L'hydrocéphale aiguë ataxique avec ou sans lésions organiques, présentant dans sa marche tous les caractères des méningites ou des encéphalites dont elle n'est le plus souvent qu'un dernier symptôme, nous renverrons à ces articles pour le diagnostic et le traitement de cette hydrocéphale, qui ne peut en être distinguée dans la pratique, mais seulement en théorie.

Quant au traitement qui convient à l'épanchement lui-même, en supposant qu'il soit possible, dans la plupart des cas, de le reconnaître aux caractères que nous avons indiqués, il n'existe réellement dans cette espèce d'hydrocéphale aucun moyen bien efficace de dissiper l'épanchement. Il n'est ici qu'un effet qui ne peut cesser, qu'autant que l'inflammation cérébrale qui l'a causé viendrait à se résoudre, et je n'ai pas vu, dans l'hydrocéphale ataxique, deux cas de guérison après l'épanchement bien constaté, sur plus de cent exemples que j'ai eu occasion d'observer. Si cependant les désordres cérébraux qui ont provoqué l'épanchement cessaient, alors ou il serait résorbé spontanément et le malade guérirait, ou l'épanchement s'accroîtrait par degrés, et l'hydrocéphale aiguë deviendrait chronique. Les exemples des hydrocéphales aiguës des ventricules passant à l'état chronique sont extrêmement rares; les auteurs en ont parlé, mais n'en ont pas donné d'exemples bien caractérisés. C'est cependant dans ce cas qu'on pourrait particulièrement espérer de traiter avec succès l'hydropisie des ventricules du cerveau. Les moyens sur lesquels il faut alors principalement fonder son espérance sont les révulsifs à la peau, les dérivatifs sur le canal intestinal, et les diurétiques les plus actifs. Parmi les révulsifs, les sinapismes, les vésicatoires sur les extrémités et sur le cuir chevelu, les sétons, les cautères et les moxa sont les moyens les plus efficaces à employer. Il faut être d'une grande réserve, surtout chez les enfans, pour les dérivatifs sur le canal intestinal, attendu que les organes gastro-intestinaux sont affectés souvent chez eux de phlegmasies aiguës ou chroniques qui coïncident fréquemment avec les méningites. Parmi ces moyens, le calomel seul, ou associé avec la rhubarbe et le jalap, occupe le premier rang. L'émétique donné en lavage, ou mieux encore comme contre-stimulant, suivant la méthode de Rasori, n'est peut-être pas à négliger, et peut, si l'intestin est sain, favoriser l'absorption de l'épanchement et être plus utile que dans l'état aigu de l'hydrocéphale où les symptômes nerveux semblent en contre-indiquer l'usage ? Le professeur Laennec assure avoir eu plusieurs succès de cette espèce de médication même dans l'hydrocéphale aiguë. Quant à moi, je ne connais pas un seul exemple de guérison par ce moyen ; et dans presque tous les cas où je l'ai employé chez les enfans, à la vérité à un degré très-avancé de la maladie, il m'a paru presque toujours irriter le canal intestinal, augmenter les symptômes cérébraux et aggraver l'entérite qui coïncide souvent avec les méningites de la base. Parmi les diurétiques, les différentes préparations de scille et la digitale en poudre seule ou associée avec le calomel peuvent être employées comme dans l'hydrocéphale chronique. J'ai vu dans un cas où tous ces moyens avaient échoué, l'hydrocéphale aiguë, devenue chronique, guérir spontanément par les seuls efforts de la nature. Un jeune enfant d'un an, après avoir éprouvé tous les symptômes propres aux méningites, tomba dans le coma, les sutures sécartèrent, la tête se déforma. Le docteur Gall, auquel on le fit voir, prononça qu'il était hydrocéphale, et porta un pronostic fâcheux. Les dérivatifs sur le canal intestinal et les vésicatoires avaient échoué; le volume de la tête augmentait, l'enfant était pâle, faible, ses extrémités étaient infiltrées, lorsqu'une éruption croûteuse générale décida de son sort : la fièvre cessa ; son teint, qui était couleur de cire jaune, se ranima, et il revint par degré à la santé. Sa tête, quoique encore un peu difforme, est beaucoup moins disproportionnée. L'enfant a dix ans ; il est robuste et jouit de toutes les facultés physiques qui appartiennent aux enfans les plus forts de son âge ; mais son intelligence est très-bornée.

B. *De l'hydrocéphale apoplectique.* — Nous réunirons dans cette division la plupart des apoplexies séreuses des vieillards et des enfans avec lésions organiques, ou sans lésions organiques autres que celles qui dépendent de l'épanchement même, ce qui est plus rare, mais ce qui cependant se rencontre quelquefois. Il ne faut pas confondre avec ces hydrocéphales l'apoplexie aqueuse de Goelis, qui, d'après la description qu'il en donne, et surtout d'après l'observation qu'il rapporte et qui est accompagnée de l'ouverture du cadavre, appartient réellement à une encéphalite ou à une méningite très-aiguë, avec ou sans épanchement.

L'hydrocéphale apoplectiforme survient ordinairement chez les enfans affaiblis par des maladies antécédentes, surtout chez les scrofuleux et les phthisiques, ou chez ceux qui sont dans un état de leucophlegmatie, et particulièrement à la suite des scarlatines. Parmi les vieillards, on remarque que ceux qui sont frappés de l'hydrocéphale apoplectique sont des hommes faibles ou des femmes exposées aux fluxions et aux congestions cérébrales, qui ont eu plusieurs attaques d'hémiplégie, suite d'hémorrhagie cérébrale ou de ramollissement du cerveau, ou qui sont affectées de maladies chroniques du poumon ou du bas-ventre. L'hydrocéphale apoplectique ne présente presque jamais de signes précurseurs, si ce n'est un peu de céphalalgie, d'abattement et de somnolence; mais presque toujours la maladie débute tout à coup et se manifeste par les caractères que nous avons assignés à l'hydrocéphale en général. Si l'épanchement de sérosité a lieu dans la grande cavité de l'arachnoïde, ou dans les cavités de l'encéphale à la fois, alors le malade perd sur-le-champ connaissance et tombe dans un coma plus ou moins profond qui s'accompagne quelquefois, surtout chez les enfans, de mouvemens convulsifs, et les pupilles offrent les caractères que nous avons déjà indiqués. Lorsque l'épanchement a lieu dans les ventricules seulement, le malade ne perd pas complétement connaissance, ou au moins cet effet n'est que momentané; mais il est presque toujours privé de la faculté de voir : l'œil est fixe, comme dans le premier cas, la pupille extrêmement dilatée et la rétine insensible. Cette maladie se distingue assez facilement des véritables hémorrhagies cérébrales et des ramollissemens, en ce qu'elle n'est jamais accompagnée de paralysie complète; mais quand ces maladies sont réunies à une hydrocéphale, il est extrêmement difficile de pouvoir caractériser l'épanchement de sérosité.

L'hydrocéphale apoplectiforme n'est pas toujours aussi fâcheuse que celle qui est précédée de symptômes ataxiques; elle est cependant très-souvent funeste chez les individus avancés en âge, et qui ont un ou plusieurs kystes apoplectiques ou des ramollissemens du cerveau. Elle est beaucoup moins grave quand elle n'a été précédée d'aucune maladie cérébrale antécédente soit aiguë, soit chronique, et qu'elle succède seulement à une simple congestion cérébrale; elle est aussi en général beaucoup moins fâcheuse chez les enfans que chez les vieillards. J'ai vu chez plusieurs enfans, surtout dans le cours de la leucophlegmatie qui succède à la scarlatine, survenir tout à coup une cécité complète, une dilatation des pupilles et quelques mouvemens convulsifs que je ne puis attribuer qu'à un épanchement dans les ventricules; et j'ai presque toujours vu cette espèce d'hydrocéphale céder facilement à un traitement approprié.

Les moyens thérapeutiques qui conviennent dans cette espèce d'hydropisie du cerveau sont très-différens de ceux que réclame l'hydrocéphale ataxique. Les saignées et surtout la saignée générale ne sont presque jamais indiquées dans l'hydrocéphale apoplectique. Les saignées locales peuvent quelquefois convenir quand il y a congestion cérébrale ou suppression d'hémorrhagies habituelles, mais encore ne doivent-elles être employées qu'avec beaucoup de réserve. Les moyens véritablement efficaces dans ce cas doivent être, comme dans l'hydrocéphale sub-aiguë qui succède à l'hydrocéphale aiguë ataxique, pris dans la classe des révulsifs cutanés, des dérivatifs sur le canal intestinal et des diurétiques. Parmi les révulsifs, les sinapismes, les vésicatoires surtout, et les autres moyens indiqués dans le chapitre précédent doivent être d'abord mis en usage. Les purgatifs, soit par la bouche, soit en lavement, doivent être ensuite convenablement employés; mais lorsque quelques causes s'opposent à leur action directe sur le canal intestinal, on doit alors recourir de préférence aux purgatifs en frictions sur la peau, et employer de la même manière les diurétiques les plus puissans, et surtout les préparations scillitiques seules ou associées aux antispasmodiques et quelquefois même aux toniques, suivant les cas. Ces moyens sont aussi recommandables dans l'hydrocéphale aiguë que dans les autres genres d'hydropisies. *Voyez* ce mot. (GUERSENT.)

HYDROCÉPHALE CHRONIQUE. L'hydrocéphale chronique interne peut être considérée sous deux formes différentes: 1° elle survient accidentellement et n'est que la suite d'une maladie de l'encéphale ou de ses membranes; 2° ou bien elle appartient à un défaut de développement des organes. Nous l'examinerons sous ces deux formes.

Quelques auteurs qui admettent une hydrocéphale externe et une hydrocéphale interne, divisent la première en deux espèces et la deuxième en quatre : 1° hydrocéphale où le liquide s'accumule entre la calotte aponévrotique et le périoste ; 2° l'hydrocéphale où le liquide se trouve entre les os et le péricrâne.

Dans la deuxième espèce ou hydrocéphale interne, la sérosité est située 1° *entre la dure-mère et le périoste interne ;* 2° entre la dure-mère et l'arachnoïde ; 3° dans la cavité de l'arachnoïde et à l'extérieur de l'encéphale ; 4° dans les ventricules de l'encéphale ; 5° dans le tissu lamineux et vasculaire de la pie-mère. On pourrait encore admettre une troisième espèce que je nommerais *enkystée*, et que j'ai plusieurs fois rencontrée chez des enfans et chez des adultes. Goelis reproche à P. Frank d'avoir omis l'hydropisie céphalique entre le périoste interne du crâne et la dure-mère. Mais je ne connais pas d'autre périoste interne aux os du crâne que la dure-mère ; et sans doute Goelis a voulu parler des liquides qu'on rencontre entre la méninge crânienne et le feuillet arachnoïdien qui tapisse sa face interne. J'ai vu quatre fois de ces accumulations de liquides. Est-ce bien là une hydrocéphale ? et ne pourrait-on pas, avec autant de raison, considérer comme tels les petits kystes séreux qui se montrent le long du sinus longitudinal supérieur, et que Pacchioni a pris pour des glandes, ainsi que les kystes semblables dont les plexus choroïdes sont parfois remplis ?

L'époque de l'apparition de cette maladie et de son développement varient comme celle de l'hydrocéphale aiguë, et n'appartient à aucun âge exclusivement. Forestus, Stalpart Van der Wiel, P. Frank, Storck, Girtanner, Plenk, Sprengel, Feiler, Goelis, Duttel, etc., ont reconnu son existence dans l'embryon et dans les enfans nouveau-nés. Boerhme et Wigand prétendent que les enfans apportent en naissant une disposition à cette maladie ; et souvent elle se développe, suivant Rosenstein, Struve, Loder, peu de jours ou peu de mois après la naissance.

Je puis affirmer, d'après de nombreuses ouvertures de cadavres que j'ai faites à l'hospice des Enfans-Trouvés, qu'on trouve chez les fœtus, les enfans à terme et les enfans de six mois à un an, une hydrocéphalie véritable dans le ventricule antérieur et médian, ou ventricule du *septum lucidum.* Cette cavité ventriculaire, sur laquelle les frères Wenzel et Tiedemann ont appelé l'attention, est d'autant plus grande qu'on l'examine à une époque plus voisine de la formation de l'encéphale, et contient toujours de la sérosité. Une structure anatomique constante ne doit pas être considérée comme une maladie, mais seulement comme pouvant disposer à un état pathologique.

L'hydrocéphalie chronique donne ordinairement un volume énorme à la tête ; et quelquefois cette partie conserve son volume naturel. Très-rarement la tête reste, toute proportion gardée, plus petite que les autres parties du corps. Goelis a vu une fille de dix-huit mois dont la tête était moins grosse que celle d'un enfant nouveau-né, et sur un autre enfant la tête avait un diamètre transversal très-petit, et le crâne allait tellement en pointe, que la tête ressemblait à un pain de sucre. Dans d'autres circonstances la tête se développe régulièrement, et son volume est en rapport avec l'âge du sujet. Mon confrère, M. Baron, a vu, ainsi que moi, des enfans nouveau-nés chez lesquels nous n'avions pas reconnu l'existence de l'hydrocéphalie congéniale, chez lesquels nous trouvâmes dans le crâne une quantité considérable de sérosité et l'encéphale très-imparfait. J'ai publié plusieurs observations de ce genre, et le docteur Gall en rapporte de semblables dans son dernier ouvrage. Goelis dit avoir vu plusieurs fois l'hydrocéphalie exister, quoique la tête eût son volume et sa forme ordinaires.

C'est dans l'organisation du fœtus et de l'enfant qu'il faut chercher les causes de cette accumulation de liquide. Nous verrons que le plus souvent l'hydrocéphalie dépend d'un défaut de développement des organes par lesquels la cavité du crâne doit être remplie, et que dans d'autres circonstances l'hydrocéphalie résulte de la transition de la vie végétative dans laquelle le fœtus se trouve dans le sein maternel, à une vie dans laquelle il est exposé à l'action des puissances extérieures, et où sa tête devient le centre d'une activité perpétuelle. Par cet exercice beaucoup plus actif des fonctions nerveuses sensoriales et encéphaliques, il se fait un afflux continuel du sang vers la tête. La faible résistance des os du crâne, la laxité des méninges, la vascularité du cerveau et de ses enveloppes ; tout favorise la direction du sang vers le centre du système nerveux. Comme nous voyons, chez l'enfant, les maladies aiguës inflammatoires, les éruptions exanthématiques de toute espèce paraître à la tête, de même les parties contenues dans le crâne sont le siége d'une congestion sanguine très-marquée. Si nous joignons à ces causes anatomiques et physiologiques les fautes contre le régime, les commotions cérébrales, les maladies fréquentes des voies digestives, etc., nous ne serons étonnés que de voir aussi peu d'hydrocéphales.

Je dirai que l'hydrocéphalie acquise survient rarement peu de temps après la naissance. J'ai trouvé souvent des apoplexies chez les nouveau-nés, soit que le sang eût pénétré et distendu outre mesure tous les vaisseaux de l'encéphale, soit que les méninges fussent fortement injectées, soit enfin que le sang formât un épanchement dans la substance cérébrale; mais rarement j'ai trouvé des collections séreuses abondantes et comparables à celles qui constituent un des caractères de l'hydrocéphalie aiguë. J'ai vu assez fréquemment le cerveau mou, grisâtre, presque diffluent; dans d'autres cas je l'ai trouvé rosé ou blanc, et paraissant plus ferme et plus dense; enfin quelquefois la substance de cet organe était tellement pénétrée de sang qu'elle ressemblait à un caillot sanguin.

L'hydrocephalie chronique ne paraît donc pas succéder manifestement, dans beaucoup de cas, à l'hydrocéphalie aiguë; et si l'épanchement commence à se former après la naissance, les premières phases de cette maladie ne sont pas aperçues, et ne ressemblent point à celles de l'hydrocéphalie aiguë. Il n'en est pas de même pour l'hydrocéphalie congéniale : facile à reconnaître dans presque tous les cas, elle ne produit des désordres dans les fonctions qu'à une époque plus ou moins reculée de celle de la naissance.

Lorsque l'hydrocéphalie n'est pas congéniale, l'enfant paraît apporter une disposition toute particulière à cette affection, et le volume de la tête, l'état de ses facultés intellectuelles, le développement, des membres, donnent des indices de cette disposition. D'après plusieurs observateurs, les scrofules coïncideraient fréquemment avec ces circonstances prédisposantes.

L'hydrocéphalie n'emporte pas toujours avec elle l'idée de la fin prochaine de l'individu. Goelis cite l'exemple de deux hommes qui devinrent très-vieux, car l'un vécut soixante-dix-neuf ans, et l'autre soixante et onze. En Angleterre, il existe maintenant un hydrocéphale de quarante ans, et je donnerai plus loin la description du crâne d'un hydrocéphale de vingt-huit ans. Cependant les hydrocéphales meurent presque tous, soit dans le sein maternel, soit lors de l'accouchement, soit enfin peu de temps après leur naissance. Les deux exemples d'hydrocéphales septuagénaires que je viens de citer montrent que cette règle souffre quelques exceptions ; et j'ajouterai que Haftell et Malacarne ont vu un hydrocéphale de dix-sept ans ; Loder parle d'un autre âgé de vingt-deux ans. J'ai observé pendant long-temps, à la Clinique de perfectionnement, le nommé Nicolas qui n'est mort qu'après avoir atteint sa vingt-huitième année. Michaëlis a vu un hydrocéphale âgé de trente ans ; Butner parle d'une fille de trente et un ans ; Schneider d'un garçon de quarante-trois ans ; Aurivill nous a transmis l'histoire d'un hydrocéphale de quarante-cinq ans ; Schomberg en a décrit un de quarante-huit ans ; M. Gall m'a montré le crâne et le cerveau imité en cire d'une femme de cinquante-quatre ans, morte d'hydrocéphalie. Règle générale, cette maladie est mortelle peu de temps après la naissance, et les hydrocéphales que nous recevons à l'hospice des Enfans-Trouvés ne vivent que peu de jours.

Dans l'âge viril et dans la vieillesse, les os du crâne sont solidement unis, et les sutures sont parfois entièrement effacées. Le crâne acquiert ainsi une solidité par laquelle il résiste d'une manière invincible à la pression d'un liquide agissant de dedans en dehors ; mais, dans le fœtus et l'enfant, la sérosité contenue dans le crâne distend les parois osseuses, et s'oppose à l'union des os, à l'oblitération des fontanelles, et ne permet pas, dans quelques cas, aux os de prendre l'épaisseur qu'ils doivent avoir. Le crâne est très-grand, tandis que la face reste petite, et la figure offre un aspect bizarre. Le crâne peut avoir un contour d'une étendue surprenante. Wrisberg accoucha une juive en se servant d'un trépan perforatif ; la tête de l'enfant avait dix pouces de long et trente pouces et demi de circonférence. Meckel dit que la tête d'un fœtus hydrocéphale de sept mois, dont le squelette est dans son cabinet, a le diamètre transversal de seize pouces, le contour vertical par le vertex et le trou occipital de quinze pouces. La tête d'un autre fœtus venu à terme a quinze pouces de circonférence et cinq de hauteur. Un hydrocéphale de trois mois, observé par Lechel, avait dix-sept pouces de circonférence ; Willan vit un enfant de deux ans dont la circonférence de la tête offrait vingt-neuf pouces d'étendue et dix-neuf pouces d'une oreille à l'autre, en passant sur le vertex. La tête de l'hydrocéphale dont parle Malacarne avait vingt-cinq pouces de contour, celle de l'hydrocéphale de Buttner avait trente pouces.

Ce n'est ordinairement que la partie de la tête répondant au cerveau dont le développement est si démesuré, tandis que la face reste à un degré bien inférieur, et ne va pas au delà de sa proportion ordinaire avec le corps. Les rapports entre le crâne et la face fournissent des caractères sur l'existence de l'hydrocéphale, et font distinguer la tête d'un hydrocéphale de celle d'un géant. C'est pourquoi il est surprenant que, dans le cas d'hydrocéphalie rapporté par Hartell, les os de la face eussent acquis un volume si grand que la tête paraissait avoir appartenu à un géant.

La forme du crâne en général et celle des os en particulier se rapprochent beaucoup de ce qu'elles sont dans le fœtus. Les points primitifs de l'ossification proéminent sur les autres parties des surfaces des os, ce qui rend le crâne du fœtus moins rond que celui de l'adulte ; et ce n'est que lorsque l'hydrocéphalie est considérable que les saillies des os sont moins sensibles. La tête n'a presque jamais une forme régulière ; elle devient extraordinairement large dans les points où l'ossification moins avancée permet aux os d'être refoulés. La face n'est plus ovale comme dans l'état normal, mais triangulaire; sa base correspond aux paupières et son sommet au menton.

La figure du crâne n'est pas non plus régulière : c'est ainsi que l'hydrocéphale dont Monro nous a laissé l'histoire avait l'os frontal droit beaucoup plus proéminent que le gauche; mais, par compensation, la partie supérieure du crâne était plus bombée sur ce dernier côté. Sur une autre tête, on a vu une moitié du crâne si proéminente et dépassant tellement l'autre qu'on aurait pu regarder les deux portions de l'os frontal comme n'appartenant pas à la même pièce osseuse. Il ne faut tenir compte de ces irrégularités de figure que sur des sujets vivans ou sur des têtes non dépouillées de leurs parties molles, car, sur des têtes desséchées, ce manque de symétrie peut être l'effet de la dessiccation. J'ai remarqué fréquemment ces irrégularités de la forme du crâne sur des enfans nouveau-nés non hydrocéphales : tantôt la différence de saillie des deux moitiés du crâne était en avant, en arrière ou en haut, tantôt la moitié qui proéminait en avant était déprimée en arrière, et le crâne paraissait être formé de deux moitiés qui auraient glissé l'une sur l'autre; j'ai retrouvé cette même disposition sur plusieurs crânes d'adultes. Ce phénomène peut-il s'expliquer par l'inégalité de la pression de l'encéphale dans son évolution, ou par le développement du cerveau qui n'est pas le même dans chaque hémisphère, de manière que l'accumulation du fluide, étant en rapport avec ce développement, arrêté à des degrés différens, la distension des enveloppes n'est pas égale des deux côtés.

Lorsque l'hydrocéphalie devient considérable, la partie orbitaire de l'os frontal est déprimée et le diamètre longitudinal de l'orbite se trouve ainsi raccourci; le bord antérieur et supérieur de cette cavité est porté en avant et dépasse de beaucoup la partie inférieure. Les os du crâne restent à un degré inférieur de développement, ce qu'on reconnait à leur forme, à l'apparence radiée de leur structure, à la troncature de leurs angles. Ces os sont aussi, dans le plus grand nombre des cas, beaucoup plus minces que dans l'état régulier.

Sur plusieurs têtes d'hydrocéphales j'ai trouvé les os du crâne et de la face presque aussi minces qu'une feuille de papier, transparens et cédant sous le doigt, comme s'ils avaient été dépouillés de leurs parties salines et réduits à leurs élémens organiques. Buttner, Wrisberg, Marcorel, Meckel, ont fait des observations semblables. Ils disent que les os du crâne de leurs hydrocéphales avaient d'une à trois lignes d'épaisseur et qu'ils étaient tendres et flexibles. Cette mollesse appartient ou à toute l'étendue des os du crâne, ou à une partie seulement; sur les régions frontale, orbitaires, pariétales et occipitale, on distingue parfois des places où l'os est très-mince, transparent et d'une élasticité semblable à celle des cartilages. Malacarne parle d'un hydrocéphale dont l'os frontal droit, dans l'étendue de plusieurs pouces, paraissait fibreux et membraneux comme la dure-mère. Bordenave a décrit une tête de fœtus de sept mois où tous les os n'offraient qu'un petit nombre de rayons osseux disséminés. Cet état des os dépend-il de l'imperfection de l'ostéose, ou bien, comme le pense Sœmmerring, tient-il à un ramollissement du tissu osseux qui revient à l'état de cartilage? La figure des os, la disposition radiée des fibres osseuses, la situation des parties les plus solides et de celles qui sont molles, indiquent que cet état est moins un changement rétrograde du tissu qu'une imperfection de l'ostéose.

L'amincissement du crâne n'est pas constant chez les hydrocéphales; dans un assez grand nombre de cas on a trouvé les o plus épais que dans l'état normal. Aurivill, Malacarne, Hartelr, les ont vus d'une épaisseur proportionnée à leur surface ou au volume de la tête. Ridlin dit les avoir rencontrés deux fois plus épais que dans l'état naturel sur un hydrocéphale de dix-sept ans. Loder parle d'un enfant de deux ans dont tous les os du vertex offraient une épaisseur de neuf à dix lignes. Le crâne dont Molineux nous a conservé l'image était si épais, que ce médecin a pris la tête de cet hydrocéphale pour celle d'un géant. Albinus éleva des doutes sur ce point, et Sandifort démontra que les os de ce sujet avaient augmenté d'épaisseur à mesure que les diamètres de la tête avaient pris de l'étendue de plus en plus par l'accumulation du liquide.

Cette augmentation d'étendue du crâne ne se fait pas dans tous les points des parois de cette cavité : c'est particulièrement la voûte qui augmente, tandis que la base conserve les dimensions qu'elle doit avoir dans l'état ordinaire. Nous ferons remarquer que les parties les plus importantes de l'encéphale, telles que les gros troncs vasculaires, les nerfs, etc., correspondent tous vers cette base. Il est pourtant reconnu que des enfans hydrocéphales ont offert leur base du crâne aussi large et aussi longue que celle d'un adulte; il y a cependant en général une nutrition plus grande et un développement plus actif dans le système osseux de la base du crâne, tandis que la voûte reste, pour son développement, à un degré inférieur.

La plus grande épaisseur des os du crâne de quelques hydrocéphales adultes ou vieillards, et l'existence du diploé ou substance spongieuse dans ces mêmes os, portent à croire que cet accroissement de substance osseuse appartient à l'époque où une partie du liquide est résorbée, ou bien à celle de l'affaissement des parties de l'encéphale qui ont résisté à l'action de la sérosité. Schneider a donné des observations dans lesquelles les os du crâne des hydrocéphales étaient épais et spongieux.

Les enfans anencéphales, et qui paraissent avoir d'abord été hydrocéphales, ont les os du crâne très-épais. Cette hypertrophie ne tiendrait-elle pas à ce que les molécules nutritives, destinées à l'encéphale ou à la sérosité accumulée à la place du cerveau sont prises par les parois osseuses lorsque le liquide est sorti du crâne par une cause quelconque, le fœtus restant encore dans le sein maternel?

Quoique les os aient une largeur et quelquefois une épaisseur plus grandes que dans l'état normal, cela ne suffit pas toujours pour former une voûte crânienne complète. Les bords des os sont ordinairement éloignés les uns des autres par des interstices membraneux de plusieurs pouces de largeur. Ces séparations ne persistent pas pendant toute la vie du sujet, s'il devient adulte : on voit çà et là des points d'ossification se former, et toutes les sutures se garnir d'os wormiens ou complémentaires. J'ai sous les yeux plusieurs têtes qui présentent cette disposition ; et M. le docteur Gall m'en a fait voir une où cette particularité se montre aussi à un degré très-distinct. Hartell et Aurivill ont vu les bords des os se toucher sans pièces intermédiaires. Le sujet du premier n'avait que dix-sept ans, tandis que celui du second avait atteint sa quarante-cinquième année. Un état plus rare est la disparition totale des sutures. Malacarne cite un cas où les sutures n'existaient ni au vertex, ni à l'articulation des temporaux. Peut-on voir dans cette confusion de pièces osseuses une analogie avec la conformation des cétacés, des poissons et des oiseaux, où les os du crâne se forment de très-bonne heure, et n'offrent qu'un tout continu sans lignes de démarcation de pièces séparées et distinctes ?

Les premiers linéamens des os wormiens se découvrent sur des sujets hydrocéphales d'un âge très-tendre, et j'ai aperçu de petites aiguilles osseuses dans l'épaisseur des membranes par lesquelles les bords osseux sont le plus souvent unis. Admettons l'existence de ces os wormiens dans la deuxième période d'ossification du crâne, et la disparition des lignes d'articulation à une phase plus avancée encore de l'ostéose. Ces pièces osseuses complémentaires se voient principalement sur la suture lambdoïde et vers l'angle supérieur de l'occipital. Les sutures sagittale, frontale, écailleuse, sont, dans l'ordre que j'ai indiqué, celles où on remarque le plus rarement ces os complémentaires. J'ai vu, sur plusieurs têtes d'hydrocéphales, un os wormien entre l'angle antérieur et inférieur du pariétal et l'extrémité supérieure de la grande aile du sphénoïde.

L'état de l'encéphale, dans l'hydropisie dont nous parlons, est peu connu, et il existe parmi les anatomistes et les pathologistes des opinions divergentes sur cette disposition du centre nerveux principal. Les uns veulent que l'eau s'accumule constamment dans les ventricules et qu'elle ne fasse qu'en distendre les parois, amincir la substance de l'organe, en déplisser les circonvolutions et anfractuosité, pour réduire le cerveau en une poche ou kyste à parois très-minces, dans laquelle il n'est pas toujours facile de distinguer les deux substances, la corticale et la médullaire. Klein, dans une de ses observations, affirme que ces deux parties étaient bien visibles et séparées l'une de l'autre, de manière à former deux feuillets indépendans; c'est ce que je n'ai jamais vu. Je puis au contraire affirmer que, sur la plupart des sujets hydrocéphales que j'ai ouverts, la substance encéphalique avait une teinte uniforme, et qu'il n'y avait ni substance médullaire, ni substance corticale ou cendrée distinctes.

Dans l'enfant hydrocéphale, âgé de sept ans, dont j'ai publié l'histoire, la sérosité était renfermée dans les ventricules cérébraux, et les circonvolutions étaient presque entièrement effacées. La scissure longitudinale entre les deux hémisphères du cerveau avait un pouce de profondeur, le corps calleux était visiblement porté en haut. La substance corticale avait en général la consistance ordinaire à l'extérieur des hémisphères, mais elle était plus molle à la partie inférieure et latérale du cerveau; dans quelques points elle n'avait que deux lignes d'épaisseur; la substance blanche, au lieu d'être plus molle, semblait plus dense que de coutume.

L'arachnoïde qui tapisse la masse encéphalique, autour de la jonction des nerfs oculaires et vers la protubérance annulaire, était épaissie, opaque, d'une couleur blanchâtre; les nerfs cérébraux étaient dans leur état naturel. Le corps calleux était distendu et aminci, le septum médian, rompu, offrait des flocons sur les bords de la rupture, qui était transversale par rapport à la direction des fibres de la cloison : c'était l'effet d'une violence; mais il fut impossible de reconnaître si cet état avait existé avant la mort, ou s'il résultait des manipulations pendant l'examen. La communication des ventricules latéraux avec le troisième ventricule était très-distincte, et celle de cette dernière cavité avec le quatrième ventricule était dilatée.

Une remarque importante à faire c'est que la masse encéphalique n'avait pas été diminuée par absorption, comme le prétendent quelques pathologistes, pas même les parties les plus molles, telles que les commissures et la cloison transparente. L'encéphale de ce sujet pesait trois livres quatre onces. Le cerveau d'un enfant du même âge pesait deux livres treize onces. Ainsi, en admettant que l'encéphale des enfans de sept ans varie dans sa masse, on peut au moins dire que cette tête, affectée d'hydropisie chronique, contenait une quantité moyenne de substance cérébrale et qu'il n'y avait point eu de résorption. Il est également certain que l'organisation cérébrale n'était ni détruite, ni altérée; ce qui permet de concevoir la possibilité de l'exercice des fonctions de l'encéphale dans l'hydropisie que nous décrivons.

Dans les hydrocéphales décrits par Klein, le liquide était renfermé dans les ventricules, et les hémisphères formaient des parois minces. Une petite fille, morte à quinze mois, offrit la moitié gauche du cerveau distendue et réduite en une membrane mince, plus consistante que ne l'est communément la substance du cerveau: observation qui a été faite sur beaucoup d'hydrocéphales. La substance grise constituait les deux tiers, et la substance blanche seulement un tiers de ce feuillet cérébral. Le corps strié était petit, aplati, ainsi que la couche des nerfs optiques. La moitié droite du cerveau formait un ventricule beaucoup plus considérable que celle de l'autre côté. Le corps strié était en saillie bien prononcée, tandis que la couche des nerfs optiques, déprimée, n'offrait qu'une lame blanche. L'infundibulum était distendu de manière à représenter une vésicule transparente. Le septum lucidum, mince et déchiré, ne présentait que des stries médullaires, et la communication entre les deux ventricules latéraux était très-largement ouverte. Le plexus choroïde contenait des kystes hydatiformes. Les tubercules quadrijumeaux parurent à peu près dans leur état naturel; ce qui s'accorde avec l'assertion de M. Gall sur l'origine des nerfs optiques. L'enfant avait conservé la vue jusqu'au dernier moment, malgré la distension et la dépression considérables des nerfs optiques. Ces nerfs eux mêmes, avant de se réunir, communiquaient par une strie médullaire sous forme d'arc.

Sur le cerveau d'un enfant de dix ans Klein trouva le ventricule latéral gauche très-dilaté et s'étendant jusque dans le bulbe du nerf olfactif. Dans l'encéphale d'une petite fille de vingt et un mois, le même auteur vit une libre communication entre les deux ventricules, les circonvolutions du cerveau presque entièrement effacées, et les hémisphères réduits en une membrane très-mince; les corps striés, les couches des nerfs optiques, les tubercules quadrijumeaux, le conarium, étaient entièrement effacés. Le quatrième ventricule et la cavité du commencement de la moelle épinière très-dilatés contenaient beaucoup de liquide.

Le cervelet lui-même était distendu, l'arbre de vie avait pris une forme insolite, et contenait beaucoup d'eau. Le cœur offrit le trou de Botal ouvert.

Un jeune homme de dix-neuf ans, hydrocéphale, aveugle depuis six mois, épileptique et par suite idiot, rendant involontairement son urine et ses matières fécales, fut frappé d'apoplexie, et mourut après de violentes convulsions. L'appareil générateur avait à peine le développement d'un jeune homme qui arrive à la puberté. Le cerveau distendu par sept livres d'eau limpide présentait encore toutes ses circonvolutions. On vit, dans cet organe, la cloison transparente déchirée, le corps calleux et la voûte à trois piliers très-distendus, les corps striés et les couches optiques aplatis, à peine distincts, l'infundibulum très-dilaté, le conarium d'un grand volume, mais aplati, les tubercules quadrijumeaux représentant une lame blanche, déprimée, et dans son épaisseur du sang épanché. Le quatrième ventricule distendu ne communiquait avec aucun canal de la moelle épinière; les nerfs optiques, très-courts et très-divergens, n'étaient unis que par un cordon transversal transparent; on pouvait les suivre jusqu'aux tubercules : là une partie de ces nerfs se perdait dans les tubercules quadrijumeaux, et l'autre allait en arrière et se laissait apercevoir jusque sur la partie moyenne de l'appendice vermiforme du cervelet.

Il est d'autres états de l'encéphale qui n'ont pas été indiqués par les pathologistes. J'ai vu un assez grand nombre de fois, dans l'hospice des Enfans-Trouvés, et mon confrère, M. le docteur Baron, a observé des exemples semblables, des enfans dont la tête paraissait assez bien conformée, et dont le volume n'était pas manifestement plus grand que dans l'état normal. Ces enfans mouraient quelques jours après leur naissance, et, à l'examen du corps, on était très-étonné de ne point trouver de cerveau, ou de le voir dans l'état rudimentaire. Sur le premier enfant, qui était de sexe masculin, la cavité cranienne et les membranes de l'encéphale ouvertes, il s'écoula beaucoup de sérosité claire, semblable à de l'eau distillée, dont la quantité fut évaluée à douze ou quinze onces. Cette sérosité était contenue dans la cavité de l'arachnoïde. Le cerveau et les pédoncules cérébraux n'existaient point; on voyait seulement au-devant de la protubérance annulaire un peu de subtance grisâtre, molle, mamelonnée, inégale sur sa partie antérieure: cette substance avait tout au plus huit ou dix lignes d'étendue. Le cervelet était recouvert par le repli de la dure-mère qui forme la tente; son lobe droit était de moitié plus petit que le lobe gauche. La protubérance annulaire, le bulbe et le cordon rachidien étaient dans l'état naturel. Les nerfs mis à nu avec soin, je vis distinctement la première paire ou nerf olfactif, dont le renflement antérieur était très-marqué, et deux filets blanchâtres qui se dirigeaient en arrière vers la moelle épinière; mais il ne me fut pas possible de suivre les cordons jusqu'à leur insertion. — Les nerfs optiques, mis à découvert du globe oculaire vers le cerveau, avaient dans l'orbite leur volume ordinaire; mais, au delà des trous optiques, leur calibre diminuait. Leur point de jonction semblait se faire moins par le mélange de leur substance propre, ou par leur entre-croisement que par une commissure transversale, longue de deux ou trois lignes. Ces deux cordons allaient ensuite en divergeant pour se terminer à la partie antérieure de la protubérance vers les deux éminences antérieures.

Une petite fille mourut deux jours après sa naissance; son poids et sa grandeur firent reconnaître qu'elle était née à terme. La tête paraissait avoir un volume un peu plus fort que celui de la plupart des enfans nouveau-nés, les os du crâne étaient mobiles, et l'on sentait de l'écartement entre les deux pièces du frontal, entre celui-ci et les pariétaux, de même qu'entre ces deux os; enfin on distinguait avec le doigt, à travers les tégumens, un écartement entre les bords postérieurs des pariétaux et les bords supérieurs de l'occipital. Le crâne ouvert, il s'en écoula une sérosité claire et limpide dont la quantité fut évaluée à vingt onces. Je vis alors que l'enfant n'offrait que des vestiges du cerveau. Tout l'espace occupé ordinairement par cet organe était vide; on apercevait seulement, sur la gouttière sphéno-basilaire, au devant du cervelet, et dans un point correspondant à la situation de la protubérance annulaire, de petits appendices inégalement disposés que j'ai considérés comme des rudimens ou des restes du cerveau, et des replis membraneux et vasculaires analogues aux plexus choroïdes et à d'autres replis de la pie-mère.

La moelle épinière avait le volume qu'elle présente ordinairement; seulement j'observai, dans la cavité du rachis et sous la dure-mère, beaucoup de sérosité jaunâtre, plus albumineuse que celle du crâne. Les corps olivaires du bulbe rachidien étaient très-gros, et comparativement plus volumineux que dans l'état ordinaire, tandis que les pyramides antérieures présentaient peu de saillie : les éminences pyramidales postérieures étaient bien dessinées. — Les lobes du cervelet paraissaient sous leur forme et leur volume accoutumés; mais leur développement l'emportait de beaucoup sur celui des parties médianes, et particulièrement sur celui de l'éminence vermiforme. — La protubérance annulaire était distincte, et l'on apercevait les tubercules quadrijumeaux, dont les deux postérieurs l'emportaient pour le volume sur les antérieurs. On voyait aussi la valvule de Vieussens et les origines des nerfs de la quatrième paire. J'ai vainement cherché le conarium. On pouvait suivre, mais difficilement, deux corps sortant du pont de Varoli, qui se terminaient bientôt en se perdant dans les petites masses irrégulières dont j'ai déjà parlé, et qui semblaient constituer la prétendue couche des nerfs optiques, beaucoup plus développée que les corps striés à peine apparens. En dehors de ces petites masses se voyait un peu de substance cérébrale, légèrement déprimée et offrant une espèce de sillon séparant des lobes. Cette dernière substance divisée a laissé voir dans son épaisseur une cavité représentant fort irrégulièrement un ventricule latéral. Entre ces deux petites masses était un espace borné en arrière par la protubérance annulaire, et qu'on pourrait regarder comme formant le troisième ventricule. Dans l'épaisseur de la protubérance j'ai découvert l'aquéduc de Sylvius, et j'ai pu parvenir ensuite dans le quatrième ventricule. Tous les nerfs ont été cherchés et trouvés. Je ferai remarquer que, dans ce cerveau imparfait comme dans tous les autres que j'ai vu chez des hydrocéphales, les parties étaient d'autant plus imparfaites dans leur développement, qu'on se dirigeait de plus en plus de la partie postérieure vers l'antérieure. Les organes placés latéralement existaient presque tous, quoique imparfaitement formés, tandis que les parties situées sur la ligne médiane étaient absentes ou à peine ébauchées. On ne voyait pas non plus de commissures, ce qui paraît confirmer la proposition émise par des anatomistes modernes, que les parties de l'encéphale qui procèdent des fibres divergentes, ont un développement plus précoce que celles qui appartiennent aux fibres convergentes ou système des commissures. Je ferai en outre remarquer que les parties situées à droite présentaient un volume plus grand que celles des parties placées à gauche : j'ai fait cette observation sur un grand nombre de très-jeunes sujets, ainsi que sur des fœtus.

Tous ces rudimens de cerveau, dont je viens de parler, étaient enveloppés et cachés par beaucoup de vaisseaux et de tissu cellulo-vasculaire ; les plexus choroïdes formaient une petite masse en avant, et comme ces plexus résultent du retrait de la membrane vasculaire ou pie-mère, par laquelle la substance cérébrale est sécrétée, au fur et à mesure que la masse encéphalique augmente, cette membrane se replie sur elle-même et finit par former les plexus choroïdes. Ces corps n'existent donc pas dans les premières périodes de l'évolution de l'encéphale. Lorsqu'on les rencontre et qu'ils ont un grand volume, quoique le cerveau n'y soit point, on devra penser que ce dernier organe existait à une époque antérieure et qu'il a été détruit, mais si ces plexus ne paraissent point, ou s'ils sont très-petits, l'absence du cerveau ne pourra être attribuée qu'à un défaut de développement. Il paraîtrait que les vaisseaux nombreux de la pie-mère qu'on rencontre dans le crâne des anencéphales et des hydrocéphales sécréteraient dans ces circonstances, au lieu de la substance encéphalique, simplement de la sérosité.

Un petit garçon, âgé de trois ans et demi, fut déposé à l'hospice des Enfans-Trouvés ; cet enfant était faible et petit ; sa tête n'offrait, dans sa forme ou son volume, rien de remarquable, on n'apercevait sur les deux machoires que les dents incisives moyennes et la première petite molaire. Cet enfant n'exprimait ses désirs ou ses sensations que par des cris ou par un grognement. Son appetit était très-grand ; il ne pouvait se tenir debout, les membres pelviens étant très-faibles et les jambes contournées. Tout le côté droit du corps paraissait beaucoup plus faible que le côté gauche. Constamment couché dans son lit, l'enfant était presque toujours dans un état de torpeur ou d'assoupissement; réveillé, ses yeux étaient très-sensibles à la lumière, les pupilles très-dilatées, et la tête exécutait des mouvemens de balancement d'arrière en avant et d'un côté à l'autre. Ce petit idiot fut atteint, dans le courant du mois de mai 1823, d'une rougeole qui se compliqua de pleurésie et de pneumonie; il succomba. A l'examen du corps, je trouvai des traces d'inflammation dans le tissu du poumon et des plèvres, etc. Ce qui appela surtout mon attention fut l'état de l'encéphale : l'hémisphère gauche était fort imparfaitement développé, la partie externe de cet hémisphère n'existait point dans toute sa longueur; elle était remplacée par une membrane transparente qui s'opposait à l'écoulement d'un liquide séreux et abondant, renfermé dans le ventricule latéral. L'incision de cette membrane permit l'écoulement du liquide, et je vis que cette paroi membraneuse de l'hémisphère cérébral était composée des deux lames de l'arachnoïde, c'est-à-dire de l'adossement du feuillet par lequel les circonvolutions cérébrales sont recouvertes et de celui qui tapisse le ventricule. Entre ces deux lames serpentaient beaucoup de vaisseaux capillaires, et vers les deux extrémités de l'hémisphère se trouvait un fluide visqueux d'apparence albumineuse. Un peu plus loin on apercevait la substance cérébrale, molle, blanchâtre; le reste de cet hémisphère et celui du côté gauche, les parties médianes du cerveau, la protubérance annulaire, les prolongemens antérieurs ainsi que les postérieurs, le bulbe et le cordon rachidiens, avaient une disposition régulière. Il n'y avait donc que la partie externe de l'hémisphère gauche, le corps strié et la couche du nerf optique du même côté, dont le développement était imparfait.

Les nerfs du tronc et ceux des membres furent disséqués et comparés; s'il existait une différence dans leur volume, elle paraissait être à l'avantage des nerfs du côté droit. — L'observation suivante m'a été communiquée par M. Béclard. L'enfant naquit à terme, ayant la tête un peu plus volumineuse qu'elle n'a coutume de l'être; il vécut cinq jours. Le crâne, régulièrement conformé, était rempli d'eau de couleur citrine et un peu visqueuse; la moelle épinière, le cervelet, le pont de Varoli, existaient. La moelle allongée était divisée en avant et présentait les pédoncules du cerveau terminés par des éminences qui paraissaient être des couches optiques, ainsi que les corps striés. En outre la moelle se prolongeait entre les pédoncules, en deux petits cordons blancs qui se terminaient dans les gouttières ethmoïdales par les renflemens olfactifs.

M. Baron a observé plusieurs cas de ce genre à l'hospice des Enfans-Trouvés, en voici quelques-uns qui m'ont été donnés par M. Germain, élève interne dans le service de M. le docteur Baron. Au mois d'août 1823, on reçut dans cet hospice un petit garçon âgé d'environ vingt-deux mois. Cet enfant, bien conformé, jouissait du mouvement et du sentiment; tous les sens paraissaient intacts à l'exception de celui de la vue, car il y avait strabisme. La tête était volumineuse; les fontanelles, dans l'état naturel, n'offraient aucune fluctuation. On le traita dans l'infirmerie, jusqu'au mois de janvier 1824, d'une gastro-entérite qui alors prit plus d'intensité et se compliqua de convulsions. L'enfant mourut le 19 janvier. On trouva, lors de l'examen du cadavre, la membrane muqueuse de l'estomac ramollie dans presque toute son étendue; à l'ouverture du crâne on crut voir le cerveau dans son état sain; il n'était presque point injecté, mais plus volumineux; incisé pour arriver jusqu'aux ventricules latéraux, on reconnut que les parois des hémisphères, très-minces, avaient à peine une demi-ligne d'épaisseur; que les cavités étaient très larges, leurs parois lisses et polies, sans rougeur, et que chaque ventricule contenait huit à dix onces de sérosité limpide. La substance des hémisphères, d'apparence membraneuse, avait beaucoup de fermeté et de résistance.

Au mois de décembre de la même année, on reçut un enfant mâle, âgé de dix-neuf mois, offrant une flexion presque continuelle du tronc en arrière; conservant la sensibilité et la motilité. Les sens étaient intacts, excepté celui de la vue qui paraissait être sans action. La tête bien conformée paraissait un peu volumineuse. On combattit l'état tétanique par des saignées locales qui restèrent sans effet; une angine survint, bientôt elle se compliqua d'une phlegmasie gastro-intestinale, qui d'aiguë devint chronique; l'enfant vécut ainsi pendant quatre mois avec son opisthotonos et mourut dans les convulsions. L'autopsie du corps fit voir une dilatation énorme des ventricules latéraux par de la sérosité et une infiltration séreuse considérable dans le tissu cellulaire sous-arachnoïdien.

Le 14 avril 1824, on reçut un enfant âgé de onze jours, qui mourut peu d'heures après son entrée dans l'hospice. La nécrospsie fit voir le tissu cellulaire sous-cutané du crâne, très-infiltré par de la sérosité, la fontanelle antérieure large et molle; en l'ouvrant, on fit sortir environ une livre de sérosité transparente. Le crâne largement ouvert, on vit que le cerveau n'avait que l'hémisphère droit : celui du côté gauche était représenté par la poche membraneuse et vasculaire dans laquelle le liquide était contenu. Cependant à la partie inférieure on reconnaissait encore des vestiges de corps strié et de couche optique. L'hémisphère droit n'était pas entièrement constitué par la substance cérébrale : à sa partie antérieure et interne la paroi du ventricule était formée par l'arachnoïde et la pie-mère, qu'une fausse membrane doublait intérieurement. Les parois de ce ventricule, formées par de la substance cérébrale, étaient grises, inégales et molles. Au mois de juillet dernier, à l'ouverture d'un enfant âgé de cinq jours, que la mort avait frappé peu d'heures après son entrée dans l'hospice, on remarqua une conformation extérieure du corps régulière, une fluctuation très-manifeste aux fontanelles, et la tête du volume ordinaire. Le crâne ouvert, on vit que les hémisphères n'étaient formés que par des parois membraneuses, sans substance cérébrale proprement dite. Ainsi cet enfant manquait de cerveau. Cependant dans les fosses latérales et moyennes du crâne on vit de chaque côté un peu de substance cérébrale, irrégulièrement disposée, à bords inégaux, molle, grisâtre, n'ayant guère que trois lignes dans sa plus grande épaisseur; le nerf optique n'avait que son névrilème. Les autres paires de nerfs parurent être dans l'état régulier, de même que la protubérance annulaire, le cervelet, la moelle allongée et rachidienne.

M. Gall a dit que partout où il n'y a pas eu formation de cerveau il n'y a pas eu non plus formation de crâne; lorsque le cerveau manque les méninges manquent de même; la membrane cartilagineuse dans laquelle naissent les os du crâne manque également; par conséquent il est impossible que le crâne se forme. M. Gall a prétendu que lorsqu'il n'y avait pas de cerveau toutes les parties placées au-dessus du cou, de la poitrine, du nombril, etc., manquaient. Des faits nouveaux sont venus lui démontrer que ces propositions n'étaient pas exactes; et dans la nouvelle édition de son ouvrage de physiologie il reconnaît qu'il avait eu tort de considérer les exemples cités par Duverney et Tauffer, d'enfans nouveau-nés dans la tête desquels il n'y avait que de l'eau et point de substance cérébrale, comme appartenant à la classe de ceux que Morgagni, Bonnet, Vesale, Tulp, etc., ont observés et où le cerveau dilaté ou déplissé en une membrane mince, aurait fait illusion à Duverney et à Tauffer. Les observations que j'ai publiées, celles de MM. Béclard, Delpech, etc., ont suffi pour réfuter la première assertion du docteur Gall, qui s'est rendu à l'évidence. Ces faits démontrent aussi que dans beaucoup de cas la sérosité n'est pas dans les ventricules, et que cependant la substance cérébrale n'a pas été détruite, ou résorbée.

Non-seulement le crâne peut se former quoique sa cavité ne contienne pas de cerveau, mais dans tous les cas d'hydrocéphalie et d'anencéphalie, on rencontre la dure-mère, l'arachnoïde et la pie-mère. Une seule fois j'ai vu que la première de ces membranes ne formait pas le repli nommé *grande faux cérébrale*. L'arachnoïde est ordinairement plus forte, plus épaisse que dans l'état naturel, sans avoir perdu sa diaphanéité.

Placerons-nous parmi les hydrocéphalies chroniques l'accumulation de liquide dans le ventricule du septum médian? Non sans doute, puisque c'est un état constant qui appartient au développement de l'organe; mais, lorsque cette sérosité devient plus abondante que dans la généralité des cas, alors ne peut-on pas considérer cette liqueur comme constituant une nouvelle espèce d'hydrocéphalie? C'est un point encore peu connu et sur lequel j'appelle l'attention des anatomistes et des praticiens. La présence de ce liquide dans les premières phases de la formation du cerveau me porte à penser que comme l'hydropisie des ventricules latéraux qui constitue une des espèces de l'hydrocéphalie chronique, il peut se former de la même manière, toute proportion gardée, une hydropisie dans la cavité du septum médian. Dans les premiers temps de la vie fétale, ces ventricules sont de véritables cavités remplies de liquide, et ce n'est que par la résorption de ce liquide, par la sécrétion de la substance cérébrale entre les deux feuillets de l'arachnoïde, que les ventricules deviennent de simples cavités à parois contiguës. Le même procédé se laisse apercevoir pour le ventricule médian ou cinquième ventricule des frères Wenzel. Les parties médianes se formant plus tard que les parties latérales, les parois du ventricule médian sont très-écartées, et entre elles se trouve encore beaucoup de sérosité lorsque toute celle des cavités latérales a été reprise et que déjà les ventricules des hémisphères cérébraux ont leurs parois contiguës.

On a signalé des hydrocéphalies dans lesquelles le cerveau

n'avait qu'une seule cavité et ne paraissait être formé que par un hémisphère. L'histoire du développement de l'encéphale, grâce aux travaux de Carus, de Tiedemann, de Dœllinger, est aujourd'hui assez avancée pour regarder ces cerveaux à un hémisphère comme l'effet de la destruction du septum médian et de la déformation de la commissure cérébrale. Meckel dit à tort qu'on peut croire qu'à une de ses périodes primitives le cerveau ne fait qu'une masse. Le cœur, il est vrai, est d'abord uniloculaire, mais il n'y a pas d'analogie dans le développement de ces deux organes. Tiedemann a vu et a représenté le cerveau de fœtus de deux et de trois mois; déjà les hémisphères sont distincts, et chacun d'eux n'est composé que du lobe antérieur. A quatre mois les deux hémisphères sont bien séparées et la scissure de Sylvius est profonde. Ces hémisphères forment deux grands sacs membraneux dans lesquels les plexus choroïdes pénètrent par la partie interne, au-dessus des couches optiques. Je suis donc porté à attribuer à une déformation produite par la présence d'un liquide dans les ventricules latéraux et dans le ventricule médian, les dispositions organiques dont parlent Bianchi et Carlisle. Le premier trouva, sur un enfant de sept ans, une seule cavité cérébrale dans laquelle on voyait confondus les corps striés et la couche des nerfs optiques. Le conarium et les plexus choroïdes manquaient, ainsi qu'une partie de la moelle allongée; cependant les tubercules quadrijumeaux et le cervelet étaient réguliers. Le cerveau n'était formé que de substance cendrée, la substance médullaire manquant presque partout. On ne voyait non plus aucune trace du septum médian et du corps calleux. Sur une femme de vingt ans, Carlisle rencontra le cerveau uniloculaire et le corps calleux à peine apparent. Chez ce sujet les facultés intellectuelles n'avaient offert rien de particulier, tandis que chez celui de Bianchi l'idiotisme avait été complet.

Les méninges présentent dans l'hydrocéphalie moins de déformations que l'encéphale lui-même. La dure-mère existe toujours, mais dans quelques cas la grande faux cérébrale ne se rencontre pas. C'est ce que j'ai déjà dit avoir vu une fois, et c'est ce que Carlisle avait observé avant moi. L'arachnoïde paraît en général avoir acquis plus de densité et perdu un peu de sa transparence. Cet état indiquerait-il une inflammation antérieure?

Quant à la pie-mère, d'après quelques auteurs elle manque quelquefois; je l'ai toujours observée, mais dans plusieurs cas elle était si mince qu'on aurait pu douter de son existence. Cette finesse résultait de sa grande distension par le liquide, et cet état a peut-être fait croire à l'absence de cette membrane.

La quantité de sérosité renfermée dans le crâne est très-variable, et sa composition chimique présente aussi quelques différences, ou du moins les analyses faites par Bostock, Marcet, M. Barruel, ne fournissent pas des résultats identiques. La sérosité de l'hydrocéphale de sept ans, dont j'ai parlé, analysée par mon confrère M. Barruel, a donné pour 1,000 parties : eau, 9,90,0 ; albumine, 0,01,5 ; matière analogue à l'osmazome, 0,00,5 ; sel marin, 00,5 ; phosphate de soude, 0,00,5 ; carbonate de soude, 0,01,0. On doit remarquer, dans cette analyse, la petite quantité d'albumine contenue dans ce liquide animal et la présence d'une matière analogue à l'osmazome. Les analyses de Marcet et de Bostock, comparées à celle de M. Barruel, offrent quelques différences. Marcet a obtenu : mucus avec trace d'albumine, 0,112 ; soude, 0,124 ; hydrochlorate de soude, 0,664 ; hydrochlorate et sulfate de potasse, une trace ; phosphate de chaux, de magnésie et de fer, 0,02 ; eau, 99,08. Bostock a retiré de l'eau d'un autre hydrocéphale : albumine, 0,12 ; substance incoagulable, 0,28 ; des sels, particulièrement de l'hydrochlorate de soude, 1 ; eau, 98,6. Enfin MM. Berzélius et John ont trouvé : albumine, 0,166 ; osmazome avec lactate de soude, 0,232 ; soude, 0,028 ; hydrochlorate de potasse et de soude, 0,709 ; matière salivaire avec une trace de phosphate de soude, 0,035. On voit que ces derniers chimistes ont, comme M. Barruel, découvert un peu d'osmazome dans la sérosité.

L'hydrocéphalie chronique coïncide fréquemment avec plusieurs vices de conformation ; ainsi je l'ai vue, et Meckel a fait la même observation, exister conjointement avec un bec de lièvre et une division de toute la voûte palatine : Osiander, Antenrieth, citent des cas analogues. En parlant de l'hydrorachis, nous ferons remarquer la même coïncidence déjà observées par Murray sur un fœtus à terme dont les organes du thorax et de l'abdomen, et particulièrement le cœur, le poumon et le canal intestinal n'étaient pas plus développés que chez un fœtus de six mois ; les reins manquaient ; mais les capsules susrénales avaient un grand volume. L'uretère imperforé se terminait à une vessie très-petite, et l'on n'apercevait aucune trace d'organes génitaux. Deslandes a décrit un hydrocéphale portant une poche à l'occiput et offrant en outre une division de la lèvre supérieure, de la voûte et du voile du palais. L'oreille interne était vicieusement conformée, l'anus imperforé, les reins réunis en une seule masse. Le crâne était ouvert en arrière. Burchard nous a donné l'histoire d'un fœtus hydrocéphale présentant une division labio-palatine, une fente à l'abdomen et des membres très-petits et contournés; enfin, dans le fœtus de Bordenave, la torsion des pieds en dedans et la brièveté des membres inférieurs coïncidaient avec l'hydrocéphalie.

Presque tous les auteurs qui ont écrit sur l'hydrocéphalie interne et chronique ont mis l'augmentation du volume de la tête au nombre des phénomènes caractéristiques de cette affection, et l'ont même considérée comme un signe pathognomonique. Ils disent, il est vrai, que la tête doit être plus grosse sans offrir de tumeur molle; mais nous avons parlé de plusieurs cas d'hydrocéphalie chronique où la tête n'avait que ses dimensions ordinaires, ou bien elles étaient inférieures à celles que cette partie doit avoir dans une conformation régulière. Si le tissu cellulaire sous-cutané du crâne est infiltré, c'est-à-dire s'il existe une hydrocéphalie externe en même temps qu'une interne, ne voilà-t-il pas une tumeur molle extérieure qui n'exclut pas cependant l'existence de l'épanchement aqueux dans le crâne. Les premiers symptômes de l'hydropisie dont nous parlons sont difficiles à reconnaître et à saisir, parce qu'ils sont le plus souvent des phénomènes anomaux dans l'exercice des fonctions du système nerveux; phénomènes fugaces et insidieux. Ainsi l'amaigrissement, malgré le bon appétit et le bon sommeil de l'enfant, l'affaiblissement des sens, l'indifférence, la faiblesse des fonctions animales, la marche chancelante, l'oubli des mots que le malade veut prononcer, quelquefois la somnolence habituelle, une catalepsie momentanée, des vomissemens fréquens sans affection idiopathique de l'estomac, de la pesanteur de tête, des vertiges ou des douleurs obtuses dans la tête faisant pousser des cris plaintifs; tels sont les phénomènes appartenant à la première période. Les sens deviennent de plus en plus obtus, la vue surtout s'affaiblit, et souvent l'amaurose survient. Les facultés intellectuelles diminuent aussi successivement, les muscles de la face et les yeux présentent une agitation convulsive, les mouvemens des membres sont comme automatiques. L'appétit est vorace, pourtant l'amaigrissement de tout le corps va toujours croissant. La position que prend le malade est surtout remarquable, la parole est incertaine, la langue ne peut que balbutier, et souvent elle paraît pendant quelques instans entièrement paralysée, surtout pendant les accès de colère; alors on voit les muscles s'atrophier, les tremblemens dans les mouvemens volontaires des mains et des pieds remplacés quelquefois par des convulsions. L'exhalation cutanée est supprimée, toutes les sécrétions et excrétions sont diminuées, excepté la sécrétion salivaire. L'urine est rare et sort à l'insu des malades, il y a constipation et parfois excrétion involontaire des fèces; mais alors l'hydrocéphalie est parvenue à un haut degré. Tous ces symptômes sont plus tôt ou plus tard suivis d'un idiotisme complet, de cécité, de surdité, de mutisme, en un mot d'un état absolument négatif des facultés mentales et sensoriales. La déglutition devient difficile, les hydrocéphales se rongent les doigts, qu'ils portent sans cesse dans leur bouche; le pouls commence à devenir faible, irrégulier, intermittent; les mains et les pieds se refroidissent, et une apoplexie vient terminer cette existence misérable.

Feiler prétend qu'on peut reconnaître l'hydrocéphalie chronique lorsque l'enfant est encore dans le sein maternel, mais je pense que le diagnostic de cette affection déjà si difficile chez quelques enfans nouveau-nés, ou lorsque la maladie commence à peine, est entièrement impossible à établir si le sujet est contenu dans l'utérus. Lors de l'accouchement, l'existence de l'hydrocéphalie est importante à connaître pour la vie de la mère et pour l'honneur du médecin. Il s'élève ici une question importante : c'est de déterminer si le volume irrégulier de la tête permettra à cette partie du corps de l'enfant de traverser les détroits du bassin, ou si la perforation du crâne et son *excérébration* sont nécessaires et indispensables pour conserver la vie à la mère. Goelis affirme que, dans les premiers mois de la gestation, il est hors de toute possibilité de reconnaître si le fœtus est ou non hydrocéphale : il ne regarde l'existence de cette affection comme probable que dans le cas où la mère a déjà eu plusieurs enfans hydrocéphales; lorsqu'elle est faible, qu'elle conçoit dans un âge avancé, et qu'elle offre, pendant sa gestation, les mêmes phénomènes que ceux qu'elle a offerts dans les grossesses antérieures dont le résultat a été un enfant hydrocéphale. Il croit encore que la vieillesse du père, l'abus qu'il a fait des boissons spiritueuses, son état habituel d'ébriété par l'eau-de-vie, sont aussi les causes de l'hydrocéphalie chronique congéniale.

L'hydrocéphalie chronique avec diminution du volume de la tête est toujours congéniale; le plus souvent les enfans ont à leur naissance les fontanelles fermées et les sutures ossifiées quand l'accouchement a été prompt et facile. La plupart de ces enfans hydrocéphales meurent en quittant le sein maternel ou périssent dans les convulsions très-peu de temps après leur naissance. Car le petit nombre qui échappe à la mort finit par succomber au bout de quelques semaines, de quelques mois ou au plus d'une année; ils sont absolument privés de facultés intellectuelles et leurs sens sont oblitérés. La tête de ces petits sujets est constamment pointue vers son sommet, déprimée sur les parties latérales vers les régions oriculaires, le front est aussi aplati, et la tête couverte de cheveux épais. Les yeux sont dans une rotation convulsive continuelle, insensibles à la lumière, la pupile est très-dilatée, et dans quelques cas l'iris a paru adhérer à la cornée. La figure, sans aucune expression, est l'image de la stupidité. Leur voracité est grande, et cependant la nutrition se fait mal; la déglutition des liquides est difficile; ils perdent haleine et quelquefois font craindre la suffocation. Les excrétions alvines et urinaire sont involontaires; la voix n'est qu'un son faible et enroué; les pieds sont croisés, collés l'un sur l'autre; les cuisses fléchies sur l'abdomen. Ces malheureux ne peuvent jamais rester debout ou marcher. Les orteils sont fréquemment fléchis spasmodiquement sur la plante des pieds. J'en ai vu qui exécutaient continuellement un mouvement de flexion et d'extension de la tête, ou un mouvement de droite à gauche. Ces hydrocéphales à petite tête tombent dans une espèce de coma, ou d'étourdissement, lorsqu'on les secoue, lorsqu'ils font un mouvement fort et brusque de la tête. Alors la figure devient colorée, violette, la respiration s'embarrasse, les veines du cou et de la tête sont gonflées et distendues, le cœur et les artères n'ont que des battemens lens et faibles, les extrémités sont froides. Ces malheureux enfans ne paraissent avoir qu'une vie végétative; ils ne donnent aucune étincelle de raison, et sont un des plus tristes tableaux des misères humaines.

D'après les observations que j'ai citées et qui ont été recueillies à l'hospice des Enfans-Trouvés, on a pu voir que l'hydrocéphalie existait quelquefois sans produire aucun changement aux dimensions de la tête. Cette variété est même la plus fréquente ; je l'ai vue plusieurs fois être congénitale, et les auteurs citent des exemples où la maladie est survenue accidentellement à une époque plus ou moins loin de la naissance. Goelis dit qu'elle se manifeste le plus souvent pendant la jeunesse ou la virilité ; mais que la vieillesse n'en est pas exempte. Selle la nomme *hydropisie céphalique*. Les symptômes de cette espèce d'hydrocéphalie sont les mêmes que ceux où le volume de la tête est énorme.

La troisième espèce, d'après le volume de la tête, est caractérisée par une augmentation plus ou moins considérable des dimensions de la tête. Le plus souvent congéniale, elle rend l'accouchement laborieux ou même impossible, et le chirurgien est obligé de vider le crâne ; mais si la grosseur de la tête n'est pas trop augmentée, et que cette partie franchisse le détroit du bassin, on voit le volume de la tête croître rapidement dans les premières années de l'enfance. Cet accroissement se ralentit successivement, et paraît cesser vers l'âge viril, époque à laquelle les os du crâne sont unis solidement les uns aux autres. Dans les changemens de volume de la tête, on voit les parties supérieures des os frontal et occipital, ainsi que les pariétaux, se porter en dehors, et donner au crâne une forme particulière et une étendue proportionnelle beaucoup plus grande que celle de la face. Souvent, comme nous l'avons indiqué en parlant de l'état anatomique du crâne et de l'encéphale, toutes les sutures sont séparées, et les os sont tellement distans, qu'on peut, suivant Tulp, Dreyssig et Monro, sentir une fluctuation dans les endroits correspondans aux sutures. Les veines du cou sont très-apparentes, et Lentin les a vues variqueuses. Les artères temporales et carotides battent avec force ; les yeux sont toujours larmoyans, presque entièrement couverts par les paupières dont les angles sont remplies d'une matière puriforme ; les globes oculaires perdent peu à peu de leur mobilité. Les pupilles s'élargissent à mesure que la désorganisation de l'encéphale augmente. Le regard est louche, et le plus souvent l'œil est dirigé en haut ; plus tard, le malade le porte alternativement dans une direction horizontale d'une commissure des paupières à l'autre commissure, comme le balancier d'une pendule. Feiler, Goelis et Schmitt ont vu les yeux paralysés et dirigés en bas.

Dans la première période, Frank, Michaelis, Schœffer, ont constaté que l'œil était brillant et la vue d'une faiblesse qui va croissant jusqu'à la paralysie complète. Vogel et Monro parlent d'une douleur dans les globes oculaires, dont l'intensité décroît comme la sensibilité de ces organes. Le nez, qui d'abord éprouve un chatouillement incommode, puis un picotement douloureux, a sa membrane muqueuse constamment sèche. L'odorat se perd comme la vue. Chez quelques hydrocéphales, Goelis a observé une perversion de l'olfaction (*olfactus spurius*). Les malades se plaignent de sentir l'odeur de fumée, de linge brûlé, de fromage gâté, etc. Mais ces aberrations de la sensibilité olfactive n'appartiennent qu'aux deux premières périodes. L'ouïe très-fine chez les hydrocéphales de quelques mois ou d'un an à deux ans, puisque le moindre bruit les réveille en sursaut et produit parfois des convulsions, l'ouïe, toujours délicate dans la première phase, perd peu à peu de sa sensibilité, et finit par s'oblitérer complétement. Il faut faire un bruit très-fort pour que les hydrocéphales puissent l'entendre; mais, avant cette paralysie entière, les enfans sont affectés différemment par les sons : tantôt le son les réjouit et les calme; tantôt il les irrite et les jette dans un état spasmodique. Les flux par le conduit auditif sont rares. Un signe que plusieurs praticiens célèbres, et entre autres Feiler, Schmalz, Goelis, etc., regardent comme indiquant avec certitude la seconde période de la maladie, est l'écoulement abondant de la salive par la bouche, qui reste toujours béante. Lorsque le malade est d'un âge à pouvoir parler, ou lorsque la maladie n'est pas assez avancée pour produire le mutisme, la voix est nasillarde, la parole lente; le malade cherche les mots, et les oublie au moment de les prononcer; parfois il s'opiniâtre pendant une ou plusieurs minutes à chercher une expression, qu'il répète un grand nombre de fois sans pouvoir terminer une phrase. Dans la dernière période, la langue n'articule plus ou que très-difficilement; le son de la voix est triste et monotone.

Si l'on secoue la tête, si l'on percute le crâne ou si on exerce une pression sur les sutures ou sur les espaces qui y correspondent, le malade se plaint d'étourdissement, et on le fait tomber dans un affaissement comateux accompagné parfois de convulsions.

Pendant la première période de cette espèce d'hydrocéphalie, les mouvemens volontaires se conservent encore, les malades se tiennent assis ou debout. Dans la seconde période, ces attitudes sont difficiles et même impossibles; et enfin, dans la troisième période, si les malades sont mis sur leur séant, il survient des douleurs de tête, des vertiges, des envies de vomir. Dans tous les stades de l'affection, le ventre est resserré, et des purgatifs seuls peuvent déterminer des évacuation alvines. Pendant la dernière phase; l'excrétion des matières fécales et de l'urine est involontaire. Aucun signe ne peut être tiré ici du volume du ventre. Schmalz, Dreyssig, Goelis, etc., disent que le pouls est petit, serré, irrégulier, parfois intermittent. Dans l'origine, la respiration n'offre pas de dérangement; mais, lorsque la maladie est confirmée, il y a dyspnée, les enfans se réveillent en sursaut; ils ont des étouffemens fréquens, surtout lorsqu'ils pleurent, toussent, etc.; et quelquefois la respiration est suspendue momentanément, la figure est bleue, le corps raide.

La position du malade peut aussi fournir des indices au médecin. Feiler a observé, et j'ai deux fois reconnu l'exactitude de l'observation, que les malades se couchent sur le visage, qu'ils enfoncent leur nez dans le coussin; ils cherchent à avoir la tête plus basse que le reste du corps, et tous les malades fléchissent plus ou moins le rachis, et portent cependant la tête en arrière. Ils étendent les bras en ligne droite, le long du ventre, rapprochent leurs mains en croisant les doigts, et les placent ainsi entre leurs cuisses maigres et fléchies sur l'abdomen. Les enfans de quelques années, ainsi que les sujets plus âgés, ont, dans la maladie confirmée, la marche très-difficile, chancelante. Les malades placent les pieds l'un devant l'autre en croisant les jambes, et la pointe des pieds est fortement tournée en dedans.

Goelis dit que les hydrocéphales ont une manière particulière d'exprimer leurs passions. S'ils sont en colère, ou s'ils veulent témoigner leur joie, ils sautent plusieurs fois en l'air, les deux pieds étendus, les bras pendans le long du corps, les mains fléchies en nacelle; ils rient avec extase ou crient avec véhémence.

Le diagnostic du commencement de l'hydrocéphalie interne

chronique n'a peut-être pas de signe plus certain que la vacillation des muscles volontaires, et l'impuissance de tenir le corps en équilibre. Lorsque l'affection fait des progrès, et qu'elle marche vers la désorganisation de l'encéphale, la faculté de marcher ou de se tenir debout se perd, et les malades, placés sur leurs pieds, tombent bientôt lorsqu'ils sont privés de secours. Plus tard encore, les mouvemens volontaires sont impossibles, les membres pelviens sont paralysés, et les pieds se gonflent vers la fin de la dernière période, peu de temps avant la mort. Buttner a dit que l'éruption des dents était retardée; mais ce phénomène est fort inconstant, et plusieurs hydrocéphales sont aussi précoces que les enfans sains; mais les dents jaunissent et se carient très-promptement. Les grincemens de dents ou le mouvement de mastication continuelle exercé par les malades produisent aussi l'usure de ces petits os. La déglutition, d'abord facile, devient embarrassée, puis parfois tout-à-fait impossible. L'appétit toujours très-fort, et la digestion qui ne paraît pas sensiblement dérangée, devraient faire supposer que la nutrition se fait toujours convenablement, et pourtant les malades tombent dans une maigreur extrême. Les selles sont rares, les matières dures; l'urine est pâle ou d'un jaune citrin; elle ne dépose de sédiment blanchâtre que lorsque, pendant le cours de l'hydrocéphalie chronique interne, les symptômes de l'hydropisie aiguë des ventricules cérébraux se manifestent. Si Wigant a vu un dépôt semblable à de la craie, ce ne peut être que dans la circonstance dont nous parlons; laquelle n'est pas indiquée par les auteurs; si nous en exceptons Goelis qui dit avec raison que les malades, atteints d'hydrocéphalie interne chronique, meurent aussi souvent avec tous les accidens propres à l'hydrocéphalie aiguë que par la fièvre hectique ou l'apoplexie. Le même auteur assure que les enfans à tête irrégulièrement petite, ou irrégulièrement grosse, maigrissent plus vite que ceux dont la forme de la tête n'a pas subi de changement.

La cause prochaine de l'hydrocéphalie chronique et de tous les accidens auxquels elle donne lieu, est la congestion de liquides séreux, séro-purulens, purulens, etc., dans la cavité crânienne ou dans quelque partie de l'encéphale liquides, dont la présence produit une compression sur l'encéphale ou ses dépendances, et détermine des anomalies dans les fonctions du système nerveux; et la prédominance de l'exhalation sur l'absorption entretient la permanence des accidens. Les indications curatives doivent se baser sur la connaissance et l'appréciation des causes prédisposantes et excitantes, ainsi que sur l'état anatomique des parties, sans quoi le traitement serait hypothétique ou purement empirique.

Les altérations anatomiques peuvent se rapporter à trois états différens de l'encéphale : 1° à l'imperfection de son développement, et le plus souvent à l'absence de quelques-unes de ses parties; 2° à la distension de la substance de cet organe, et à l'agrandissement des cavités ventriculaires par un liquide plus ou moins abondant. 3° Le troisième état serait la présence de ce liquide, non dans les cavités encéphaliques, mais seulement dans l'espace que laissent entre eux les deux feuillets de l'arachnoïde. Je crois que le premier état appartient aux premières périodes de l'évolution organique de l'encéphale, et que la production de la substance cérébrale ayant été empêchée par une cause jusqu'ici inconnue, une exhalation de sérosité la remplace. Il est hors de notre pouvoir de suppléer à cette imperfection; on ne peut guère espérer que les enfans ainsi organisés puissent vivre quelque temps, et nous avons vu que tous les hydrocéphales qui mouraient dans le sein maternel, à leur naissance ou peu de temps après leur naissance, appartenaient à ce premier état pathologique. J'ai déjà dit que les anencéphales devaient être rapprochés de ce genre d'altération, et qu'ils n'en différaient que par l'écoulement du liquide à une époque voisine de l'apparition de la maladie. On conçoit que tout traitement médicamenteux ou chirurgical serait inutile, ou ne ferait qu'accélérer la fin des malades.

Le second état, celui dans lequel le liquide est dans les cavités ventriculaires, appartient à une époque plus avancée de l'évolution organique. Déjà l'encéphale existe dans toutes ses parties; mais chacune d'elle n'est pas encore parvenue à son complément de développement; les liquides par lesquels les cavités ventriculaires sont primitivement remplies, n'ont pas été résorbés, l'exhalation de ces fluides continue de se faire et dans les proportions qui dépassent celles de l'absorption : l'accumulation du liquide se faisant lentement, les diverses parties de l'encéphale existant, et quelquefois la masse de cet organe étant supérieure à celle qu'il présente ordinairement, le sujet peut vivre, et la durée de sa vie dépendre de la rapidité de la sécrétion ou des rapports de cette fonction avec l'inhalation. Si l'augmentation du fluide est lente, le malade pourra vivre de longues années; dans le cas contraire, il succombera dans sa première ou seconde enfance; enfin, si la sérosité s'est accumulée dans la cavité de la membrane séreuse, elle devra sa production à une inflammation dont la marche a été peu rapide. L'examen du corps des hydrocéphales a montré l'absence du cerveau, ou de plusieurs parties de l'encéphale dans le premier état ou première espèce que nous venons d'établir; le développement arrêté peut être démontré non-seulement par l'absence de ces parties, mais par d'autres vices de conformation, tels que le bec de lièvre, le spina-bifida, etc., qu'on sait appartenir à une période peu avancée de l'évolution des organes. Les caractères anatomiques de l'encéphale, dont toutes les phases de développement sont aujourd'hui bien connues, démontrent que l'hydrocéphalie interne chronique des ventricules appartient à une époque peu avancée de la formation de l'encéphale. Enfin l'hydrocéphalie dans laquelle la sérosité n'est pas dans l'encéphale, mais seulement dans la membrane séreuse, coïncide toujours avec un développement complet de l'organe, qui démontre que son origine ne peut remonter qu'aux derniers temps de la vie fétale, et plus souvent encore aux premières années de la vie de l'enfant. Les traces de l'inflammation sur la membrane séreuse ne permettent pas de douter qu'ici le mode de production du liquide provient d'un procédé tout particulier, et remarquons que les arachnites sur la partie extérieure de l'encéphale peuvent se terminer par une hydrocéphalie chronique dans la grande cavité de la membrane séreuse, tandis que l'hydrocéphalie interne aiguë, compromettant plus directement et plus fortement les fonctions de l'encéphale, cette affection ne passe pas à l'état chronique, il faut que le fluide soit résorbé, ou bien que le malade succombe. Nous n'avons aucun exemple bien authentique d'hydrocéphalie interne chronique, c'est-à-dire d'hydrocéphalie dans laquelle la sérosité était dans les ventricules, qui ait succédé à une hydrocéphalie ou hydropisie aiguë du cerveau. — L'hydrocéphalie interne chronique appartiendrait donc toujours à un vice de conformation originelle, et l'hydrocéphalie chronique arachnoïdienne extérieure, c'est-à-dire celle dans laquelle la sérosité est renfermée dans la membrane séreuse qui va de la dure-mère sur les circonvolutions de l'encéphale, serait un des phénomènes de l'arachnite chronique, et dépendrait de cette inflammation.

On a jusqu'ici étudié très-peu la pathologie du fœtus et de l'enfant nouveau-né, les travaux de Hufeland, de Malfatti, de Hoffengœrtner, de Henke, etc., sur les maladies de l'évolution organique, sont d'un grand intérêt; mais le sujet laisse encore beaucoup à faire, et le médecin qui pourra jeter quelque lumière sur cette partie de la médecine, aura rendu un très-grand service à l'humanité. Rosenstein, Struve, etc., disent que les enfans sont disposés à l'hydrocéphalie chronique interne lorsqu'ils sont encore dans le sein maternel. Il faut bien que ce soit, puisque beaucoup d'hydrocéphales naissent avec cette maladie, qui souvent rend l'accouchement laborieux. Il faut bien qu'il y ait une disposition quelconque dans le fœtus ou dans sa mère, puisque nous reconnaissons que le plus grand nombre d'hydrocéphales chroniques tiennent à un défaut de développement de l'encéphale, et qu'il existe plusieurs exemples de femmes dont toutes les grossesses ne produisaient que des enfans hydrocéphales. Quelle est la cause de ce phénomène? nous l'ignorons. On accuse généralement l'influence de l'imagination de la mère; et, sans vouloir nier la possibilité de cette influence, nous croyons qu'on lui attribue des effets qui lui sont entièrement étrangers. Les chagrins, les terreurs et les passions de toute espèce que la femme encéinte peut ressentir, ont aussi été comptés aux nombre des causes de l'hydrocéphalie. Les maladies de la mère pendant la gestation, sa débilité par l'effet de l'âge ou de circonstances pathologiques, la vieillesse du père, enfin une sorte d'hérédité ou de disposition qu'on ne saurait définir, sont considérées comme pouvant produire l'hydrocéphalie chronique. P. Frank dit qu'une femme accoucha sept fois, et que constamment elle mit au monde un enfant hydrocéphale. Goelis cite un exemple semblable. Une femme eut six grossesses qui toutes se terminèrent au sixième mois en produisant un enfant mort et hydrocéphale; elle eut ensuite trois autres grossesses qui parvinrent à terme, mais dont le résultat fut encore des enfans hydrocéphales dont un seul vécut dix-huit mois. Un homme de soixante ans, buveur intrépide, eut avec sa femme, forte, jeune et saine, trois enfans qui tous les trois furent hydrocéphales. Nous pourrions citer ici beaucoup d'autres exemples d'enfans atteints de la même affection, dont le père ou la mère était ivrogne. Quelques pathologistes rangent au nombre des causes de l'hydrocéphalie l'entortillement du cordon ombilical autour du cou de l'enfant. Les vêtemens que la mère a portés pendant sa grossesse ne sont pas sans importance sur la production de la maladie; ainsi les ceintures, les corsets dont les femmes se servent, et à l'aide desquels elles cherchent souvent à dissimuler leur grossesse, peuvent, en s'opposant au libre développement de l'utérus dans l'abdomen, empêcher aussi l'évolution convenable du fœtus. Il est de fait que l'hydrocéphalie congéniale et les autres vices de conformation des enfans sont plus fréquens chez les filles-mères que chez les femmes mariées; c'est ce qu'on voit dans les hospices où ces femmes viennent accoucher. Cette différence ne peut être expliquée que par la compression du ventre pour cacher la grossesse, ou par les affections morales auxquelles ces infortunées sont en proie.

Les violences exercées sur la tête de l'enfant pendant la parturition, le travail de la dentition, les scrofules, la présence des vers dans les voies digestives, les phlegmasies de l'abdomen, et principalement l'entérite, la mésentérite, l'hépatite, la péritonite, etc., sont aussi considérées comme autant de causes de l'hydrocéphalie. Les suppressions de phlegmasies cutanées aiguës ou chroniques, et surtout des éruptions sur la tête, les croûtes muqueuses, le favus, le porrigo et l'intertrigo doivent être placés sur la même ligne. Nous devons encore y ranger, pour les petits enfans, la mauvaise nourriture dont l'usage produit l'entérite. Les spiritueux, les excitans et les purgatifs donnés aux nouveau-nés, la compression du corps, et particulièrement de l'abdomen par le maillot ou par des vêtemens trop serrés, peuvent produire une congestion sanguine vers la tête, et, par suite une exhalation de sérosité dans le crâne; mais ces dernières causes appartiennent à l'hydrocéphalie acquise; et, dans ce cas, la phlegmasie des méninges précède l'épanchement du liquide aqueux. L'énumération que nous venons de faire des causes prédisposantes est sans doute trop générale et trop vague, et l'on désirerait avoir des données plus positives; mais c'est jusqu'ici tout ce que la science possède. Il est cependant des circonstances que les pathologistes rapportent aux causes excitantes et qui paraissent en effet appartenir de plus près à la production de l'hydrocéphalie: elles sont générales ou locales. Ainsi l'ébranlement du cerveau par des chutes, des coups, des secousses, le bercement immodéré sur un plancher inégal ou sur les bras, par lequel on étourdit les enfans et on les jette dans un état soporeux, enfin tous les excitans des organes digestifs peuvent produire par un effet sympathique l'hydrocéphalie. Goelis rapporte qu'un médecin, ardent partisan de la doctrine de Brown, faisait prendre à ses enfans, dès leur naissance, du vin de Malaga ou du vin préparé avec de la cannelle; ils maigrissaient rapidement et mouraient tous d'hydrocéphalie chronique. Il dit aussi que deux vivandières qui voulaient habituer leurs enfans à l'eau-de-vie, les firent périr d'hydrocéphalie chronique. Enfin nous avons vu plusieurs exemples de phlegmasies de l'encéphale ou de ses enveloppes chez de jeunes enfans, déterminées parce que des parens ou des médecins imprudens avaient administré du vin, du kina et autres toniques et excitans dans des cas de diarrhée. Dirons nous que l'hydrocéphalie chronique peut résulter de la rupture d'un vaisseau lymphatique dans la cavité crânienne; il faut, pour parler d'une cause de ce genre, que nous ayons à produire l'autorité de P. Frank et de Borsiéri; et encore nous osons à peine y croire.

La mort est la terminaison la plus commune; nous devons même dire la terminaison ordinaire de l'hydrocéphalie. On dit aussi que cet épanchement peut se terminer en produisant une autre affection, mais c'est moins une terminaison qu'un changement de forme. Ainsi des hydrocéphales deviennent quelquefois des idiots, etc.

La terminaison par le retour à la santé est la plus rare, et nous ne pensons pas qu'il y en ait d'exemple bien avéré pour l'hydrocéphalie congéniale, et surtout pour celle où l'encéphale est incomplétement formé. Lorsque la maladie est parvenue à la période de désorganisation, lorsqu'une inflammation s'est emparée de l'encéphale, lorsqu'il existe une cachexie scrofuleuse, scorbutique ou vénérienne, on regarde la guérison comme impossible. Une grande simplicité dans la maladie, la présence du liquide en petite quantité dans la cavité extérieure de l'arachnoïde, l'intégrité des organes essentiels à la vie, l'absence de toute complication, de la force dans la constitution du sujet, sont les conditions sans lesquelles on ne peut conserver aucun espoir de guérison. Le retour à la santé ne peut guère être dû ici qu'à l'administration de moyens médicaux, la nature n'opérant point d'elle-même la guérison. Cependant on a parlé de sueurs, de diarrhées, d'éruptions à la peau et d'autres mouvemens critiques spontanés par lesquels la nature a fait disparaître l'épanchement et ramené la santé. On ne doit guère compter sur des efforts aussi heureux.

La léthalité de l'hydrocéphalie chronique a été reconnue par tous les observateurs qui ont étudié cette affection. Plenk, Girtanner, Rosenstein, Buttner, Struve, Dreyssig, Mercati, Feiler, Henke, Goelis, etc., déclarent perdus sans ressource tous les enfans qui naissent avec l'hydrocéphalie chronique interne, ainsi que ceux chez lesquels cette maladie se développe peu après leur naissance. Nous partageons entièrement leur opinion. Galien, Paul d'Égine et Aétius d'Amide avaient déjà reconnu l'incurabilité de l'hydrocéphalie chronique; mais Zacutus Lusitanus et Fabrice d'Aquapendente pensaient qu'on pouvait guérir certains hydrocéphlales. P. Frank, tout en déclarant que cette maladie est au-dessus des ressources de l'art, admet pourtant quelques exceptions; il cite l'observation d'un enfant chez lequel l'invasion d'une affection scrofuleuse détruisit une hydrocéphalie chronique interne.

Tout ce que nous avons rapporté jusqu'ici sur l'hydrocéphalie chronique démontre que la maladie a été observée un grand nombre de fois, par beaucoup de médecins célèbres, et que même, depuis une antiquité très-reculée, l'affection a fixé l'attention des observateurs. Goelis croit que cette maladie a frappé l'espèce humaine dès l'origine de l'état social. Hippocrate, Galien, Aétius, Paul d'Égine, Arétée de Cappadoce, Capivaccius, Mercati, Perdulcis, Forestus, Sennert, Rivière, Ettmuller, Blancard, Bonet, Junker, en ont successivement parlé dans leurs ouvrages; et Goelis, à qui nous devons la monographie la plus complète sur cette hydropisie, a fait connaître la part que chaque médecin a prise à l'histoire de cette maladie. Jusqu'ici cependant les altérations de l'encéphale n'avaient pas assez occupé les praticiens.

Traitement. — On est d'accord sur l'indication à remplir dans le traitement de l'hydrocéphalie chronique : faire disparaître le liquide dont la tête est remplie, et s'opposer à l'épanchement d'une nouvelle quantité. Les méthodes suivies ont reçu le nom de méthodes *palliative*, *curative*, *préservative*. Si l'on peut juger l'incurabilité d'une maladie par le nombre de remèdes proposés dans son traitement, l'on devra s'attendre à voir figurer, pour combattre l'hydrocéphalie chronique, une prodigieuse quantité de médicamens. Les diurétiques chauds, les purgatifs minoratifs ou drastiques, les sudorifiques, les sialagogues, les narcotiques, les toniques amers, les diffusifs, ont tour à tour été mis en usage; mais les médicamens les plus vantés sont les purgatifs, les mercuriaux, soit en frictions, soit à l'intérieur, la digitale pourprée, la teinture de cantharides, etc. Un des moyens principaux de Blancard et de Fabricius consistait à faire tenir la tête constamment chaude, soit en la couvrant de sable chaud renfermé dans une vessie, soit en employant une éponge trempée dans de l'eau bouillante, et bien exprimée. Les remèdes externes sont aussi en grand nombre : Flajani et Plenk employaient le vinaigre scillitique; Perceval, l'onguent napolitain; Zwinger, Sorbait, Mellin, frottaient la tête du malade avec des huiles éthérées ou le mélange de corps gras, de naphthe, d'alcohol, d'essence de térébenthine. Boerhaave, Borsiéri, Hecker, conseillaient les fomentations avec le vin aromatique. Dès les temps très-anciens, on se servait de cataplasmes faits avec de l'eau de chaux, des escargots et des plantes aromatiques. Les modernes n'emploient plus ce singulier mélange. Psab, Deleurye, ont recommandé les fomentations aromatiques sèches, et d'autres praticiens recouvraient la tête avec différens emplâtres, et particulièrement avec celui de Junker, dans la composition duquel entrent le savon et le camphre. Jonston, Perdulcis, Monro, faisaient porter à leurs malades des bonnets de laine imbibés d'huiles essentielles et de liqueurs spiritueuses. Michaelis et Mellin vantent les lavemens irritans, Heister a recommandé les ventouses mouchetées. Les anciens et beaucoup de modernes veulent qu'on pratique des incisions, qu'on établisse des cautères, ou qu'on cautérise avec le feu. L'évacuation lente ou prompte du liquide épanché, à l'aide d'une opération, a été proposée par de nombreux auteurs, et blâmée par d'autres. L'expérience a démontré que la mort suivait de près la soustraction du liquide. Il n'en est pas de même des fonticules par lesquels l'existence du malade n'est jamais compromise. Goelis dit en avoir retiré les plus heureux résultats dans les première et seconde périodes. Les vésicatoires ont aussi déterminé des effets avantageux, lorsque la maladie avait succédé à la rétropulsion d'un exanthème; et Goelis prétend qu'ils sont indispensables, comme révulsifs, dans les cas où l'on veut produire une médication antiphlegmasique.

Lorsque tous les agens médicamenteux ont été infructueux, la perforation ou trépanation du crâne a été indiquée comme dernière ressource par Monro, Sorbait, Lecat, Junker, Astley Cooper, etc., et blâmée par Portenschlag, Borsiéri, Mercati, et par un grand nombre de modernes des plus expérimentés. Cette dernière opinion nous paraît la plus sage, car la connaissance de l'état anatomique des parties démontre qu'on ne doit rien espérer de ce moyen dans les hydrocéphalies congéniales, soit que le cerveau n'existe qu'en partie, soit que le liquide distende les cavités ventriculaires. Cette évacuation amène la mort plus ou moins promptement, et, dans tout désespoir de cause, rien ne peut excuser la pratique d'une opération qui accélère la fin des malades, et qui leur fait souffrir des douleurs inutiles.

Goelis conseille l'emploi du calomel à l'intérieur, et celui de l'onguent napolitain et de baies de genièvre à l'extérieur. Il fait porter au malade un bonnet de laine, lui fait prendre des bains alcalins légèrement irritans, ouvre des fonticules, et les entretient avec le mézéréum, le tartre stibié, etc. Si quelques symptômes inflammatoires se manifestent, il les combat avec des sangsues; et, si le malade est affaibli par la maladie, il soutient ses forces par de doux toniques, surtout par le quinquina. Les diurétiques sont aussi employés par ce praticien.

Le calomel est, suivant ce médecin, le remède par excellence, soit seul, soit uni à d'autres médicamens. Il convient dans la première, dans la seconde période, et peut encore être donné plus tard comme palliatif. Il est efficace chez les sujets de tous les âges, et peut être administré malgré les complications, le scorbut excepté. Il faut, en même temps qu'on fait prendre le mercure doux à l'intérieur, frotter la tête avec l'onguent napolitain et de baies de genièvre, et placer le bonnet de laine qui, irritant continuellement la tête, dont les cheveux ont été coupés, produit une révulsion salutaire. L'usage de ce bonnet joue un grand rôle dans le traitement radical de Goelis. Il ne faut pas le quitter pendant toute la durée du traitement.

Les bains généraux irritans occupent aussi un haut rang parmi les remèdes recommandés contre l'hydrocéphalie chronique. Ils distribuent d'une manière générale et uniforme l'activité organique sur toute la surface extérieure du corps, et opèrent par cette excitation une révulsion bienfaisante. Une circonstance digne d'attention est la recommandation faite par

Goelis de ne point donner d'alimens végétaux, dans lesquels se trouvent des acides, aux malades qui prennent du calomel. De nombreuses observations l'ont convaincu que ces alimens causaient des coliques très-vives, et déterminaient le développement d'entérites mortelles. Il faut éviter aussi la trop grande chaleur à la tête, les commotions du cerveau, les passions vives. Le malade doit être exposé à l'air libre, mais à l'abri des rayons solaires. Ce traitement demande à être suivi avec continuité, et ce n'est quelquefois qu'après huit ou dix semaines qu'on reconnaît ses bons effets. Est-il sans résultat satisfaisant, et la maladie arrive-t-elle insensiblement à sa dernière période, on soutiendra le malade par des toniques pour reculer le plus possible son extinction? On excitera les exutoires pour augmenter les sécrétions : le malade sera maintenu la tête élevée, dans un appartement modérément chauffé, éloigné de tout bruit.

Le traitement préservatif de l'hydrocéphalie chronique est un point important; il convient d'y recourir chez les individus qui semblent avoir une disposition toute particulière à cette affection, disposition qui se manifeste dans l'enfance et même dès la naissance. Malheureusement le médecin n'est appelé, le plus souvent que lorsque l'affection est confirmée. Pour bien déterminer le traitement à suivre contre l'apparition de ce mal, il est nécessaire d'apprécier en détail toute l'étiologie de l'hydrocéphalie, afin d'éviter les causes les plus actives et les plus ordinaires. Le médecin favorisera toujours les mouvemens critiques de toutes les maladies de l'enfance, parce que ces efforts arrêtés sont souvent suivis d'une congestion sanguine vers la tête. Il faut respecter les éruptions cutanées et surtout les suintemens de la tête et la formation de croûtes ou achores. Les irritations des voies digestives produisant fréquemment une action sympathique sur l'encéphale, il convient aussi de les éviter ou de les calmer quand elles existent. Les coups, les chutes sur la tête, les secousses violentes de cette même partie, seront redoutés par les parens. L'éducation intellectuelle et morale ne doit pas moins que l'éducation physique appeler l'attention des parens et du médecin. Beaucoup d'enfans très-aimables, dont l'esprit et toutes les facultés étaient très-précoces, ont été victimes de la vanité des parens et de l'imprévoyance des instituteurs. Les enfans dont la tête est volumineuse, ceux chez lesquels le sang se porte habituellement en trop grande abondance vers le cerveau, les enfans rachitiques, enfin tous ceux chez lesquels on remarque une disposition à l'hydrocéphalie, doivent être élevés avec beaucoup de précautions. Il ne faut pas cultiver trop tôt leur esprit, il convient de les ménager dans leurs études, et de ne pas forcer leur intelligence. Ces préceptes s'appliquent non-seulement à l'hydrocéphalie chronique interne, mais encore à l'hydrocéphalie aiguë. (G. BRESCHET.)

HYDROCHLORATES. Substances salines formées d'acide hydrochlorique et d'un oxyde, décomposables par le feu, mais fournissant des produits divers. Les uns dégagent de l'acide hydrochlorique et mettent à nu l'oxyde, les autres donnent de l'eau et un chlorure métallique, dans ce dernier cas l'hydrogène de l'acide s'est uni à l'oxygène de l'oxyde et le chlore au métal. Les hydrochlorates des oxydes de la première section sont dans le premier cas; presque tous les autres sont dans le second. La cristallisation peut aussi transformer en chlorures certains hydrochlorates tels que ceux de potasse, de soude, de baryte, etc. L'eau dissout tous les hydrochlorates. Ceux d'antimoine, de bismuth et de tellure, sont decomposés par ce liquide, s'il est surtout en grande quantité, et il en résulte un hydrochlorate acide soluble et un sous-hydrochlorate insoluble. Tous les hydrochlorates sont décomposés par les acides liquides concentrés, et dégagent de l'acide hydrochlorique. Le nitrate d'argent est précipité en blanc, par eux ce précipité, de chlorure d'argent est dû à ce que l'acide nitrique s'emparant de la base de l'hydrochlorate met à nu l'oxyde d'argent qui agit sur l'acide hydrochlorique, comme nous l'avons dit plus haut en parlant de l'action du feu, sur ce genre de sels. (*Voyez*, pour la préparation et l'emploi en médecine des hydrochlorates, chacun de ces sels en particuliers.) (ORFILA).

HYDROCHLORIQUE (acide). Cet acide, connu autrefois sous les noms *d'esprit de sel*, *d'acide marin*, *d'acide muriatique*, paraît avoir été obtenu pour la première fois par Glauber. Il existe dans la nature principalement combiné avec les oxydes métalliques; cependant on l'a quelquefois rencontré dans des eaux thermales de l'Amérique, ou près des volcans en activité; et encore son existence n'est-elle que momentanée. Il est gazeux, incolore, transparent, élastique, d'une odeur suffocante, d'une saveur âcre, caustique; il rougit l'infusum du tournesol; il imprime d'abord à la flamme d'une bougie que l'on plonge dans une éprouvette qui le contient, une couleur verdâtre, et l'éteint ensuite. Sa pesanteur spécifique est de 1,2474; la chaleur n'en opère pas la décomposition; un froid artificiel de 40°—0 peut le faire passer à l'état liquide, ainsi que l'ont démontré les expériences récentes de M. Bussy. La compression dans un tube par sa propre atmosphère, produit le même résultat. Le fluide électrique le décompose en hydrogène et en chlore gazeux. Il est sans action sur les corps simples non-métalliques. Mis en contact avec l'air, il répand des vapeurs blanches très-abondantes, phénomène dû à ce qu'il s'empare de la vapeur d'eau contenue dans l'atmosphère. Son affinité pour l'eau est tellement grande, qu'un morceau de glace introduit dans une éprouvette remplie de ce gaz fond avec autant de rapidité que s'il était mis sur des charbons incandescens. L'eau en dissout 464 fois son volume. Cette dissolution constitue l'acide hydrochlorique liquide, reconnaissable aux caractères suivans : incolore, ou coloré en jaune ou jaune rougeâtre, suivant qu'il est pur ou impur; d'une saveur très-caustique, rougissant l'infusum de tournesol; répendant à l'air des vapeurs blanches d'acide hydrochlorique gazeux, ces vapeurs deviennent plus blanches et plus épaisses, si l'on approche du vase qui contient l'acide hydrochlorique un flacon d'ammoniaque; il se forme alors de l'hydrochlorate d'ammoniaque tenu en suspension dans l'atmosphère, à cause de son extrême division. Si on chauffe pendant quelques instans de l'acide hydrochlorique liquide avec du peroxyde de manganèse, on obtient du chlore gazeux; d'où il suit que l'hydrogène de l'acide s'est uni à l'oxygène de l'oxyde pour former de l'eau, et a mis le chlore à nu. Versé dans une dissolution de nitrate d'argent, il fournit avec ce sel un précipité blanc, caillebotté, lourd, insoluble dans l'eau et dans l'acide nitrique, soluble dans l'ammoniaque, susceptible de passer au violet, puis au noir, quand il a pendant quelque temps le contact de la lumière. Ce précipité est du chlorure d'argent formé aux dépens du chlore de l'acide hydrochlorique et de l'argent du nitrate d'argent, l'hydrogène de l'acide s'étant uni à l'oxygène de l'oxyde du sel. Les métaux des trois dernières sections (*voyez* MÉTAL) n'exercent aucune action sur l'acide hydrochlorique; quelques-uns de la seconde et de la troisième, tels que le potassium, le sodium, le fer, l'étain, le manganèse, etc., en séparent l'hydrogène et se combinent avec le chlore pour former des chlorures métalliques. Il ne subit aucune modification de la part des acides borique, carbonique, phosphorique et phosphoreux.

Il n'en est pas de même des acides sulfurique, iodique, chlorique et nitrique. L'acide sulfurique s'empare de l'eau qu'il renferme, et dégage l'acide à l'état gazeux, phénomène qui s'opère avec une vive effervescence et un dégagement de chaleur; toutefois il n'a lieu qu'autant que ces deux acides sont très-concentrés. La décomposition de l'acide hydrochlorique par l'acide iodique est instantanée; il en résulte de l'eau et du chlorure d'iode. Si on mêle ensemble de l'acide chlorique et de l'acide hydrochlorique à froid, le chlore des deux acides se dégage, et il se produit de l'eau. Quant à l'acide nitrique, l'action est nulle, si l'on opère à froid et avec des acides affaiblis; mais s'ils sont concentrés, il se produit une décomposition partielle des deux acides, d'où résulte un liquide jaune rougeâtre connu sous le nom d'*eau régale*, formé d'acide nitrique, d'acide hydrochlorique, d'acide nitreux, de chlore et d'eau. Les deux premières substances proviennent d'une portion des acides mis en contact qui n'a pas été décomposée; la formation des trois autres est due à ce qu'une partie de l'oxygène de l'acide nitrique s'étant combinée avec l'hydrogène de l'acide hydrochlorique pour former de l'eau, a mis à nu le chlore de ce dernier, et fait repasser à l'état d'acide nitreux l'acide nitrique. Les caractères de l'eau régale sont les suivans : liquide jaune, rougeâtre ou rouge, d'une saveur caustique, d'une odeur désagréable, précipitant le nitrate d'argent à la manière de l'acide hydrochlorique; se comportant avec le cuivre, le zinc et le fer, comme l'acide nitrique (*voyez* ACIDE NITRIQUE); répandant des vapeurs jaunes orangées, quand il est chauffé, et dissolvant facilement l'or divisé.

On obtient l'acide hydrochlorique gazeux en décomposant l'hydrochlorate de soude par l'acide sulfurique; il se forme du sulfate de soude, et le gaz acide se dégage. Si on voulait obtenir de l'acide hydrochlorique liquide, il faudrait se servir de l'appareil de Woulff. On introduirait dans le matras dix livres de sel gris; dans le premier flacon un peu d'eau destinée à laver le gaz; dans les deuxième et troisième, huit livres d'eau distillée; on verserait sur le sel, portion par portion, sept livres et demie d'acide sulfurique étendu du tiers de son poids d'eau, et l'on continuerait l'opération jusqu'à ce qu'il ne se dégage plus de gaz, après avoir eu toutefois le soin d'élever la température du mélange lors de l'emploi de la dernière portion d'acide. On obtient par ce procédé douze livres d'acide hydrochlorique concentré. Cet acide est formé en poids d'une partie d'hydrogène, et de trente-six parties de chlore. Il sert dans les arts à fair l'eau régale, à séparer la chaux de l'indigo que l'on retire du pastel. On l'emploie en médecine dans tous les cas où les acides sont indiqués. On s'en sert mêlé à deux fois son poids de miel pour toucher les aphthes gangréneuses, ou, dans le même but, sous forme de gargarisme; il doit être alors étendu d'une grande quantité d'eau, car il est très-vénéneux. (*Voyez* POISON.) Il a encore été mis en usage contre la teigne, uni à l'axonge sous forme d'onguent; il est également employé à la préparation des pédiluves irritans. *Voyez* PÉDILUVES. (ORFILA.)

HYDROCHLORO-NITRIQUE (acide). *Voyez* EAU RÉGALE et ACIDE HYDROCHLORIQUE.

HYDROCIRSOCELE, *hydrocirsocele;* varicocèle compliqué de l'œdème. *Voyez* VARICOCÈLE.

HYDROCYANATES, s. m. On a long-temps donné ce nom à des combinaisons de cyanogène et d'un métal : ainsi on disait hydrocyanate ou prussiate de mercure, composé, regardé aujourd'hui comme un cyanure. On ne doit comprendre sous le nom d'hydrocyanate que les combinaisons d'acide hydrocyanique et d'un oxyde : or, on avait établi deux espèces d'hydrocyanates. Hydrocyanates simples (prussiates simples), et hydrocyanates doubles (prussiates triples); cette division était basée sur la persuasion dans laquelle on était que les hydrocyanates simples alcalins et même non-alcalins pouvaient s'unir à des oxides, tels que ceux de fer et d'argent. Il résulte des travaux de MM. Gay-Lussac, Porrett et Robiquet, que ces sortes de combinaisons sont le résultat de l'union de l'acide hydrocyanique ferruré ou argenturé à un alcali (*Voyez* pour l'histoire particulière de ces corps, les mots POTASSE, OXYDE DE FER, D'ARGENT, etc.) Les caractères propres aux hydrocyanates simples sont les suivans : ils sont toujours avec excès d'oxyde quelle que soit la quantité d'acide employée, en sorte que ceux qui sont formés par un alcali verdissent le sirop de violettes. Soumis à une température élevée dans des vaisseaux fermés, ils se transforment en cyanure d'oxydes et en carbonates s'il sont le contact de l'air : tous les acides les décomposent en mettant à nu l'acide hydrocyanique. Ils précipitent un grand nombre de dissolutions salines métalliques des quatre derniers sections. Le précipité est tantôt un cyanure métallique, tantôt un hydrocyanate. Aucun hydrocyanate simple n'est employé en médecine. (ORFILA).

HYDROCYANIQUE (acide), *acide prussique*. M. Gay-Lussac a donné ce nom à un liquide composé en poids, d'après MM. Berzelius et Dulong, de 3,645 d'hydrogène, et de 96,355 de cyanogène. Le mérisier à grappes, le laurier-cerise, les amandes amères, les fleurs de pêcher, et quelques autres végétaux ou parties de végétaux contiennent une quantité notable de cet acide. Il se présente sous la forme d'un liquide incolore, d'une odeur forte, insupportable et tout-à-fait analogue à celle que répandent les amandes amères ; sa saveur est d'abord fraîche, puis âcre et très-brûlante ; sa pesanteur spécifique est de 0,9438 ; il rougit faiblement l'infusion de tournesol. Exposé à l'air libre à une température de 20° + 0, il passe de l'état liquide à l'état solide aux dépens du calorique qui lui est propre ; dans ce cas, une portion de l'acide se volatilise. Abandonné à lui même dans des vases bien fermés, ou même privés d'air, il noircit en dégageant de l'ammoniaque et en mettant à nu du carbone plus ou moins azoté, s'il a toutefois le contact de la lumière. Il entre en ébullition à 26°,5, et se congèle à 15°,0. Soumis à la température rouge, dans un tube de porcelaine, il fournit du carbone, de l'hydrogène, de l'azote et du cyanogène; mais la totalité de l'acide n'est pas décomposée. Il s'enflamme à l'approche d'un corps en combustion. De tous les corps simples non métalliques, le chlore est, sans contredit, celui qui exerce l'action la plus remarquable sur cet acide; il se combine avec tous ses élémens, forme avec son hydrogène de l'acide hydrochlorique, et avec son carbone et son azote de l'acide chlorocyanique. (*Voyez* ce mot.) Parmi les métaux, le potassium décompose la vapeur d'acide hydrocyanique, met à nu l'hydrogène et se combine avec le cyanogène pour donner naissance à un cyanure. Le fer n'exerce aucune action sur l'acide hydrocyanique privé d'eau ; il n'en est pas de même quand il est humide ; il se produit alors du bleu de Prusse (hydrocyanate ferruré de peroxyde de fer). Dans ce cas, l'eau cède à une portion du fer l'oxygène qui entrait dans sa composition, l'hydrogène de ce liquide devenant libre. L'acide hydrocyanique peut se combiner avec certains oxydes et former des hydrocyanates. (*Voyez* ce mot.)

Cet acide est de tous les poisons le plus vénéneux. (*Voyez* POISON.) On l'obtient en faisant passer un courant de gaz acide hydrosulfurique à travers du cyanure de mercure placé dans un tube légèrement chauffé, auquel on adapte un récipient entouré d'un mélange de glace et de sel. On peut se procurer de l'acide hydrocyanique affaibli en faisant arriver l'acide hydrosulfurique dans une dissolution de cyanure de mercure. Il prend alors le nom d'*acide prussique* de Schéele, ce qui le distingue de l'acide prussique privé d'eau dont nous venons de faire l'histoire. Dans les deux modes de préparation, l'hydrogène de l'acide hydrosulfurique se combine avec le cyanogène du cyanure de mercure pour former de l'acide hydrocyanique, tandis que le soufre s'unit au mercure pour donner naissance à du sulfure de mercure. (ORFILA.)

Propriétés médicales de l'acide hydrocyanique. — L'acide hydrocyanique pur ou anhydre, tel qu'on l'a obtenu dans ces derniers temps, est un poison trop actif pour qu'on puisse jamais l'employer dans cet état sur l'homme malade. (*Voyez* POISON.) On n'en fait usage en thérapeutique que lorsqu'il est dissous dans l'eau. Cette dissolution n'a pas seulement pour but de diviser l'acide afin de le doser plus facilement; mais l'eau affaiblit en outre son action vénéneuse; car, comme l'a prouvé M. Heller par des expériences faites sur les animaux, une quantité déterminée d'acide hydrocyanique pur, suffisante pour tuer un animal, perd en partie cette propriété du moment où on y ajoute une certaine quantité d'eau.

Du mode d'administration de l'acide hydrocyanique médicinal. — Plusieurs procédés ont été adoptés pour la préparation de l'acide hydrocyanique médicinal. Le premier et le plus ancien est celui de Schéele, dont il a déjà été parlé. Comme on se sert, dans ce procédé, du bleu de Prusse du commerce, qui contient plus ou moins d'alumine, on obtient des proportions variables de cyanure de mercure, et par conséquent des quantités indéterminées d'acide hydrocyanique; on a renoncé, par cette raison, à ce procédé qui ne fournit pas des quantités appréciables, condition essentielle dans tous les moyens thérapeutiques. Le procédé de M. Gay-Lussac est beaucoup plus exact : en distillant des quantités déterminées de cyanure de mercure et d'acide hydroclorique, il obtient l'acide hydrocyanique pur qu'il dépouille de l'acide hydrochlorique en excès, à l'aide du carbonate de chaux, et de l'eau à l'aide du chlorure de calcium. MM. Proust et Vauquelin obtiennent aussi l'acide hydrocyanique anhydre en décomposant une quantité déterminée de cyanure de mercure par un courant de gaz acide hydrosulfurique. Ils absorbent ensuite l'excès d'hydrogène sulfuré, au moyen du sous-carbonate de plomb. Cet acide, absolument semblable à celui de M. Gay-Lussac, est mélangé, comme celui-ci, dans différentes proportions avec l'eau, pour les usages médicinaux; mais il est important de remarquer que l'acide hydrocyanique s'altère bien plus promptement lorsqu'on le mélange avec l'eau après qu'on l'a recueilli, que lorsqu'on l'obtient d'abord dissous dans l'eau par la décomposition de la solution aqueuse du cyanure de mercure. Aussi le Codex conseille-t-il, pour troisième procédé, de dissoudre un gros environ de cyanure de mercure dans une once d'eau distillée, qu'on décompose ensuite, comme dans le procédé de M. Vauquelin, par l'acide hydrosulfurique: on a alors pour résultat une solution aqueuse qui contient environ dix-sept grains d'acide hydrocyanique anhydre par once d'eau distillée; ce qui équivaut à peu près à $\frac{1}{33}$ en poids; mais, comme l'acide hydrocyanique est beaucoup plus léger que l'eau, quoique miscible dans ce liquide, la proportion de cet acide, sous le rapport du volume, peut être, dans le procédé du Codex, équivalant à $\frac{1}{30}$. Cette espèce d'acide hydrocyanique médicinal, qu'on emploie ordinairement dans tous les hôpitaux de Paris, se rapproche beaucoup de l'acide de Schéele par son peu de concentration; mais il a sur celui-ci l'avantage d'offrir des quantités connues et déterminées d'acide. En ajoutant un gros seulement d'alcohol par once à l'acide hydrocyanique du Codex, il se conserve plus facilement et plus long-temps sans altération. Cet acide hydrocyanique médicinal est beaucoup moins actif, à quantités égales, que celui qu'emploie M. Magendie, qui ajoute seulement à l'acide anhydre de M. Gay-Lussac six ou huit volumes d'eau. Il l'est encore beaucoup moins que celui de M. Heller, qui se sert d'un acide hydrocyanique encore plus concentré, puisqu'il ajoute seulement trois volumes d'eau à l'acide pur, ce qui le réduit au quart. Enfin, le plus concentré de tous est celui qui a été proposé par M. Robiquet, et indiqué dans le Codex, et qu'on prépare en mêlant parties égales d'eau et d'acide. Ces quatre acides hydrocyaniques médicinaux ne peuvent être comparables entre eux que dans des proportions très-différentes, puisque trente parties de l'acide hydrocyanique du Codex, d'après le procédé de M. Vauquelin, ne représentent que six ou huit parties de celui de M. Magendie, quatre de l'acide de M. Heller, et deux seulement de l'acide de M. Robiquet. Tous ces acides ont, au reste, le même inconvénient, celui de s'altérer plus ou moins promptement à l'air, suivant qu'ils sont plus ou moins concentrés; et cette décomposition, excepté seulement pour l'acide hydrocyanique du Codex, préparé par la méthode de M. Vauquelin, a souvent lieu dans l'espace de quelques heures, de sorte que vous administrez dans la même journée un médicament dont les propriétés vont presque toujours graduellement en décroissant. Ajoutez à cet inconvénient grave que cet acide, étant plus léger que l'eau, surnage toujours dans les potions; de sorte que, si on n'a pas soin d'agiter fortement les liquides dans lesquels on l'administre, on peut donner dans la première cuillerée la presque totalité de cet acide, tandis que les autres n'en contiendront presque plus. On conçoit alors facilement pourquoi le même acide semble agir très-différemment dans des circonstances en apparence semblables, et pourquoi plusieurs praticiens ont été témoins de graves accidens causés par ce médicament à la dose de quelques gouttes seulement, tandis que d'autres en ont donné, dans les vingt-quatre heures, jusqu'à cinquante et soixante gouttes au quart, sans observer de changement très-remarquable dans les fonctions. La plupart des praticiens, frappés de tous ces inconvéniens et de l'impossibilité d'obtenir, dans les diverses préparations d'acide hydrocyanique, un remède toujours identique, ont presque renoncé à l'emploi de ce moyen thérapeutique à l'intérieur. Pour obvier aux inconvéniens que nous venons d'indiquer, MM. Robiquet et Villermé ont proposé de remplacer les divers acides hydrocyaniques médicinaux par le cyanure de potassium qui est très-soluble dans l'eau, n'est point aussi altérable que l'acide hydrocyanique, et paraît, d'après quelques expériences tentées sur les animaux, jouir des mêmes propriétés vénéneuses que l'acide hydrocyanique. Mais les propriétés thérapeutiques peuvent-elles être les mêmes? Il est permis d'en douter jusqu'à ce que nous ayons un nombre assez considérable d'observations sur ce médicament nouveau; car le potassium se trouve dans l'hydrocianate de mercure dans son état de causticité, et doit contre-balancer beaucoup l'effet sédatif de l'acide hydrocyanique; et, si on sature le potassium à l'aide d'un acide qu'on ajoutera au moment même de l'administration du médicament, on donnera, avec l'acide hydrocyanique qui se dégagera alors instantanément, un sel alcalin qui peut en modifier les propriétés. C'est donc à l'expérience à décider la question, et nous n'avons pas encore un assez grand nombre de faits pour qu'on puisse substituer cet acide hydrocyanique extemporané à ceux qui ont été employés jusqu'alors.

On administre ordinairement les différentes sortes d'acide hydrocyanique dans des potions, dans des sirops, ou sous forme de liniment en dissolution dans l'alcohol ou l'éther. La méthode qui me paraît préférable, à cause de la rapidité avec laquelle il s'altère et se volatilise, est de se servir de l'acide du Codex préparé à la manière de M. Vauquelin, et conservé avec un peu d'alcohol dans des flacons à l'abri de la lumière : on aura soin de faire prendre la quantité de gouttes d'acide hydrocyanique déterminée pour chaque dose, dans une cuillerée à bouche de sirop que le malade avalera au moment même où on aura versé les gouttes. On répétera la même dose trois ou quatre fois par jour, suivant qu'on le jugera convenable. Il vaut mieux ne donner d'abord que l'équivalent d'une goutte d'acide anhydre, et augmenter ensuite par degré, suivant l'effet qu'en éprouvera le malade. Il faut, à ce qui nous semble, renoncer dans tous les cas à donner ce médicament sous forme pilulaire, comme l'avait proposé Brera; car cet acide est si volatil qu'il doit se dissiper en partie dans ce mode de préparation, et qu'il est impossible alors de s'assurer de la quantité qu'on a employée.

Des effets physiologiques de l'acide hydrocyanique.—Quelle que soit l'espèce d'acide hydrocyanique dont on fasse usage, en ayant égard aux différentes proportions d'acide anhydre qu'ils contiennent, on peut comparer entre eux leurs effets. Deux à trois gouttes seulement d'acide anhydre, plus ou moins étendues dans l'eau, excitent, par leur odeur, la membrane nasale, et provoquent presque l'éternument. Elles produisent sur l'organe du goût un sentiment de fraîcheur accompagné d'une saveur légèrement amère bientôt remplacé par une chaleur brûlante dans la gorge, qui se propage quelquefois dans l'œsophage et l'estomac. Cette sensation est quelquefois suivie de gastrodynie, de nausées, principalement chez les individus qui ont l'estomac très-irritable; dans la plupart des cas, l'action, sur l'estomac, de l'acide hydrocyanique médicinal est très-bornée. Sur les intestins, elle se manifeste quelquefois par la constipation, comme M. Barbier l'a observé ; cependant ce médicament augmente en général la diarrhée lorsqu'elle dépend d'une phlegmasie intestinale ; au moins c'est ce que j'ai remarqué chez les enfans. L'acide hydrocyanique pris à assez forte dose accélère d'abord la circulation, à cause de l'anxiété précordiale qu'il détermine; mais, lorsque ce premier effet a eu lieu, il ralentit au contraire les battemens du cœur. C'est ainsi qu'à la dose de quarante à soixante gouttes au quart, M. Heller a vu sur un malade le pouls tomber de cent seize à quatre-vingts pulsations. Il est rarement possible alors de continuer l'emploi de l'acide hydrocyanique, parce que les malades tombent dans un grand état de faiblesse qui force d'en suspendre l'usage. L'acide hydrocyanique médicinal diminue la fréquence de la respiration en ralentissant la circulation générale, et il émousse l'irritation qui entretient la toux; mais il diminue en même temps la sécrétion qui a lieu dans les bronches: son action stupéfiante ne paraît pas même se borner à diminuer cette seule sécrétion, car l'eau de laurier-cerise donnée à haute dose à un cheval a supprimé l'écoulement habituel d'une fistule auquel il était sujet.

C'est particulièrement sur le système nerveux que l'acide hydrocyanique agit plus directement. A une très-petite dose, comme l'a éprouvé sur lui-même M. Coulon, il cause de la céphalalgie, une anxiété précordiale très-incommode ; sa vapeur seule détermine des étourdissemens, des vertiges. M. Itner a observé sur lui ces mêmes effets, en prenant quelques gouttes de cet acide étendues d'eau. Appliqué sur les yeux, il dilate la pupille par degré comme la belladone et la jusquiame. L'acide hydrocyanique donné pur, agit encore d'une manière bien plus évidente sur le système nerveux ; ils excite des convulsions, la paralysie des extrémités inférieures, et quelquefois tue instantanément comme s'il frappait de la foudre. Les animaux empoisonnés par ce moyen périssent souvent comme s'ils recevaient une forte commotion électrique, et leurs muscles sont entièrement privés d'irritabilité. (*Voy.* POISON.) La faiblesse que produit l'acide hydrocyanique paraît surtout dépendre de sa manière d'agir sur le système nerveux, et elle peut être telle qu'elle cause la mort sans donner lieu à d'autres effets apparens. Huffeland rapporte deux observations de deux malades qui succombèrent promptement dans un état de prostration extrême, l'un, après avoir pris, à la vérité, deux drachmes d'acide hydrocyanique médicinal par jour, pendant deux ou trois jours; l'autre, quelques gouttes. J'ai vu aussi quatre gouttes d'acide hydrocyanique au quart administrées dans une potion, jeter un enfant dans un état de faiblesse et de torpeur avec froid glacial et dilatation des pupilles. Il succomba au croup, dix-huit heures environ après avoir pris une moitié seulement de la potion qu'on avait administrée dans l'intention de combattre les anxiétés de la respiration, ce qu'il produisit en effet : nous trouvâmes une fausse membrane se propageant du larynx dans la trachée-artère. Ces observations, et quelques autres analogues, doivent donc rendre extrêmement circonspect sur l'emploi d'un pareil moyen médicamenteux, surtout chez les enfans, les vieillards et les individus faibles.

Il résulte de ces faits que l'acide hydrocyanique médicinal paraît agir en stimulant, d'abord faiblement les organes gastro-intestinaux et ceux de la circulation, puis surtout en diminuant promptement la sensibilité et la contractilité musculaire à la manière des stupéfians, mais sans favoriser la sueur et le sommeil comme les opiacés. Thomson le considère comme un des plus puissans sédatifs; cependant il agit d'abord très-souvent comme un léger excitant, puisqu'il commence par causer une anxiété précordiale et accélérer le pouls avant de le ralentir : ces effets sont, à la vérité, promptement remplacés par une action sédative plus ou moins marquée, qui est quelquefois portée jusqu'à une prostration extrême. Pour remédier à l'extrême faiblesse produite par l'acide hydrocyanique, Thomson conseille de faire usage de la teinture ammoniacale de fer; mais il est quelquefois nuisible, comme l'a observé M. Heller, de recourir dans ce cas à des stimulans intérieurs. Les boissons froides et glacées, un courant d'air vif, la ventilation, l'action des sinapismes promenés sur les extrémités, sont ordinairement les meilleurs moyens de remédier aux accidens produits par l'acide hydrocyanique.

De l'Application thérapeutique de l'acide hydrocyanique. — C'est M. Magendie qui, le premier, a proposé d'employer l'acide hydrocyanique dans les maladies du poumon, et il y fut conduit en considérant que chez les animaux qui périssent empoisonnés par cet acide, la respiration persiste encore assez intacte, quoique la contractilité et la circulation soient déjà très-affectées.

Ses premiers essais lui avaient fait espérer que ce moyen thérapeuthique pourrait être très - utile dans les maladies les plus graves du poumon, et particulièrement dans la phthisie pulmonaire. Les observations faites successivement par un grand nombre de praticiens n'ont pas confirmé les espérances qu'on avait conçues d'abord. Elles ont prouvé seulement que l'acide hydrocyanique calme quelquefois la toux chez les phthisiques, surtout lorsqu'elle est sèche, stomacale ou nerveuse, comme on le dit ordinairement. Mais cependant ce moyen est encore souvent plus infidèle que les différentes préparations opiacées qu'on emploie fréquemment avec avantage dans ce cas. L'acide hydrocyanique est peut-être plus recommandable dans la coqueluche que dans aucune autre affection catarrhale pulmonaire. MM. Coulon, Granville, Fontaneilles, de Kergaradec, ont employé ce médicament, avec plus ou moins de succès, dans cette maladie. Je l'ai vu plusieurs fois calmer assez promptement les quintes de toux, et réussir beaucoup mieux que les narcotiques, surtout quand on le donne à un degré déjà avancé de la maladie : dans plusieurs cas cependant il m'a paru sans effet. MM. Brera, Borda, Heller et plusieurs autres parlent des avantages de l'acide hydrocyanique dans les catarrhes pulmonaires aigus, et même dans les pneumonies; mais la plupart ont mis en même temps en usage la saignée, de sorte qu'il est difficile d'apprécier jusqu'à quel point l'acide hydrocyanique a pu contribuer à la guérison de ces maladies dans lesquelles les stupéfians conviennent en général rarement, à cause de l'inconvénient qu'ils ont de diminuer l'expectoration. Ce moyen médicamenteux paraît mieux indiqué dans les hémoptysies, et surtout dans les hémoptysies essentielles. On cite, entre autres succès, l'exemple d'une femme atteinte de cette maladie, vainement combattue par la saignée, et à laquelle Brera administra avec un plein succès cent gouttes d'acide hydrocyanique dans une nuit. On a également recommandé cet acide dans les dyspnées dépendantes de maladies organiques du cœur, et il a en effet plusieurs fois calmé, dans ce cas, les anxiétés qu'éprouvent les malades, probablement en ralentissant la circulation à la manière de la digitale. Il faut cependant se garder de faire abus de ce médicament, et des sédatifs en général, dans les maladies organiques du cœur, qui s'accompagnent presque toujours d'atonie et d'anasarque.

L'action directe de l'acide hydrocyanique sur le système nerveux devait engager les praticiens à essayer ce moyen thérapeutique dans les névroses et les névralgies : les essais qu'on en a faits dans l'épilepsie n'ont pas été favorables ; je n'ai jamais vu que, même administré à forte dose, il retardât ou diminuât les accès ; mes confrères, qui l'ont expérimenté, n'ont pas été plus heureux que moi. Il ne m'a jamais réussi dans le chorée. Je ne connais pas d'exemple bien constaté de succès dans les convulsions, au moyen de l'acide hydrocyanique. L'incertitude où l'on est presque toujours de la véritable cause de cette maladie ; la nécessité le plus souvent pressante de recourir aux émissions sanguines, font que je ne l'ai jamais employé que comme moyen secondaire, et je répugne infiniment à faire usage d'un semblable agent thérapeutique dans ce cas, parce qu'il détermine souvent par lui-même une assez grande prostration, et que les convulsions amènent toujours au moment où elles cessent un certain degré de collapsus. Mais cet acide peut être employé avec avantage dans les névralgies. M. Heller a obtenu de très-bons effets à l'extérieur de la dissolution éthérée ou alcoholisée de cet acide dans les névralgies faciales ; et d'après la manière dont je l'ai vu réussir dans un cas de gastralgie rhumatique accompagnée de syncope, je ne doute point qu'il ne puisse être très-utile dans la plupart des névralgies abdominales, et surtout dans la crampe d'estomac.

On a fait dans ces derniers temps, principalement en Angleterre, un assez grand usage de solutions éthérées et alcoholisées d'acide hydrocyanique dans plusieurs maladies cutanées chroniques douloureuses ou accompagnées d'un prurit incommode : elles ont souvent réussi dans les prurigo, et favorisé la prompte guérison de cette maladie qu'il est souvent très-difficile de déraciner.

Enfin l'acide hydrocyanique a encore été employé avec quelque succès, comme palliatif, pour retarder la terminaison funeste et douloureuse de plusieurs lésions organiques, et surtout celle des squirrhes et des cancers de l'estomac, des mamelles, des testicules et de l'utérus. Il est rarement utile, dans ce cas, à l'intérieur, excepté dans les cancers de l'estomac, lorsqu'il ne provoque pas de nausées ; mais, dans toutes les dégénérescences squirrheuses ou cancéreuses qu'on peut atteindre avec des lotions ou des injections, et principalement dans les cancers de l'utérus et des mamelles, ce moyen thérapeutique n'est pas à négliger. Il calme souvent les douleurs aussi bien que les opiacés, et a en outre sur eux l'avantage de retarder la dégénérescence putride, à cause des propriétés antiseptiques dont il jouit. (GUERSENT.)

HYDROCYANIQUE FERRURÉ (acide), *chyasique ferruré*. Découvert par M. Porrett, décrit par M. Robiquet et analysé par M. Gay-Lussac, cet acide paraît être formé d'acide hydrocyanique et de cyanure de fer. Il est blanc, grenu, inodore, d'une saveur différente de celle de l'acide hydrocyanique. Il bleuit à l'air; il est soluble dans l'eau et dans l'alcohol. Il s'unit à un grand nombre d'oxydes, et forme des sels stables. Si on verse quelques gouttes de sa dissolution aqueuse sur du peroxyde de fer ou dans une dissolution de tritosulfate de ce métal, on obtient du bleu de Prusse. On se le procure en traitant le bleu de Prusse bien pur par l'acide hydrochlorique jusqu'à ce que cet acide ne dissolve plus de peroxyde de fer. La liqueur est abandonnée à elle-même pendant plusieurs jours; on la sépare du dépôt qu'elle renferme, et on dessèche celui-ci dans le vide à l'aide de fragmens de chaux. On dissout alors l'acide hydrocyanique dans l'alcohol, et on évapore la dissolution pour la faire cristalliser. Cet acide est sans usage en médecine. (ORFILA.)

HYDRO-ENTÉROCÈLE, s. f., *hydro-enterocele*; hernie intestinale avec épanchement de sérosité dans le sac herniaire, ou hydrocèle compliquée de hernie intertinale. *Voyez* HERNIE et HYDROCÈLE.

HYDRO-ÉPIPLOCÈLE, s. f., *hydro-epiplocele*; hernie épiploïque avec épanchement de sérosité dans le sac herniaire, ou avec complication d'hydrocèle. *Voyez* ces deux mots.

HYDROGASTRE, s. m.; hydropisie de l'estomac. On a décrit sous ce nom de nouvelle formation une maladie fort équivoque, qui consisterait dans une accumulation de sérosité dans l'estomac; mais la disposition et les fonctions de ce viscère s'opposent entièrement à l'accumulation d'un liquide qui serait exhalé à sa surface. Le petit nombre d'observations inexactes ou incomplètes sur lesquelles on se fonde pour admettre l'existence de cette espèce d'hydropisie tendent, au contraire, à la faire rejeter. Dans les cas où l'estomac a paru distendu par une grande quantité d'eau, la maladie était probablement formée par un amas d'hydatides ou par un kyste séreux développé dans les parois de l'organe ou à sa surface. De nouvelles observations sont nécessaires pour éclairer ce point de pathologie.

HYDROGÈNE (air inflammable); mot dérivé du grec, d'ὕδωρ, eau, et de γείνομαι, j'engendre. Corps simple non métallique, extrêmement répandu dans la nature, et s'y présentant sous divers états; faisant partie de toutes les substances végétales et animales, ainsi que d'une foule de composés animaux. On n'a pu jusqu'ici se le procurer que sous la forme gazeuse. Quand il a été obtenu pur, il est insipide, incolore, inodore; sa pesanteur spécifique, celle de l'air étant prise pour unité, est de 0,0688, ou près de quinze fois moins considérable que ce gaz : aussi l'hydrogène sert-il à la construction des aérostats. Le calorique le dilate comme il fait des autres gaz. Si l'on approche une bougie allumée d'une éprouvette remplie d'hydrogène et dont l'ouverture est en bas, il brûle avec une flamme blanche d'autant plus bleue qu'il est moins pur; dans cette expérience il ne se produit que de l'eau résultant de la combinaison de l'hydrogène avec l'oxygène de l'air. Si l'on plonge profondément la bougie allumée dans l'éprouvette au moment où le gaz s'enflamme, elle s'éteint. Le fluide électrique est sans action sur l'hydrogène. De tous les corps simples, ce gaz est le plus *électro-vitré*. Il réfracte fortement la lumière; son pouvoir réfringent est de 6,614. L'oxygène n'exerce à froid aucune action chimique sur l'hydrogène; il se mêle seulement avec lui, quoiqu'il jouisse d'une pesanteur spécifique beaucoup plus considérable; c'est ce qu'il est facile de constater en remplissant deux flacons de chacun de ces gaz, et en les faisant communiquer par un tube; quelque soit la situation respective des deux flacons, le mélange des deux gaz sera effectué au bout de deux ou trois heures. C'est après avoir fait un très-grand nombre d'expériences analogues sur des gaz de pesanteur spécifique différente, que M. Dalton a cru devoir établir que deux fluides élastiques ne peuvent jamais rester l'un sur l'autre sans se mêler. Si, au lieu d'abandonner l'hydrogène et l'oxygène à leur propre poids, on les soumet à une pression subite, dans un corps de pompe par exemple, la combinaison s'opère avec lumière et détonation, et il se produit de l'eau. On obtient des résultats analogues en approchant d'un mélange de ces deux gaz un corps enflammé, ou en y faisant arriver une étincelle électrique. Ces expériences peuvent être faites, soit avec des éprouvettes, soit dans l'eudiomètre de

Volta. (*Voyez* EUDIOMÈTRE.) Le platine, le palladium en masse spongieuse, et quelques autres corps exercent sur l'hydrogène une action fort remarquable ; car il suffit de faire arriver ce gaz, à l'aide d'un tube, sur ces métaux, pour les rendre incandescens. Depuis cette expérience, qui est due à M. Doebéreiner, MM. Dulong et Thénard ont observé qu'en mettant un morceau de platine spongieux dans un mélange de deux parties d'hydrogène et d'une d'oxygène à froid, on déterminait une détonation.

C'est en opérant la décomposition de l'eau que l'on obtient l'hydrogène. A cet effet, on introduit dans un flacon du zinc ou du fer, et de l'eau ; on y fait arriver portion par portion de l'acide sulfurique ou hydrochlorique, et le gaz se dégage. Dans cette expérience, l'eau est décomposée, cède son oxygène au zinc qui s'oxyde, et met son hydrogène à nu ; l'acide sulfurique se combine avec l'oxyde de zinc, et forme du protosulfate de zinc. Mais le gaz hydrogène obtenu par ce procédé paraît contenir un peu d'acide hydrosulfurique, d'acide carbonique, et une autre matière dont on n'a pu déterminer la nature ; en sorte que pour l'avoir parfaitement inodore, il faut lui faire traverser des fragmens de potasse caustique. On se sert de ce gaz pour faire l'analyse de l'air, pour remplir les ballons aérostatiques. Mêlé à la moitié de son volume d'oxygène, il est employé à la construction du chalumeau de Broock. L'action du gaz hydrogène sur l'économie animale n'est pas extrêmement délétère ; on peut le respirer pendant quelques instans sans danger. Quand il est respiré pendant long-temps, il développe de la toux, de l'embarras dans la respiration, une sécrétion de mucosités bronchiques écumeuses, et donne une teinte bleuâtre au sang artériel, susceptible de se dissiper si on se soustrait à l'influence du gaz. Il pourrait être employé en médecine dans les cas où l'azote a été recommandé ; mais on ne connaît aucune expérience relative à son degré certain d'utilité.

HYDROGÈNE ARSENIQUÉ OU ARSENIÉ. Il existe deux combinaisons d'hydrogène et d'arsenic ; l'une est solide, elle porte le nom d'*hydrure d'arsenic* (*voyez* ce mot) ; l'autre est gazeuse, c'est celle qui fait le sujet de cet article. L'hydrogène arseniqué est un gaz incolore, d'une odeur nauséabonde et alliacée ; sa pesanteur spécifique est de 0,5552 ; il s'enflamme à l'approche d'un corps en combustion, et laisse déposer de l'hydrure d'arsenic sous forme d'un enduit brun qui recouvre l'éprouvette dans laquelle on a fait l'expérience; d'où il s'ensuit qu'une portion seulement de l'hydrogène s'est combinée avec l'oxygène de l'air. Il n'est pas soluble dans l'eau, mais elle le décompose en partie si elle contient de l'air. L'action que ce gaz exerce sur l'économie animale est tellement délétère, qu'une très-petite quantité, étant respirée, suffit pour déterminer la mort, comme ne l'a que trop malheureusement prouvé la perte de Gehlen. On obtient l'hydrogène arseniqué en traitant par l'acide hydrochlorique un alliage fait avec trois parties d'étain en grenaille et une partie d'arsenic. L'eau de l'acide est décomposée; son hydrogène s'unit à l'arsenic, et son oxygène à l'étain; l'oxyde d'étain formé se combine avec l'acide hydrochlorique, qui reste en dissolution tandis que le gaz se dégage.

HYDROGÈNE AZOTÉ. *Voyez* AMMONIAQUE.

HYDROGÈNE CARBONÉ. L'hydrogène est susceptible de s'unir avec le carbone en diverses proportions, de manière à donner naissance à plusieurs corps gazeux qui tous peuvent être appelés *gaz hydrogènes carbonés*. Suivant quelques chimistes, il n'en existe que deux; suivant d'autres, trois, et même un plus grand nombre. Nous adoptons la première opinion parce que la composition de ces deux produits est toujours fixe.

HYDROGÈNE PROTO-CARBONÉ (gaz des marais). Il est insipide, inodore, incolore, presque insoluble dans l'eau; il s'enflamme à l'approche d'un corps en combustion, et produit une détonnation. Le chlore le décompose au rouge obscur, s'empare de son hydrogène et met à nu son carbone. Il est composé en poids, de carbone 100, et d'hydrogène 33,333.

HYDROGÈNE PERCARBONÉ (gaz oléfiant); incolore, insipide, d'une odeur empyreumatique, très-désagréable, sans action sur l'infusum de tournesol; éteignant les corps enflammés, en brûlant lui-même avec une flamme blanche et comme fuligineuse; il se forme de l'eau et de l'acide carbonique. Sa pesanteur spécifique est de 0,9804. Le calorique le décompose et le transforme en gaz hydrogène plus ou moins carboné, suivant la température à laquelle il est soumis. Il se combine à la température rouge avec cinq fois son volume de gaz oxygène, en produisant de l'eau et de l'acide carbonique. Mélangé avec l'iode, et exposé au contact des rayons solaires, il fournit des cristaux d'hydriodure de carbone (composé d'hydrogène, d'iode et de carbone). Le chlore agit sur lui à toutes les températures. Si la chaleur est forte, l'action est instantanée; il se produit de l'acide hydrochlorique, et le carbone est mis à nu. Si c'est à la température ordinaire, on obtient un liquide incolore, ayant l'aspect huileux, et présentant la plus grande analogie avec l'éther hydrochlorique. Il a recu le nom d'*éther du gaz oléfiant*. (*Voyez* ÉTHER HYDROCHLORIQUE.) On obtient l'hydrogène percarboné en faisant agir deux parties d'acide carbonique concentré sur une partie d'alcohol. L'acide sulfurique, par son affinité pour l'eau, détermine la formation de ce corps aux dépens d'une partie de l'hydrogène et de l'oxygène de l'alcohol (substance formée d'oxygène, d'hydrogène et de carbone), et ce liquide est transformé en hydrogène percarboné qui se dégage. Mais il se produit en même temps un peu d'acide carbonique (*voyez* ÉTHER, théorie de sa formation); en sorte qu'il faut laver le gaz obtenu en plusieurs reprises pour l'avoir pur. Il est composé en poids de carbone 100, et d'hydrogne 6,66. Son action sur l'économie animale est analogue à celle de l'hydrogène et de l'azote, mais elle est beaucoup plus délétère. On ne s'en sert pas en médecine.

HYDROGÈNE PERPHOSPHORÉ. On donne ce nom à un corps gazeux composé de 100 parties de phosphore, et de 9,36 d'hydrogène en poids. Son existence dans la nature est encore mise en doute par quelques chimistes; mais il paraît cependant que c'est à lui que sont dus les feux follets des cimetières et des endroits où il existe des matières animales en putréfaction. Il est incolore, d'une odeur alliacée, d'une saveur amère, sans action sur l'infusum de tournesol. Sa pesanteur spécifique est de 1,1 (Dalton.) Le calorique et le fluide électrique le décomposent en ses élémens. L'oxygène, mis en contact avec ce gaz dans un tube étroit, agit sur lui à la température ordinaire; il s'empare du phosphore et produit de l'acide phosphatique, qui se présente sous la forme d'une fumée blanche. Si l'expérience se fait à une température élevée, ou dans une cloche, ou enfin à l'air libre, le gaz s'enflamme et donne lieu à de l'acide phosphorique. Si l'on fait dégager dans l'air le gaz hydrogène perphosphoré bulle par bulle, il s'enflamme spontanément, et l'acide phosphorique formé s'élève dans l'atmosphère sous la forme de couronnes dont la régularité est soumise à l'état tranquille ou agité de ce fluide. Dans toutes ces expériences, il se produit toujours de l'eau et de l'acide phosphorique. L'eau décompose l'hydrogène perphosphoré, met à nu une partie du phosphore qu'il contient, et lui ôte la faculté de s'enflammer spontanément à l'air. M. Thomson n'accorde cette propriété qu'à l'eau qui contient de l'air; mais l'eau bouillie la possède aussi, quoiqu'à un moindre degré. L'acide hydriodique exerce sur ce gaz une action fort remarquable : aussitôt que ces deux corps sont en contact, il se forme des cristaux blancs qui constituent une substance nouvelle à laquelle M. Dulong, qui l'a découverte, a donné le nom d'*hydriodate, d'hydrogène perphosphoré*. Cette substance est décomposée par l'eau; ce liquide s'empare de l'acide hydriodique, met à nu une portion de phosphore, et dégage de l'hydrogène protophosphoré. Le gaz ammoniac agit absolument de la même manière sur ce corps. Le gaz hydrogène phosphoré exerce sur l'économie animale une action très-délétère, surtout lorsqu'il est respiré. (*Voyez* POISON.) Il est sans usages. On peut l'obtenir par plusieurs procédés : le plus simple consiste à mettre dans une bouillie liquide faite avec de l'eau et de la chaux éteinte quelques fragmens de phosphore, et à chauffer légèrement le tout; après quelques instans, le gaz ne tarde pas à se dégager. Il se produit au commencement et à la fin de l'expérience du gaz hydrogène protophosphoré, en sorte que le même procédé sert à la préparation des deux gaz. Dans cette opération l'hydrogène de l'eau s'unit au phosphore pour former de l'hydrogène per et protophosphoré; l'oxygène se combine avec une autre portion de phosphore, produit de l'acide phosphorique, qui, en s'unissant à la chaux, donne du phosphate de chaux.

HYDROGÈNE PROTOPHOSPHORÉ. Il est formé de 100 parties de phosphore et de 16,510 parties d'hydrogène. Il possède les propriétés physiques de l'hydrogène perphosphoré. Il ne s'enflamme, soit dans l'oxygène, soit dans l'air, qu'à l'aide d'un corps en combustion; il fournit avec l'acide hydriodique des cristaux blancs, mais qui, mis en contact avec le gaz ammoniac, ne laissent pas déposer le phosphore. On l'obtient par le procédé indiqué à l'article *hydrogène perphosphoré*.

HYDROGÈNE PERPOTASSIÉ (gaz). *Voyez* POTASSIUM.

HYDROGÈNE PROTO-POTASSIÉ (gaz). *Voyez* POTASSIUM.

HYDROGÈNE SÉLÉNIÉ (gaz). *Voyez* ACIDE HYDROSÉLÉNIQUE.

HYDROGÈNE SULFURÉ (gaz). *Voyez* ACIDE HYDROSULFURIQUE.

HYDROGÈNE TELLURÉ; gaz composé d'hydrogène et de tellure : on le désigne aussi sous le nom d'*acide hydrotellurique*.

HYDROGURE; dénomination employée par M. Thomson pour désigner les composés d'hydrogène et d'un autre corps qui sont gazeux, et les distinguer des hydrures qui sont solides. Ainsi il dit : *Proto* et *deutohydrogure de phosphore*, au lieu d'*hydrogène proto* et *perphosphoré*. (ORFILA.)

HYDROMÉDIASTIN, s. m.; *hydromediastinum*; mot hybride, dérivé de ὕδωρ, eau, et de *mediastinum*, mediastin, par lequel on désigne collectivement les hydropisies du tissu cellulaire situé entre les deux plèvres, et les kystes développés sous le sternum, ou au devant des vertèbres dorsales. La description des kystes du médiastin appartient à un autre article (KYSTES) : il ne sera question dans celui-ci que des infiltrations séreuses du tissu cellulaire qui enveloppe les organes contenus dans la cloison formée par l'adossement des plèvres.

§ I. L'hydropisie *purement séreuse* du mediastin, accompagne fréquemment l'hydropéricarde et l'hydrothorax. Elle n'existe jamais indépendamment d'un obstacle mécanique au cours du sang ou de la lymphe. Les veines médiastines sont alors volumineuses et gorgées de sang. Rarement la sérosité est accumulée au point d'écarter les deux lames du médiastin, de rétrécir les cavités pleurales, et de comprimer les poumons. Les communications du tissu cellulaire du médiastin avec celui de l'abdomen par les diverses ouvertures du diaphragme, s'opposeraient probablement à la formation de collections séreuses considérables, dans cette cloison, lors même que les progrès des lésions qui les produisent n'en préviendraient pas le développement.

§ II. Cette hydropisie diffère essentiellement des épanchemens séro-purulens, produits par l'inflammation du tissu cellulaire sous-séreux du médiastin, souvent consécutive à une phlegmasie aiguë ou chronique des poumons ou de la plèvre. La prétendue hydropisie observée par Rivière n'était qu'une semblable inflammation. Une femme s'étant exposée au froid au milieu de la nuit, fut saisie tout à coup d'une grande difficulté de respirer, avec toux, oppression et douleur de poitrine, et des crachats sanguinolens. Elle se sentit d'abord un peu soulagée par les saignées et quelques autres remèdes; mais le vingt-cinquième jour de sa maladie elle mourut subitement. On fit l'ouverture de son corps et on trouva le médiastin rempli d'une sérosité sanguinolente, que l'on jugea avoir suffoqué la malade en comprimant le poumon et la trachée-artère : les poumons étaient pleins d'une matière purulente ; l'ovaire gauche était de la grosseur d'un petit œuf et d'une couleur noirâtre. (*Rivière*, *cent.* 1, obs. 60.)

§ III. Existe-t-il des hydropisies du médiastin indépendantes de ces deux conditions ? M. Itard cite, il est vrai, d'après M. Frédéric Chardel, l'observation suivante, comme un exemple unique d'hydropisie du médiastin, dans son état de *simplicité*. « Une femme âgée de quarante-cinq ans éprouvait une grande difficulté de respirer, des anxiétés extrêmes, elle paraissait en danger de suffoquer dans l'extension du corps ; elle se couchait indifféremment sur les deux côtés de la poitrine, il y avait des syncopes fréquentes et des pulsations violentes sous le sternum. Le pouls était faible, pressé, irrégulier ; le visage bouffi, ainsi que les pieds et les mains ; les lèvres étaient injectées de sang. Une diarrhée colliquative amena la mort. A l'ouverture du cadavre, on trouva le médiastin rempli de sérosité. C'était l'aorte déjetée en avant dont on sentait les battemens. » Mais que peut-on inférer de cette observation, la plus détaillée, peut-être, de celles qu'on a publiées sur l'hydromédiastin ? Il y avait de la sérosité dans cette cloison membraneuse : mais quelle en était la quantité ? quelles en étaient les propriétés physiques ? Le cœur, les poumons étaient-ils sains ? L'aorte déjetée en avant ne présentait-elle aucune altération dans sa conformation ou sa structure ? Les veines médiastines étaient-elles variqueuses, vides ou gorgées de sang ? L'épanchement séreux était-il indépendant d'une inflammation du tissu cellulaire ? La *diarrhée colliquative* n'autorise-t-elle pas à soupçonner que la mort fut au moins en partie la suite d'une inflammation chronique de l'intestin, etc. ?

§ IV. On n'a pu nécessairement déduire d'observations inexactes ou incomplètes que des signes diagnostics extrêmement vagues. Si D. Monro affirme que les malades éprouvent le sentiment d'un poids qui change de place dans la poitrine et se porte à droite et à gauche sur le diaphragme ou vers la colonne vertébrale, suivant la position du malade ; puisqu'il ne rapporte point d'observations particulières, il est permis de contester que de la sérosité *infiltrée* ou même accumulée dans le tissu cellulaire du médiastin, ait jamais produit nettement cette sensation, et que les malades aient pu la distinguer de celles que les affections du cœur ou du poumon, dont cet épanchement est la conséquence, peuvent également provoquer.

§ V. Je laisse à d'autres le soin de proposer des remèdes contre cette hydropisie dont la nature est si différente et le diagnostic si incertain. Si je rappelle en effet que D. Monro, P. Frank, etc., recommandent de combattre d'abord ces collections par les corroborans et les évacuans, et, dans le cas d'insuccès, de pénétrer dans le médiastin, en trépanant le sternum, c'est pour montrer le vague et le danger de pareils conseils. Ils seraient insuffisans ou nuisibles dans l'hydropisie produite par une maladie de cœur, des poumons ou des gros vaisseaux, et sont non moins inapplicables aux inflammations œdémateuses du médiastin, consécutives aux phlegmasies aiguës ou chroniques des poumons ou de la plèvre. (P. RAYER.)

HYDROMEL, s. m., *hydromeli*, *aqua mulsa*, *meliceratum*. On connaît deux sortes d'hydromels, l'hydromel simple et l'hydromel vineux. Le premier est une solution de miel dans l'eau. Cette préparation était très-employée lorsque le sucre était encore un produit rare et précieux; elle remplaçait le sirop simple : on faisait même alors des hydromels composés qui tenaient lieu des sirops composés maintenant en usage. Quelques-uns de ces hydromels composés sont restés dans le domaine de la pharmacie sous le nom de *miels composés* ou de *mellites*. La proportion du miel dans l'hydromel simple est ordinairement de deux onces par livre.

L'hydromel vineux est une liqueur légèrement spiritueuse; on l'obtient en déterminant la fermentation alcoholique du miel dissous dans l'eau à l'aide d'un peu de levure. Pour que l'hydromel vineux soit agréable, il faut qu'une portion seulement du miel soit convertie en alcohol, et qu'il reste encore assez de matière sucrée pour édulcorer la liqueur. L'hydromel vineux était jadis la boisson favorite des peuples du Nord : elle a été chantée par les poëtes scandinaves. Avantageusement remplacé par les liqueurs alcoholiques et sucrées, l'hydromel vineux n'est plus en usage : il est d'ailleurs sujet à passer à la fermentation acide. (J. PELLETIER.)

HYDROMÈTRE, s. f., *hydrometra*, de ὕδωρ, eau, et μήτρα, matrice; hydropisie de matrice, *hydrops uteri*, *uterinus*; collection d'un liquide séreux dans l'utérus. La plupart des pathologistes ont admis trois espèces d'*hydromètre* : une première, dans laquelle le liquide est contenu dans la cavité de l'utérus, et que l'on a appelée ascite de l'utérus, *ascites uterinus* et *hydrometra ascitica* (Sauvages); une seconde, qui est formée par des hydatides développées dans l'utérus, *hydrometra hydatica* (Astruc et Sauvages), *hydrops uteri vesicosus, saccatus vel cysticus ;* la troisième, qui a lieu pendant la grossesse, *hydrometra gravidarum.* Outre ces trois espèces, Sauvages met encore au rang des espèces d'hydromètre la collection de sang ou d'un liquide puriforme dans l'utérus et l'hydropisie de l'ovaire. J.-P. Frank reconnaît quatre espèces d'hydromètres, suivant que le liquide est épanché dans le tissu de l'utérus ou dans sa cavité, renfermé dans des kystes vésiculaires ou dans les membranes du fœtus ; et il les désigne sous le nom d'*hydrometra cellulosa, h. independens, h. hydatidea, h. gravidarum.* En examinant la seule observation sur laquelle cet auteur se fonde pour admettre l'hydromètre celluleuse, on voit qu'il s'y agit seulement d'hydatides développées dans l'épaisseur des parois et dans la cavité même de l'utérus. Ainsi, cette espèce se confond avec l'hydromètre hydatique dont l'histoire appartient à l'histoire générale des *hydatides.* (*Voyez* ce mot.) Je ne dois donc m'occuper que de l'hydromètre ascitique ou indépendante, et de l'hydromètre des femmes enceintes. Mais, comme les trompes utérines sont une partie de l'utérus même, je traiterai de l'hydropisie dont elles peuvent être affectées dans un appendice à cet article.

I. *Hydromètre ascitique.* — Les auteurs sont d'accord que, pour qu'il se forme dans la cavité de l'utérus, hors le temps de la grossesse, une collection considérable de liquide séreux, il faut le concours des deux conditions suivantes : occlusion de l'orifice de l'utérus, et augmentation de la sécrétion qui s'opère naturellement par la surface de la cavité utérine. Ces deux conditions se trouvent rarement réunies : aussi, quoique cette maladie ait été connue d'Hippocrate et des médecins qui l'ont suivi, cependant les fastes de l'art n'en contiennent qu'un petit nombre d'observations assez détaillées pour nous éclairer sur sa véritable nature. Des médecins, même dans ces derniers temps, se sont crus fondés à nier son existence, pensant que l'on a pris pour cette espèce l'hydropisie ou l'hydromètre hydatique, que les observateurs ont en effet souvent désignée sous le nom d'hydropisie de l'utérus, ou une collection de sérosité formée dans l'intérieur des membranes après la mort et la destruction du fœtus. Dans le petit nombre de cas que Denman a observés, il a remarqué que l'écoulement de l'eau était suivi de l'expulsion d'une poche membraneuse, laquelle, étant remplie d'air, avait la forme de la matrice distendue, et dont elle paraissait une duplicature; de sorte, dit-il, que ce qui a été nommé hydropisie de matrice n'est probablement qu'une grande hydatide. Ces médecins ne peuvent concevoir qu'une cavité tapissée par une membrane muqueuse devienne le siége d'une semblable collection. Mais on a des exemples de ce fait pour d'autres cavités que celle de l'utérus, et les observations contenues dans les auteurs ne laissent aucun doute sur l'existence de l'hydromètre ascitique. L'occlusion de l'orifice de l'utérus peut être due à différentes causes. Dans une observation rapportée par Vésale, cet orifice était calleux et oblitéré (*os miris modis occalluerat*). Cunrad, dans un cas qu'il cite d'après Decker, a trouvé la partie supérieure du vagin réunie et cartilagineuse, de manière à ne pouvoir admettre le stylet le plus mince. Fernel rapporte que, chez une femme qui n'avait pas eu de lochies après l'accouchement, l'utérus s'étendait jusqu'au diaphragme; il était partagé par une cloison épaisse en deux cellules dont l'une était plus spacieuse que l'autre, et qui dûrent être ouvertes toutes deux pour procurer l'évacuation complète de la sérosité; l'orifice était dégénéré en un ligament solide et imperméable. On l'a trouvé encore bouché par des tumeurs de diverse nature, par une membrane, par un amas d'hydatides, par de la mucosité épaissie. On admet aussi que son resserrement spasmodique peut retenir, pendant un certain temps, le liquide accumulé dans la cavité de l'organe. C'est ainsi que l'on peut expliquer des cas dans lesquels la collection de liquide formée dans l'utérus s'évacue spontanément, soit à l'époque des périodes menstruelles, soit dans d'autres circonstances, se forme et s'évacue de nouveau à des époques plus ou moins rapprochées, et finit par guérir complétement. Il est impossible d'assigner les causes qui déterminent l'augmentation de la sécrétion qui s'opère par la membrane muqueuse de l'utérus. Si l'on en juge d'après le petit nombre d'ouvertures de cadavres de femmes affectées d'hydromètre, on sera porté à croire que cette maladie est presque toujours la suite d'une dégénérescence tuberculeuse, squirrheuse ou hydatique des parois de l'utérus. Cependant un certain nombre d'observations d'hydromètres qui ont complétement guéri, et ont même été suivies d'une heureuse fécondité, prouve que cette affection peut exister sans altération du tissu de l'utérus. On a fait dépendre cette affection d'obstructions du foie ou de la rate. Cette opinion des pathologistes anciens, qui est en contradiction avec la physiologie et avec les résultats de l'anatomie pathologique, est abandonnée depuis long-temps. On a ensuite admis, comme cause de l'épanchement de sérosité dans la cavité de l'utérus, l'augmentation d'action des vaisseaux exhalans, ou l'affaiblissement de l'action des absorbans. L'obstruction des ganglions lymphatiques a aussi été regardée comme capable de produire le même effet. Je pense que, si l'on peut admettre l'existence de ces deux dernières causes, ce ne doit être que dans un bien petit nombre de cas. Quelle que soit l'idée que l'on se forme de la nature des organes de l'exhalation, il me semble que c'est à l'augmentation d'action de ces organes qu'il faut attribuer l'épanchement de sérosité. En effet, on a vu l'hydromètre être la suite de coups reçus sur la région hypogastrique, d'un avortement, de la suppression du flux leucorrhéen, des lochies ou d'autres causes propres à produire un état inflammatoire; et, quand elle accompagne la dégénérescence tuberculeuse ou squirrheuse des parois utérines, ou la présence d'hydatides, n'est-elle pas due à l'inflammation de la membrane muqueuse que détermine fort souvent la présence de ces tumeurs?

On a donné comme causes prédisposantes et occasionelles toutes celles que l'on a admises pour les hydropisies en général, mais l'observation n'a jusqu'à présent signalé que le petit nombre de circonstances que j'ai indiquées en traitant de la cause prochaine. On n'a pas observé d'hydromètre chez des femmes qui n'avaient pas encore été réglées.

Cette maladie, sous le rapport des symptômes, offre deux variétés bien distinctes : elle est permanente ou périodique. Je dis que l'hydromètre est permanente, quand la collection de sérosité continue jusqu'à la mort ou est évacuée pour ne plus se reproduire; j'appelle *périodique* ou *fugace* celle dans laquelle le liquide s'évacue à des intervalles réguliers ou irréguliers. Les symptômes qui caractérisent la première variété sont des douleurs dans la région des lombes et l'hypogastre; la tuméfaction progressive de l'abdomen, la suppression des règles. Les femmes attribuent souvent ce qu'elles éprouvent à une grossesse, et elles sont encore plus confirmées dans cette opinion, quand aux autres symptômes se joint la tuméfaction des mamelles et l'écoulement d'une certaine quantité de lymphe laiteuse, ce qui a quelquefois lieu, mais seulement pendant les premiers mois. Il s'en faut de beaucoup que ces symptômes soient constans ; la tuméfaction de l'abdomen est le seul qui soit inséparable de l'affection. Les règles ne sont pas toujours supprimées; dans le cas rapporté par Cunrad elles n'ont pas cessé de paraître pendant six ans que dura la maladie. La durée de la maladie est plus ou moins longue; quelquefois le liquide s'évacue au bout de quelques mois. Des douleurs utérines se déclarent; l'orifice de l'utérus s'entr'ouvre, et le liquide s'échappe ou peu à peu ou avec rapidité. Cette évacuation a quelquefois été suivie de l'écoulement d'un liquide sanguinolent. Dans ces cas la santé se rétablit : tel est le cas rapporté par De la Motte, dans lequel une véritable grossesse succéda à l'hydropisie ; tels sont aussi celui qui a été publié par M. Tilloloy (*Essai sur l'hydropisie de la matrice.*), et ceux que cite Frank. Ces observations laissent encore dans l'esprit quelques doutes sur la véritable nature de ces collections de sérosité. Dans d'autres cas l'hydromètre a une durée de plusieurs années et même persiste jusqu'à la mort. La quantité du liquide est fort variable. Dans une observation citée par Bonet, il s'écoula de l'utérus à l'instant où on l'ouvrit une incroyable quantité de liquide, et la cavité de cet organe aurait facilement renfermé un enfant de dix ans. Sébizius a publié l'histoire d'une femme qui porta plus de dix ans une hydropisie de matrice compliquée avec l'ascite et une quantité d'hydatides. La matrice contenait quatre-vingts livres d'une eau sanguinolente, semblable à de la lavure de chairs. Les parois de ce viscère étaient très-minces. Vésale a trouvé cent quatre-vingts livres de sérosité dans l'utérus d'une femme morte de cette affection. La nature du liquide est peu connue. Nous manquons d'expériences qui puissent nous donner quelque lumière à ce sujet. Nous venons de voir que Sébizius le décrit comme une eau sanguinolente; Cunrad s'exprime de la même manière; M. Tilloloy parle de sérosité lympide.

Fernel nous fournit un exemple de la seconde variété que j'ai cru devoir admettre. Une femme rendoit, à l'approche du flux menstruel, par le col de l'utérus une quantité d'eau citrine très-chaude assez considérable pour remplir six ou huit bassins ; le ventre s'affaissait totalement ; les règles paraissaient bientôt suivant l'ordre naturel ; le mois suivant, une nouvelle collection de sérosité se formait et ensuite se faisait jour au temps marqué. Enfin cette femme guérit, devint enceinte, et mit au monde un enfant bien portant. J.-P. Frank rapporte une observation analogue. L'hydropisie était survenue à la suite d'une percussion violente de la région iliaque droite ; elle se renouvela dix fois à peu près de mois en mois. Après la seconde évacuation de liquide, les menstrues, supprimées depuis la blessure, revinrent. Au bout d'un an, cette femme devint enceinte, et donna le jour à un enfant très-petit qui mourut quatre jours après sa naissance. Depuis cet accouchement, il revint toutes les cinq semaines un écoulement de sérosité, souvent plus considérable qu'à l'ordinaire, précédé de douleur dans les mamelles, et qui s'est quelquefois élevé jusqu'à vingt-sept pintes. Une grossesse, qui amena une fille bien portante, fut suivie de la cessation totale de la maladie. Une observation de Geoffroy (*Médecine éclairée par les sciences*) nous présente une femme qui passa six années avec des alternatives d'hydropisie de matrice et d'évacuation plus ou moins fréquente, sans que sa santé fût altérée, et sans qu'elle voulût faire aucun remède. Vers l'âge de quarante-deux ans, cette maladie, après avoir diminué par degrés, a totalement cessé ; les règles n'ont jamais reparu, sans qu'elle en ait éprouvé d'incommodités. On peut rapprocher de ces faits ceux que Baudelocque avait en vue lorsqu'il dit : nous avons connu plusieurs femmes qui rendaient à des époques très-irrégulières un flot d'eau, tantôt assez remarquable par son volume, et tantôt moindre : mais constamment après quelques jours et même des semaines entières de malaise et de souffrances, sans que nous ayons pu trouver en aucun temps de changemens bien notables dans la forme, la grosseur et la situation de la matrice. J'ai vu aussi de ces écoulemens d'eau chez des femmes qui n'étaient pas enceintes ; presque toujours c'était chez des femmes affectées d'ulcère carcinomateux du col de l'utérus ; ils étaient précédés d'une augmentation de douleur, et suivis d'un calme marqué, mais passager.

Ce qui vient d'être dit me semble suffisant pour faire connaître la symptomatologie de l'hydromètre et de ses variétés, et poser les bases de son diagnostic général, surtout si l'on ajoute que l'utérus, fort augmenté de volume, est uniformément distendu, n'offre pas la dureté des tumeurs fibreuses ou squirrheuses, et laisse apercevoir au contraire une fluctuation, plus ou moins sensible, mais toujours manifeste en raison de la diminution d'épaisseur des parois utérines. Cette maladie peut être confondue avec la grossesse, avec l'hydropisie de l'ovaire ou toute autre hydropisie enkystée placée au voisinage de l'utérus. L'absence des signes de la grossesse, sur lesquels il serait superflu de revenir, servira à établir le diagnostic différentiel dans le premier cas. Le second cas se reconnaîtra à ce que l'utérus plus ou moins déplacé, et altéré dans sa forme, ne sera pas distendu, ou au moins ne le sera pas proportionnellement au volume de la tumeur. La fluctuation se fera sentir plus clairement du côté du vagin dans l'hydropisie de l'utérus, et du côté de l'abdomen dans les autres hydropisies, comme celle de l'ovaire. La physomètre ou tympanite de l'utérus, soit simple, soit compliquée avec l'hydromètre, pourrait aussi en imposer; mais cette affection a ses signes propres. (*Voyez* PHYSOMÈTRE.) Il en est de même de l'hydromètre hydatique ou de la présence des hydatides dans l'utérus. (*Voyez* HYDATIDES.) Un autre point de diagnostic fort important est de reconnaître la condition de l'utérus, qui produit ou qui complique l'hydromètre; car on a pu remarquer que c'est sur cette considération que doit porter le prognostic à établir; prognostic qui doit être favorable si l'utérus est sain, mais qui sera plus ou moins fâcheux selon l'état de la matrice.

Lorsque l'on considère que l'hydropisie de l'utérus dépend tantôt d'une affection organique qui est au-dessus des ressources de la médecine, tantôt d'une condition de l'organe qui nous est encore complétement inconnue ou sur laquelle nous pouvons seulement dans quelques cas établir des conjectures, il est facile de voir qu'on ne peut poser d'indications certaines propres à diriger le traitement, et que les méthodes rationnelles ou empiriques suivies à l'égard de l'hydropisie en général ne sont pas plus applicables ici que dans les autres cas d'hydropisie enkystée. Je crois cependant que pour quelques cas au moins on peut tracer la conduite qu'il conviendrait de suivre. L'hydropisie est-elle le résultat ou simplement une complication d'une affection organique incurable, il est évident qu'on ne peut en espérer la guérison; que l'évacuation même du liquide serait dans la plupart des cas une circonstance défavorable, et que le médecin doit se borner à combattre les symptômes les plus fâcheux, et surtout cet état inflammatoire que l'on peut regarder comme la cause la plus ordinaire de l'accumulation du liquide. Quand l'utérus est sain, il se présente deux choses à faire : évacuer le liquide et s'opposer à une nouvelle sécrétion. L'orifice de l'utérus présente une voie si facile, si évidente pour l'issue du liquide, que l'on n'en a pas cherché d'autres. Aussi, au lieu de tenter d'obtenir la résorption de la sérosité et son évacuation par les sueurs, les urines et les selles, on s'est attaché à ramollir l'orifice et l'utérus lui-même par des bains chauds, des injections, des fomentations émollientes, des linimens. La matrice étant ramollie, on prescrit de chercher à déterminer quelque effort qui amène l'expulsion du liquide, tel que l'action d'un vomitif. On trouve dans les *Actes des curieux de la nature* l'histoire d'une femme qui fut guérie par les bains chauds, et d'une autre dont la guérison fut le résultat d'un coup violent qu'elle se donna en tombant sur le ventre; chez une autre, au rapport de Blegny, les secousses d'une toux violente produisirent l'évacuation d'une hydropisie pour laquelle on avait administré quelques apéritifs. Monro conseille d'introduire le doigt ou une sonde dans l'orifice de la matrice, sans faire beaucoup de violence et sans rien déchirer; mais ce moyen ne pourrait réussir que dans les cas où l'utérus serait bouché par une substance muqueuse épaissie ou par une tumeur mobile, ou contracté spasmodiquement, si cette cause peut être admise. Si toutes ces pratiques ne sont suivies d'aucun succès, dit Monro, et que néanmoins la vie de la malade paraisse en danger, soit par la grande abondance des eaux, soit par leur acrimonie; si d'ailleurs on sent une fluctuation manifeste à la partie inférieure de l'utérus, il faudra pousser un trois-quarts dans sa cavité, et y laisser la canule pour faire écouler l'eau. Après cela, on essaiera de nouveau d'introduire le doigt ou la sonde dans l'orifice, et si l'on en vient à bout, on y insèrera une tente d'éponge liée avec un long fil, afin de tenir cet orifice toujours ouvert et de permettre l'écoulement des eaux. Quand l'occlusion de l'orifice est complète, Lassus recommande de rechercher le lieu de l'orifice, et d'inciser en cet endroit avec un pharingotome ou avec un bistouri dont la lame sera entourée d'une bandelette de linge. Le second but que l'on doit se proposer est de s'opposer à une nouvelle accumulation de liquide. C'est dans cette vue qu'on a proposé une foule de moyens curatifs; mais, comme ils sont les mêmes que ceux qu'on a recommandés contre l'hydropisie en général, je me dispenserai d'en parler, et d'ailleurs c'est surtout ici que s'applique ce que j'ai dit sur l'obscurité que présente la détermination des indications. Ce que j'ai avancé sur la cause prochaine de l'hydropisie de matrice doit montrer que dans la plupart des cas je compterais plus sur un traitement adoucissant et antiphlogistique que sur l'emploi des fondans et des apéritifs d'une nature tonique et stimulante. Dans le choix d'une méthode de traitement, on devra aussi faire grande attention à la cause occasionelle de la maladie; car il sera à croire que, si elle succède à un coup, à un avortement, à la suppression des lochies, de la leucorrhée, des menstrues, l'hydropisie est active. Outre cette considération générale, il faut encore chercher à faire cesser cette cause, si elle continue d'exister; à rétablir, par exemple, le flux menstruel ou l'écoulement leucorrhéen.

2° *Hydromètre des femmes enceintes.* — On l'appelle aussi *hydropisie de l'amnios*; en effet le liquide est amassé dans la cavité de la membrane amnios, ou pour mieux dire cette hydropisie n'est formée que par l'augmentation de la quantité du liquide naturellement contenu dans cette membrane. Comme cette quantité est fort variable, il est impossible de fixer exactement les limites au delà desquelles elle doit être reputée maladie; car quelque considérable que soit la collection de liquide, elle n'est pas toujours incompatible avec la vie du fœtus. Cependant quand la quantité du liquide dépasse deux à trois livres, on peut regarder son accumulation comme due à un état morbide. La même difficulté que nous avons rencontrée en recherchant la cause prochaine de l'hydromètre ascitique se rencontre encore lorsqu'il s'agit de déterminer la nature de l'état morbide qui produit cette accumulation. L'incertitude qui a long-temps régné sur la source de l'eau de l'amnios augmentait encore l'obscurité; et cette obscurité n'est pas complétement dissipée, même à cet égard, car il reste à déterminer si l'hydropisie de l'amnios est toujours due à une affection de la membrane du fœtus, ou si elle ne dépend pas quelquefois d'une maladie de l'utérus. Je laisse de côté le peu que l'on a dit sur la cause prochaine de cette hydropisie, qui n'est que l'application des théories qui ont successivement paru sur l'hydropisie en général ; j'exposerai seulement ce que l'observation a appris pour quelques cas, me gardant bien de trop généraliser ces notions. Je regrette beaucoup de n'avoir pu me procurer une dissertation sur le traitement de l'hydropisie de la matrice, accompagnée d'inflammation, dans l'état de grossesse, publiée par Cousin en 1783. J'espérais y trouver quelque lumière. En 1812, M. Mercier, médecin à Rochefort en Auvergne, envoya à la Société de Médecine de Paris une observation dont voici les principaux traits : une femme grosse de cinq mois, convalescente d'une maladie grave, travaille dans les champs, et toute couverte de sueur elle boit une grande quantité d'eau froide. Elle ressent sur-le-champ des frissons, une douleur vive dans la région hypogastrique; et bientôt tous les symptômes d'une inflammation violente de la matrice et du péritoine se manifestent. Un traitement antiphlogistique produit une grande diminution des symptômes, et amène, vers le dixième jour, une sorte de convalescence. Cependant le quatorzième jour les parens de la malade, effrayés du volume du ventre, appellent de nouveau le médecin, qui reconnaît que les douleurs et les symptômes fébriles existent encore, mais à un degré modéré, et que la matrice, volumineuse comme elle l'est à la fin d'une grossesse ordinaire, produit la distension de l'abdomen. Le quinzième jour surviennent de nouvelles douleurs dues à des contractions utérines qui, le lendemain au soir, déterminent l'expulsion d'un fœtus qui donne à peine quelques signes de vie. L'utérus ne s'affaisse pas; après un repos de trois heures, un nouveau travail se déclare, et fait descendre dans le vagin une vessie flexible et allongée dont l'ouverture donne issue à un fœtus vivant et à plus de dix livres d'une eau trouble et blanchâtre dans laquelle nageaient des morceaux d'une substance semblable à du lait caillé. Le placenta était très-rouge; les membranes, plus épaisses qu'à l'ordinaire, formaient un sac très-vaste; l'amnios, opaque et très-épais, était recouvert sur sa face fœtale d'une fausse membrane concrète, adhérente, albumineuse, de la même nature que la substance qui nageait dans l'eau de l'amnios. Cette surface ayant été nettoyée, parut rosée, et présentait çà et là soit des traces rouges de diverses formes, soit des veines sanguines flexueuses, entortillées ; indices évidens d'une inflammation. Le chorion était sain. Les suites de cet avortement n'offrirent rien de remarquable. Cette observation serait bien propre à éclairer sur la nature de l'amnios, mais elle est unique, et quelques personnes n'ont pas voulu admettre l'existence d'une inflammation de l'amnios, qu'ils traitent de chimérique. Je crois qu'il faut rester dans le doute, et attendre de nouveaux faits. Ceux dont j'ai été témoin m'ont bien montré une hydropisie active de l'amnios, mais non l'inflammation de cette membrane. Une jeune dame, enceinte de cinq à six mois, est prise subitement de douleurs intolérables dans l'abdomen, accompagnées d'une agitation extrême et de beaucoup de fièvre; on emploie un traitement antiphlogistique énergique; au bout de quelques jours les douleurs diminuent, on peut alors palper l'abdomen, et l'on reconnaît une fluctuation manifeste, et au-dessus de l'ombilic un corps solide flottant qui suit le flot de l'eau et vient frapper la main. Le peu d'épaisseur des parties interposées, la violence et le développement rapide des douleurs donnèrent d'abord l'idée qu'il s'était fait une rupture à l'utérus, et que le fœtus était passé dans la cavité du péritoine; mais on abandonna bientôt cette idée en reconnaissant l'existence de l'hydropisie de matrice. Environ deux mois après, cette dame fut prise des douleurs de l'enfantement; les membranes, en se rompant, laissèrent écouler cinq à six pintes de liquide, et bientôt elle accoucha d'un enfant vivant, mais faible et du volume d'un fœtus de six mois. De nouvelles douleurs se reveillèrent bientôt; une seconde poche membraneuse se fit sentir; on la perça, et il s'en écoula une quantité d'eaux à peu près égale à celles du premier enfant. Un second enfant, presque aussi faible que le premier, fut expulsé sans difficulté. La délivrance se fit attendre quelques heures, et s'opéra ensuite naturellement. Les membranes, examinées avec soin, n'offrirent ni injection, ni épaississement, ni fausse membrane. Les deux placentas, réunis en une seule masse, offraient une épaisseur et une solidité remarquables; ils étaient dans un véritable état d'hypertrophie. Les deux enfans moururent peu d'heures après leur naissance. La mère se rétablit promptement. Une seconde observation présente encore plus d'intérêt parce qu'elle montre que la connaissance de l'étiologie n'est pas de pure spéculation et peut trouver une application utile dans la pratique. Une jeune dame, épileptique dès sa naissance, devint enceinte; les accès d'épilepsie furent presque suspendus, et la grossesse n'offrit rien de remarquable, si ce n'est que l'abdomen était plus volumineux qu'il ne semblait devoir l'être. A quatre mois et demi ou cinq mois, des contractions utérines se manifestèrent sans cause apparente, et expulsèrent avec une grande quantité d'eau un fœtus mort depuis quelque temps et tellement infiltré d'une sérosité rougeâtre que la forme des parties était absolument méconnaissable. Une seconde grossesse survint. Des signes manifestes de pléthore exigèrent l'emploi réitéré de la saignée. L'avortement eut encore lieu avec les mêmes circonstances; mais seulement du sixième au septième mois. Je pensai que la saignée avait eu influence favorable pour prolonger le terme de la grossesse. Dans une troisième grossesse, je la mis en usage dès que le plus léger indice de pléthore se fit apercevoir; la grossesse se prolongea jusqu'au commencement du neuvième mois; il n'y eut pas d'hydropisie de matrice, et cette dame donna le jour à une petite fille bien portante et qui s'est élevée jusqu'à l'âge de quatre ans. Une quatrième grossesse, pendant laquelle la saignée ne fut pas ménagée, parvint à son terme naturel, et donna naissance à un enfant fort qui est encore vivant. Lors d'une cinquième grossesse, l'avis d'un médecin qui n'avait pas été témoin de ces antécédens, et qui redoutait l'usage répété de la saignée chez une épileptique, jeta de l'indécision dans l'esprit de la famille; il fallut attendre des signes évidens de pléthore pour tirer du sang. Une saignée seulement fut pratiquée. La grossesse se développait sans accidens; mais vers le sixième mois la matrice prit rapidement un grand développement. Dès que je m'en aperçus, je fis une saignée. Il était probablement trop tard, l'hydropisie prit un accroissement rapide, les contractions utérines se manifestèrent, et l'avortement eut lieu en même temps que l'expulsion d'une grande quantité de liquide que je puis bien évaluer à quatre ou cinq pintes. Enfin une sixième grossesse, dans laquelle je puis dire que la saignée fut prodiguée, eut un résultat complétement heureux. Je ne veux pas conclure de ces observations, auxquelles on en peut joindre une qui est rapportée par M. Ch. Mannoir, dans les *Mélanges de chirurgie étrangère*, que l'hydropisie de l'amnios est toujours active et due soit à la pléthore sanguine, soit à un état inflammatoire; j'en infère seulement que cela a lieu quelquefois, et que les médecins qui auront occasion d'observer cette espèce d'hydromètre, qui n'est pas rare, doivent apporter la plus grande attention à étudier sa nature et ses causes : car si aucune observation ne montre qu'on puisse arrêter son développement quand elle a commencé, du moins peut-on espérer de la prévenir dans des cas analogues à celui que j'ai cité. On ne sait rien de plus positif que ce qui vient d'être dit sur les causes éloignées, prédisposantes et déterminantes de l'hydromètre, car on la voit survenir chez des femmes de tout âge, de tout tempérament et de toutes conditions; et les observateurs ont rarement tenu compte des circonstances auxquelles on pourrait en attribuer l'origine. En lisant les observations j'ai été frappé de cette remarque que la plupart ont pour objet des grossesses doubles. Scarpa, dans son Mémoire sur la grossesse accompagnée d'ascite, dit que dans chacun des trois cas d'hydropisie de l'amnios qui sont venus à sa connaissance, il y eut deux fœtus expulsés.

Les seuls symptômes propres à l'hydromètre sont l'accroissement rapide de l'utérus, une douleur sourde dans la région de cet organe, et un sentiment de pesanteur dans le bassin. La quantité du liquide épanché est fort variable. Nous avons vu, dans une observation de grossesse double, qu'elle était de cinq à six pintes dans chaque amnios : c'est ce qu'on a observé le plus souvent. Baudeloque cite le cas d'une grossesse simple terminée par un avortement au terme de six mois. L'utérus laissa échapper treize à quatorze pintes de liquide, mesure de Paris. Dans un autre cas, il évalue la quantité du liquide à trente-deux livres. M. Sédillot, autre témoin de ce fait, dit qu'il ne peut l'évaluer à moins de trente ou quarante litres. Il doit y avoir quelque erreur de copiste dans cette dernière version. Une observation de M. Noël du Marais présente un volume d'eau encore plus grand; car, indépendamment de douze livres au moins qu'on évacua au moyen de la ponction, vingt et un jours avant l'accouchement, on crut pouvoir évaluer de trente-six à quarante livres l'eau qui sortit au moment où il se fit. Gherli, dans ses Centuries, rapporte l'observation d'une femme qui avorta de deux jumelles unies par la surface antérieure du corps; à l'instant de l'avortement il s'écoula plus de soixante livres de liquide de l'utérus. Il parle sûrement de la livre italienne. Le liquide qui forme cette espèce d'hydropisie est en tout semblable à l'eau de l'amnios, et présente les mêmes variétés; ou plutôt c'est l'eau de l'amnios elle-même dont la quantité est augmentée. Rarement dans ces cas la grossesse parvient à son terme naturel; le plus souvent, l'extrême distension de l'utérus l'excite à se contracter, et le fœtus est expulsé avant terme. Quelquefois il naît vivant, mais trop peu développé ou trop faible pour continuer de vivre. Plus souvent il meurt dans le sein de sa mère, et l'époque de sa mort est ordinairement celle d'une augmentation rapide de la collection séreuse. Dans ces cas, ou il se conserve sans autre dégénérescence qu'une macération proportionnée au temps qui s'écoule entre sa mort et son expulsion, ou il est déformé par une infiltration d'une sérosité brunâtre. (*Voyez* FOETUS, *maladies du.*) Quand la mort du fœtus et l'hydropisie surviennent dans les premiers mois de la grossesse, le cadavre du fœtus peut tomber en déliquium, et disparaître dans le liquide, ou se durcir et se conserver pendant long-temps. Ce dernier cas semble se confondre avec l'hydropisie ascitique, et il sera impossible de les distingner avant la sortie du liquide; mais alors on verra sortir la poche membraneuse qui renfermait ce liquide, comme j'ai déjà eu occasion de le dire.

Le diagnostic de cette espèce d'hydromètre est le même que celui de la précédente pour ce qui a rapport à la distension de l'utérus et à la fluctuation du liquide; mais les signes de la grossesse ont précédé le développement excessif de l'utérus, ou existent simultanément avec lui. Le volume de l'utérus peut n'être pas plus grand que dans la grossesse à terme; mais il n'est pas en rapport avec l'époque présumée de la grossesse. On sent le ballottement facile d'un corps solide au milieu du fluide, soit à travers les parois abdominales, soit en portant un doigt dans le vagin; et ce corps ne peut être que le fœtus.

Le pronostic de cette hydropisie, très-fâcheux pour ce qui a rapport à l'enfant, ne l'est pas en général par rapport à la mère. Le plus souvent la nature se suffit à elle-même pour évacuer les eaux. Cette évacuation ne peut jamais être autant retardée, ni la collection de liquide devenir aussi considérable que dans l'hydromètre ascitique, à cause de la disposition qu'a l'orifice de l'utérus à se dilater, à moins que cet orifice ne se trouve oblitéré. Lorsque le liquide est évacué, les menbranes qui le renfermaient ne tardent pas à être expulsées, ainsi que le fœtus et le placenta. Le siége propre de l'hydropisie n'existe plus, et la maladie est guérie sans qu'on ait à craindre de récidive. Cependant un des faits que j'ai cités prouve que cette espèce d'hydromètre peut se reproduire dans des grossesses successives. Un traitement préservatif, en pareil cas, sera de la plus évidente utilité; mais il est impossible d'en poser les règles générales. On devra se diriger dans le choix d'une méthode d'après la nature présumée de la cause.

Quand une fois cette espèce d'hydropisie est déclarée, on ne peut se promettre d'arrêter ni même de ralentir ses progrès, encore moins d'obtenir la résorption de l'excès de liquide; et, si l'on pouvait en concevoir quelque espérance, il est facile de voir que ce ne serait pas par une méthode uniforme de traitement, telle que l'emploi des toniques et des dessiccatifs recommandé par Mauriceau et ceux qui l'ont suivi, qu'on pourrait y parvenir. Tout ce que l'on peut faire est de régler le régime de la malade selon la nature des symptômes qui accompagnent l'hydropisie, de combattre ceux de ces symptômes qui, par leur violence, deviennent insupportables, et d'attendre patiemment l'instant de l'accouchement. Baudelocque dit avec raison que ce terme n'est jamais fort éloigné du moment où les symptômes et les accidens paraissent le plus alarmans. Comme leur gravité ne dépend que du grand volume d'eau qui comprime, qui gêne et qui déplace les viscères du bas-ventre et les autres parties adjacentes, le moment où ils acquièrent le plus de force est aussi celui où l'orifice de la matrice va s'ouvrir; mais est-il toujours prudent d'attendre les efforts de la nature, et n'est-il pas des cas où la vie de la femme serait en danger avant ce moment? L'observation de Noël Desmarais, que j'ai déjà citée, semblerait prouver qu'on peut être forcé de donner issue au liquide. Dans un cas que j'ai observé, où l'hydromètre était compliquée avec une ascite et une anasarque universelle, les fonctions de l'estomac étaient complétement perverties, et la femme était réduite à un état presque désespéré; nous songions à provoquer l'évacuation des eaux et l'expulsion du fœtus dont la mort ne laissait depuis long-temps aucun doute, lorsque le travail de l'enfantement se déclara. S'il existe réellement des cas dans lesquels il serait dangereux d'attendre le développement des efforts de la nature, ce ne peut guère être que lorsque l'orifice de l'utérus est oblitéré. Il semble alors préférable de pratiquer la ponction par le vagin et au voisinage de l'orifice de l'utérus : telle est l'opinion de Baudelocque. Si l'orifice est perméable, je pense qu'il faudrait se borner à rompre les membranes. En agissant ainsi, il est indubitable que l'avortement surviendra bientôt après. Mais la même chose n'arrive-t-elle pas après la ponction pratiquée sur tout autre point de l'utérus, et doit-on chercher à ménager la vie de l'enfant, tandis que toutes les observations l'ont montré ou déjà mort à l'instant de l'accouchement, ou expirant peu après, même dans des cas où l'hydropisie n'était pas portée à un degré très-considérable? Camper pense que, dans l'hydropisie de l'utérus, on peut, sans craindre de suites graves, faire la ponction entre l'ombilic et le pubis. Scarpa adopte cette opinion, et la fortifie en citant des observations de Bonn, Langius et Reiscard. Dans l'observation de Bonn, la ponction fut faite chez une femme enceinte que par erreur on croyait ascitique. Nessi, cité par Scarpa, a fait la ponction en cet endroit à une femme dont l'utérus offrait une double hydropisie de l'amnios; Noël Dumarais a fait la même opération, et il n'en est résulté aucun accident. Il n'en est pas moins vrai qu'en opérant par le vagin on a moins à craindre l'inflammation de l'utérus, et nullement l'épanchement de la sérosité dans la cavité du péritoine.

On a rapproché de cette espèce d'hydropisie les cas dans lesquels la femme enceinte rend, à une époque variable de la grossesse, une quantité quelquefois très-considérable de liquide séreux, sans que cette évacuation nuise au développement du produit de la conception; ces collections séreuses ont été désignées sous le nom de *fausses eaux*, et on les a expliquées en admettant que le liquide était contenu entre le chorion et l'amnios, ou dans la duplicature de l'épichorion. L'existence de semblables collections, à une époque avancée de la grossesse, est encore problématique. Elle ne pourrait être constatée par le praticien qu'à l'instant de l'évacuation du liquide, et ne lui offre aucune autre considération que celles qui ont été exposées aux articles *accouchement* et *avortement*. Bilfinger, dans sa dissertation *de Hydrope uteri gravidi*, rapporte l'histoire d'une femme qui fut affectée d'une suppression d'urine, et ensuite d'une hydropisie de matrice; après différens traitemens, elle rendit une grande quantité d'eau, sans que le fœtus en souffrît. Ce cas appartient à ceux dont il est ici question, si l'auteur n'a pas pris pour une hydromètre une rétention d'urine portée à un haut degré, comme je suis tenté de le croire. En traitant de l'organisation des membranes de l'œuf, on aura occasion d'examiner ce qui a rapport à ces collections sous le point de vue anatomique et physiologique. *Voyez* OEUF.

3° *Hydromètre de la trompe.* — Dans cette espèce d'hydropisie le liquide est, comme dans l'hydromètre proprement dite, renfermé dans une cavité tapissée par une membrane muqueuse, et sous ce point de vue ces deux hydropisies ont une analogie complète. Dans l'hydropisie de l'ovaire, au contraire, le liquide est contenu dans un kyste accidentel. Aussi n'ai-je pas cru devoir suivre l'exemple de Sauvages, et ai-je renvoyé l'histoire de cette dernière affection à celles des kystes et des hydropisies enkystées, dont elle ne peut être séparée. Tout ce que j'ai dit de la nature et des causes de l'hydromètre s'applique à l'hydropisie de la trompe. Celle-ci peut être ascitique, et dans ce cas il est de toute nécessité que les deux extrémités de la trompe soient obstruées ou oblitérées; elle peut être la suite d'une grossesse tubaire dans laquelle le fœtus se sera plus ou moins développé, et aura disparu ou se sera conservé; elle peut être formée par des hydatides; mais j'ai déjà dit pourquoi je ne dois pas traiter de cette espèce d'hydropisie. (*Voyez* HYDATIDES.) Soit que l'hydropisie de la trompe soit ascitique ou qu'elle dépende d'une conception dégénérée, la quantité du liquide peut être portée à un degré excessif. Munnicks a vu s'écouler cent douze livres de liquide de la trompe droite d'une fille dont la maladie avait duré dix-huit ans; Abraham Cyprien en a trouvé cent cinquante livres dans la cavité d'une trompe, et Spon en a trouvé cent quarante. Il a vu aussi les deux trompes utérines être le siége d'une hydropisie. Cette hydropisie est quelquefois combinée avec celle de l'ovaire.

Les symptômes et les signes de l'hydropisie des trompes sont les mêmes que ceux des autres hydropisies enkystées: il sera facile de la distinguer de l'hydropisie de l'utérus; mais il sera fort difficile, si non absolument impossible, de reconnaître si le siége de l'hydropisie est dans la trompe ou dans l'ovaire. Cette maladie ne peut avoir les terminaisons favorables qu'on a quelquefois observées pour l'hydropisie de l'utérus. Il n'y a point ici de voie qui puisse livrer passage au liquide. Cette hydropisie persistera jusqu'à la mort, à moins qu'on ne soit assez heureux pour en obtenir la guérison par un traitement convenable: traitement qui, comme le remarque Van Swieten, ne peut différer de celui de l'hydropisie de l'ovaire. (DESORMEAUX.)

HYDROMPHALE, s. f., *hydromphalum*; de ὕδωρ, eau, et de ὀμφαλός, nombril; hydropisie du nombril. On désigne ainsi une tumeur formée par une hernie ombilicale, dans le sac de laquelle il existe un amas de sérosité, ou simplement une tumeur molle, fluctuante, transparente, produite par la dilatation du nombril dans le cas d'ascite, et par le refoulement du péritoine et du liquide à travers cette cicatrice. *Voyez* HERNIE et ASCITE.

HYDROPÉRICARDE, s. f., nom dérivé du grec ὕδωρ, eau, et περικάρδιον, péricarde, par lequel on désigne l'accumulation morbide de la sérosité dans la cavité de cette membrane. Les conditions variées qui donnent lieu à cette hydropisie, peuvent être rattachées, aujourd'hui, à deux divisions principales.

§ Ier *Hydropisie du péricarde, produite par un obstacle au cours du sang veineux ou de la lymphe.*

1. Les dilatations anévrysmatiques du cœur, les concrétions polypeuses formées dans la cavité de cet organe, la dilatation variqueuse des veines cardiaques, enfin tout ce qui peut ralentir ou suspendre la circulation veineuse ou lymphatique du cœur peut donner lieu à un épanchement de sérosité dans la cavité du péricarde. Les connexions de la respiration avec la circulation expliquent aussi pourquoi il est si fréquent de voir, après la mort des péripneumoniques et des pleurétiques, le péricarde sain, distendu par une assez grande quantité de sérosité. Elles rendent également raison de la formation des légers épanchemens qu'on observe, dans la cavité du péricarde, sur presque tous les cadavres et en particulier à la suite d'une longue agonie.

2. La sérosité épanchée est quelquefois tout-à-fait incolore et parfaitement limpide; d'autres fois elle est jaunâtre, ou ressemble à une belle dissolution d'un sel d'or. Au lieu d'un liquide purement séreux, on peut aussi rencontrer de la sérosité rougeâtre, noirâtre et mêlée d'une certaine quantité de sang, surtout lorsque les obstacles à la circulation veineuse ont été violens ou prolongés. La quantité du liquide épanché varie depuis une ou plusieurs onces jusqu'à plusieurs livres. Vieussens en a recueilli une fois deux pintes; et dans un cas très-rare, observé par Corvisart, on retira huit livres de sérosité de la cavité du péricarde. Cette membrane, qui contient aussi quelquefois une certaine quantité de gaz, distendue en proportion de la quantité du liquide qu'elle contient, comprime et repousse en haut et en arrière le poumon gauche, et simule une sorte de vessie fluctuante. Elle n'offre point d'altération de texture.

Il semble seulement qu'elle est plus blanche que dans l'état naturel, surtout dans sa portion cardiaque; comme si elle eût été lavée par la sérosité.

3. Corvisart pensait qu'on ne devait pas regarder comme de véritables hydropisies du péricarde tous les épanchemens qu'on rencontre dans la cavité de cette membrane. Pour qu'il existât réellement *hydropisie*, il supposait qu'il était nécessaire que la quantité du liquide fût au moins de six à sept onces. Cette opinion assez étrange a été adoptée par M. Bertin, M. Pinel, etc. M. Boyer restreint encore à un plus petit nombre de cas l'existence de cette hydropisie. On observe, dit-il, dans le péricarde de presque tous les cadavres, une plus ou moins grande quantité de sérosité; mais, *quelque grande qu'elle soit*, cette collection séreuse ne constitue l'hydropéricarde qu'autant que l'individu dans le cadavre duquel on l'a trouvée a été attaqué, peu de temps avant sa mort, de quelques-unes des maladies capables de produire cette hydropisie, et a éprouvé la plupart des symptômes qui l'accompagnent ordinairement. Or comment a-t-on pu poser en principe que six ou huit onces de sérosité constituaient une hydropisie plutôt que cinq onces ou cinq onces et demie? Quelques cuillerées de plus ou de moins dans un épanchement changent-elles donc la nature d'une affection? Comment d'ailleurs admettre, avec M. Boyer, qu'il n'y a lésion ou maladie dans un organe que lorsqu'elle est annoncée par des symptômes caractéristiques? et si par hasard les symptômes assignés par les auteurs à l'hydropéricarde, et dont l'existence lui paraît si importante, n'appartenaient point à l'épanchement lui-même ou en étaient le plus souvent indépendans? Il y a hydropisie du péricarde toutes les fois que de la sérosité a été déposée dans cette membrane en plus grande quantité que dans l'état de vie et de santé. Que ce dépôt soit peu abondant ou considérable, qu'il ait eu lieu un mois ou plusieurs jours avant la mort, à la suite d'une maladie du cœur ou des poumons, ou qu'il soit le résultat de la gêne de la circulation et de la respiration pendant l'agonie, son mode de production est toujours le résultat d'un même mécanisme, et l'état morbide est identique.

4. Un léger épanchement séreux dans la cavité du péricarde n'apporte probablement aucun dérangement dans ses fonctions entièrement mécaniques. Un épanchement considérable dans la cavité de cette membrane ne peut même être reconnu qu'autant

qu'il se décèle au dehors, qu'il gêne les mouvemens du cœur, et donne lieu à des sensations morbides particulières.

Senac s'attacha particulièrement à caractériser l'espèce de palpitation que faisait sentir le cœur au milieu de la sérosité épanchée. Il l'indique comme une sorte d'ondulation facile à apercevoir entre les troisième, quatrième et cinquième côtes, et distincte de mouvemens semblables déterminés par les anévrysmes du cœur, en ce que ceux-ci ne sont pas aussi étendus. « En appliquant la main sur la région du cœur, dit Corvisart, on sent des battemens tumultueux et obscurs; on dirait que l'organe ne les fait sentir qu'à travers un corps mou, ou plutôt à travers un liquide placé entre lui et les parois thoraciques. J'ai eu occasion de faire une observation analogue à celle de Senac, qui a vu dans les intervalles des troisième, quatrième et cinquième côtes, les flots du liquide épanché dans le péricarde. Je ne puis pas dire strictement avoir *vu* le même phénomène; mais j'ai pu m'en convaincre par le toucher. Il peut se faire que les ondulations que ma main, appliquée sur la région du cœur, sentait distinctement, ne fussent déterminées que par les battemens du cœur; je suis loin de le nier; mais je crois pouvoir affirmer que, s'il en est ainsi, le caractère particulier de ces battemens est très-reconnaissable. » Suivant Corvisart, un autre phénomène local non moins caractéristique, mais rarement observé, est celui qui résulte de la suspension du cœur au milieu du liquide qui l'environne, et qui lui permet de se déplacer et de faire sentir ses battemens dans divers points d'un cercle assez étendu. Enfin dans quelques cas le côté gauche du thorax est bombé, plus arrondi et quelquefois infiltré.

Si l'on excepte la *vue du flot*, et la *fluctuation* constatée par le toucher, phénomènes rares, mais caractéristiques, tous les signes indiqués par Corvisart, et même la déformation de la région précordiale, peuvent être rencontrés dans les hypertrophies et les anévrysmes du cœur. Les signes fournis par les sensations des malades ne sont pas plus précis. Si quelques individus atteints d'hydropéricarde éprouvent un malaise dans la région du cœur, un sentiment de pesanteur derrière le sternum, ainsi que Grœtz, Lancisi, Hoffmann, etc., l'ont observé; si d'autres ont senti *leur cœur nager dans l'eau*, ainsi que Reimann, Saxonia, etc., l'assurent; on ne peut disconvenir qu'un diagnostic fondé sur de telles perceptions sera toujours vague et incertain. D'un autre côté, si le son rendu par la percussion de la région péricardiale est obscur ou nul dans une étendue proportionnée à la dilatation que le liquide a fait éprouver au péricarde, les anévrysmes du cœur, les tumeurs qui se développent dans cette partie de la cavité gauche de la poitrine, présentent aussi le même phénomène. L'*auscultation* elle-même n'a point encore fourni de signes propres à éclairer le diagnostic de l'hydropéricarde. Morgagni observe judicieusement que Galien, en annonçant que les palpitations du cœur, qui dépendent d'un hydropéricarde, se font avec un *certain signe indiquant que le cœur remue avec un liquide*, aurait dû dire si ce signe devait être perçu par les malades, ou par le médecin qui, en approchant la main ou l'*oreille* de la région précordiale, y reconnaîtrait quelque fluctuation. Rien d'ailleurs n'a justifié cette assertion; pas même l'observation de Stalpart, qui parle d'une jeune fille sur laquelle on pouvait *entendre très-distinctement l'agitation de l'eau dans le péricarde*, lors des pulsations et des palpitations du cœur; la guérison de la malade permettant d'élever des doutes sur l'exactitude du diagnostic. Enfin M. Laennec, qui a fait une étude spéciale de ce moyen d'exploration, croit pouvoir annoncer que les épanchemens peu abondans dans le péricarde, au-dessous d'une livre, par exemple, ne donnent aucun signe, et que probablement on ne pourra jamais reconnaître que ceux qui sont beaucoup plus considérables. Ce sera particulièrement dans le cas de pneumo-péricarde et d'hydropéricarde, qu'on devra distinguer l'ondulation, la fluctuation, dont parlent Senac et Corvisart. Aussi M. Laennec a-t-il entendu d'une manière très-distincte un bruit de fluctuation déterminé par les contractions du cœur et des inspirations fortes, chez un sujet dont le péricarde contenait environ une livre de sérosité et une bulle d'air du volume d'un œuf.

5. L'hydropéricarde étant presque toujours consécutive à une maladie du cœur ou des poumons; il n'est pas étonnant qu'on ait placé au nombre des principaux caractères de cette hydropisie plusieurs désordres fonctionnels de ces organes, et quelques phénomènes sympathiques qui les accompagnent ordinairement, tels que : irrégularité, petitesse ou rareté du pouls; difficulté de respirer augmentant par le moindre mouvement et obligeant le malade à se tenir sur son séant et le corps penché en avant; défaillances fréquentes avec dispositions

continuelles à la syncope; palpitations violentes; battement visible des carotides; couleur rembrunie ou violette des lèvres, pâleur ou injection violacée de la face; froid ou infiltration des extrémités, etc. Mais ces phénomènes sont entièrement étrangers au péricarde, puisqu'on les observe également dans l'hydrothorax, ou plutôt dans les maladies du cœur dont ces deux hydropisies sont la conséquence. Au reste, j'engage le lecteur à méditer la XVIe Lettre de Morgagni, où ce savant anatomiste a examiné et discuté comparativement la valeur des différens symptômes assignés à l'hydrothorax et à l'hydropéricarde, avec une sagacité qui n'a pas encore été surpassée.

6. Le traitement de l'hydropéricarde doit être subordonné aux indications que présentent les maladies dont il est toujours le résultat. C'est quelquefois une maladie du poumon, et le plus souvent une affection du cœur qu'on est appelé à combattre. *Voy.* COEUR (path.).

Si l'existence d'une fluctuation manifeste dans la région précordiale rendait incontestable la présence d'un liquide épanché dans le péricarde; si des accidens graves menaçaient immédiatement la vie du malade; si les remèdes internes avaient été impuissans, conviendrait-il d'inciser l'enveloppe du cœur et d'évacuer la sérosité qu'elle renferme? Des exemples d'ouverture du péricarde rapportés par Galien et par Harvey, tendent à démontrer que cette opération, quoique dangereuse, présente cependant quelques chances favorables qui doivent être saisies, lors d'une mort imminente. Senac s'était même tellement exagéré les avantages de cette opération, qu'il a été jusqu'à la conseiller comme un moyen propre à favoriser l'action des médicamens. Il voulait que l'on plongeât la pointe d'un trois-quarts entre la seconde et la troisième côte sternale du côté gauche, à deux pouces du bord du sternum, et que l'instrument fût porté parallèlement aux côtes, en dedans et en bas, vers la base du cartilage xyphoïde. Il croyait éviter ainsi la lésion de l'artère mammaire interne, celle du poumon et du cœur. Or cette opération qui, au rapport de Van Swieten, avait déjà été proposée par H. Welse, expose d'autant plus à la blessure de ces organes, qu'il est impossible de déterminer l'étendue du déplacement qu'ils ont éprouvé pendant la vie, et la quantité du liquide épanché. Aussi n'a-t-elle jamais été pratiquée. Sabatier pensait, avec raison, qu'il serait préférable de mettre d'abord le péricarde à découvert par une incision faite aux parois thoraciques, et d'ouvrir ensuite cette membrane avec toutes les précautions requises. Telle fut la conduite que suivit Desault chez un homme qui n'offrait pas, ainsi qu'on l'a dit, tous les symptômes de l'hydropéricarde, puisque la fluctuation d'un liquide, seul caractère essentiel, n'avait point été observée. « Un homme vint se présenter à l'hôpital de la Charité, dit Bichat, avec tous les signes caractéristiques d'une hydropisie du péricarde : toux sèche, difficulté de respirer, pouls lent, dur, irrégulier, gêne, anxiété, danger de suffoquer dans l'extension du corps; soulagement sensible dans la station, syncopes fréquentes; visage pâle, bouffi; tendance habituelle à s'incliner du côté gauche. Desault ouvre la poitrine entre la sixième et septième côte du côté gauche, vis-à-vis la pointe du cœur, en intéressant la peau, l'entrecroisement des muscles grand oblique et grand pectoral, et le plan des intercostaux. Introduisant le doigt à travers la plaie, il sent une espèce de poche pleine d'eau qu'il prend pour le péricarde; il l'ouvre avec la pointe d'un bistouri mousse, et donne issue à environ une chopine d'eau qui s'échappe avec une espèce de sifflement à chaque inspiration. Le malade, soulagé momentanément, meurt au quatrième jour de l'opération; et l'ouverture du cadâvre fait voir une membrane qui, unissant le bord du poumon au péricarde, formait la poche prise et incisée pour cette membrane. Le cœur, beaucoup plus dilaté que de coutume et rempli d'un sang noirâtre et en partie coagulé, était adhérent au péricarde. » Malgré l'extrême concision avec laquelle ces résultats de l'autopsie sont exprimés, il n'est pas moins évident qu'on crut à une hydropisie du péricarde qui n'existait pas, et que trois affections des plus graves, telles que la dilation du cœur, une péricardite chronique et une hydropleurésie furent à peine soupçonnées. Le procédé opératoire de Desault, moins dangereux que la ponction proposée par Senac, offre cependant plusieurs inconvéniens. En supposant qu'à l'ouverture du péricarde le liquide contenu dans sa cavité s'écoulât d'abord au dehors, à peine en serait-il sorti une petite quantité que le reste s'épanchera très-probablement dans le médiastin, l'ouverture du péricarde étant nécessairement éloignée de celle des parois du thorax? D'un autre côté, l'action de l'air étant une des causes les plus actives de l'inflammation des membranes séreuses, ce procédé expose aux chances d'une nouvelle maladie au moins aussi grave que la première. Il est vrai que ce dernier accident pourrait être en grande partie prévenu, en tirant fortement en haut les tégumens, avant d'ouvrir les parois thoraciques, puisque abandonnés à eux-mêmes après l'évacuation du liquide, ils fermeront la plaie des muscles et ne permettront aucune communication entre l'air extérieur, le médiastin et la cavité du péricarde.

Suivant M. Boyer, le procédé suivant, proposé par M. Skielderup, professeur d'anatomie à Christiana, et déjà indiqué par Riolan (*Antropographie*, liv. III, c. 7, infin.—*Encheirid. Anat.*, liv. III, c. 4), n'aurait aucun des inconvéniens attachés à ceux de Senac et de Desault; il serait même sans danger pour les malades chez lesquels quelques symptômes auraient simulé l'hydropisie du péricarde. Après avoir appliqué une couronne de trépan sur le côté gauche du sternum, un peu au-dessous de l'insertion du cartilage de la cinquième côte, on arrive au péricarde sans intéresser la plèvre. Le doigt indicateur introduit dans cette ouverture, s'assure de la fluctuation d'un liquide contenu dans le péricarde, et sert de conducteur à un bistouri long et étroit avec lequel on ouvre cette membrane, après avoir incliné le malade en avant. Dans cette opération, on ne peut cependant facilement attaquer le péricarde que vers sa base, c'est-à-dire dans le point où il est le moins distendu, et où l'organe qu'il renferme peut être le plus facilement blessé; l'ouverture n'est pas située de manière à faciliter l'écoulement de la matière épanchée; enfin elle ne permet pas de s'opposer à l'entrée de l'air dans le médiastin et le péricarde.

Mais, en supposant qu'on parvînt à prévenir une mort imminente en imitant la conduite de Desault, ou en suivant le procédé de M. Skielderup, on ne remédierait pas ainsi aux maladies du cœur ou du poumon, qui auraient donné lieu à la formation de l'épanchement dans le péricarde, ni à l'hydrothorax qui l'accompagne presque toujours; et une nouvelle collection ne tarderait pas à se former après l'opération de la paracentèse. Frappé sans doute par cette circonstance, témoin des succès des injections irritantes dans le traitement de l'hydrocèle, et se rappelant peut-être que de semblables injections avaient été conseillées par Brunner et pratiquées par Warrick dans l'ascite, M. Richerand a proposé de faire une large ouverture aux parois du thorax au devant du cœur, et d'inciser le péricarde; se flattant d'obtenir ainsi une cure radicale, d'autant plus certaine, suivant lui, qu'il suffit du contact de l'air pour décider l'inflammation adhésive de cette membrane, après l'évacuation du liquide qui la distend. On s'est généralement élevé, et avec raison, contre cette opération. Outre qu'elle aggraverait certainement les lésions primitives et productrices de l'épanchement, elle ne peut être justifiée ni par l'analogie, qui a ses bornes, ni par la tentative heureuse mais téméraire de Warrick, ni par la conception hardie qui conduisit M. Richerand, dans une autre circonstance, à pratiquer la résection de plusieurs côtes devenues cancéreuses.

§ II. *Hydropisie du péricarde produite par l'inflammation de cette membrane.* — Les inflammations aiguës ou chroniques du péricarde, primitives ou consécutives à une phlegmasie des plèvres ou des poumons, étant toujours accompagnées d'un épanchement de sérosité plus ou moins considérable, quelques auteurs ont cru devoir décrire ces épanchemens sous le nom d'*hydropisie du péricarde*, et plus récemment sous celui d'*hydropisie aiguë*, *active*, *sthénique*, *inflammatoire*, *etc.*, de cette membrane. Le *sepulcretum* de Th. Bonet (L. 2, S. 2, Obs. 3), les *Cent. III* et *IV* de l'Académie de Vienne, l'ouvrage de Morgagni (*epist.* XVI, Obs. 17, 22, 40, 43); les nouveaux *Mémoires de l'Académie de St-Pétersbourg*, le *Traité des maladies du Cœur*, de Corvisart (Observ. 10,); la dissertation de M. J.-B. Modas (*Essai sur l'hydropéricarde*, in-8°. Paris, 1802), contiennent plusieurs exemples de semblables péricardites, indiquées comme des hydropisies.

2. La plupart des malades dont il est question dans ces histoires particulières, avaient éprouvé des douleurs plus ou moins vives à la région précordiale, de la fièvre, une anxiété très-considérable, de la difficulté à se coucher sur le côté gauche, des défaillances, une *jactitation* continuelle, de la dyspnée et autres symptômes de la péricardite aiguë ou chronique.

3. A l'ouverture des cadavres, on a trouvé, dans ces prétendues hydropisies, le péricarde rouge, injecté, épaissi dans quelques points, couvert d'exsudations albumineuses dans quelques autres, plus ou moins adhérent au cœur, ou garni de tubercules miliaires, etc. La sérosité accumulée était citrine, verdâtre, lactescente, trouble, caillebotée, quelquefois semblable à du petit-lait, ou mêlée de flocons albumineux.

4. On a eu raison sans doute de faire observer, dans ces derniers temps, qu'on ne pouvait prévenir le développement et les progrès de ces prétendues hydropisies qu'en s'attachant à combattre l'inflammation dès son début et avant que la collection ne fût déjà très-considérable. Il n'était pas moins important d'insister sur la nécessité de recourir d'abord à la saignée générale, à l'application des sangsues, puis à celle des vésicatoires volans sur la région précordiale, et de faire entrevoir les graves inconvéniens qu'auraient inévitablement les opérations dont nous avons parlé (§ Ier); mais tous ces détails appartiennent à l'histoire de la péricardite. *Voyez* ce mot.

5. Enfin, il est constant qu'il n'a pu naître du rapprochement des faits que nous avons indiqués au commencement du IIème paragraphe, et des élémens dont le Ier est formé, qu'une description générale confuse, inexacte, où les caractères de l'hydropéricarde et de la péricardite sont arbitrairement associés, comme vous pourrez vous en convaincre en consultant les descriptions générales de l'hydropéricarde tracées par les nosologistes.

§ III. On a supposé que quelques autres conditions pouvaient donner lieu à des collections séreuses dans la cavité du péricarde. Mais si, dans les observations d'*hydropisies essentielles* de cette membrane, il n'est fait mention que de sa distension par la sérosité, le silence gardé par les auteurs sur l'état du cœur, des gros vaisseaux, des veines cardiaques, des poumons, etc., prouve moins l'intégrité de ces organes que le peu de soin qu'on a mis à les examiner. Morgagni (*epist.* XVI, 20) déclare qu'il n'a jamais vu l'hydropéricarde exister indépendamment de quelque autre altération du cœur, du péricarde, des poumons ou des plèvres. Il cite, il est vrai, d'après Valsalva (*epist.* XVI, 21), une observation d'*hydropéricarde simple;* mais les résultats de l'autopsie, exprimés par ce peu de mots : *A la dissection du cadavre on trouva le péricarde rempli d'eau*, sont loin de démontrer que tous les organes renfermés dans la poitrine fussent sains, et que le péricarde ne fût point enflammé. Les deux observations d'*hydropisies essentielles du péricarde*, rapportées par M. Bertin, sont un peu plus détaillées, sans doute. Cependant Morgagni n'ayant jamais vu de faits analogues, et n'en ayant jamais observé moi-même, j'avoue que l'extrême concision de ces observations me fait craindre qu'on n'ait incomplétement exécuté les recherches anatomiques qu'il est indispensable de faire avant d'annoncer un semblable résultat.

La description des hydatides et des kystes du péricarde, dont parle Morgagni, celle des épanchemens produits par leur rupture dans la cavité de cette membrane, appartiennent à d'autres articles que le lecteur pourra consulter. *Voyez* HYDATIDES, KYSTES, VERS VÉSICULAIRES. (P. RAYER.)

HYDROPHOBIE, s. f., *hydrophobia*, de ὕδωρ, eau, et de φόβος, crainte; crainte ou horreur de l'eau. Ce mot est employé dans plusieurs acceptions; il exprime tantôt le phénomène qui vient d'être indiqué, c'est-à-dire l'horreur que quelques individus éprouvent pour l'eau et pour les autres liquides; tantôt le même phénomène joint à quelques-uns des symptômes de la rage; tantôt enfin il est employé comme synonyme de *rage* même. Mais la rage produite par la morsure d'un animal est une affection *sui generis*, qui a un nom spécial et qui exige une description à part. (*Voyez* RAGE.) Nous parlerons seulement ici, 1° de la simple horreur des liquides; 2° de l'hydrophobie symptomatique; 3° de l'hydrophobie rabiforme, ou rage spontanée.

1° La première espèce d'hydrophobie consiste en une simple horreur des boissons qui se manifeste chez un individu qui, sous tous les autres rapports, paraît jouir d'une santé parfaite. Elle a quelquefois été observée dans la grossesse, et est liée évidemment à cette condition : le fait rapporté dans le 16e volume du *Journal de Médecine* de Vandermonde, par Mazars de Cazèles, en offre un exemple très-curieux. Une femme qui eut onze enfans offrit, dans les quatre premiers mois de chaque grossesse, une hydrophobie qui commençait aussitôt après la conception. Dans le principe, cette femme avait seulement de l'éloignement pour les boissons; mais peu à peu elle finissait par éprouver, quoiqu'elle fût en proie à une soif dévorante, une telle horreur pour les liquides, qu'elle ne pouvait boire, et que l'aspect de l'eau, le seul bruit d'un liquide, la vue d'une personne qui buvait, lui devenaient insupportables, et produisaient en elle un frémissement général suivi de défaillances. Lorsque des affaires pressantes l'obligeaient à traverser un pont, elle était réduite à la nécessité de se boucher les oreilles, de se bander les yeux et de se faire conduire ainsi, comme malgré elle, en s'accrochant aux bras de deux personnes, jusqu'à ce qu'elle eût passé le pont, où la singularité de cette scène appelait nombre de spectateurs.

On a vu une hydrophobie également simple, mais beaucoup plus courte, se montrer à la suite de convulsions. Sauvages cite l'exemple d'un individu qui avait, chaque année, une ou deux affections convulsives, au sortir desquelles il éprouvait, pendant quelques heures, une véritable hydrophobie. Les médecins anciens, et particulièrement Galien et Aétius, paraissent avoir observé des faits analogues. Cette espèce d'hydrophobie n'offre communément rien de grave, et ne réclame aucun moyen actif de traitement.

2° Dans beaucoup d'affections que l'horreur des boissons n'accompagne presque jamais, on a vu apparaître ce symptôme, dont la production a été attribuée par quelques-uns à l'idiosyncrasie des sujets, par d'autres à une irritation simultanée ou secondaire, soit du cerveau lui-même, soit des nerfs qui se distribuent aux muscles du pharynx et de l'œsophage. Quoi qu'il en soit sur la cause de ce phénomène, on l'a principalement observé dans des affections accompagnées de délire, comme la frénésie, les fièvres continues ataxiques, les fièvres exanthématiques, les intermittentes pernicieuses; dans l'empoisonnement par des substances narcotico-âcres, telles que le datura stramonium; dans les phlegmasies des organes digestifs et particulièrement de l'estomac, de l'œsophage, du pharynx, du foie, dans quelques cas d'hystérie. Les convulsions, le délire furieux, l'envie de mordre, ont souvent alors accompagné l'horreur des boissons. La marche de ces maladies a presque toujours été rapide, et la mort en a été la terminaison la plus ordinaire. L'hydrophobie n'est évidemment, dans tous ces cas, qu'un phénomène secondaire qui n'a d'importance que sous le rapport du pronostic. Il est rare, en effet, que les affections aiguës, dans lesquelles ce phénomène vient à se montrer, ne soient pas accompagnées d'un très-grand danger. Le traitement de l'hydrophobie symptomatique est généralement subordonné à celui de l'affection à laquelle elle est liée. Il offre néanmoins une indication commune, celle d'introduire dans l'économie, par d'autres voies, les substances médicamenteuses et nutritives qui ne peuvent plus y être portées par la déglutition. En conséquence les liquides et quelquefois les médicamens solides eux-mêmes doivent être administrés en lavemens, en bains, en fomentations, en cataplasmes; quelques-uns peuvent même être injectés dans les veines.

3°. L'hydrophobie rabiforme offre beaucoup plus d'intérêt que la précédente ; c'est la rage spontanée de quelques auteurs : elle est caractérisée non-seulement par l'horreur des boissons, mais par des accès convulsifs semblables à ceux qui ont lieu dans la rage, et qui tantôt sont provoqués par la vue des liquides ou le mouvement de l'air, et tantôt se reproduisent sans cause extérieure.

Une grande frayeur, et surtout la crainte d'avoir été mordu par un animal enragé, ou d'avoir contracté la rage de toute autre manière, est la cause la plus ordinaire de l'espèce d'hydrophobie dont nous parlons. Tel individu en a été atteint, après avoir été mordu par un animal qu'il croyait enragé; tel autre, après avoir été blessé par les griffes d'un animal réellement affecté de la rage; celui-là, en voyant cette maladie se développer chez une personne avec laquelle il avait cohabité, ou dont il avait reçu les embrassemens peu auparavant, ou respiré l'haleine après le développement de la maladie. Quelques médecins ont éprouvé les symptômes de la rage spontanée, après avoir soigné des hydrophobes dans le cours de leur maladie, ou les avoir ouverts après leur mort. Quelques individus en ont été atteints dix ans et même plus après avoir été mordus par un animal réellement enragé, et lorsque, par hasard, ils ont appris que d'autres personnes, mordues en même temps qu'elles par le même animal, étaient mortes enragées. On ne saurait raisonnablement supposer que le virus de la rage qu'ils avaient reçu dix ou même vingt ans auparavant fût la cause des accidens qui se sont alors développés ; il est bien plus naturel d'admettre ici l'influence bien démontrée de l'imagination dans la production de l'hydrophobie. Il me paraît même bien certain que l'hydrophobie qui se développe peu de temps après la morsure d'un animal enragé, peut, chez quelques personnes, être le résultat de l'effroi qu'elles ont éprouvé, comme elle est, chez d'autres, due exclusivement à la morsure de l'animal. Nous reviendrons plus tard sur les signes propres à éclairer alors le diagnostic.

D'autres causes encore paraissent avoir donné quelquefois naissance à l'hydrophobie rabiforme, telles que la colère, une contusion, la morsure d'un individu en fureur ou d'un animal irrité, mais point suspect de la rage ; la suppression d'une évacuation habituelle, et spécialement des menstrues, l'exposition à un froid rigoureux ou à l'ardeur du soleil. Mais, si l'on examine attentivement ces derniers faits, on voit, ou bien qu'ils manquent des détails propres à éclairer sur leur nature, ou bien que l'horreur des boissons a été le seul point de ressemblance qu'ils eussent avec la rage; et qu'ils n'ont, pour la plupart, offert presque aucune analogie avec elle sous le rapport de leur marche, de leur durée ou des autres symptômes qu'ils ont présentés. Le maître d'école dont parle Pouteau, par exemple, qui succomba en douze heures, avec des convulsions et le délire, paraît avoir été emporté par une phlegmasie du cerveau plutôt que par l'hydrophobie, bien qu'il eût d'ailleurs l'horreur des boissons et le ptyalisme qui accompagnent ordinairement la rage.

Parmi les individus chez lesquels on a observé les symptômes de la rage spontanée, les uns ont offert, peu de jours ou même peu d'heures après avoir été exposés à la cause qui l'a provoquée, les symptômes caractéristiques de cette affection ; les autres ont ressenti d'abord des accidens analogues aux préludes de la rage communiquée, tels qu'une tristesse inaccoutumée pendant le jour, des songes pénibles pendant la nuit, des inquiétudes continuelles, des frayeurs sans cause apparente, des bâillemens, des soupirs. Dans quelques cas même où la morsure d'un animal furieux a été la cause occasionelle des accidens, l'apparition de la maladie a été précédée de quelques douleurs dans la cicatrice; douleurs que des attouchemens répétés ont pu produire, et qui ont pu aussi être en quelque sorte appelées vers cette partie par une imagination frappée, continuellement attentive aux moindres sensations dont elle pourrait être le siége.

A ces phénomènes se joignent bientôt un sentiment de constriction au pharynx et une horreur de plus en plus prononcée pour les liquides : la vue de l'eau et des corps brillans, le bruit d'un liquide qui tombe ou qui coule, la sensation de l'air en mouvement, l'aspect d'une lumière vive, causent une anxiété extrême, un tremblement convulsif et des défaillances. Lorsqu'un délire violent, l'envie de mordre et un appareil fébrile intense se joignent à l'horreur de l'eau, les malades succombent presque toujours, et dans un très-court espace de temps. Quelques médecins pensent qu'il existe constamment alors une phlegmasie cérébrale. L'examen cadavérique n'a ni confirmé ni infirmé leur assertion : par conséquent ce point reste encore indécis. Dans les cas où l'horreur des boissons se montre sans être escortée de ces derniers symptômes, la marche de la maladie est beaucoup moins rapide, et la terminaison en est souvent favorable. Il me paraît hors de toute espèce de doute que tous les cas de rage qui se sont terminés heureusement doivent être rapportés à la rage spontanée, et que celle qui a été due à la morsure d'un animal enragé a toujours entraîné la mort des sujets qui en ont été atteints. Rien ne peut arrêter les effets du virus rabique, lorsqu'il n'a pas été détruit dans le lieu où il a été déposé; dans la rage spontanée, au contraire, il est possible, et il arrive souvent, que l'imagination détruise ce qu'elle a fait. Un médecin de Lyon, qui avait assisté, en 1817, à l'ouverture de plusieurs individus mordus par une louve enragée, est frappé de l'idée qu'il a pu s'être inoculé de la rage. Aussitôt il perd l'appétit et le sommeil; dès qu'il essaie de boire, son cou devient le siége d'une constriction spasmodique; il est menacé de suffocation. Pendant trois jours, il erre sans cesse dans les rues, s'abandonnant au plus affreux désespoir. Ses amis parviennent à le persuader que son imagination seule est malade, et dès lors les accidens diminuent comme par enchantement. Andry a rapporté l'exemple d'un individu chez lequel les symptômes hydrophobiques persistèrent pendant plusieurs mois. On put alors le convaincre qu'un chien par qui il avait été mordu n'était pas enragé; dès lors la guérison fut assurée.

Lorsque la rage spontanée se termine heureusement, les sujets qui en ont été affectés sont exposés à en ressentir quelques atteintes, surtout lorsque quelques circonstances particulières ramènent leur attention vers les accidens qu'ils ont éprouvés. Un médecin célèbre de l'antiquité, Thémison, ayant donné des soins à un de ses amis attaqué de la rage, en fut tellement affecté, au rapport de Dioscoride, que des *symptômes semblables* se développèrent chez lui; il essaya plusieurs fois, longtemps après sa guérison, d'écrire sur cette terrible maladie; mais l'anxiété que lui causait le souvenir du mal qu'il avait éprouvé ne le lui permit pas. Schmid rapporte qu'une jeune fille qui avait eu le bonheur de survivre à l'hydrophobie, éprouvait chaque année, vers l'époque où elle avait été mordue par un chien, un léger égarement d'esprit et de l'aversion pour les liquides. Fabrice de Hilden raconte encore, d'après le témoignage d'Abel Roscius, médecin de Lausanne, qu'une dame, qu'un chien avait mordu au bras, ressentait tous les sept ans de la douleur dans la cicatrice; mais ce fait, cité par beaucoup d'auteurs, n'a point de rapport avec la rage : la malade n'avait éprouvé aucun symptôme d'hydrophobie, et le chien qui l'avait mordue ayant été tué immédiatement après, il n'est pas même certain qu'il fût enragé.

La rage spontanée s'est quelquefois montrée sous le type intermittent. Lister a rapporté l'observation d'un homme qui, après avoir été mordu par un animal enragé ou considéré comme tel, fut pris tous les sept jours, pendant trois ans qu'il vécut, d'un accès de rage qui se montrait à l'heure même où il avait été mordu.

Un jeune homme ayant remarqué qu'une petite chienne n'aboyait plus et ne buvait point, avait, pour en chercher la cause, introduit sa main dans la gueule de cet animal, qui, peu de jours après, mourut enragé. Au bout de trois semaines ce jeune homme commença à éprouver chaque jour un ou deux accès qui duraient une heure environ, et qui étaient marqués par une douleur de tête atroce, la constriction du pharynx et le tremblement du pouls. Dans l'intervalle des accès, qui se reproduisirent pendant une semaine, il se livrait à son travail ordinaire, et suait abondamment : il guérit sans faire de remède. C'est à tort que Van Swieten rapporte cette affection à la rage communiquée.

Andry et la plupart des auteurs qui ont écrit sur la rage ont parlé des phénomènes critiques qui ont paru la juger dans les cas où elle s'est terminée heureusement. Il est à peine nécessaire de répéter ici que ce n'est que dans l'hydrophobie spontanée que de semblables crises ont pu avoir lieu. Les phénomènes le plus souvent observés dans ces cas ont été des sueurs abondantes, quelquefois une salivation copieuse et plus rarement une éruption miliaire.

Le diagnostic de l'hydrophobie rabiforme n'est pas ordinairement obscur. La dysphagie, qui a lieu dans l'angine et dans quelques autres affections, en diffère trop pour qu'on puisse la confondre avec elle. La rage communiquée est l'affection à laquelle elle ressemble le plus, et dont il est le plus difficile de la distinguer. Voici les signes qui doivent alors éclairer le médecin. L'individu qui offre des symptômes hydrophobiques a ou n'a point été mordu par un animal atteint ou suspect de la rage. Si l'individu ne se rappelle pas avoir été mordu, si l'examen de toutes les parties extérieures de son corps ne laisse apercevoir aucune plaie ou cicatrice, on doit regarder comme certain que la maladie qu'on observe n'est pas la rage communiquée, et le rapprochement des autres circonstances confirmera cette opinion. Si au contraire le sujet a été mordu par un animal atteint ou suspect de la rage, les accidens qu'il éprouve peuvent être dus soit à la morsure de l'animal soit à l'effroi que l'individu a éprouvé; c'est alors que le diagnostic offre de l'obscurité, et qu'il faut, pour l'éclairer, réunir et comparer tous les signes que fournit l'histoire connue de la rage d'une part, et celle de l'hydrophobie rabiforme de l'autre. Le temps qui s'est passé entre l'action de la cause morbifique et le développement de l'hydrophobie doit d'abord appeler l'attention. La rage survient presque toujours du trentième au quarantième jour après la blessure, quelquefois dès le vingtième ou du quarantième au soixantième, mais presque jamais au delà de ces deux termes: l'hydrophobie spontanée se montre souvent peu de jours ou même peu d'heures après la cause qui l'a produite. Ainsi l'horreur des boissons, qui apparaîtra le jour même où la morsure aura eu lieu, ou un des jours suivans, sera certainement due à l'effroi et non au virus; celle qui se montrera plusieurs années après la blessure, sera encore du même genre. L'examen des symptômes est aussi de nature à éclairer l'opinion du médecin. Il est rare que, dans l'hydrophobie spontanée, la physionomie offre l'expression particulière qui appartient à la rage communiquée; il est plus rare encore qu'il ne se joigne pas aux frémissemens convulsifs, au crachottement, qui appartiennent à cette dernière, quelques phénomènes qui lui sont étrangers, tels que le délire, l'envie de mordre, une fièvre violente, ou au contraire une sorte de lenteur et de bénignité inaccoutumées dans l'ensemble des phénomènes de la maladie. La marche constamment croissante de la rage la distingue encore de l'hydrophobie, qui présente souvent une intensité égale pendant quelque temps ou même une diminution progressive des accidens. Dans la rage, la mort qui est inévitable n'a jamais lieu avant le deuxième jour, presque toujours le troisième ou au plus tard le quatrième ou le cinquième; dans l'hydrophobie spontanée, elle peut avoir lieu en quelques heures; elle peut n'arriver qu'après quelques semaines. Toutes les fois enfin que la guérison a lieu, on peut conclure de cette seule circonstance que la maladie n'était pas la rage communiquée.

Quant à l'ouverture des cadavres, elle ne fournit même pas un moyen tardif de distinguer la rage et l'hydrophobie rabiforme, d'abord parce que les lésions produites par le virus de la première sont peu connues, et ensuite parce qu'on a très-rarement ouvert des individus morts avec les symptômes de la seconde.

Quant au prognostic, bien qu'il soit infiniment moins grave dans l'hydrophobie rabiforme que dans la rage, il est pourtant sérieux; l'horreur des boissons, qui survient soit au milieu de la santé, soit pendant le cours d'une maladie, est toujours un accident grave, surtout lorsque la cause qui y a donné lieu ne peut pas être complétement détruite.

Il nous reste à examiner un dernier point de l'histoire de l'hydrophobie spontanée. Cette affection peut-elle devenir contagieuse chez l'homme, comme le devient chez les animaux carnivores la rage qu'on peut appeler *primitive*; ou, pour nous exprimer plus clairement, l'homme peut-il devenir véritablement enragé, sans avoir été mordu par un animal atteint de la rage? Un fait peu connu, puisque les auteurs des articles *hydrophobie* et *rage* du *Dictionnaire des sciences médicales* n'en ont fait aucune mention, jugerait affirmativement cette question, si un fait unique pouvait la juger. Une dame de trente-quatre ans apprend la mort de son mari et en éprouve un chagrin violent. Le lendemain elle essaie de prendre une boisson; après en avoir avalé la moitié, elle ne peut continuer. Elle se plaint de chaleur et de constriction à la gorge, qui néanmoins ne l'empêchent pas de prendre le soir un peu de bouillon. Après une nuit agitée, la chaleur et la constriction de la gorge augmentent, la déglutition est plus difficile; dans la soirée, l'horreur des liquides se joint aux autres symptômes, la vue des boissons et l'agitation de l'air causent un frissonnement convulsif; le regard est farouche, égaré; il survient une sputation fréquente; l'aspect des corps brillants provoque des accès de fureur et des convulsions; la malade succombe le cinquième jour dans un état de faiblesse extrême. La malade et les personnes qui l'entouraient affirmèrent qu'elle n'avait été mordue par aucun animal. Un chien très-caressant qu'elle avait auprès d'elle, et qui lui *lécha souvent la bouche* pendant le cours de sa maladie, n'éprouva rien pendant les quatorze jours qui suivirent immédiatement la mort de sa maîtresse. Au bout de ce temps, on vit se développer chez lui tous les symptômes de la rage, à laquelle il succomba dans l'espace de quatre jours (Thèse de M. Busnout, Paris, 1814, n° 17.)

Le traitement de l'hydrophobie rabiforme doit varier à raison de la cause qui y a donné lieu. S'il existait quelques signes de congestion sanguine, et à plus forte raison de phlegmasie vers le cerveau et ses annexes, on devrait recourir aux évacuations sanguines et spécialement aux saignées de pied et à l'application de sangsues au cou et derrière les oreilles, couvrir la tête de topiques froids, plonger les pieds dans un liquide très-chaud, les envelopper de cataplasmes rubéfiants. Si l'hydrophobie paraît être indépendante de toute lésion de ce genre, et s'être développée sous la seule influence de l'imagination, c'est contre cette dernière cause qu'il faut agir. Un individu a-t-il été mordu par un animal qui n'est pas enragé, il faut lui en donner la preuve irrécusable en lui montrant cet animal mangeant, buvant, se baignant; si l'animal a été tué, il faut employer les moyens qui préviendraient la rage si l'animal en eût été atteint; ne pas craindre, par exemple, de cautériser la plaie, bien qu'on soit persuadé qu'elle ne recèle aucun virus. Le malade craint-il d'avoir contracté la rage en respirant l'haleine d'un hydrophobe, en touchant son corps, en disséquant son cadavre; il faut lui prouver par les faits que la rage ne se communique pas de cette manière. Dans tous les cas, au reste, il importe de réunir les moyens les plus propres à distraire l'esprit des idées tristes qui l'assiégent : si le malade a confiance dans telle ou telle amulette, il faut lui en conseiller l'usage; si quelque cérémonie religieuse est en usage contre cette affection dans le pays qu'il habite, il faut l'engager à s'y soumettre. Tous ces moyens peuvent être également employés, et comme prophylactiques lorsqu'une vive frayeur peut faire craindre le développement de l'hydrophobie, et comme curatifs lorsqu'elle existe déjà. Dans ce dernier cas les bains tièdes, les préparations antispasmodiques, telles que le castoréum, le musc, l'assa-fœtida, l'éther, et plus particulièrement encore l'opium et les autres narcotiques, sont les principaux remèdes à mettre en usage. On les administre par la bouche, en pilules, quand la déglutition des solides n'est pas empêchée; on les donne en dissolution ou en suspension dans des lavemens, lorsqu'ils ne peuvent pas être avalés. Les frictions mercurielles, les sudorifiques, dont l'usage a été plusieurs fois suivi de succès dans l'hydrophobie, devraient aussi être tentés si les moyens précédemment indiqués n'avaient pas réussi.

(CHOMEL.)

HYDROPHTHALMIE, s. f., *hydrophthalmia;* de ὕδωρ, eau, et de ὀφθαλμὸς, œil. On donne ce nom à l'hydropisie de l'œil. Comme toutes les hydropisies, l'hydrophthalmie reconnaît pour cause un défaut d'équilibre entre l'exhalation et l'absorption des humeurs de l'œil. Tantôt, en effet, elle paraît produite par un accroissement, une augmentation d'activité de l'exhalation, et tantôt par une diminution dans la force absorbante des vaisseaux chargés de reprendre dans l'œil les liquides qui en forment les milieux réfringeans.

Le plus ordinairement l'hydrophthalmie est une affection locale; quelquefois cependant elle semble se développer sous l'influence d'une constitution maladive, d'autres hydropisies, de l'anasarque, de l'hydrocéphalie; on l'a vue compliquer la chlorose. (Beer.)

La maladie dépend de l'accumulation contre nature de l'humeur aqueuse ou de l'humeur vitrée, ou de ces deux liquides à la fois.

Lorsqu'elle vient de la surabondance de l'humeur aqueuse, M. Beer assure que l'un de ses premiers symptômes est un accroissement dans les dimensions de la cornée transparente, avec une augmentation manifeste de l'étendue de la chambre antérieure de l'œil. La cornée, dans ce cas, peut devenir trois à quatre fois aussi large que dans son état naturel, et cela sans se rompre ni perdre sa transparence; et lorsqu'elle paraît légèrement opaque, ce trouble dépend de l'humeur aqueuse elle-même qui se trouve derrière. L'iris perd peu à peu sa mobilité, prend une couleur terne et finit par être entièrement paralysée; la pupille reste dans un état moyen entre le resserrement et la dilatation. Quelquefois elle devient d'une forme irrégulière. Le malade éprouve dans un œil un sentiment très-pénible de tension et de pesanteur, ou bien des élancemens douloureux.

Dans les commencemens de l'affection, le malade devient d'abord presbyte, et ensuite sa vue s'éteint de jour en jour, sans se perdre cependant entièrement. L'œil, énormément distendu, pousse devant lui les paupières qu'il écarte et qui ne le recouvrent plus qu'incomplétement. Il paraît dur au toucher; la sclérotique au pourtour de la cornée devient d'une couleur bleuâtre, due à son amincissement, comme on le remarque dans quelques staphylômes de cette membrane.

On ignore le plus souvent les causes de l'hydrophthalmie. Quelques auteurs, voyant que cette maladie se rencontre assez souvent avec le staphylôme de la cornée, ont pensé que l'accumulation de l'humeur aqueuse était un effet de l'altération de la cornée; ils ont considéré cette hydropisie comme symptomatique : mais il est impossible, dans l'état actuel de nos connaissances, comme le dit judicieusement M. S. Cooper, de décider si l'accroissement morbide de la cornée est l'effet ou la cause de l'accumulation contre nature de l'humeur aqueuse, ou plutôt si ces deux phénomènes ne dépendent pas d'une seule et même cause. M. Wardrop n'a jamais observé d'hydrophthalmie sans altération des membranes de l'œil.

L'hydrophthalmie dépendant de l'accumulation contre nature de l'humeur aqueuse est une maladie fort grave, et presque toujours au-dessus des ressources de l'art, surtout lorsque la vue est déjà entièrement ou presque entièrement abolie. M. Beer ne regarde pas néanmoins cette espèce de la maladie comme aussi désespérée, quand le malade n'est pas d'une très-mauvaise constitution, et qu'il réclame à temps les secours de la chirurgie. Le même praticien n'a vu, dans aucun cas, l'œil se crever; mais il a observé que la maladie, après avoir résisté au traitement, pouvait se compliquer de l'hydropisie du corps vitré, déterminer une horrible déformation de l'œil, et produire la mort. Ses dissections lui ont montré que les parties intérieures du globe oculaire étaient alors profondément altérées, désorganisées, et que les parois même de l'orbite pouvaient être affectées de carie.

Le traitement de cette première espèce d'hydrophthalmie doit varier suivant les causes présumées de la maladie; mais, comme le plus ordinairement ces causes sont inconnues, les moyens qu'on emploie pour les combattre ne répondent presque jamais à ce qu'on pouvait en espérer. M. Beer assure avoir obtenu de bons effets, dans certains cas, de l'administration du mercure doux combiné avec la digitale, et d'une boisson faite avec le tartrate de potasse et le borax. Si la maladie a paru après la suppression d'exanthèmes cutanés, de dartres, d'hémorrhagies habituelles, on doit mettre en usage les moyens propres à faire reparaître ces affections, à rétablir ces évacuations supprimées. On peut aussi, dans ce cas, essayer les purgatifs souvent répétés. Dans le commencement de la maladie, M. Beer applique sur l'œil des sachets remplis d'herbes aromatiques, et fait des frictions sur les sourcils, tantôt avec de l'onguent mercuriel, et tantôt avec un liniment éthéré ammoniacal. Le même chirurgien recommande de faire une ponction avec une lancette à la partie inférieure de la cornée transparente, afin d'évacuer l'humeur aqueuse, lorsque la maladie a fait de grands progrès, que la vue est presque ou entièrement perdue, pourvu que la sclérotique ne soit pas changée de couleur aux environs de la cornée, et que les vaisseaux de l'œil ne soient pas variqueux. On vide ensuite la chambre antérieure de l'œil tous les jours ou toutes les semaines, en rouvrant la petite plaie avec la pointe de la lancette. Après la ponction, on applique sur l'œil le même appareil qu'après l'opération de la cataracte par extraction. M. Beer a souvent observé qu'avant la ponction de l'œil, tous les autres moyens employés, soit généraux, soit locaux, étaient infructueux; mais qu'ils produisaient de très-bons effets dès que l'opération était pratiquée. Quand même ce moyen n'amènerait pas la guérison de la maladie, on devrait le considérer comme le meilleur palliatif, pourvu que l'ouverture de la cornée ne fût pas trop grande. Selon M. Beer, lorsque tous les vaisseaux de la conjonctive sont variqueux et que le malade est d'une mauvaise constitution, la paracenthèse de l'œil peut déterminer une vive inflammation, suivie de suppuration, quelquefois même de gangrène de tout l'organe, et mettre la vie du malade en danger.

Dans la seconde espèce d'hydrophthalmie, celle qui dépend d'une augmentation de l'humeur vitrée, la dilatation des tuniques de l'œil a lieu presque exclusivement à la partie postérieure de cet organe; la cornée est peu ou point élargie, seulement elle est plus convexe et conserve sa transparence; le globe de l'œil prend une forme conique fort remarquable. M. Wardrop n'a jamais vu l'hydrophthalmie sans altération de la sclérotique ou de la cornée transparente. Lorsque la maladie est causée par l'humeur aqueuse, les chambres de l'œil sont dilatées, et l'iris paraît refoulée en arrière; dans cette dernière espèce de l'affection, au contraire, la chambre antérieure a perdu de sa capacité et peut même être entièrement effacée, parce que le cristallin et l'iris sont poussés en avant par le corps vitré et se rapprochent plus ou moins de la face postérieure de la cornée transparente. L'iris ne présente pas d'altération dans ses couleurs, et la pupille est plutôt resserrée que dilatée; rarement observe-t-on le contraire. La sclérotique, dilatée et amincie autour de la cornée, prend une teinte bleuâtre. Dans le commencement de l'affection, le malade est attaqué de myopie; la vue diminue de jour en jour, et finit par se perdre entièrement. Le globe de l'œil paraît très-dur au toucher; ses mouvemens et ceux des paupières sont bien plus difficiles et plus gênés, même dès le commencement de l'affection, que dans la première variété de la maladie. Dès le début, des douleurs plus ou moins vives se manifestent dans le globe de l'œil; bientôt elles deviennent de plus en plus violentes, s'étendent profondément dans la cavité orbitaire, à tout le côté correspondant de la tête, aux dents, au cou, etc., et mettent le malade dans un état d'agitation, d'anxiété extrêmes, le privent du sommeil et de l'appétit, et l'obligent à réclamer instamment l'opération pour en obtenir du soulagement.

On ignore presque toujours la véritable cause de cette dernière espèce d'hydrophthalmie; on a soupçonné qu'elle pouvait dépendre des scrofules, de la syphilis : on l'a vue se manifester après des inflammations, des contusions du globe de l'œil. J'ai vu un cas d'hydrophthalmie dépendant d'une affection cancéreuse de la rétine et de la choroïde, et deux autres cas compliqués d'un ramollissement gélatiniforme de la choroïde et d'un endurcissement de l'iris.

Le pronostic de l'hydropisie du corps vitré est fort grave; presque toujours l'affection est au-dessus des ressources de l'art, spécialement quand le malade est d'une constitution détériorée, et qu'on observe les symptômes fâcheux que nous avons fait connaître. M. Beer pense qu'on doit s'estimer heureux dans ces cas graves, quand on peut obtenir du soulagement par la ponction de la cornée; car il ne s'agit plus ici, à cause de la gravité des symptômes, de chercher à conserver à l'œil sa forme et son volume naturels, il faut sauver la vie du malade. Le même chirurgien regarde la guérison comme extrêmement rare, même dans les cas qui paraissent les plus simples.

On doit favoriser le traitement local par l'emploi des médicamens administrés à l'intérieur et d'un régime convenable. Lorsque la maladie fait des progrès et que les douleurs deviennent violentes, il faut ouvrir la cornée pour évacuer l'humeur aqueuse. C'est le meilleur moyen de soulager le malade, de conserver à l'œil sa forme, et de s'opposer à la perte de la vue. M. Beer condamne avec raison le précepte qu'on a donné de plonger un trois-quarts, à travers la sclérotique, dans le corps vitré, et d'y laisser une canule jusqu'à ce qu'une certaine quantité de cette humeur se soit écoulée. Il assure que cette méthode est suivie de la dégénérescence du globe de l'œil et de la mort des malades. Il vaut mieux ouvrir la cornée à sa partie inférieure et la capsule cristalline, comme dans l'opération de la cataracte par extraction; faire sortir l'humeur aqueuse et le cristallin, et pratiquer l'excision d'une portion du lambeau de la cornée, afin de s'opposer à la cicatrisation de la plaie, à une nouvelle accumulation de liquide, et pour produire l'évacuation complète des humeurs de l'œil et l'atrophie de ses tuniques. La portion du lambeau de la cornée qu'on retranche ne doit pas excéder le diamètre d'une lentille ordinaire. Quand l'ouverture est plus grande, il se développe des accidens inflammatoires formidables qui ont, dans plusieurs cas, causé la mort des malades. Ces accidens et le danger qui les accompagne seraient encore bien plus à craindre si on avait fait l'excision de toute la partie antérieure du globe de l'œil. Aussi Scarpa insiste particulièrement sur la nécessité de ne point donner de trop grandes dimensions à l'ouverture que l'on pratique à la cornée. L'excision de cette membrane est à peine douloureuse; les malades éprouvent quelquefois un grand soulagement dès qu'ils sont opérés. Après l'opération, on applique sur les paupières un plumasseau de charpie mollette, soutenu par un bandage simplement contentif. Les phénomènes inflammatoires ne se manifestent guère que le second ou le troisième jour après l'excision. L'œil se gonfle, devient douloureux, soulève les paupières; la fièvre s'allume; il y a le plus souvent de la céphalalgie accompagnée d'un sentiment de chaleur. Dès que la suppuration s'établit et que le pus s'écoule avec les membranes de l'œil en partie liquéfiées, ces accidens inflammatoires tombent, l'œil se resserre; on voit un petit cercle grisâtre sur le pourtour de l'ouverture de la cornée. Ce cercle tombe, et au-dessous on observe des bourgeons charnus de bonne nature; enfin l'œil s'atrophie, et permet d'y adapter un œil artificiel.

Scarpa a décrit la troisième espèce d'hydrophthalmie, celle que produit l'accumulation simultanée de l'humeur aqueuse et de l'humeur vitrée. Il assure que, toutes les fois qu'il a pratiqué l'opération, ou qu'il a fait ses recherches sur le cadavre, il a observé une altération plus ou moins profonde dans le corps vitré qui était liquéfié et changé en eau; plusieurs fois il ne put déterminer si la maladie dépendait plus de l'une de ces humeurs que de l'autre. Il trouva, sur l'œil d'un jeune enfant affecté d'hydrophthalmie et mort de marasme, que non-seulement l'humeur vitrée manquait, mais qu'elle était remplacée par de l'eau, et que la membrane hyaloïde était convertie en une substance d'apparence spongieuse et adipeuse. Le globe de l'œil était d'un tiers plus volumineux que dans l'état naturel. La sclérotique n'était pas plus mince que celle de l'autre œil; mais elle était flasque, séparée de la choroïde, et avait perdu sa forme arrondie. La cornée formait un disque d'un tiers plus large que dans l'état sain; elle n'avait pas conservé son apparence spongieuse, et se trouvait manifestement amincie. Il y avait une grande quantité d'humeur aqueuse, rougeâtre, entre l'iris et la cornée. Le cristallin devenu opaque, ainsi que sa membrane, était poussé vers la chambre antérieure de l'œil, mais ne pouvait point s'avancer davantage, à raison d'une adhérence solide que sa capsule avait contractée avec l'iris sur le pourtour de la pupille. Dès que la capsule cristalline fut ouverte, le cristallin s'échappa à moitié dissous et considérablement ramolli. Il était impossible de séparer le feuillet postérieur de la capsule cristalline, d'une substance ferme qui paraissait dépendre d'une altération de la membrane hyaloïde. La chambre postérieure était remplie d'une sérosité roussâtre, et le corps vitré paraissait avoir disparu. A sa place on voyait un petit corps cylindrique, formé d'une substance fongueuse et lipomateuse, recouvert d'une couche de matière blanchâtre, qui parut à Scarpa un reste de rétine désorganisée; tandis qu'il regarda le cylindre lui-même comme formé par la membrane du corps vitré vide d'eau et dégénérée. Il serait difficile, dans ce cas, de déterminer si la dégénérescence du corps vitré a précédé l'hydropisie de l'œil, ou si elle en a été la suite nécessaire.

Cette espèce d'hydrophthalmie dépend à la fois d'une augmentation dans la quantité de l'humeur aqueuse et de l'humeur vitrée dont les cellules sont dilatées et rompues. A mesure que ces humeurs augmentent en quantité, le globe de l'œil devient ovale ; il se dilate dans tous les sens, et à la fin il devient si saillant, qu'il écarte les paupières, s'oppose à leur rapprochement, et produit une grande difformité. On a donné le nom de *buphthalmie* à ce degré de la maladie, parce que l'œil paraît volumineux comme celui d'un bœuf.

L'affection se manifeste quelquefois après une contusion de l'œil ou à la suite d'une ophthalmie interne opiniâtre. Dans d'autres cas, elle n'est précédée que par une sensation incommode de distension dans la région orbitaire, de difficulté dans les mouvemens des paupières, et de diminution de la vue. Aussitôt que l'œil est devenu ovale, et que la chambre antérieure paraît agrandie, l'iris semble refoulée en arrière, et offre des tremblemens lorsque l'œil se meut. La pupille reste immobile et dilatée ; le cristallin devient opaque, d'une couleur grise ou brunâtre ; le malade est entièrement aveugle ou distingue à peine le jour des ténèbres. A tous ces symptômes se joignent d'autres accidens plus ou moins fâcheux qui dépendent des frottemens des cils, du flux palpébral puriforme, de l'ulcération des paupières et du globe de l'œil. Ce dernier organe devient le siége d'une violente inflammation et de vives douleurs, lesquelles s'étendent à toute la tête. L'ulcération fait de nouveaux progrès, gagne la sclérotique, la cornée qui perd sa transparence, et finit par détruire les autres parties de l'œil.

Les préparations mercurielles, l'extrait de ciguë, les purgatifs, qu'on recommande dans le commencement de l'hydrophthalmie, ne sont pas ordinairement plus efficaces pour arrêter les progrès de cette maladie que les applications topiques, les sétons, les moxas, les collyres astringens, la compression du globe de l'œil.

Cependant, dans ces cas, Scarpa conseille d'appliquer un séton à la nuque, de bassiner fréquemment le globe de l'œil avec de l'eau de guimauve, et de le couvrir de cataplasmes émolliens ; il assure que ces moyens calment le sentiment pénible de distension que le malade éprouve dans l'œil, et les douleurs de tête, surtout lorsqu'il y a complication d'ophthalmie. Mais, dès que l'œil devient très-saillant, ces moyens sont infructueux. Il faut avoir recours à l'ouverture de la cornée : différer cette opération, ce serait exposer le malade à périr au milieu des souffrances les plus horribles, ou laisser le globe de l'œil devenir carcinomateux. C'est pour cette dernière raison que, dans des cas graves d'hydrophthalmie, M. Beer conseille de faire, non pas la rescision de la cornée, mais l'extirpation du globe de l'œil. (J. CLOQUET.)

HYDROPHTHORATE, s. m. (fluate); genre de sels formés d'acide hydrophthorique et d'un oxyde. Quelques chimistes le désignent sous le nom de *fluate*, parce qu'ils considèrent le phthore, qu'ils appellent *fluor*, comme étant uni à l'oxygène pour former de l'acide fluorique. M. Davy ne regarde plus les hydrophthorates secs comme des sels, mais bien comme des composés de phthore et de métal, ou des phthorures. Si on vient à les dissoudre, il admet alors que l'eau est décomposée et transforme les phthorures en hydrophthorates, son hydrogène s'unissant au phthore et son oxygène au métal. Les phthorures ne peuvent pas être décomposés par le feu; les acides sulfurique, phosphorique et arsénique, qui contiennent de l'eau, en dégagent de l'acide hydrophthorique, susceptible d'attaquer le verre; d'où il suit que l'eau de l'acide cède de l'hydrogène au phthore du phthorure pour former de l'acide hydrophthorique et de l'oxygène au métal, qui s'oxyde et se combine avec l'acide employé. Les hydrophthorates solubles précipitent en blanc les sels de chaux; le précipité est du phthorure de calcium. Dans ce cas l'hydrogène de l'acide hydrophthorique s'unit à l'oxygène de l'oxyde de calcium pour former de l'eau, tandis que le phthore et le métal se combinent. Aucun hydrophthorate n'est employé en médecine. (ORFILA.)

HYDROPHTHORIQUE, acide (fluorique). Cet acide composé, d'après le plus grand nombre des chimistes, d'hydrogène et de phthore, et suivant quelques autres, d'oxygène et de fluor, est liquide, incolore, d'une odeur très-pénétrante, d'une saveur caustique insupportable; il rougit fortement l'infusum de tournesol. Sa pesanteur spécifique est inconnue. Il entre en ébullition à 30° + 0; un froid de 40° — 0 ne le congèle pas. Les corps simples n'exercent sur lui aucune action. Il répand à l'air des vapeurs blanches abondantes, très-épaisses. Il a une telle affinité pour l'eau qu'il se combine avec elle en toutes proportions. Si on projette dans ce liquide de l'acide hydrophthorique goutte par goutte, la chaleur développée est telle, qu'il se dégage beaucoup de vapeur avec un bruit analogue à celui que produit un fer rouge plongé dans l'eau. M. Davy a soumis l'acide hydrophthorique à l'action du fluide électrique : l'hydrogène s'est porté au pôle négatif, tandis que le fil de platine de ce pôle a été corrodé et a formé une poudre de couleur chocolat que ce chimiste est porté à regarder comme un composé de phthore et de platine. On obtient l'acide hydrophthorique en introduisant, dans une cornue en plomb à laquelle on adapte un récipient cylindrique plus large à son centre qu'à ses extrémités et fait avec le même métal, une bouillie composée de deux parties d'acide sulfurique concentré, et d'une partie de phthorure de calcium (fluate de chaux) parfaitement pulvérisé. Le récipient doit être entouré d'un mélange de sel et de glace pilée. La cornue est formée de deux pièces entrant à frottemens, qui doivent être luttées avec un mélange de chaux et de blanc d'œuf. Il suffit de chauffer légèrement pour que le gaz se dégage. Cet acide est employé dans les arts pour graver sur le verre. Il exerce, soit lorsqu'il est à l'état liquide, soit lorsqu'il est à l'état gazeux, une action très-délétère sur l'économie animale. Il réduit en bouillie toutes les substances végétales et animales qu'il touche; aussi, lorsqu'on l'emploie, est-il convenable de se servir d'un pinceau de fils de plomb très-fin. M. Dupuytren a employé l'acide hydrophthorique pour cautésiser une plaie de mauvaise nature qui avait résisté à l'action des acides les plus concentrés. La cautérisation a été accompagnée et suivie des douleurs les plus vives, et des symptômes les plus fâcheux. *Voyez* POISON. (ORFILA.)

HYDROPHYSOCÈLE et HYDROPNEUMATOCÈLE, s. f., *hydrophysocele, hydropneumatocele*; noms donnés aux tumeurs herniaires dont le sac contient, outre les organes déplacés, de la sérosité et des gaz : expressions presque inusitées.

HYDROPIQUE, adj. et subst., *hydropicus*, qui est atteint d'hydropisie, qui a rapport à l'hydropisie. *Voyez* ce mot.

HYDROPISIE, s. f., *hydrops*. Ce mot, dérivé du grec ὕδωρ, eau, et ὤψ, aspect, n'indiquait, dans l'origine, que l'état des malades affectés d'*ascite*. Plus tard, on s'en est servi comme d'un nom générique pour désigner l'existence d'une humeur morbide autre que le pus, et le plus ordinairement *séreuse*, dans le tissu ou la cavité d'un organe ou d'une production organique accidentelle. Le tissu cellulaire, les membranes séreuses et synoviales, les bourses mucilagineuses, les parenchymes de certains organes, les cavités tapissées par des membranes muqueuses, les kystes séreux ou muqueux, simples ou multiloculaires, peuvent être, quoique dans une proportion très-inégale, le siége des épanchemens connus sous le nom d'*hydropisies*. Celles du tissu cellulaire, des membranes séreuses et synoviales, ont seules des caractères communs, qui permettent de les envisager d'une manière générale : elles diffèrent, sous une foule de rapports, des hydropisies *hydatiques*, des hydropisies *enkystées*, des hydropisies des *membranes muqueuses* et des organes *parenchymateux*, dont la description se trouvera dans divers articles que le lecteur pourra consulter. *Voyez* HYDATIDES, VERS VÉSICULAIRES, KYSTES, SINUS MAXILLAIRE (path.), TROMPE (path.), HYDROPNEUMONIE, HYDROTITE, etc.

Dans l'état de vie et de santé, le tissu cellulaire est continuellement baigné d'une liqueur très-ténue, dont la quantité est à peine sensible; les membranes séreuses splanchniques, les capsules synoviales des tendons, les bourses mucilagineuses sous-cutanées, sont également humectées à leur surface contiguë par de la sérosité qui est continuellement déposée et résorbée. De la diminution de l'absorption ou de l'augmentation de la sécrétion de cette humeur naît inévitablement un *épanchement séreux* qui constitue l'*hydropisie*, quelle que soit la quantité de fluide épanché. Si quelques pathologistes persistent à n'assigner cette dernière dénomination qu'aux *épanchemens séreux un peu considérables*, aucun d'eux n'a justifié une distinction aussi arbitraire.

Les conditions morbides qui entraînent à leur suite des épanchemens séreux ou séro-purulens, quoique très-variés, sont toujours cependant ou des *obstacles mécaniques* au cours du sang et de la lymphe, plus ou moins éloignés du siége de l'épanchement, ou des *altérations phlegmasiques* des tissus affectés d'hydropisies.

CHAPITRE PREMIER. *Hydropisies produites par un obstacle mécanique au cours du sang ou de la lymphe.* (Hydropisies.) — Nous allons successivement essayer de faire connaître la nature de ces obstacles, qui peuvent se trouver dans le cœur, les artères, les veines, les vaisseaux et les ganglions lymphatiques, sans nous astreindre à la distribution physiologique de ces parties, préférant exposer d'abord ce qui a trait aux organes dans lesquels l'influence de ces obstacles est le mieux établie.

§ I. Quelle que soit la cause qui suspende ou ralentisse la *circulation veineuse* dans toute son étendue ou seulement dans quelques-unes de ses divisions, cette modification entraîne souvent un épanchement de sérosité dans les vacuoles du tissu cellulaire ou dans la cavité des membranes séreuses non enflammées. Cette condition morbide était même, avant la découverte du système lymphatique, assez généralement regardée comme la cause prochaine de toutes les hydropisies. Son influence, après avoir été successivement restreinte au fur et à mesure que l'étude du système lymphatique acquérait plus d'importance par les travaux de Cruikshank, Mascagni, etc., avait fini par être à peu près constestée ou méconnue, lorsque de nouvelles observations publiées par M. Bouillaud ont ramené l'attention des médecins français vers ce point de pathologie. (*Archives génér.*, tome II et IV.)

Un grand nombre de faits et d'expériences se réunissent, en effet, pour prouver que certaines hydropisies du tissu cellulaire peuvent être déterminées par la ligature, l'oblitération, l'obstruction des principaux troncs veineux. En interceptant par une ligature le cours du sang dans les veines jugulaires d'un chien, Lower détermina très rapidement un épanchement séreux dans le tissu cellulaire de la face de cet animal. Sur le cadavre d'un homme dont les deux membres inférieurs étaient infiltrés, M. Raikem a vu la veine-cave inférieure, immédiatement au-dessous des veines émulgentes, remplie d'une matière concrète, blanchâtre, fibreuse et solide. Le même observateur a constaté que la veine-cave inférieure, vers sa bifurcation, et la veine iliaque primitive gauche, étaient oblitérées par une matière rougeâtre, analogue à de la fibrine altérée, et la veine iliaque primitive droite convertie en un cordon fibreux, sur le cadavre d'un individu dont les deux membres inférieurs et surtout le droit étaient infiltrés. Dans un mémoire inséré parmi ceux de l'ancienne Académie royale de Médecine, Camper attribua l'œdème des membres inférieurs et des grandes lèvres, quelquefois observé chez les femmes, vers le huitième ou neuvième mois de la grossesse, à la compression que l'utérus distendu par le produit de la conception exerce sur les veines iliaques; et on a remarqué depuis, que c'est par suite d'une semblable disposition que l'obliquité de cet organe n'entraîne ordinairement que l'hydropisie du membre correspondant. Les kystes volumineux de l'ovaire, l'hydropisie du péritoine, parvenus à un haut degré de développement, les tumeurs abdominales situées sur le trajet des veines iliaques ou sur celui de la veine-cave, produisent aussi de semblables épanchemens. Vous trouverez, dans Morgagni (*Epist.* XXXIX, 3, 4), l'observation d'un œdème des membres inférieurs, qui fut déterminé par la compression qu'exerçait une tumeur abdominale sur la veine-cave et sur les veines iliaques. C'était encore probablement à la compression de la veine iliaque gauche qu'était dû un œdème des membres inférieurs que ce célèbre anatomiste observa dans une autre circonstance (*Epist.* XL, 26), sur un individu atteint d'un anévrysme de l'aorte abdominale, qui s'étendait, sur le côté gauche de la colonne vertébrale, depuis le diaphragme jusque dans le bassin. M. Travers rapporte également qu'à la suite d'une opération de l'anévrysme de l'aorte poplitée, la veine fémorale ayant été intéressée, fut liée, et que le membre ne tarda pas à s'infiltrer. Morgagni (*Epist.* LVI, 10) trouva la veine fémorale gauche remplie d'une concrétion sanguine, et la veine iliaque correspondante oblitérée sur le cadavre d'une femme dont le membre était œdémateux. M. Hogdson a cité une semblable observation, dans laquelle l'oblitération de la veine fémorale avait été accompagnée de l'infiltration du membre affecté. Morgagni (*Epist.* L, 55) reconnut que l'artère et la veine poplitée étaient détruites sur le cadavre d'un maçon atteint d'un anévrysme sous le jarret, qui avait été accompagné, pendant la vie, d'un œdème de toute la jambe et du pied correspondans. C'est par suite d'une semblable disposition que la hernie crurale, parvenue à un certain volume, donne quelquefois lieu à une tuméfaction œdémateuse du membre inférieur sur lequel elle s'est développée. Richter assure même que cet accident est plus fréquent dans les cas de hernie de l'épiploon, la pression qu'exerce alors cette membrane endurcie sur les vaisseaux fémoraux étant plus considérable que celle de l'intestin. Il rapporte, à cette occasion, d'après Hannemann, qu'une femme qui avait au pied un œdème très-opiniâtre depuis quelques mois, en fut guérie par la réduction d'une semblable hernie. Plusieurs observations publiées par M. Bouillaud (*Mém. cité.* Obs. IV, V et VI), dont une empruntée à M. Bodson, se réunissent aux précédentes pour prouver que l'hydropisie d'un des membres abdominaux peut être due à l'oblitération des troncs où aboutissent les veines qui s'y distribuent. Enfin, les recherches anatomiques de MM. Chaussier, Meckel, Travers, et plus récemment celles de M. Velpeau, tendent à confirmer l'opinion de M. David Davis, qui attribue l'infiltration quelquefois observée sur les membres abdominaux, chez les nouvelles accouchées, à l'inflammation et à l'oblitération de leurs principaux troncs veineux, dont la cavité a été trouvée obstruée par du pus ou du sang coagulé. (*Medico - chirurgical transactions*, in-8°, 1823.)

2. L'analogie ne permettait pas de douter que des obstacles à la circulation du sang dans les veines profondes des membres thorachiques ne donnassent aussi lieu à l'hydropisie du membre sur lequel ils se seraient développés. La précieuse collection de Morgagni nous en fournira le premier exemple. Un anévrysme s'étant déclaré sous l'aisselle d'une jeune fille, le membre fut atteint d'un œdème qui, suivant l'opinion du célèbre anatomiste, fut la suite de la compression que la tumeur exerçait sur la veine axillaire. Parmi d'autres cas analogues, nous citerons de préférence celui que M. Bouillaud rapporte d'après M. Lebidois fils, et dans lequel une infiltration séreuse au côté droit du col, de la face et du membre thorachique droit fut la conséquence de l'oblitération de la jugulaire interne et de toutes les veines qui se déchargeaient dans la veine sous-clavière oblitérée; et celui plus remarquable encore, recueilli par M. Thibert, dans lequel il trouva les veines caves supérieure et inférieure obstruées en grande partie par des caillots fibrineux, sur le cadavre d'un individu chez lequel une infiltration après avoir occupé les membres thoraciques devint générale.

3. D'autres conditions qui ralentissent le cours du sang veineux dans les membres, donnent aussi quelquefois lieu à des épanchemens séreux. Un état variqueux des veines superficielles ou profondes de la jambe est parfois accompagné de l'œdème du pied et des malléoles. L'observation VIIe, recueillie par M. Bouillaud, en offre un exemple; et il n'est peut-être pas de médecin qui n'ait été témoin d'une semblable disposition. La station et l'attitude assise, très-prolongées, sans mouvement des membres inférieurs, sont quelquefois elles-mêmes la cause d'un œdème qui cesse dès l'instant où la position horizontale du corps et l'action des muscles impriment au sang veineux un cours plus rapide. L'œdème des membres frappés de paralysie, celui des membres inférieurs chez les vieil-

lards ou les convalescens paraissent être eux-mêmes le résultat du ralentissement du cours du sang veineux, produit par le défaut d'action musculaire. Enfin quelques pathologistes ont pensé qu'un défaut de tonicité dans les parois des veines, que leur distension par un liquide injecté dans leur cavité (Magendie), étaient de nouvelles conditions propres à donner lieu aux épanchemens de sérosité dans le tissu cellulaire.

4. Cette même influence du ralentissement ou de la suppression du cours du sang dans les troncs veineux, se fait remarquer dans la production des hydropisies des *membranes séreuses*. Lower rapporte, dans son traité du cœur, qu'il détermina, sur un chien, le développement d'une ascite, en liant, dans la poitrine, la *veine cave* près de son embouchure dans l'oreillette droite. En disséquant le cadavre d'une femme morte d'une hydropisie du péritoine, Rösslin trouva la veine-cave tellement resserrée qu'on pouvait à peine y introduire un stylet de moyenne grosseur, et Morgagni, que je dois citer à chaque paragraphe, rapporte (*Epist.* XLIX, 10), qu'à l'ouverture du cadavre d'un individu mort de péripneumonie, tout l'abdomen ayant été trouvé sain, à l'exception d'une demi-livre d'eau dans la cavité du péritoine, il observa une concrétion polypeuse, d'une structure ferme et d'une couleur pâle dans une partie, et rouge dans une autre, occupant la base du ventricule droit et se prolongeant dans la *veine-cave*. Deux observations recueillies par M. Bouillaud (Obs. I, II) prouvent mieux encore que l'obstruction de la veine-porte peut donner lieu, ainsi que l'avait pensé Cruikshank, au développement de l'ascite. Dans l'une d'elles, la veine-porte, comprimée par une masse tuberculeuse considérable, était oblitérée par un caillot solide et fibrineux; dans l'autre, le tronc de cette veine était rempli et obstrué par une matière fibrineuse altérée, pultacée, qui n'était autre chose que du sang coagulé depuis très-long-temps. D'un autre côté, Haller (*Opuscul. path.*; obs. VI.) a vu la compression des *veines jugulaires* être suivie d'une apoplexie séreuse et d'assoupissement, et Morgagni assure que la compression de la *veine-cave supérieure* par un poumon enflammé peut entraîner un épanchement séreux dans le cerveau.

5. Presque tous les auteurs qui ont parlé de l'existence des concrétions polypiformes dans les veines non-enflammées s'accordent pour reconnaître que le cours du sang avant la mort avait été, au moins pendant quelques heures, très-ralenti dans

les parties où elles s'étaient formées; aussi voit-on l'existence de ces concrétions souvent coïncider avec celle des épanchemens *purement séreux*. La VIIe Lettre de l'immortel ouvrage de Morgagni contient un assez grand nombre d'exemples d'une semblable disposition. Dans l'un, une concrétion polypiforme blanchâtre, ferme et mince, occupait le sinus latéral gauche, le quatrième, le premier et quelques veines qui communiquent avec le dernier. Les autres vaisseaux qui rampent à travers la pie-mère étaient tellement distendus par le sang, que les petits troncs étaient gonflés et les petits rameaux très-apparens; il y avait une très-grande quantité d'eau dans les anfractuosités du cerveau. (*Epist.* VII, 11.) Dans un autre ouverture, il sortit de longues portions de sang coagulé des veines jugulaires, comme les épées sortent de leur fourreau; les vaisseaux des méninges étaient distendus par du sang autant qu'ils pouvaient l'être; une concrétion polypiforme blanchâtre et d'un tissu compacte occupait non-seulement le sinus de la faux, mais encore s'avançait jusque dans la plupart des veines qui communiquent avec lui; il y avait du sang coagulé dans les trois autres grands sinus de la dure-mère; tous les vaisseaux de la pie-mère, même les plus petits, étaient engorgés; cette membrane était très-rouge dans toute son étendue; il y avait de la sérosité au-dessous des anfractuosités du cerveau et dans les ventricules latéraux (*Epist.* VII, 13.) Dans un troisième cas enfin, plusieurs des vaisseaux qui rampent à travers la pie-mère étaient engorgés d'un sang noir et coagulé; le sinus de la faux contenait une concrétion polypeuse, mince et longue, etc.; et il y avait de l'eau dans le crâne: vous voyez, ajoute Morgagni, que *la distension des vaisseaux coïncidait avec l'épanchement séreux*.

6. On a rarement examiné avec soin les veines rachidiennes dans les hydrorachis indépendans de l'inflammation de l'arachnoïde ou de la pie-mère qui se prolongent dans le canal vertébral. Cependant vous remarquerez que, dans la plupart des observations qui ont trait à ces hydropisies, on a généralement noté que les veines étaient gorgées d'un sang noir, et que l'épanchement était d'autant plus considérable que les veines étaient elles-mêmes plus distendues. Je les ai même plusieurs fois trouvées variqueuses, et cette disposition a été également observée par M. Ollivier (*de la Moelle épinière et de ses maladies*; Obs. XXVIII).

Même coïncidence de l'engorgement et de l'état variqueux des veines, dans les hydropisies des autres membranes séreuses. Ruysch remarque judicieusement que les varices des veines spermatiques, développées dans le jeune âge, entraînent souvent par leurs progrès, dans un âge avancé, le développement d'une hydrocèle. Morgagni (*Epist.* XLIII, 34) admet également que cette maladie peut être produite par l'existence d'un obstacle au cours du sang dans les veines testiculaires. Son ouvrage contient même (*epist.* XX, 24; *epist.* XXI, 19) plusieurs exemples de varicocèles avec hydrocèles. La plus grande fréquence de l'hydrocèle du côté gauche est certainement liée à celle du varicocèle du même côté du corps. Enfin l'injection, l'engorgement, l'état variqueux des veines cardiaques ont été souvent observés dans l'hydropéricarde. Vous trouverez plusieurs exemples de cette dernière disposition dans Morgagni (*Epist.* XXXVIII, 10, etc.).

7. Si la suspension ou le ralentissement du cours du sang dans les veines d'un membre ou dans la principale veine d'une cavité, entraîne le développement d'une *hydropisie locale*, il n'est pas étonnant que les *maladies du cœur*, qui modifient toute la circulation veineuse de manière à faire refluer le sang noir des troncs vers leurs divisions, soient accompagnées d'épanchemens séreux dans le tissu cellulaire, les plèvres, le péricarde, le péritoine, etc. Aussi avait-on observé depuis long temps, et Corvisart l'a démontré par une foule d'observations, que ces hydropisies simultanées des membranes séreuses splanchniques et du tissu cellulaire sous-cutané, étaient presque toujours symptomatiques de maladies du cœur et surtout d'affections des cavités droites de cet organe.

8. L'influence de la *respiration* sur la circulation veineuse générale et en particulier sur celle du cerveau, prouvée par les expériences et les observations de Haller, de Lamure, etc., a été étudiée et démontrée de nouveau, dans ces derniers temps, par M. Magendie. (*Journal de physiologie expérimentale*; avril, 1821.) Celle non moins remarquable que les dérangemens de cette fonction exercent sur la production des épanchemens séreux, est pour ainsi dire la conséquence de la première. Parcourez la XXXVIIIe Lettre de Morgagni, dans laquelle il traite de l'*ascite*, et vous verrez que les hydropiques dont il est fait mention sous les n° 2, 4, 6, 12, 13, 15, 16, 18, avaient *commencé par avoir la respiration gênée* ou *difficile*.

Ramazzini a vu beaucoup d'asthmatiques finir par devenir hydropiques. La ligature ou la section de la huitième paire, sur les animaux, produit quelquefois une hydropisie, si l'on en croit le témoignage de Lower. M. Legallois, qui a répété cette expérience dans un autre but, a constaté cependant qu'elle donnait toujours lieu à un engorgement *séreux* et sanguin des poumons. Les inflammations aiguës des organes de la respiration, devenues mortelles, ralentissent elles-mêmes tellement la circulation veineuse cérébrale, que rien n'est plus fréquent que de trouver des *épanchemens séreux* dans le crâne des individus qu'elles ont fait succomber. Morgagni, auquel cette vérité n'avait point échappé, rapporte non-seulement que tous les péripneumoniques qu'il ouvrit en 1730, lui offrirent de semblables épanchemens; mais il cite, de plus, les obervations de Coiter qui avait aussi trouvé une *eau limpide* dans les membranes du cerveau de tout les individus qui succombèrent à des péripneumonies, pendant l'automne de 1563. (*Epist.* XXI, 38.) Enfin Tulp, Morgagni, Haller, etc., assurent que les longues agonies sont ordinairement suivies d'un *épanchement séreux* dans le cerveau. Cette assertion est parfaitement exacte; je crois même que les infiltrations séreuses du tissu cellulaire sous-arachnoïdien, les légers épanchemens dans les ventricules cérébraux, présentés comme des infiltrations cadavériques par la plupart des auteurs, sont, dans le plus grand nombre des cas, la conséquence du ralentissement qu'éprouve la circulation veineuse cérébrale, pendant le râle de l'agonie. Au moins puis-je affirmer avoir trouvé, dans le crâne, peu d'heures après la mort, de ces légers épanchemens, chez tous les individus que des maladies du thorax ou de l'abdomen avaient frappés mortellement, et qui, dans leurs derniers momens, avaient présenté le phénomène connu sous le nom de *pouls* des veines jugulaires.

9. Nous ne devons pas dissimuler cependant que, parmi les faits que nous venons de rapporter et qui militent en faveur de l'influence que la suspension ou le ralentissement du cours du sang veineux exercent sur la production des épanchemens *purement séreux*, il en est un certain nombre qui, se trouvant liés à d'autres conditions, ne sont pas rigoureusement concluans. La compression des veines superficielles, par exemple, produit l'œdème des membres; mais cette compression porte également sur les vaisseaux lymphatiques. Cette objection est encore ap-

plicable aux tumeurs situées sur le trajet des veines axillaires, crurales, poplitées, jugulaires, etc.

D'autres faits, sans détruire ceux que nous avons rapportés, exigent aussi qu'on en renferme les conséquences dans de certaines limites. Ainsi des observations cliniques et des recherches anatomiques faites par MM. Hodgson, Béclard, etc., prouvent que l'oblitération des principaux troncs veineux n'est pas constamment accompagnée d'hydropisie. M. Hodgson a eu connaissance d'un cas dans lequel la veine fémorale fut liée sans qu'il en résultât d'infiltration séreuse dans le membre opéré. M. Simmons, de Manchester, a vu la ligature de la veine jugulaire interne n'être suivie d'aucun accident. (*Med. facts and. obs.*, tome VIII, page 23). Plusieurs chirurgiens traitent aujourd'hui avec succès les varices des veines des membres inférieurs par l'incision et l'oblitération de ces vaisseaux, ou par la ligature de la saphène; opération qui loin d'entraîner un œdème fait souvent disparaître celui qui accompagne les varices. M. Bricheteau et moi nous avons lié, sur des lapins, la veine-cave abdominale au-dessous des veines émulgentes, les veines crurales, les veines jugulaires primitives, très-volumineuses chez ces animaux, les veines axillaires, etc., sans que nous ayons observé d'épanchement séreux plus de huit jours après notre expérience, époque à laquelle ces animaux furent sacrifiés. La ligature de la veine cave dans le thorax, à laquelle les lapins survivent rarement plus d'une ou deux heures, a toujours produit une injection sanguine de l'estomac, et surtout du foie qui présentait la couleur de la rate, mais n'a donné lieu à un épanchement de sérosité un peu considérable que dans une seule expérience.

La circulation collatérale supplée encore plus facilement à l'obstruction des veines par des caillots fibrineux. M. Travers rapporte, d'après M. Wilson, un cas très-remarquable dans lequel on trouva non-seulement toute l'*étendue de la veine cave* au-dessous de la naissance des veines hépatiques, mais encore les veines émulgentes, spermatiques, iliaques primitives internes et externes, et leurs plus grosses branches remplies de lymphe et de caillots considérables sans infiltration dans le tissu cellulaire des membres. L'observation clinique et les expériences faites sur les animaux se réunissent donc pour prouver que, lorsque le cours du sang a été intercepté dans les gros troncs veineux, il se rétablit souvent ou plutôt est suppléé par la circulation collatérale, et qu'il ne résulte pas nécessairement de cette disposition des épanchemens séreux.

Trop frappé peut-être par ces faits ou par d'autres analogues, M. Hogdson a prétendu que les hydropisies n'étaient pas, en général, la conséquence de l'oblitération d'une veine principale. C'était aussi l'opinion de Bichat, qui, voulant ramener toutes les causes des maladies à une abstraction, à une altération des propriétés vitales, combattit fortement la cause mécanique que nous avons assignée aux hydropisies et en particulier à l'ascite; les effets de l'obstruction ou de la compression de la veine-porte étant toujours, suivant lui, complétement annulés par la communication des deux veines caves au moyen de la veine azygos.

10. Les assertions de Bichat et de M. Hogdson, déduites de la possibilité d'un plus grand développement de la circulation collatérale, dans quelques cas de maladies des veines, ne peuvent cependant infirmer les faits que nous avons rapportés (n°s 1, 2, 3, 4, 5, 6); et il reste irrécusablement établi, comme Lower, Ruysch, Donald Monro, Morgagni, Cullen, M. Bouillaud, etc., l'ont pensé, que les obstacles au cours du sang, dans un ou plusieurs troncs veineux, *peuvent* entraîner le développement de l'hydropisie. Les objections de Bichat cessent d'ailleurs d'être applicables à l'influence qu'exercent les affections du cœur et des poumons. Mais on a prétendu que, dans ce cas, le refoulement du sang vers les veines pouvait imprimer un mouvement rétrograde aux fluides contenus dans les principaux troncs des vaisseaux absorbans qui s'ouvrent dans les veines sous-clavières. MM. Meckel, Fohmann, Béclard, etc., ayant vu des veines des membres et du tronc communiquer avec les vaisseaux lymphatiques; on a encore objecté que les obstacles apportés au cours du sang noir par la compression, l'oblitération, l'obstruction des veines, n'étaient peut-être pas sans influence sur la circulation de la lymphe. Ces objections sont plus spécieuses que solides. Bichat lui-même refuse d'admettre ce mouvement rétrograde. Tandis que les veines caves, jugulaires, etc., m'ont toujours paru, dit-il, d'autant plus dilatées que le poumon plus engorgé a présenté plus d'obstacles au cours du sang qui est revenu sur ses pas, jamais je n'ai remarqué aucune espèce de rapports entre l'état morbide des poumons et le resserrement ou la dilatation du canal thoracique. Jamais ce canal n'a été trouvé plein de lymphe, comme on rencontre les veines gorgées

de sang, lorsqu'un obstacle a gêné les mouvemens de ce fluide, dans les derniers momens de la vie. Enfin jamais on n'a vu de sang dans le canal thoracique; circonstance qu'il serait difficile d'expliquer en admettant le refoulement de la lymphe par le sang noir dans les maladies du cœur ou du poumon. Il y a d'ailleurs, d'un autre côté, dans le mouvement du sang veineux, une continuité manifeste, depuis le système capillaire jusqu'au cœur : tandis que le cours de la lymphe est sans cesse isolé, interrompu par des ganglions. C'est donc uniquement par suite de leur influence sur la circulation veineuse, que les maladies du cœur et des poumons donnent lieu aux hydropisies.

§ II. Depuis la découverte du système lymphatique, c'est une opinion à peu près générale que les épanchemens séreux sont quelquefois produits par des lésions organiques de ce système; mais il convient aujourd'hui de soumettre à un nouvel examen les observations dont on a étayé cette assertion.

1. Scherb (*Diss. path.*, Haller; *de Calcul. receptacul. chyl. hydr. causâ*) dit avoir trouvé un calcul dans le réservoir du chyle; et que sa présence, en s'opposant au cours de ce fluide et de la lymphe dans le *canal thoracique*, avait donné lieu à une ascite telle que les eaux furent évacuées sept fois par la ponction, jusqu'à ce que la mort survint, seize heures après la dernière évacuation. Mais cette observation est beaucoup moins concluante que ne l'ont pensé Morgagni et les auteurs qui l'ont citée aveuglément d'après lui, puisqu'on trouva plusieurs autres organes altérés dans l'abdomen, et en particulier l'*épiploon presque entièrement détruit*. Les observations d'obstruction du canal thoracique, recueillies par Saviard (*Obs. chir.*, IIIe cas), et par Assalini (*Essai médical sur les vaisseaux lymphatiques, etc.*, page 53), ne sont pas plus concluantes; et un anatomiste aussi distingué que M. Sœmmering n'aurait peut-être pas dû les citer sans en montrer les lacunes. On ne pourra également admettre, avec Vicq-d'Azyr, que l'hydropisie peut être le resultat de la *compression* du canal thoracique, que lorsque de nouvelles observations dont toutes les conditions auront été plus complétement exprimées, viendront étayer cette assertion. D'ailleurs M. Laennec a vu un anévrysme faux consécutif de l'aorte descendante, qui avait *probablement* comprimé et détruit le canal thoracique, et produit l'engorgement de tous les vaisseaux lactés, sans produire d'hydropisie. (*Journ. de méd.*; par MM. Corvisart, Leroux et Boyer, tome XII, page 159.)

Il serait difficile d'inférer quelque chose de plus positif des expériences de Monro fils sur la ligature du canal thoracique, puisqu'il se borne à dire qu'en disséquant les cadavres des animaux sur lesquels il avait pratiqué cette opération, il a trouvé ce conduit dilaté, et une certaine quantité de chyle, d'une consistance très-ferme, extravasée sous l'attache du mésentère, par suite de la déchirure du réservoir du chyle ou de quelques-unes des branches qui s'y rendent. Les résultats obtenus par M. Dupuytren sont plus satisfaisans. En répétant l'expérience de Donald Monro, sur des chiens et sur des chevaux, il a vu la plupart de ces animaux survivre à l'opération; mais il a observé des épanchemens séreux sur les cadavres de ceux qu'elle avait fait succomber.

Les observations de *rupture* du canal thoracique, indiquées comme causes d'hydropisie par plusieurs anatomistes, et en particulier par M. Sœmmering, manquent la plupart de détails indispensables. H. Bass. (*Obs. dec.* II[a], *Obs.* VII[a]) dit, à ce sujet, qu'après la mort d'un homme de la poitrine duquel on avait retiré beaucoup de liquide chyleux (*humor lacteus*), on découvrit vers la quatrième vertèbre une déchirure d'où il sortait un fluide semblable à celui qu'on avait retiré de la cavité du thorax. En soufflant dans la partie inférieure du canal thoracique, dans le point où il continue le réservoir de Pecquet, l'air sortit par l'orifice dont nous venons de parler. — Dans une dissertation du quatrième volume de la collection de Haller, Loss assure également que le canal thorachique, distendu par une trop grande quantité de liquide, se déchire; que le chyle s'épanche dans le thorax ou l'abdomen, et qu'il en résulte une hydropisie. (Jer. Loss et Fred. Goetzinger, *Disput. de languore lymphatico; Wittembergæ*, 1673.) M. Sœmmering rapporte un fait semblable observé par Guiffart sur un enfant de quatorze ans. (*Apud Bartholin, oper. nova*, pag. 490). Morgagni (*Epist.* XVI, 7) cite encore, d'après le *Sepulchretum* de Bonet, l'histoire d'un jeune homme traité par Willis et par Lower, qui, après s'être long-temps livré avec excès à l'équitation et à d'autres exercices du corps, éprouva pendant quelque temps, dans la partie gauche de la poitrine, un sentiment qui ne pouvait exister sans une compression interne. Ce malade sentit enfin, à cet endroit, *comme une rupture* de quelque vaisseau; et bientôt l'*écoulement d'un liquide qui semblait tomber d'en haut au fond de la poitrine, non-seulement put être perçu par le malade lui-même, mais encore en tendu par les assistans*, etc. (Th. Willis. *Pharm. rat.*) On peut certainement admettre ou au moins chercher à vérifier les observations de H. Bass., de Loss et de Guiffart; mais ce serait être réellement par trop crédule que de voir, avec Milman, Morgagni et plusieurs autres anatomistes, un cas d'hydropisie par rupture du canal thoracique dans la dernière observation que nous venons de rapporter. Quant aux faits publiés par Saviard, Monro fils, etc., dans lesquels on a supposé l'existence de la rupture de ce conduit, par cela seul que l'ouverture de la poitrine ou de l'abdomen avait donné lieu à l'issue d'un fluide blanc ou lacté, on sait aujourd'hui de combien de valeur sont de semblables indices, surtout lorsqu'ils sont transmis par des observateurs qui souvent n'ont pas su distinguer des épanchemens séro-purulens du péritoine et des plèvres, de la lymphe, du lait, ou du véritable chyle.

2. Suivant Mascagni, Assalini, Haase, Metzler, Bell, M. Sœmmering, etc., les épanchemens séreux peuvent aussi être le résultat d'une lésion des vaisseaux lymphatiques. Leur *rupture* a même été admise par Van Swieten, Willis, Sœmmering, etc., comme une cause assez fréquente d'hydropisie. Bell est allé jusqu'à affirmer que les œdèmes survenus dans le voisinage des parties intéressées par l'instrument, dans les opérations chirurgicales, était la suite de la lésion de troncs principaux de ces vaisseaux (chap. XXXVIII, *sect.* 3, § 6.). Littre rapporte aussi l'observation d'une hydropisie qu'il attribua à la rupture des vaisseaux chylifères (*Mém. de l'Académie royale des Sciences*, année 1770; *Observ. anatomique* VII.) Or les œdèmes dont parle Bell sont le résultat de l'inflammation, et les observations anatomiques que cite Willis, et qui sont rappelées par M. Sœmmering, sont toutes incomplètes. Je ne pense pas qu'aucun anatomiste moderne ait vu des vaisseaux lymphatiques rompus et vides, par l'ouverture desquels un fluide séreux se serait épanché dans le tissu cellulaire, le péritoine ou les plèvres atteintes d'hydropisie.

Il est constant même que les vaisseaux lymphatiques sont assez souvent *engorgés*, distendus ou dilatés chez les hydropiques. Cette disposition, incompatible avec l'existence d'une rupture, a été reconnue par un grand nombre d'anatomistes. Lower rapporte dans son traité du cœur (chap. II, pag. 129) qu'en disséquant des brebis mortes d'hydrothorax et d'ascite, il trouva les vaisseaux lymphatiques si pleins et si gorgés, qu'il put facilement en suivre le cours. Dans un cas d'hydropisie générale, Morgagni vit les conduits de la lymphe si engorgés, que trois ou quatre d'entre eux égalaient chacun la grosseur d'une plume d'oie; et dans une autre observation recueillie par Vasalva, ces mêmes conduits furent également trouvés turgescens et distendus. (*Epist.* XXXVIII, 13; — *Epist.* XIII, 4.) En injectant les vaisseaux lymphatiques d'un grand nombre d'hydropiques, Mascagni a également remarqué que leurs troncs étaient dilatés et pleins d'un fluide en tout semblable a celui que contenaient les cavités atteintes d'hydropisie. Dans les plus grosses branches, les valvules de ces vaisseaux ne pouvaient plus même s'opposer au retour du fluide injecté. Les observations de ce célèbre anatomiste s'accordent d'ailleurs sur un autre point avec celles de Morgagni, Assalini, Bichat, etc., qui assurent avoir trouvé les vaisseaux lymphatiques variqueux chez plusieurs hydropiques. Aux faits publiés par ces auteurs, il faut encore ajouter ceux dont parle Sœmmering, qui dit avoir vu, sur une femme robuste atteinte d'une ankylose du genou, les vaisseaux lymphatiques du pied, devenu œdémateux, tellement variqueux que la lymphe jaillit avec force d'un de ces vaisseaux qu'il ouvrit avec une lancette.

2. Plusieurs faits que nous avons cités dans un autre paragraphe (§ Ier) comme propres à prouver les effets de la *compression* des veines, ont été reproduits comme des conditions morbides particulières au système lymphatique. Toutes les fois, dit Bichat, qu'une ligature trop serrée appliquée à un membre en fait gonfler la partie inférieure; toutes les fois qu'une station prolongée, l'attitude perpendiculaire des membres supérieurs, etc., produisent l'hydropisie, il est à présumer que l'infiltration dépend de la compression ou de l'engorgement des lymphatiques. Dans tous ces cas d'hydropisie, on trouve les absorbans très-dilatés sur le cadavre; ils sont même souvent pleins de fluide. La tête de l'humérus, en se plaçant sous l'aisselle, fait fréquemment gonfler le bras, parce qu'elle comprime les vaisseaux et les ganglions lymphatiques. Les varices, suivant M. Boyer, ne sont accompagnées d'un empâtement du membre que par suite de la compression qu'elles exercent sur les vaisseaux absorbans qui les avoisinent. M. Sœmmering pense avec Mascagni, Haase, etc., que l'hydropisie observée dans les derniers mois de la grossesse est due à la compression des vaisseaux et des ganglions lympha-

tiques du bassin; il combat l'opinion de J.-Zacharie Platner, de Camper, etc., qui avaient attribué ce phénomène à la pression des veines iliaques; il va même jusqu'à expliquer la plus grande fréquence de l'hydropisie, chez les individus doués d'un grand embonpoint, par la compression qu'exerce, sur les vaisseaux lymphatiques, la graisse trop abondamment déposée dans le tissu cellulaire.

3. Quelques auteurs ont pensé que des obstacles à la circulation de la lymphe, nés de l'*inflammation* des vaisseaux lymphatiques, devaient être une cause d'épanchemens séreux non moins puissante que celle des obstacles apportés par la phlébite au cours du sang veineux. A cette occasion, on a rappelé qu'on voyait quelquefois l'œdème de l'avant-bras coïncider avec l'espèce de *corde* produite par l'inflammation aiguë des vaisseaux et des ganglions lymphatiques d'un des membres supérieurs, et que l'énorme infiltration qui se développe dans l'éléphantiasis des Arabes était constamment précédée d'une inflammation des vaisseaux et des ganglions lymphatiques des membres inférieurs. Mais si les auteurs qui ont écrit sur l'éléphantiasis ne paraissent pas, dans leurs dissections peu nombreuses, avoir soigneusement examiné les veines des parties affectées; si l'épanchement dans le tissu cellulaire a pu être, au moins dans quelques cas, le simple résultat des progrès de l'inflammation; si cette dernière objection est, en outre, particulièrement applicable aux œdèmes qui accompagnent l'inflammation aiguë des vaisseaux lymphatiques, etc., ne faut-il pas en appeler à de nouvelles recherches, sans dissimuler que d'autres observations plus exactes et plus complètes, recueillies dans le but de démontrer l'influence exclusive de la phlébite sur la production des épanchemens séreux, ne sont pas plus concluantes, puisqu'on a le plus souvent négligé d'injecter et de disséquer les vaisseaux lymphatiques, et de constater rigoureusement l'absence de l'inflammation du tissu cellulaire.

4. La destruction de plusieurs vaisseaux lymphatiques par une plaie ou un ulcère, peut encore, suivant M. Sœmmering, donner lieu à un œdème dont la disparition n'a lieu que par suite d'une circulation collatérale plus active.

5. Hunter, Bell, Cruikshank, M. Sœmmering, etc., admettent que l'hydropisie peut résulter de l'obstruction, de l'extirpation, de la cicatrisation d'une glande lymphatique. Mascagni assure

avoir reconnu que chez plusieurs hydropiques, les ganglions lymphatiques étaient tellement obstrués, que la grande quantité de liqueur que contenaient les vaisseaux de ce système, poussée avec force vers ces ganglions, rompait plutôt les premiers que de traverser ces glandes. Guill. Hunter rapporte qu'à la suite d'une obstruction des ganglions de l'aine, survenue après leur suppuration, il a vu un œdème du membre affecté. Joseph-Zacharie Platner avait noté un fait à peu près semblable, dans ses institutions chirurgicales (§ 707). Bell assure que l'extirpation d'une glande lymphatique d'un membre fut suivie d'un œdème qui guérit très-rapidement. (*System of Surgery*, ch. XXXVIII, sect. 3, § 6, pag. 52.) De même, Cruikshank a vu l'extirpation d'une glande axillaire donner lieu à un œdème du membre. M. Sœmmering a recueilli plusieurs faits semblables, et pense que si les bubons syphilitiques ne sont pas accompagnés de ces engorgemens, c'est qu'alors une seule glande est ordinairement affectées, et qu'il en reste plusieurs autres pour la circulation. Je ne dissimulerai pas non plus que Bichat avait été tellement frappé, dans ses premières recherches anatomiques, de la fréquence des engorgemens des vaisseaux lymphatiques dans les phlegmasies des viscères, qu'il avait d'abord attribué les infiltrations qu'on observe ordinairement lors de la terminaison funeste de ces maladies, à la difficulté qu'éprouvait la lymphe à traverser les glandes engorgées : mais l'absence de ces engorgemens glanduleux dans les maladies du cœur avec hydropisie, la rareté de l'œdème dans les membres supérieurs atteints d'engorgement scrofuleux des glandes cubitales ou axillaires, etc., ne tardèrent pas à le faire changer d'opinion.

6. Telles sont les principaux résultats qu'ont donnés les recherches anatomiques faites sur les maladies du système lymphatique, dans le but de démontrer leur influence sur la production des hydropisies. Ils ne suffisent pas, sans doute, pour expliquer le rôle important qu'on a fait jouer à ce système, sous ce rapport. Si quelques-uns d'entre eux tendent à établir que certaines lésions du système lymphatique *peuvent* entraîner des épanchemens séreux ; ils ne prouvent pas qu'elles y donnent lieu inévitablement et qu'elles soient seules capables de les produire, comme l'avait pensé Mascagni. Nous avons déjà dit que M. Dupuytren avait plusieurs fois lié le canal thoracique sans qu'il en résultât d'épanchement séreux. M. Astley Cooper (*Medical records*

and researches, etc.; London 1789) a également rapporté trois cas d'oblitération du même canal thoracique dans lesquels les portions obstruées étaient supplées par des vaisseaux collatéraux qui avaient pris un développement proportionné à l'obstacle, de la même manière qu'on l'observe dans les anévrysmes et les ligatures des artères. Enfin Morton assure avoir vu la *maigreur*, phénomène très-différent de l'hydropisie, être le résultat de la compression du canal thoracique. (*Phthisiologie,* liv. I, chap. x, page 21.)

D'un autre côté on voit souvent, et Cullen et Bichat ont été, je crois, les premiers à en faire l'observation, des inflammations chroniques des vaisseaux et des ganglions lymphatiques sans qu'il en résulte d'infiltration séreuse. Rien de plus commun que de voir des engorgemens abdominaux et thoraciques de ces glandes chez des enfans ne point donner lieu à des infiltrations séreuses, même dans leurs périodes les plus avancées. Les vaisseaux lymphatiques ne sont pas alors plus dilatés que dans l'état normal; et il est constant qu'on ne les trouve pas plus facilement sur les enfans affectés du carreau que sur les autres. Dans ce dernier cas il existe rarement d'épanchement dans l'abdomen, à moins qu'il n'y ait en même temps péritonite. Je dois encore ajouter que, malgré l'influence que Morgagni accorde au système lymphatique dans la production des hydropisies, il rapporte avec bonne foi plusieurs observations dans lesquelles il est dit positivement que les vaisseaux de la lymphe, chez ces hydropiques, n'étaient engorgés en aucune manière. (*Epist.* XXXVIII, 15, 16, 18, 20.) D'un autre côté, il n'est pas fait mention de cet engorgement dans plusieurs autres observations; circonstance que Valsalva et Morgagni n'auraient pas manqué de noter, si elle avait eu lieu. (*Epist.* XXXVIII, 26, 28.) Enfin, Monro (*On the nervous system*), Bichat et M. Sœmmering lui-même, reconnaissent qu'on trouve quelquefois les ganglions lymphatiques sains sur les cadavres des hydropiques.

7. A défaut de lésion matérielle dont l'influence put être facilement comprise, des médecins, qui la plupart n'étaient pas anatomistes, ont supposé que les vaisseaux et les ganglions lymphatiques sans être affectés dans leur structure pouvaient l'être dans leur vitalité et devenir impropres à remplir leurs fonctions. Qu'il nous suffise de rappeler à cette occasion qu'on a beaucoup parlé de l'atonie, de la langueur, du relâchement, du spasme, de la

paralysie, de la débilité, etc., du système lymphatique; mais que ces différens états n'ont jamais été constatés.

8. Il résulte, ce me semble, de cet exposé, que la circulation lymphatique, déjà si lente par elle-même, peut cependant encore être ralentie par certaines conditions dont l'influence sur la production des hydropisies, exagérée par un grand nombre d'auteurs, probablement trop restreinte par quelques autres, ne peut être encore aujourd'hui rigoureusement appréciée.

§ III. Les connexions de la circulation artérielle avec la circulation lymphatique et surtout avec la circulation veineuse, sont telles, que la première ne peut être modifiée sans influer sur les deux autres. Or de cette modification ne résultât-il, dans certains cas, et d'une manière éloignée, qu'un ralentissement du cours du sang veineux et de la lymphe, ce serait une raison suffisante pour étudier la part que peuvent prendre les maladies du cœur gauche et des artères à la production des hydropisies.

1° Morgagni rapporte (*Epist.* XIX, 25, 26, 27,) que Valsalva ayant lié les deux carotides, au bas du cou, sur un chien, il survint, entre autres, une tuméfaction des veines et de la face, et une salivation considérable; phénomènes que Lower avait observés après la ligature des veines jugulaires. L'animal étant mort le sixième jour, on reconnut que la tuméfaction qui occupait toutes les parties du cou et de l'extérieur de la tête était due à de la *sérosité* qui par sa couleur et sa consistance ressemblait à de la gélatine. Pour expliquer ce résultat, Valsalva admet que, l'impulsion du sang reçue du cœur ayant été détruite dans ces artères au-dessus de la ligature, le sang charié par les veines correspondantes s'arrêtait dans ces vaisseaux, et que de cette stagnation résultait leur énorme turgescence et le dépôt de la sérosité dans le tissu cellulaire. Cette espèce de ralentissement qu'éprouve le sang veineux, par suite d'un obstacle apporté au cours du sang artériel, avait tellement frappé Morgagni qu'elle le conduisit à donner du fait suivant une explication inexacte ou du moins incomplète. Un anévrysme s'étant déclaré à l'aine droite, sur un homme âgé de cinquante ans, une partie du sang artériel se répandit dans le voisinage de l'aine; et le reste du sang, dit Morgagni, ne pouvant être envoyé avec la force et la quantité nécessaires pour conserver à ce fluide un retour facile par les veines, le membre s'œdématia. (*Epist.* L. 11.) C'est encore par ce ralentissement du sang veineux par suite de la diminution de l'impulsion artérielle, que Morgagni explique l'œdème qu'il observa sur le membre supérieur d'une femme d'environ soixante ans, morte d'un anévrysme de la crosse de l'aorte. (*Epist.* XVII, 25.) L'engorgement œdémateux, le gonflement des veines sous-cutanées, quelquefois observés après la ligature des artères principales des membres, ne doivent-ils pas être également attribués à la suspension momentanée ou au ralentissement de la circulation artérielle. N'est-ce pas d'une semblable condition que naissent les hydropisies générales qui accompagnent la dilatation avec amincissement du ventricule gauche du cœur, et dans lesquels le pouls présente une faiblesse, une lenteur et une mollesse si remarquables ?

2. Toutefois, en reconnaissant l'influence de la circulation artérielle sur la veineuse si bien établie par l'ingénieuse expérience de Pecquet, reproduite par M. Magendie ; en admettant même l'expérience de Valsalva avec toutes les conséquences qu'il en a déduites, je dois faire observer que l'interruption du cours du sang dans de gros troncs artériels n'entraîne souvent qu'un ralentissement momentané qui ne donne point lieu à un épanchement séreux, la circulation collatérale suppléant à celle qui est interceptée. Aussi, en répétant, d'après l'invitation de Malpighi, son expérience sur deux autres chiens, Valsalva n'obtint-il plus le même résultat. Il n'observa pas de tuméfaction à la tête et au cou, sur un petit chien qui mourut le troisième jour ; et ce phénomène n'eut lieu que pendant les premiers jours qui suivirent l'application de la ligature, sur un troisième chien, qui fut sacrifié le vingtième, et qui, à l'ouverture du corps, ne présenta pas d'infiltration séreuse. Le docteur Bricheteau et moi nous avons également lié, sur des lapins, les deux carotides primitives, et cette opération n'a été suivie, pendant la vie, d'aucune tuméfaction, ni de salivation. Ces animaux ayant été sacrifiés le vingtième jour, la dissection ne nous a fait découvrir aucune trace d'infiltration dans le tissu cellulaire de la face et du cou.

§ IV. Il résulte évidemment des faits que nous avons accumulés et rapprochés dans les paragraphes précédens : 1° que la *ligature*, l'*oblitération*, la *compression*, le *rétrécissement*, l'*obstruction*, la *dilatation variqueuse* des veines ou des vaisseaux lymphatiques ; que la *dilatation* avec *amincissement* du cœur ; que l'*inflammation* des poumons ; que toutes les causes enfin qui peuvent suspendre ou ralentir le cours du sang noir ou de la lymphe, peuvent, par cela même, entraîner des épanchemens séreux dans le tissu cellulaire et les membranes séreuses splanchniques ; 2° que, si ces conditions organiques ne donnent pas constamment lieu à ces épanchemens, cette différence est, dans le plus grand nombre de cas, subordonnée à la facilité avec laquelle s'établit la circulation collatérale; 3° que la quantité du fluide épanché est ordinairement en raison directe des difficultés que la circulation collatérale éprouve à s'établir, et du temps pendant lequel l'influence des obstacles s'est fait sentir; 4° qu'enfin on ne doit pas s'étonner de ce que les maladies du cœur ont une influence si marquée et quelquefois simultanée sur la production de ces épanchemens dans le tissu cellulaire et les membranes séreuses, puisque ces maladies peuvent entraîner à la fois le ralentissement de la circulation du sang dans les artères et les veines, et peut-être celle de la lymphe; 5° que les œdèmes qui accompagnent les anévrysmes axillaires, poplités, inguinaux, etc., peuvent être le résultat d'une triple condition, de l'impulsion diminuée du sang artériel, du ralentissement du cours du sang veineux et de la lymphe produits par la compression des veines, des vaisseaux et des ganglions lymphatiques correspondans; 6° que les opinions émises en faveur de l'influence exclusive de tel ou tel ordre de ces vaisseaux sont également erronées; 7° qu'il paraît constant cependant, à en juger d'après les faits recueillis jusqu'à ce jour, que ces trois systèmes d'organes ne prennent pas une part égale à la production des épanchemens séreux, et que, sous ce rapport, on doit mettre en première ligne les maladies du cœur droit et celles du système veineux ; puis celles des poumons, des vaisseaux et des ganglions lymphatiques ; et en troisième ligne les lésions du cœur gauche et des artères; 8° enfin, qu'il n'est plus possible aujourd'hui de ranger, avec Mascagni, M. Pinel, etc., les épanchemens séreux au nombre des maladies *particulières* au système lymphatique.

2. Les fluides épanchés dans ces hydropisies produites par un obstacle mécanique au cours du sang ou de la lymphe, soit qu'ils soient déposés dans la cavité des membranes séreuses ou dans le tissu cellulaire sous-cutané, ont entre eux la plus grande analogie, et se rapprochent d'ailleurs singulièrement du sérum du sang, sauf une moindre proportion d'albumine dont la quantité n'est jamais de plus de $\frac{1}{17}$ de la masse du liquide. Il est ordinairement limpide, inodore, incolore ou de couleur citrine, et composé

de $\frac{9}{10}$ d'une eau putrescible, d'albumine, et de 13 ou 15 millièmes de substances salines (lactate de soude et de potasse et soude carbonatée). Lorsque les obstacles au cours du sang veineux ont été brusques ou très-prononcés et soutenus, la sérosité épanchée dans les membranes séreuses est quelquefois teinte en rouge par la matière colorante du sang, et peut même être alliée à une quantité plus ou moins considérable de ce fluide.

Or, si on se rappelle que le chyle est d'abord blanchâtre et à peine coagulable, qu'il devient ensuite plus coagulable, et prend une teinte rosée dans les ganglions du mésentère, et que, près d'arriver dans la masse du sang, il contient des globules qui ne diffèrent des globules sanguins que parce qu'ils sont incolores, on reconnaîtra que Hewson n'était point autorisé à assimiler la sérosité des hydropiques à du véritable chyle, ou au fluide, probablement non identique et peu connu, qui circule dans les vaisseaux lymphatiques.

3. Dans ces hydropisies, le tissu cellulaire et les membranes séreuses ne présentent aucune altération de texture ; mais les veines qui parcourent le premier, ou qui rampent à la surface adhérente des secondes, sont presque toujours très-injectées et gorgées de sang. Suivant quelques anatomistes les vaisseaux et les ganglions lymphatiques du voisinage sont quelquefois affectés. (§ I. II.)

4. Les *phénomènes locaux* de ces hydropisies, considérés d'une manière générale, varient suivant la quantité du liquide épanché, l'extensibilité ou la résistance de la cavité où la collection s'est formée, la nature et le nombre des organes qu'elle renferme, etc. Les épanchemens de quelques onces dans les plèvres et le péritoine ne se décèlent souvent par aucun symptôme pendant la vie, tandis que de semblables épanchemens dans la cavité du périteste ne pourraient être méconnus : ils donneraient lieu à des symptômes graves dans la cavité de l'arachnoïde, et une moindre quantité de liquide développerait des douleurs atroces dans les chambres antérieure et postérieure de l'œil. Si la collection se forme lentement, et si la cavité qui la renferme est extensible, elle la dilate lorsqu'elle devient considérable; les côtes se soulèvent dans l'hydrothorax; les sutures du crâne s'écartent dans l'hydrocéphale congéniale chronique, la ligne blanche s'écarte dans l'ascite, etc. Le diagnostic de ces collections séreuses s'obtient par la percussion dans l'hydrocèle

et l'ascite ; par la pression dans l'anasarque ; par l'auscultation dans l'hydrothorax, par l'analyse physiologique dans les hydropisies de l'arachnoïde et par la simple inspection dans l'hydrophthalmie.

5. Le nombre et l'intensité des *phénomènes généraux* sont subordonnés au caractère des lésions qui produisent ces hydropisies (§ I, II), à l'importance des organes qui se trouvent en rapport avec les épanchemens et dont l'influence sur la production des désordres sympathiques est tout-à-fait inégale. Dans les *hydropisies générales* on remarque ordinairement les symptômes suivans : sécheresse, décoloration, flaccidité de la peau, couleur pâle et intumescence de la face, qui conserve toujours un air de saleté ; blancheur extrême, quelquefois un peu bleuâtre de la conjonctive, soif continuelle, urine épaisse, bourbeuse, dyspnée plus ou moins prononcée, faiblesse, abattement plus prononcé après le sommeil, tendance à l'inaction, apathie, etc. *Voyez* HYDROCÈLE, HYDROTHORAX, HYDROPÉRICARDE, etc.

6. Se serait sans contredit faire preuve d'un esprit peu éclairé que de rappeler ici les *causes* de toutes les maladies qui en suspendant ou ralentissant la circulation veineuse ou lymphatique, donnent lieu aux épanchemens séreux. Elles ont déjà été indiquées ou le seront dans plusieurs articles. *Voyez* ARTÈRE, COEUR (maladies), *inflammation*, *ligature*, *compression*, *obstruction*, *rupture*, *etc.*, des VEINES, des VAISSEAUX et des GANGLIONS LYMPHATIQUES.

7. Si l'hydropisie, dans ce cas, n'est qu'une condition de plus ajoutée à une maladie du cœur, des poumons, d'une ou de plusieurs veines principales, du canal thoracique, des vaisseaux ou des ganglions lymphatiques, etc. ; la gravité, la curabilité ou l'incurabilité des épanchemens séreux est nécessairement subordonnée à celle des diverses affections de ces organes. Remédier d'abord à la maladie qui a donné lieu au développement de l'hydropisie, en second lieu faciliter l'absorption des fluides épanchés ou leur donner issue, telles sont les deux indications principales que présente le traitement de ces collections morbides.

8. L'enlèvement ou le relâchement d'un bandage compressif, la réduction d'une hernie, celle d'une luxation, l'extirpation d'une tumeur située sur le trajet des veines principales d'un membre, l'oblitération d'une tumeur anévrysmale, les anti-

phlogistiques employés contre une phlébite, peuvent seuls faire disparaître certains *œdèmes* qui résisteraient à toute autre médication, etc. (§ I, II.) La position élevée des extrémités des membres, l'emploi méthodique des frictions ou d'une compression graduée, un développement plus actif de l'action musculaire, la saignée des membres œdémateux, facilitent quelquefois l'absorption des fluides séreux épanchés dans le tissu cellulaire.

Ignorant ou oubliant que les hydropisies des membranes séreuses splanchniques ne sont qu'une des conditions d'une autre maladie primitive, qu'il importe d'abord de connaître et de combattre, les auteurs ont pu conseiller tour à tour d'une manière générale de *tarir la source* des fluides séreux par un régime sec, espèce de torture prônée par les anciens et qui consiste dans la privation absolue de boissons, remplacées par quelques gorgées de liquides amers ou spiritueux; *de diminuer la diathèse séreuse* par les toniques, tels que l'infusion de baies de genièvre, l'extrait de gentiane, les préparations ferrugineuses et le quinquina; de *faciliter le cours des humeurs* par les fondans, tels que les eaux minérales salines et savonneuses, le mercure en friction; *d'expulser les eaux* par les *diurétiques*, tels que les préparations scillitiques, la digitale pourprée, le genêt, l'oxymel colchitique, les baies de génièvre; par les *apéritifs*, tels que les sucs de chicorée sauvage, de raifort cultivé, de laitue, de pariétaire, de pissenlit; par les eaux minérales, de Vichi, de Bonnes, de Barèges, de Spa, etc., pures ou coupées avec le lait; par les *purgatifs*, tels que le jalap, le nerprun, la gomme gutte, la scammonée, l'aloës, la coloquinte, le calomel, etc.; par les *vomitifs* choisis parmi les substances diurétiques qui, données à haute doses, provoquent les nausées et quelquefois le vomissement : le sirop scillitique, le genêt en poudre, la digitale à haute dose, etc.; par les *sudorifiques*, tels que les bains de vapeur, l'étuve sèche, le bain de sable fortement chauffé, l'insolation, les fumigations acéteuses, etc.; enfin d'*extraire les eaux* par des mouchetures ou la paracentèse, lorsqu'elles ne peuvent être expulsées au dehors d'une autre manière. Mais a-t-on précisé les circonstances dans lesquelles ces divers moyens sont inutiles, nuisibles ou spécialement indiqués? S'il est constant, par exemple, que les diurétiques et les purgatifs diminuent parfois les collections séreuses symptomatiques de maladies du cœur ; il est à peu près démontré même que la digitale, lorsqu'il n'existe pas de gastro-entérite concomitante, offre dans ce dernier cas un avantage particulier, par suite de la double influence qu'elle exerce sur le cœur et les organes sécréteurs de l'urine ; ne doit-on pas également convenir que le petit nombre d'expériences faites dans des conditions bien déterminées sur l'action des médicamens décorés du nom d'hydragogues, s'opposent à ce qu'on puisse tracer rigoureusement les règles générales qui doivent diriger dans leur application ? D'ailleurs le petit nombre de résultats positifs obtenus dans le traitement de ces maladies se rattachent nécessairement à des spécialités; je renvoie donc le lecteur aux articles consacrés à chacune des hydropisies, et en particulier aux articles ANASARQUE et ASCITE, où M. Landré-Beauvais a discuté plusieurs points de la thérapeutique générale de ces maladies.

CHAPITRE DEUXIÈME. *Hydropisies produites par l'inflammation* (hydro-phlegmasies). — Les modifications qu'éprouve la circulation dans les tissus enflammés devront être exposées dans un autre article. (*Voyez* PLEGMASIE.) Ce qu'il importe de noter ici, c'est qu'un épanchement de sérosité, une *hydropisie* enfin, est souvent une des conditions de cet état morbide. Aussi Stoll dans ses aphorismes a-t-il placé, à l'exemple de plusieurs médecins, l'hydropisie parmi les différentes terminaisons des phlegmasies. Ce premier aperçu a été suivi d'observations plus rigoureuses. Telles maladies qu'on intitulait encore il y a peu d'années *hydropisie chaude, aiguë, pléthorique, inflammatoire, sthénique, etc.*, et que vous trouverez décrite dans des ouvrages plus anciens, sous les noms d'hydropisies *suite d'inflammation, de suppuration, etc.*, ont été généralement rapportées aux phlegmasies, depuis que les caractères anatomiques et physiologiques de l'inflammation ont été eux-mêmes mieux connus. On a senti enfin qu'une dénomination nosologique imposée à un fait particulier devait plutôt rappeler la nature de l'état morbide, qu'un phénomène secondaire, la sécrétion des fluides séreux ou séro-purulens, dans les organes enflammés.

§ I. Les hydro-phlegmasies du tissu cellulaire sont très-fréquentes. Le phlegmon à son début est toujours accompagné d'un épanchement de sérosité; l'œdème du tissu cellulaire sous-cutané est souvent l'indice d'abcès profonds. On sait aussi que certains degrés d'inflammation de ce tissu provoqués par l'érysipèle, la variole, la scarlatine, etc., sont principalement caractérisés par un épanchement de sérosité. A cette occasion, nous rappellerons que dans un rapport *Sur les maladies observées à l'hôpital des Enfans Malades, pendant les années* 1804 et 1805, M. Jadelot décrivit une phlegmasie du tissu cellulaire, dont un des principaux carâctères consistait dans un épanchement de sérosité. Cette espèce d'hydropisie se reconnaissait à la plénitude, à la fréquence du pouls, à la chaleur, à la sécheresse de la peau, à la rougeur du visage, à la soif intense, et cédait au traitement antiphlogistique, aux saignées répétées, aux boissons rafraîchissantes, etc. Long-temps avant, L. Rivière (*Cent.* III, *obs.* LXXV) avait parlé d'une tumeur œdémateuse survenue au pied, après une luxation de l'articulation tibio-tarsienne; et Donald Monro (*Essai sur l'hydropisie*) avait fait mention d'un œdème du bras développé sur un homme pour avoir soulevé avec effort un fardeau. A la suite de la piqûre de la vipère, ou de l'application sur la peau de certains topiques irritans, Barraillon (*Mém. de l'Ac. roy. de Méd.*) avait vu le tissu cellulaire sous-cutané s'infiltrer. M. Sœmmering avait remarqué que le furoncle développé sur le pénis était souvent accompagné de l'œdème de cette partie, et qu'on trouvait alors de la sérosité, du pus séreux et sanguinolent ou épais et blanchâtre, dans le tissu cellulaire sous-cutané. Ensuite Bayle et M. Thuilier observèrent que dans l'angine œdémateuse le tissu cellulaire sous-muqueux qui entoure la glotte était baigné par un mélange de pus et de sérosité. Enfin on sait aujourd'hui que le tissu cellulaire sous-séreux est également très-souvent infiltré dans l'arachnitis, plus rarement dans la pleurésie, la péritonite, etc.

2. Si M. Broussais a émis une opinion trop générale en avançant, dans son premier examen, que les *collections pleurales* étaient toujours l'effet d'une pleurésie aiguë ou chronique, il est notoire au moins qu'on a souvent donné le nom d'*hydrothorax* à des inflammations aiguës ou chroniques de la plèvre. Morand rapporte, sous le nom d'hydropisie de poitrine, une observation de pleurésie guérie par l'opération de l'empyème. (*Mém. de l'Ac. roy. de Chir.*, t. II, p. 545.) Les exemples d'hydrothorax que l'on trouve dans la XVIIe lettre de Morgagni, et surtout dans la XVIe, et que M. Pinel a indiqués comme les types de cette maladie, sont la plupart des cas non équivoques de pleurésie et de péricardite. Parmi ceux rapportés d'après Valsalva, dans la XVe lettre,

on compte également plusieurs observations d'hydropleurésie. Vous en trouverez un autre exemple dans la quarante-cinquième lettre, n° 16; la plèvre gauche contenait une quantité considérable d'une eau séreuse puriforme. Il me serait facile de reproduire ici un grand nombre d'observations analogues; qu'il me suffise donc de rappeler que la plupart des auteurs qui ont traité de l'hydrothorax disent que rarement dans cette maladie la sérosité est limpide; qu'elle le paraît seulement lorsqu'il s'est fait un dépôt de matière purulente ou floconneuse qu'on trouve à la région la plus déclive du thorax ou acollée à la plèvre sous l'aspect d'une membrane blanchâtre; que la plèvre offre toujours alors des traces d'inflammation décelées par des brides ou des adhérences qui font communiquer le poumon avec la surface pleuro-costale, ou enfin par la rougeur, l'opacité, l'endurcissement, l'état cartilagineux, et quelquefois tuberculeux de la surface interne de cette membrane.

3. M. Pinel avait déjà remarqué également que l'hydropéricarde était ordinairement le produit d'une inflammation chronique de cette membrane. Vous ne serez pas étonné alors de ce que Serdeck (liv. II, p. 647) parle d'un hydropéricarde dans lequel cette membrane était épaissie et pleine d'un liquide jaunâtre et trouble; et vous devinerez facilement pourquoi Lieutaud (liv. II, p. 683) dit que dans un cas d'hydropéricarde, cette membrane contenait une eau sanieuse, et que sa surface interne était érodée. Fabrice de Hilden, Morgagni, Vieussens, Sénac, Corvisart, etc., ont aussi produit des péricardites comme des exemples d'hydropéricarde.

4. D'un autre côté, il n'est peut-être pas une seule péritonite aiguë dans laquelle il ne se manifeste un certain degré d'hydropisie ou d'épanchement séreux. Telle est l'observation rapportée par Mead, d'une prétendue ascite survenue six semaines après un coup violent à l'hypocondre. Les cas d'hydropisies ascites développées à la suite d'une parturition longue et douloureuse, publiés par Stoll et Selle, n'étaient autre chose que de véritables péritonites. C'était encore une inflammation du péritoine que l'*ascite fébrile* de Sauvages, que précédait une fièvre aiguë, un gonflement douloureux de l'abdomen, et qu'une mort prompte ne tardait pas à terminer. Vous trouverez dans Ruysch, dans les ouvrages de Storck, de Lieutaud, de Salzmann, de Heurn, dans les actes d'Édimbourg, dans les éphémérides des curieux de la

nature, etc., plusieurs cas de péritonites aiguës ou chroniques, compliquées d'entérite, d'hépatite, d'inflammation des ovaires, de pleurésie, etc., également indiqués comme des exemples d'hydropisies survenues à la suite de la suppression du flux menstruel, des hémorrhoïdes, des lochies, etc. Lieutaud cite, en particulier, des cas d'ascite dans lesquels les intestins étaient plongés dans une sanie purulente (Lieutaud, liv. I, obs. MDCCLXXII); et M. Portal rapporte, d'après Planter, qu'on trouva une grande quantité de pus dans l'abdomen d'un hydropique. D'autres auteurs assurent que dans de semblables cas ils ont vu le péritoine épaissi et comme tendineux, contenir une grande quantité de liquide laiteux, trouble, floconneux, etc.

5. M. Scarpa observe judicieusement, dans son traité des maladies des yeux, que l'hydrophthalmie est assez souvent la conséquence d'une ophthalmie interne : c'est également l'opinion de Sabatier et de nos chirurgiens modernes les plus distingués.

6. M. Béclard a plusieurs fois constaté qu'après l'opération de l'hydrocèle par injection, il se formait d'abord, dans la cavité du périteste un épanchement séro-albumineux qui était ultérieurement résorbé; et dans quelques cas particuliers où la mort avait été due à une cause indépendante de l'opération, il a observé sur cette membrane plusieurs altérations phlegmasiques.

7. Les épanchemens qu'on désigne sous le nom d'hydrocéphale aiguë sont eux-mêmes un des résultats de l'inflammation primitive ou consécutive de l'arachnoïde. Cette opinion, fondée sur des recherches anatomiques, confirmée par l'étude des causes et des symptômes de cette maladie, a été professée dans ces derniers temps par Monteggia, Ford, Quin, Geromini, etc.

8. Vous pourrez lire dans Mauriceau plusieurs exemples d'hydropisies de l'amnios déterminées par des contusions sur les parois de l'abdomen. Cette circonstance était déjà une présomption en faveur de l'inflammation de cette membrane : et j'ai pu m'assurer dans deux cas analogues, en examinant le délivre, que l'amnios épaissi et opaque dans plusieurs points, était enflammé et enduit d'une exsudation albumineuse, dans plusieurs autres.

9. J'ignore si les hydropisies des membranes synoviales articulaires peuvent, comme celles du tissu cellulaire et des membranes séreuses, provenir d'un obstacle mécanique au cours du sang ou de la lymphe plus ou moins éloigné du siége de

l'épanchement. Toutes les observations que j'ai recueillies, celles que j'ai consultées, se réunissent pour attester que sous le nom d'*hydropisie des articulations*, *de rhumatisme articulaire avec épanchement*, on n'a décrit que des phlegmasies aiguës ou chroniques des membranes synoviales. Parmi les preuves de cette assertion, il me suffira sans doute de rappeler que le frottement répété des surfaces articulaires, les contusions, les distensions des articulations, etc., sont les causes les plus fréquentes de ces épanchemens séreux; que, lorsqu'ils s'opèrent d'une manière rapide, ils sont accompagnés de douleur, de chaleur et de tuméfaction dans la partie affectée; que l'examen anatomique des parties a prouvé qu'outre que la sérosité épanchée est quelquefois rougeâtre, plus ou moins trouble, contenant des flocons albumineux, la membrane synoviale était rouge, plus ou moins épaissie, et que, dans quelques points, elle présentait à sa surface interne des arborisations vasculaires.

Ces remarques sont entièrement applicables aux hydropisies des bourses synoviales des tendons et à celles des bourses mucilagineuses sous-cutanées. L'épanchement du fluide est toujours le produit d'une inflammation de ces membranes.

10. Enfin les œdèmes du poumon se développent le plus ordinairement dans la péripneumonie et dans la période la plus avancée de la bronchite chronique.

11. En résumé, si vous consultez les observations particulières publiées par les auteurs sur les hydropisies du tissu cellulaire et des membranes séreuses, vous en trouverez un très-grand nombre qui ne sont que des inflammations aiguës ou chroniques de ce tissu ou de ces membranes, avec épanchement séro-purulent. Vous y lirez toujours les mêmes causes, les mêmes symptômes, les mêmes altérations que celles indiquées dans l'histoire des phlegmasies de ces tissus. Ainsi les coups ou les contusions sur la tête, le globe de l'œil, les parois du thorax ou de l'abdomen, les bourses, etc., sont à la fois indiqués par les auteurs comme les causes des hydropisies et des phlegmasies de l'œil, de l'arachnoïde, des plèvres, du péritoine, de la tunique vaginale, etc. En outre, mêmes caractères anatomiques et physiologiques que ceux de l'inflammation. N'a-t-on pas, par exemple, mis au nombre des caractères de l'ascite, de l'hydrothorax, de l'hydropéricarde, plusieurs produits des phlegmasies des membranes séreuses, tels que les flocons albumineux, les lambeaux de fausses

membranes, libres ou nageans dans de la sérosité lactiforme ou sanguinolente; les tubercules miliaires blanchâtres et granulés, etc.? La force, la plénitude, la dureté et la fréquence du pouls, la rougeur et la tuméfaction du visage, l'injection des conjonctives, la rareté des selles, la coloration rouge des urines, la rougeur et la sécheresse de la langue, la soif ardente, etc., et autres symptômes inflammatoires, ne figurent-ils pas également dans les tableaux symptomatiques des hydropisies *actives*, *sthéniques*, *pléthoriques*, *etc.*, et dans ceux des phlegmasies?

§ II. L'existence des collections aqueuses dans les membranes séreuses *contiguës à un organe enflammé* est également attestée par un grand nombre de faits, qui se présentent fréquemment à l'observation. On savait depuis long-temps que l'hydrocèle, l'ascite et l'hydrothorax étaient quelquefois la suite d'inflammations aiguës, et surtout d'inflammations chroniques du testicule, du foie, des poumons; mais on n'avait pas assez remarqué, ce me semble, que ces hydropisies symptomatiques ne sont pas toutes de même nature. Les unes, et ce sont les plus fréquentes, constituent de véritables hydrophlegmasies qui ne diffèrent de celles dont il a été question dans le paragraphe précédent, qu'en ce qu'elles sont toujours précédées ou accompagnées de l'inflammation d'un des organes qu'elles recouvrent. Les autres sont la suite d'obstacles mécaniques apportés au cours du sang noir ou de la lymphe, par des altérations des vaisseaux qui charient ces liquides et qui se distribuent dans les organes enflammés que revêtent ces membranes. C'est ainsi que M. Bouillaud a vu un épanchement dans la cavité du péritoine *sain*, coïncider avec la compression de la veine-porte par un tubercule développé dans le foie. J'ai également trouvé des caillots fibrineux dans les veines pulmonaires d'individus qui avaient succombé à des inflammations des organes de la respiration, avec épanchement purement séreux dans les plèvres. En disséquant un certain nombre d'hydrosarcocèles, il est encore plus fréquent d'observer l'obstruction ou la dilatation variqueuse des veines testiculaires. Il est donc de ces hydropisies qui se rattachent aux inflammations, et d'autres aux collections séreuses que nous avons dit dépendre d'un obstacle mécanique au cours du sang noir ou de la lymphe; et il en est peut-être encore un plus grand nombre qui sont le résultat de la réunion de ces deux conditions.

2. Plusieurs observateurs parlent en outre d'hydropisies essentielles des membranes séreuses non enflammées, survenues à la suite de l'inflammation des organes qu'elles recouvrent, et indépendantes d'un obstacle mécanique. M. Broussais rapporte avoir observé une ascite (*Phlegm. chron.*, tom. II, p. 572) consécutive à une gastro-entérite, consistant dans une sérosité limpide et très-abondante dans le péritoine, qui d'ailleurs était très-sain; mais il ne dit pas avoir disséqué la veine-cave, ni la veine-porte, ni le canal thoracique, qui pouvaient être obstrués ou oblitérés. Vous trouverez encore quelques exemples d'ascite à la suite de l'entérite, dans les ouvrages publiés sur les épidémies; mais toutes ces observations manquent de détails nécessaires pour prouver que ce n'étaient point des hydropéritonites, ou qu'il n'existait pas d'obstacles mécaniques à la circulation du sang noir ou des fluides lymphatiques.

§ III. Dans ses leçons de physiologie et d'anatomie pathologique, M. Dupuytren insista le premier sur le véritable caractère de ces hydropisies dont nous allons rappeler les traits les plus généraux. C'est d'après lui que Marandel et M. Breschet en ont successivement traité sous les noms d'irritations *sécrétoires* et d'*hydropisies actives*. Postérieurement à ces recherches, M. Broussais s'est efforcé d'établir non-seulement qu'il existait des hydropisies sthéniques, mais encore que presque toutes les collections séreuses dépendaient de l'inflammation; opinion que M. F.-G. Geromini (*Sulla genesi, e cura dell' idrope;* Crémone, 1816) soutenait, à la même époque, avec talent, mais de la manière la plus exclusive. Ces deux auteurs n'auraient point ainsi exagéré une vérité importante, s'ils n'avaient presque entièrement négligé l'étude des hydropisies produites par la suspension ou le ralentissement de la circulation veineuse ou lymphatique. Toutefois si on tentait de nouveau d'évaluer la fréquence relative des hydrophlegmasies et des autres hydropisies, et que, dans ce rapprochement, on fît exception des infiltrations purement séreuses du tissu cellulaire sous-cutané et des légers épanchemens produits par la gêne de la circulation et de la respiration avant la mort, on arriverait certainement à ce résultat, que le nombre des hydropisies produites par l'inflammation est de beaucoup supérieur à celui des mêmes maladies dépendantes de toute autre cause.

2. Les fluides épanchés dans les hydrophlegmasies diffèrent

sensiblement de ceux qui sont déposés à la suite d'un obstacle mécanique au cours du sang ou de la lymphe, situé dans un point éloigné du siége de l'épanchement. Le tissu cellulaire contient un pus tantôt séreux ou sanguinolent, tantôt épais et blanchâtre, et le plus souvent une sérosité jaunâtre ou séro-purulente. On trouve ordinairement, dans les membranes séreuses ou synoviales, une sérosité abondante, ou un fluide blanchâtre, lactescent, contenant des flocons albumineux et fibrineux; quelquefois, mais rarement, de la sérosité sanguinolente. La description des altérations organiques observées dans les hydro-phlegmasies ne peut être détachée de l'exposé des caractères anatomiques des inflammations des membranes séreuses et du tissu cellulaire; et il me suffira de rappeler ici que la rougeur, l'induration du tissu cellulaire, l'augmentation d'épaisseur des membranes séreuses et synoviales, la formation de brides ou de filamens albumineux, celle de granulations tuberculeuses à leur surface, etc., sont, de toutes les altérations phlegmasiques, celles qu'on rencontre le plus ordinairement avec les collections séro-purulentes.

3. Nous avons déjà dit que les phénomènes locaux et généraux qui accompagnent le développement de ces hydropisies sont absolument les mêmes que ceux de l'inflammation; ils sont plus ou moins prononcés, suivant que la marche de l'affection est *aiguë* ou *chronique*, l'irritation plus intense, l'épanchement plus considérable, l'organe moins extensible, ses connexions plus importantes, etc. Ordinairement les urines sont rares, fortement colorées, et déposent, en refoidissant, un sédiment qui ne se coagule ni par la chaleur ni par l'acide nitrique.

4. Puisque l'inflammation est la cause prochaine de ces épanchemens, ils doivent nécessairement reconnaître les mêmes causes que cet état morbide. Aussi trouverez-vous au nombre des agens capables de produire ces hydropisies tous ceux qui, directement ou indirectement, irritent le tissu cellulaire ou les membranes séreuses. Les différentes espèces d'hydrophlegmasies ne sont pas, au reste, également fréquentes à tous les âges : on observe souvent l'inflammation œdémateuse du tissu cellulaire et l'hydroméningite chez les enfans; l'hydropéritonite chez les individus d'un âge mûr, les vieillards et les femmes en couche; l'hydropleurésie chez les adultes, etc.

5. Une connaissance exacte de la structure intime des organes

atteints d'hydrophlegmasie, et de la disposition des parties qui les avoisinent, devant à la fois agrandir le domaine des connaissances physiologiques et conduire à des indications curatives plus précises, quelques anatomistes ont dirigé leurs travaux sur ce point de recherches. Mascagni assure avoir vu les vaisseaux des parties enflammées gorgés de fluides séreux ou sanguins, suivant la nature des humeurs épanchées. Le dépôt de ces fluides est attribué par M. Sœmmering à la compression des vaisseaux lymphatiques par les vaisseaux sanguins distendus, c'est-à-dire à un *défaut d'absorption*. Suivant Bichat, M. Breschet, etc., il est dû, au contraire, à un *excès d'activité* de prétendus vaisseaux exhalans nés des artères capillaires. D'un autre côté, si l'on en croit M. Fodéré, la condition principale de la formation de ces épanchemens consisterait dans l'augmention du calibre et de la porosité des capillaires artériels et veineux des tissus enflammés. Il est permis d'espérer que des expériences sur les animaux vivans, aidées de recherches microscopiques et d'injections fines, fourniront bientôt de nouvelles données sur le mode de circulation des tissus enflammés; elles conduiront nécessairement à déterminer la part que les obstacles nés de l'inflammation et de la compression des radicules des veines ou des vaisseaux lymphatiques peuvent prendre à la production de l'épanchement.

6. S'il est juste de rappeler que la méthode antiphlogistique a été recommandée par Hippocrate, Alexandre de Tralles, Lazarre Rivière, Botalli, etc., dans quelques cas mal déterminés d'hydropisie, et de reconnaître que plusieurs exemples rapportés par Skenck, Lange, Spon, etc., avaient affaibli l'idée défavorable que les écrits de Celse et de Galien avaient donnée de cette méthode en faveur de laquelle Baker, Daignan, Milman, Stoll, etc., ne tardèrent pas à publier de nouvelles observations; je crois aussi qu'on ne peut refuser aux médecins anatomistes de notre époque d'avoir isolé nettement les hydrophlegmasies des autres espèces d'hydropisies. En démontrant qu'il n'y avait réellement, dans ce cas, qu'un état inflammatoire, ils ont à la fois rendu l'emploi de la saignée plus rationnel, et mieux précisé les conditions qui réclament les émissions sanguines. On saigne largement aujourd'hui au début des hydrophlegmasies de l'arachnoïde, de la plèvre, du péritoine, du péricarde, des plèvres, de l'amnios, des membranes synoviales, etc. En général, on

ne doit recourir à l'application des sangsues ou des ventouses scarifiées, au cou, sur les parois de la poitrine, sur la région antérieure de l'abdomen ou autour des articulations, qu'après une ou plusieurs saignées générales. Toutes les boissons aqueuses, connues sous le nom de *diurétiques doux*, les infusions de tilleul, de mauve, de pariétaire, de bourrache, de cerfeuil, de thé; les décoctions de chiendent, de roseau, de queues de cerises; l'eau pure, l'eau nitrée, sont utilement employées pour désaltérer les malades.

Après la rémission des symptômes inflammatoires, on a conseillé divers moyens pour hâter l'absorption des fluides épanchés. On a préconisé le calomel dans l'hydrocéphale aiguë, l'émétique à haute dose dans l'hydro-arthrite; les purgatifs drastiques dans l'hydrophthalmie. On a observé plus souvent d'heureux effets des dérivatifs, et en particulier de l'application des vésicatoires volans à la partie interne des cuisses dans l'hydroarthrite, à la nuque dans l'hydrophthalmie, sur les bourses dans l'hydrocèle, sur les parois de la poitrine ou de l'abdomen dans les hydro-phlegmasies de la plèvre, du péritoine, du péricarde, etc.

Rasori et les partisans du contro-stimulisme n'ont pu dissimuler les avantages de cette méthode; ils se sont hâtés d'admettre les résultats des recherches anatomiques qui établissaient le caractère inflammatoire de certaines hydropisies; mais en même temps ils ont obscurci cette première donnée en lui associant, dans la formation des épanchemens séreux, l'existence d'une diathèse ou d'un *processus* phlogistique que certains médicamens décorés du nom de contre-stimulans *directs*, tels que la résine de jalap, la gomme gutte, la scammonée, la digitale, l'aloès, etc., étaient, suivant eux, bien plus propres à combattre. Les succès retracés par l'école italienne dans des expériences de matière médicale où la plupart des conditions propres à attester l'exactitude des résultat sont omises, ne m'ont pas séduit. D'ailleurs, la complication fréquente de la gastro-entérite et de l'hépatite avec l'hydropéritonite développée à la suite de l'abus des liqueurs spiritueuses ou de l'ingestion des poisons; celle de la pneumonie avec l'hydrothorax, me préviendraient singulièrement contre l'emploi des contre-stimulans italiens, lors même que je n'aurais pas connaissance des précieuses remarques que Sydenham, Mead, Quarin, Baker, etc., ont publiées sur l'abus des purgatifs, des diurétiques chauds et des toniques, dans le traitement de *certaines* hydropisies.

CHAPITRE III. Il est des opinions que leur ancienneté ou l'autorité de quelques noms célèbres, à défaut de preuves plus concluantes, ont rendues tellement populaires parmi les médecins, que l'auteur de cet article se croit obligé d'en faire mention. Elles peuvent d'ailleurs provoquer de nouvelles expériences et faire connaître quelques conditions propres à donner lieu aux épanchemens séreux, dont l'influence est aujourd'hui ignorée ou contestée.

§ Ier. Plusieurs médecins de l'antiquité et, d'après eux, quelques modernes, ont cherché la cause des hydropisies dans les vices du sang. On a dit, par exemple, que la *pléthore*, c'est-à-dire une masse de sang, chez un individu, supérieure à celle qu'exige sa constitution, pouvait entraîner la formation d'une hydropisie du tissu cellulaire ou de membranes séreuses. Mais je ne connais pas un seul fait qui constate ces effets de la pléthore, lorsqu'une inflammation ne s'est pas préalablement établie. Un état tout opposé, la *diminution* de la masse du sang a été regardée comme une cause plus fréquente encore de ces collections. Quelques-uns ont affirmé qu'ils avaient trouvé, après la mort des hydropiques, les vaisseaux vides ou presque entièrement vides de sang. Un plus grand nombre a soutenu qu'une multitude d'observations attestaient que les hémorrhagies et les émissions sanguines trop considérables donnaient lieu au développement des hydropisies. La première de ces assertions est inexacte : les veines sont ordinairement gorgées de sang chez les hydropiques, à moins que ce fluide ne se soit transformé en concrétions polypiformes, par suite du ralentissement de la circulation veineuse. Le chapitre de Lieutaud (*hydrops post numerosissimas venæ sectiones : Anat. méd.*, in-4°; *pars* 1[a]) dont on s'est étayé dans ces derniers temps, comme militant en faveur de la seconde proposition, ne contient que des observations incomplètes ou non concluantes. Il est même constant que les grandes hémorrhagies indépendantes d'obstacles au cours du sang ou de la lymphe ne sont point ordinairement accompagnées d'hydrothorax, d'hydropéricarde, etc. L'un des médecins qui a le plus fortement combattu cette étiologie des hydropisies, M. Geromini, rapporte à ce sujet plusieurs exemples d'hémorrhagies abondantes, sans hydropisies consécutives ; et en particulier, l'observation très-remarquable recueillie par M. Sabbia, d'un individu qui perdit en moins de trois jours, à la suite d'une plaie de l'artère carotide, *vingt-cinq livres de sang*. Il prouve même, par des faits, que les hémorrhagies peuvent quelquefois déterminer la guérison de certains épanchemens séreux, en rendant l'absorption plus rapide. Enfin je n'ai pu donner lieu à la formation de l'hydropisie, sur des lapins, en les saignant progressivement, chaque jour, de manière à les faire périr exsangues.

Il est constant cependant qu'on observe quelquefois des œdèmes des membres inférieurs sur les individus qui ont été atteints d'hémorrhagies considérables lorsqu'ils restent dans une attitude assise prolongée, ou lorsqu'ils commencent à se livrer à la progression; mais on voit aussi de semblables œdèmes chez d'autres convalescens, à la suite de maladies longues et graves. Ces œdèmes, très-considérables le soir, lorsque les malades ont été levés tout le jour, disparaissent ordinairement pendant la nuit, et sont dus au ralentissement de la circulation veineuse, suite inévitable de la diminution de l'action des muscles des membres, et d'une moindre impulsion du sang artériel, décelée par la faiblesse et la langueur du pouls.

2. Des recherches microscropiques ultérieures prouveront peut-être que les globules du sang subissent quelquefois des altérations qui favorisent la production des épanchemens séreux.

Des expériences récentes ont déjà démontré que la soustraction répétée du sang diminue la proportion des particules colorées de ce fluide, et même celle de l'albumine, en y augmentant celle de l'eau. Cette augmentation de la partie blanche du sang a été indiquée par Cullen comme une des conditions propres à favoriser ou à produire les épanchemens de sérosité, dans la chlorose ou à la suite des saignées et des hémorrhagies abondantes. On a cherché à étayer cette assertion de quelques observations recueillies par Willis, Mézerey, Monro, sur l'influence de l'humidité ou des boissons aqueuses sur la composition du sang. On a rappelé les expériences de Schultz et de Hales qui déterminèrent, sur des chiens, des infiltrations séreuses dans la plèvre ou le tissu cellulaire, en injectant de l'eau dans les veines pulmonaires ou jugulaires. Mais les observations de Willis, Mezerey, etc., sont trop incomplètes, et offrent des conditions trop complèxes pour être concluantes. Des expériences analogues à celles de Schultz et de Hales, tentées dans un autre but, n'ont pas donné les mêmes résultats. Nous n'avons point observé d'infiltrations séreuses sur le cadavre de l'individu mort l'année dernière à l'Hôtel-Dieu, et dans les veines duquel M. Magendie avait injecté une livre et demie d'eau par la veine radiale. Enfin M. Blackall soutient que l'usage abusif des alcalis et de la magnésie modifie quelquefois les fonctions des reins de manière à produire un flux abondant d'une urine qui contient une grande proportion de gélatine et d'albumine, et que plusieurs hydropisies, ainsi que Cruikshank et Wells l'avaient pensé, naissent de cette soustraction de matière animale qui a changé la composition du sang et *l'a rendu plus aqueux;* on peut lui objecter qu'il n'a produit, dans ses observations particulières, que de faibles esquisses qui laissent beaucoup d'incertitudes sur la véritable cause de l'épanchement. Je le dis donc à regret, il y a peut-être quelques vérités cachées dans toutes ces assertions; mais elles ne peuvent ressortir que de nouvelles expériences et d'observations plus complètes. (P. RAYER.)

HYDROPNEUMONIE, s. f., *hydropneumonia.* Sauvages a décrit sous ce dernier nom, qu'il traduit par les mots *œdème du poumon*, une maladie dont les caractères, extrêmement vagues, ne peuvent guère faire présumer la nature de l'altération organique, et qui par conséquent n'a pas de rapport avec ce que M. Laennec a désigné par la même dénomination (infiltration séreuse du poumon.) *Voyez* OEDÈME, POUMON.

HYDROPNEUMOSARQUE, *hydropneumosarca.* M. A. Severin a indiqué sous ce nom des abcès qui contiennent de l'eau, des gaz et une matière semblable à de la chair. Il est difficile de déterminer l'altération à laquelle on attribue ces caractères vagues.

HYDRORACHIS, s. f., *hydrorachis*, de ὕδωρ, eau, et de ῥάχις, rachis, épine; hydropisie du rachis, du canal rachidien. L'hydrorachis est congénitale, avec déformation particulière des vertèbres, et tumeur extérieure; elle est plus communément décrite alors sous le nom impropre de *spina bifida;* ou bien elle survient, après la naissance, comme toutes les autres collections séreuses, et existe sans tumeur le long du rachis. Comme l'hydrorachis, dans l'un et l'autre cas, est presque toujours liée à quelque vice de conformation ou à quelque lésion organique de la moelle, nous croyons devoir traiter de l'hydropisie du canal rachidien en exposant les altérations des organes qu'il renferme. *Voyez* MOELLE ÉPINIÈRE.

HYDROSARCOCÈLE, s. f., *hydrosarcocele*; de ὕδωρ, eau, σάρξ, chair, et de κήλη, tumeur; nom donné à une tumeur formée par le gonflement squirrheux du testicule, ou sarcocèle compliqué d'une hydrocèle. *Voyez* HYDROCÈLE et SARCOCÈLE.

HYDROSARQUE, s. m., *hydrosarca*; nom donné par M. A. Severin à des abcès qui, suivant lui, sont formés par un mélange de sérosité et de substances semblables à de la chair. On a, dans ces derniers temps, appliqué cette dénomination à l'anasarque.

HYDROSÉLÉNIQUE (acide); substance gazeuse découverte en 1817 par M. Berzelius; composée d'hydrogène et de sélénium; incolore, d'une odeur analogue à celle de l'acide hydrosulfurique, mais qui devient piquante, astringente et très-douloureuse. Cet acide est soluble dans l'eau; sa dissolution tache la peau en brun. Il est très-délétère. Il n'a pas d'usages. On l'obtient en faisant agir, sur un composé de sélénium et de potassium, l'acide hydrochlorique. L'eau de cet acide est décomposée; son oxygène s'unit au potassium pour former de la potasse qui se combine à l'acide hydrochlorique non décomposé, tandis que son hydrogène s'unit au sélénium. (ORFILA.)

HYDROSULFATE, s. m.; nom donné aux sels formés par la réunion de l'acide sulfurique avec un oxyde. Le nombre de ces sels est très-restreint, parce que l'acide hydrosulfurique ne peut se combiner qu'avec les oxydes difficilement réductibles par la chaleur, excepté ceux dont la cohésion est très-forte. Les caractères propres à ces sels sont les suivans : ils sont tous décomposés par le calorique; ceux des oxydes de la seconde section (*voy.* MÉTAL), et celui d'ammoniaque, sont les seuls solubles. Le chlore décompose tous les hydrosulfates solubles et les transforme en hydrochlorates, en s'emparant de l'hydrogène, de l'acide hydrosulfurique, et mettant à nu le soufre de cet acide. Exposés à l'air, tous les hydrosulfates cèdent d'abord une partie de leur hydrogène à l'oxygène de ce fluide pour former de l'eau, en sorte que le soufre prédominant dans leur composition, ils passent à l'état d'hydrosulfates sulfurés et prennent une couleur jaune. Mais bientôt une partie de l'oxygène de l'air agit sur le soufre mis à nu, le fait passer à l'état d'acide hyposulfureux, qui, en se combinant avec une portion de la base de l'hydrosulfate, forme un hyposulfite soluble ou insoluble, et amène la décoloration complète de la liqueur. Tous les acides un peu forts dégagent de l'acide hydrosulfurique de ces sels en s'emparant de leurs oxydes. Enfin les hydrosulfates solubles agissent sur la plupart des sels, et forment dans leurs dissolutions des précipités qui sont tantôt des hydrosulfates, et alors il y a euseulement échange de base, tantôt des sulfures métalliques, et alors l'hydrogène de l'acide hydrosulfurique s'est combiné avec l'oxygène de l'oxyde du sel pour former de l'eau, tandis que le soufre s'est uni avec le métal pour donner naissance au précipité. *Voyez*, pour la préparation et les usages de ces sels, l'histoire particulière de leur base.

HYDROSULFATE SULFURÉ (*sulfure hydrogéné*). Cette sorte de composé diffère des hydrosulfates simples en ce qu'elle contient plus de soufre. Cependant M. Gay-Lussac regarde les hydrosulfates sulfurés comme étant formés d'un acide contenant plus de soufre que d'acide hydrosulfurique, en sorte que cet acide pourrait être appelé *hypo-hydrosulfurique*. Ces composés diffèrent des hydrosulfates simples en ce qu'ils sont décomposés avec effervescence et dépôt de soufre par les acides un peu forts, et en ce qu'ils peuvent être ramenés à l'état d'hydrosulfates simples par un excès d'acide hydrosulfurique. *Voyez* POTASSE, SOUDE, etc.

HYDROSULFURE. *Voyez* HYDROSULFATE.

HYDROSULFURIQUE (acide), s. m., (*hydrogène sulfuré*). Cet acide est composé de 64,225 de soufre, et de 5,795 d'hydrogène. Il est gazeux, élastique, incolore, transparent, d'une odeur analogue à celle des œufs pourris; il rougit l'infusum de tournesol; il décolore la dissolution d'indigo dans l'acide sulfurique, l'oseille et plusieurs décoctions. Dans tous ces cas la couleur n'est pas détruite, car on la fait reparaître en volatilisant le gaz. Sa pesanteur spécifique est de 1,1912. Il se liquéfie par une pression très-forte et par un froid artificiel. Le calorique et le fluide électrique le décomposent en ses élémens. Si on approche un corps enflammé d'une éprouvette qui renferme de l'acide hydrosulfurique, il brûle et dépose du soufre sous la forme d'une couche jaune : dans cette combustion, l'oxygène de l'air se combine avec l'hydrogène de l'acide et met le soufre à nu; mais une petite portion de soufre se combine aussi avec ce fluide et passe à l'état d'acide sulfureux. L'iode le décompose en s'emparant de son hydrogène pour former de l'acide hydriodique, et le soufre se dépose. Le chlore en opère la décomposition à la température ordinaire, et l'action est tellement prompte et vive, qu'il se produit du calorique et de la lumière. Si le chlore est en excès, il peut se former du chlorure de soufre. L'acide sulfureux agit avec autant de rapidité que le chlore si les deux gaz sont humides; il se forme dans ce cas de l'eau, et le soufre des deux acides est mis à nu. Enfin l'acide hydrosulfurique agit sur la plupart des acides concentrés, et s'empare d'une portion ou de la totalité de leur oxygène. Ce gaz est très-soluble dans l'eau; sa dissolution est presque toujours trouble, parce qu'elle laisse déposer du soufre. Elle agit d'une manière tellement remarquable sur les dissolutions salines des métaux des quatre dernières sections, qu'elle sert à faire reconnaître un grand nombre de substances métalliques et d'oxydes, en formant des précipités qui sont ou des hydrosulfates ou des sulfures métalliques. (*Voyez* HYDROSULFATE, pour la théorie de leur formation.) En effet, elle précipite en brun, brun noirâtre ou noir, les sels de bismuth, de cuivre, de tellure, de plomb, de mercure, d'argent, de platine et d'or; en blanc ceux de zinc; en jaune ceux de deutoxyde d'étain et d'arsenic; en chocolat les sels de protoxyde d'étain; en orangé ceux d'antimoine. Il existe un grand nombre de dissolutions salines métalliques que l'acide hydrosulfurique ne précipite pas, quand ces sels sont formés par un acide fort, tels que l'acide sulfurique, nitrique, etc. Nous citerons, pour exemple, ceux de fer, de manganèse, de molybdène, de cobalt, de nickel, de chrôme, etc.; mais si ces sels sont formés par les acides faibles, tels que l'acide acétique, tartarique, oxalique, on obtient des précipités.

On prépare l'acide hydrosulfurique en faisant agir quatre ou cinq parties d'acide hydrochlorique sur une partie de sulfure d'antimoine et une petite proportion d'eau. Ce liquide est décomposé, son hydrogène s'unit au soufre du sulfure d'antimoine, et forme de l'acide hydrosulfurique qui se dégage. (On peut alors le recueillir sous des cloches sur la cuve à mercure, ou le faire passer dans un flacon contenant de l'eau distillée pour l'obtenir à l'état liquide.) Son oxygène transforme l'antimoine en protoxyde, qui se combine avec l'acide hydrochlorique employé, et fournit du proto-hydrochlorate d'antimoine. On peut encore se le procurer en chauffant ensemble deux parties de limaille de fer, une partie de fleurs de soufre, et de l'eau en quantité suffisante pour faire une bouillie très-liquide. Le gaz acide hydrosulfurique existe assez abondamment répandu dans la nature. Il se dégage des fosses d'aisance, uni au gaz ammoniac; et c'est en grande partie à son action délétère qu'il faut attribuer l'espèce d'asphyxie connue sous le nom de *plomb*. Les eaux de Bonnes, de Barèges, de Cauterets, etc., en tiennent une grande quantité en dissolution; aussi sont-elles employées avec grand avantage dans le traitement des maladies chroniques de la peau, les scrofules, les rhumatismes chroniques, les engorgemens des viscères abdominaux, etc. (*Voyez* EAUX MINÉRALES.) L'action de l'acide hydrosulfurique sur l'économie animale est extrêmement délétère. *Voyez* POISON.

(ORFILA.)

HYDROTHORAX, s. m.; mot dérivé de ὕδωρ, eau de θώραξ, poitrine. Quoique toutes les collections séreuses qui ont leur siége dans la poitrine puissent être appelées de ce nom, on l'applique cependant exclusivement à celles qui se forment dans la cavité des plèvres.

§ Ier. *Hydrothorax produit par un obtacle mécanique au cours du sang ou de la lymphe.* — 1. Des observations recueillies par Wepfer, Th. Bonet, Morgagni, Lieutaud, etc., avaient déjà démontré l'influence que les maladies du cœur, telles que l'anévrysme des ventricules ou des oreillettes, les concrétions polypeuses, l'hypertrophie de cet organe, etc., ont sur la formation et les progrès de l'hydrothorax. Mais ce qu'on ne savait point avant les recherches de Corvisart, c'est que les lésions du cœur les plus légères en apparence, telles que l'ossification d'une ou de plusieurs de ses valvules, une simple disproportion entre les dimensions de ses cavités, en apportant du trouble dans la circulation du sang, déterminent très-fréquemment l'hydropisie des plèvres. L'oblitération, la dilatation variqueuse, l'obstruction ou la compression des veines pulmonaires et bronchiques, développées à la suite de certaines péripneumonies chroniques, sont également la cause de quelques épanchemens séreux qu'on observe dans la cavité des plèvres saines. Mais il est permis d'élever quelques doutes sur l'exactitude des observations de Willis, de Lower, de H. Baas, de Loss, etc., qu'on a crues propres à démontrer que certains hydrothorax pouvaient être le résultat de la rupture du canal thoracique.

2. La sérosité épanchée dans les plèvres est ordinairement transparente, incolore ou citrine, quelquefois fauve, rousse ou même sanguinolente, et semblable à de la lavure de chair. A peine existe-t-il quelquefois plusieurs cuillerées de sérosité, tandis que dans d'autres circonstances la cavité du thorax paraît

en grande partie occupée par l'épanchement. Cependant les collections les plus considérables ne sont pas ordinairement de plus de dix à douze livres pour les deux plèvres, qui peuvent contenir en outre une certaine quantité de gaz.

Quelques auteurs ont avancé que la quantité de la matière de l'épanchement augmentait après la mort. L'on sait au contraire que les collections ascitiques diminuent alors, et que ce n'est qu'après le refroidissement complet du cadavre que la sérosité s'épanche de nouveau, sous l'influence de la pesanteur.

3. Après l'évacuation de la sérosité on reconnaît que la plèvre est saine; mais on rencontre toujours une des lésions primitives dont nous avons parlé (§ 1er), et quelquefois d'autres altérations étrangères à la formation de l'épanchement. Suivant que cette collection est plus ou moins considérable, le poumon est plus ou moins affaissé ou refoulé vers la colonne vertébrale, peu ou point crépitant, pâle et comme macéré. Mais son volume primitif peut lui être rendu par l'insufflation, lorsqu'il ne présente pas d'autres altérations indépendantes de l'épanchement.

L'anasarque, l'hydropéricarde et l'ascite accompagnent plus fréquemment l'hydrothorax produit par une maladie du cœur, que celui qui dépend d'une altération des poumons.

4. Comme l'hydrothorax se déclare toujours dans le cours d'une autre maladie, les accidens qu'il détermine n'apparaissent quelquefois que quelques semaines ou quelques jours avant la mort. Les légers épanchemens dans le thorax ne sont que difficilement reconnus pendant la vie; mais les collections considérables se décèlent par quelques caractères particuliers indépendans des maladies qui les ont produites.

Dans l'*hydrothorax confirmé*, dit Corvisart, la poitrine est ordinairement plus bombée, plus arrondie du côté de l'épanchement. Sur la fin de la maladie, les espaces intercostaux sont constamment élargis par l'écartement des côtes. Les tégumens de la poitrine du côté malade sont, sur la fin surtout, œdémateux et infiltrés, et cette infiltration, réunie dans un petit nombre de cas à celle du bras du même côté, est isolée de celle des extrémités inférieures.

La *percussion* de la poitrine, pratiquée en faisant mettre le malade sur son séant ou dans une position horizontale, donne toujours pour résultat un bruit semblable à celui que fait entendre la cuisse quand on la frappe du plat de la main, et ce défaut de résonnance s'observe sur le seul côté malade de la poitrine, ou sur les deux lorsque l'un et l'autre sont affectés. Enfin, lorsque la cavité des plèvres n'est qu'en partie remplie, l'absence du son n'a lieu, le malade étant sur son séant, que jusqu'au niveau du liquide épanché.

L'absence de la respiration et l'égophonie sont les seuls signes que l'*auscultation* puisse donner de l'existence d'un épanchement dans les plèvres. L'auteur de la collection hippocratique, qui a avancé qu'on pouvait connaître si la poitrine contenait de l'eau et non du pus, en appliquant l'oreille pendant un certain temps sur les côtés, où l'on entendait alors un bruit semblable au frémissement du vinaigre bouillant, s'est évidemment trompé. (*De Morb.*, II, § 59, Vanderlinden.) Quelques observateurs, il est vrai, ont rapporté des cas d'hydropisie de poitrine dans lesquels les mouvemens spontanés du tronc faisaient entendre aux malades et quelquefois aux assistans le bruit de la fluctuation d'un liquide. Morgagni (*De sed. et caus. Morb.*, *Epist.* XVI, art. 36), témoin d'un fait semblable, a recueilli les observations antérieures analogues; elles sont au nombre de quatre: l'une est de Fanton père, et se trouve dans le recueil d'observations publié par son fils (Fantoni, *Anat.*, obs. XXIX); la seconde est de Mauchart. (*Ephem. nat. cur.*, *Cent.* VII, obs. C.); la troisième, de Wolff (Joan. Ph. Wolffii, *ibid.*, tom. V, obs. XXXIV); et la quatrième, de Willis (*Sepulcret.*, *lib. II*, *schol. ad observ.* LXXV). Il faut y ajouter une observation d'Ambroise Paré (Œuvres d'Ambroise Paré, liv. VIII, ch. X), omise par Morgagni. Mais ce bruit de fluctuation ne peut jamais être entendu dans l'hydrothorax simple; la commotion la plus forte de la poitrine ne fait absolument rien distinguer dans ce cas; mais lorsque le pneumo-thorax se joint à cette affection, on entend distinctement la fluctuation du liquide en secouant le malade, ainsi que le dit Hippocrate. Quelquefois même, mais beaucoup plus rarement, le malade, en se remuant dans son lit ou en marchant, produit une fluctuation assez bruyante pour qu'elle puisse être entendue de lui-même et des assistans. *Voyez* PNEUMO-THORAX.

La respiration, quoique courte et gênée, se fait cependant avec assez de tranquillité; la toux est nulle ou peu considérable, sèche ou sans expectoration abondante, et sans être remarquable par aucun caractère particulier. Lorsque l'épanchement est considérable et qu'il existe à la fois des deux côtés de la poitrine, il rend l'agonie pénible et accompagnée de suffocation.

En résumé, le symptôme principal et presque unique de l'hydrothorax est la gêne de la respiration; la percussion y ajoute le son mat, et le cylindre l'absence de la respiration à tout autre lieu qu'à la racine des poumons.

5. Les maladies qui produisent l'épanchement, la gêne de la respiration qu'il entraîne, donnent lieu à des symptômes généraux très-variés. Quelquefois la figure est pâle, fatiguée, amaigrie sans bouffissure; les yeux sont ternes, languissans, les lèvres pâles et comme amincies; les malades se couchent horizontalement tantôt sur le côté de l'épanchement, quelques-uns sur le côté sain, et le plus grand nombre sur le dos. On sent souvent à la région précordiale des battemens mous, tranquilles, faibles, réguliers, quelquefois lents ou peu fréquens. La coïncidence fréquente de l'anévrysme du cœur avec l'hydrothorax ne permet pas de dire avec Corvisart qu'il n'y a jamais de réveil en sursaut, ni de palpitations, ni que le pouls est le plus souvent plein, un peu mou, tranquille et régulier, plus faible et plus fréquent à mesure que la maladie augmente, et toujours remarquable par sa régularité. Il est rare que les urines soient presque naturelles ainsi qu'il l'affirme; mais il est assez fréquent de voir la maladie marcher lentement sans alternatives marquées en bien ni en mal. Je crois pouvoir également affirmer, contre l'opinion de cet habile observateur, que la plupart des malades n'arrivent pas au terme fatal de la maladie sans agitation et sans angoisses considérables. Au reste, la variété des symptômes que produisent les lésions multipliées du cœur et des poumons qui déterminent la formation de l'hydrothorax, ne permettra jamais d'assigner à cet épanchement de phénomènes généraux qui lui soient propres. Mais, si aucun d'eux ne le caractérise, ils peuvent, lorsque son existence est constatée, jeter quelque lumière sur sa nature, ou sur celle de la maladie qui la produit, et surtout conduire à distinguer l'hydrothorax des hydropleurésies aiguës ou chroniques.

6. La présence d'un épanchement séreux dans la plèvre n'est pas une condition incompatible avec la vie, à moins que la collection ne soit tellement abondante que le poumon correspondant soit comprimé au point de devenir complétement impropre à la respiration. Le pronostic de l'hydrothorax doit donc s'établir d'après l'état présumé des parties dont la lésion

donne lieu à l'épanchement, et d'après la quantité plus ou moins grande de la matière épanchée. Il n'est pas rare de voir des sujets affectés d'hydrothorax prolonger leur existence pendant quelques mois; il suffit pour cela que la maladie dont l'hydropisie n'est qu'un effet, marche avec beaucoup de lenteur, et que la collection soit peu considérable. Mais, lorsque l'hydrothorax est parvenu au point de déterminer l'écartement et le soulèvement visibles des côtes, il y a peu d'espoir que le malade puisse échapper à une mort prochaine. Alors les mains et les bras s'infiltrent, ainsi que la face; la difficulté de respirer devient intolérable, le malade ne peut plus vivre qu'assis sur son séant, et le corps penché du côté où l'épanchement est le plus considérable, jusqu'à ce qu'enfin il perde le sentiment de ses souffrances et expire.

7. L'existence d'un hydrothorax est-elle constatée, il s'agit ensuite de déterminer s'il y a lésion du cœur, des poumons, des gros vaisseaux, etc. Les principales médications doivent être dirigées contre ces affections primitives, productrices de l'épanchement. On a plusieurs fois réussi à dissiper momentanément la sérosité épanchée dans les plèvres, par l'emploi de la digitale pourprée, seule ou associée aux préparations scillitiques. En général, dans ce traitement palliatif, il est préférable de recourir à l'action des diurétiques, dont les effets salutaires sont plus constans que ceux que produisent les purgatifs, les vomitifs et les sudorifiques recommandés par quelques auteurs.

Lorsqu'on ne voyait dans toutes les hydropisies que la présence d'un liquide là où il n'en existe pas en santé, on conçut le projet de lui donner une issue par laquelle il pût sortir au dehors. Mais nous pensons que la paracentèse du thorax, recommandée par Hippocrate, et depuis lui par beaucoup d'autres auteurs, est non-seulement inutile, mais qu'elle pourrait devenir nuisible dans l'hydrothorax produit par une affection du cœur ou des gros vaisseaux qui partent de cet organe. La cause de l'hydropisie resterait évidemment la même après cette opération, et le malade serait exposé sans avantage aux dangers qu'entraînerait nécessairement le développement possible d'une inflammation de la plèvre, qui, elle-même, donnerait lieu à un nouvel épanchement.

§ II. *Hydropisie des plèvres produite par l'inflammation* (hydropleurésie). — L'inflammation des poumons se propageant facilement aux plèvres, et celle de ces membranes donnant lieu à des épanchemens séreux ou séro-purulens, il n'est pas étonnant que ces phlegmasies et quelques-unes des altérations qui les constituent, telles que les fausses membranes, les adhérences morbides, etc., aient été autrefois indiquées comme des causes d'hydrothorax. Des observations recueillies par Lepois, Lieutaud, etc., attestent que les inflammations du péricarde, les phlegmasies aiguës ou chroniques du foie peuvent se propager également à la plèvre et donner lieu à de semblables épanchemens. Les ouvrages de Morgagni, Stoll, offrent plusieurs exemples de ces hydropleurésies; tel est, en particulier, le suivant, que M. Itard a cru devoir désigner sous le nom d'*hydrothorax aigu sympathique*. Une vieille femme est attaquée d'une pleurésie qui se termina sans expectoration par le sentiment d'un poids énorme dans le côté gauche du thorax. *Cependant impossibilité de respirer autrement que couchée sur le côté opposé.* Soif vive, enflure des membres inférieurs. Au bout de quatre mois, il survient de la diarrhée, des accès de fièvres périodiques; le pouls est dur, très-fréquent; la malade meurt au bout de sept mois, à dater de l'invasion de la pleurésie. Intégrité de l'abdomen et du côté droit de la poitrine; le côté gauche se trouve plein d'une sérosité filamenteuse.

La maladie qui régna à Genève, au mois de juin 1803, dont M. Pariset a parlé, et que M. Itard a désignée sous le nom d'*hydrothorax symptomatique*, n'était très-probablement qu'une pleuro-péripneumonie, à en juger du moins par la courte description qu'en ont publiée ces auteurs. Une fièvre légère, de l'oppression, un point de côté, annonçaient une phlegmasie sourde de la poitrine. L'inflammation était assez peu intense pour laisser au malade de l'appétit et la faculté de vaquer à ses affaires; mais bientôt l'oppression augmentant, l'épanchement se formait, et la mort survenait lorsque rien n'annonçait encore un danger imminent. Le nombre des victimes fut considérable, surtout parmi les conscrits du dépôt. Une ouverture cadavérique faite par M. Pariset laissa voir, dans le côté droit de la poitrine, environ six livres d'une sérosité inodore, limpide : la plèvre épaissie et grisâtre, le poumon du même côté *refoulé et carnifié.*

2. Dans ces hydropleurésies, la sérosité peut offrir toutes les variations de couleur que nous avons assignées aux collections séreuses ou séro-purulentes produites par l'inflammation aiguë ou chronique des membranes séreuses splanchniques; elle est

presque toujours rousse, sanguinolente ou séro-purulente, dans les inflammations chroniques de la plèvre, et plus souvent citrine, transparente, mélangée de flocons albumineux dans les inflammations aiguës de cette membrane.

3. Après l'évacuation de la sérosité on trouve la plèvre rouge ou épaissie. Sa surface interne est quelquefois recouverte par des productions couenneuses et tuberculeuses, ou par de fausses membranes lamineuses ou granulées. Les poumons offrent souvent eux-mêmes des traces non équivoques d'inflammation chronique.

4. Si ces altérations sont du nombre de celles qui constituent la pleurésie, il ne faut pas s'étonner de ce que les nosologistes ont assigné à la fois les mêmes causes à l'hydropisie et à l'inflammation des plèvres, telles qu'une contusion ou une forte pression sur le thorax, l'abus des boissons froides lorsque le corps est très-échauffé, la suppression d'une évacuation habituelle, le dessèchement d'un cautère ou d'un ancien ulcère, la répercussion de la rougeole, de la variole, de la scarlatine, d'une dartre, etc.

5. Nous avons dit plus haut (§ Ier, -4) que le cylindre fera toujours connaître l'existence d'un épanchement séreux dans la cavité des plèvres; mais il ne peut donner d'indices sur la nature de la lésion organique qui l'a occasioné, et l'on ne peut à cet égard s'aider que des symptômes généraux. Pour établir le diagnostic des épanchemens de l'hydrothorax et de l'hydropleurésie, on a dit, avec raison, que l'existence de l'empyème supposait une phlegmasie primitive dont les symptômes n'auront pu échapper à l'observation ou aux perquisitions d'un médecin habile et attentif; qu'un amas de sérosité purulente ne pouvait se former sans être accompagné de ces mouvemens fébriles et de cet état d'irritation qui annoncent toujours le travail de la suppuration; que les autres hydropisies qui se joignent fréquemment à l'hydrothorax produit par un obstacle à la circulation veineuse, accompagnent très-rarement l'empyème; qu'enfin le facies animé, la dureté du pouls, la chaleur de la peau, la fièvre hectique, venaient compléter le tableau caractéristique de ces épanchemens séro-purulens. Enfin si ces symptômes ne s'offrent pas toujours d'une manière aussi tranchée, on a sans contredit exagéré les difficultés que présente le diagnostic différentiel de ces deux maladies, qui, dans le plus grand nombre de cas, me paraît facile à établir.

6. Or, si les épanchemens séreux ou séro-purulens dans la cavité des plèvres sont le plus souvent un effet de la pleurésie aiguë ou chronique; après avoir constaté la présence de l'épanchement, il ne s'agit plus que de remplir les indications que présente cette phlegmasie, et de proportionner l'activité du traitement antiphlogistique à celle de l'inflammation. Dans l'hydropleurésie aiguë, il serait absurde de chercher à pénétrer dans le thorax pour donner issue aux fluides épanchés dont l'absorption s'obtient ordinairement par l'emploi des émissions sanguines. Mais elles échouent très-souvent contre les collections purulentes considérables, produites par une pleurésie chronique. Dans ce dernier cas, après avoir épuisé l'action des antiphlogistiques et des dérivatifs, on a plusieurs fois pratiqué avec succès l'opération de la paracentèse, qui, dans des conditions moins heureuses et plus fréquentes peut-être, a déterminé une inflammation aiguë promptement mortelle. Willis, (*Pharm. rat.*, p. II, sect. I, c. XIII, p. 136) nous a laissé l'observation d'un jeune homme sain et robuste qui fut attaqué d'une hydropisie de poitrine après s'être livré avec trop d'ardeur à la chasse, à l'équitation et à tous les autres exercices du corps. Comme le côté gauche était enflé, que les battemens du cœur se faisaient sentir à droite, qu'il existait beaucoup d'autres symptômes de cette dangereuse maladie, et que les remèdes dont le malade avait fait usage n'avaient produit aucun bon effet, Willis, appuyé de l'avis de deux autres médecins, fit faire une incision entre la sixième et la septième côtes pour donner issue à l'eau épanchée. On laissa une canule dans l'ouverture. Le premier jour il sortit environ six onces d'une liqueur épaisse et blanche comme du chyle; le second jour à peu près autant; mais le troisième le liqueur coula en très-grande quantité, le malade se trouva faible, la fièvre survint, ce qui engagea le médecin à arrêter cette évacuation pendant deux ou trois jours, après quoi il n'en laissa sortir qu'une petite quantité chaque jour. Moyennant ce traitement, le malade commença à se mieux porter et à reprendre des forces; enfin il se trouva en état de monter à cheval et de faire ses exercices ordinaires. Pendant tout ce temps-là, il n'avait pris que très-peu de remèdes; on lui avait donné seulement, après l'opération, quelques cordiaux légers, et une décoction vulnéraire. Au bout de quelques mois, se croyant parfaitement rétabli, il ôta la canule; mais la plaie ne fut pas

plutôt fermée que la maladie reparut. On se disposait à faire une seconde opération, lorsque la cicatrice s'ouvrit spontanément, et donna issue à la matière qui s'était amassée dans la poitrine. On replaça une canule dans l'ouverture; le malade se trouva mieux bientôt après, *mais il fut obligé de porter constamment la canule !*

Senac (*Traité de la structure du cœur*, tome II, page 366) a également publié un exemple d'hydrothorax guéri par la paracentèse. Un palefrenier de la grande écurie du roi avait été guéri d'une pleurésie. Il fut saisi d'un étouffement qui ne lui permettait de respirer que lorsqu'il était assis : l'oppression était si grande, qu'il n'aurait pas vécu quatre heures. Dans un danger si pressant, je n'hésitai point à faire ouvrir la poitrine; il en sortit six pintes d'une eau jaune et claire. Elle continua à s'écouler pendant quelques jours. Enfin, dans un mois, le malade fut parfaitement rétabli, et il suivit le roi à la chasse pendant plus de deux ans. On trouve aussi dans les mémoires de l'Académie de Chirurgie (tome II, in-4°, page 545) et dans le *Journal de Médecine* (tome XVIII, page 451), deux exemples d'hydropisie de poitrine (*hydropleurésies*), guéries par la même opération.

C'est uniquement pour nous conformer à des usages reçus que nous n'avons pas renvoyé tous ces détails à l'art. PLEURÉSIE, auquel toutes les observations et toutes les remarques faites, jusqu'à ce jour, sur les hydropleurésies, devront être ultérieurement rattachées.

§ III. La plupart des auteurs ont parlé d'*hydrothorax essentiels*, ou indépendans d'une lésion matérielle des organes de la circulation. Il en est, à la vérité, qui ont publié ou cité quelques exemples d'hydrothorax dans lesquels il n'est fait mention d'aucune altération organique. Mais il est à remarquer que, dans ces cas, d'ailleurs très-rares, le cœur, les veines pulmonaires, les vaisseaux et les ganglions lymphatiques des organes de la respiration n'ont pas été soumis à un examen rigoureux. Sur soixante-quatorze observations d'hydrothorax, avec ouverture de cadavres, rassemblées par Lieutaud, quatre seulement ne font mention d'aucune lésion organique. Or, dans ces quatre observations, on s'est exprimé avec un tel laconisme sur l'état des organes renfermés dans la poitrine, qu'il est permis de penser qu'elles ont été incomplètement recueillies. D'ailleurs les histoires particulières publiées par Morgagni, et qui, en général, sont plus complètes et plus propres à ces sortes de relevés, n'offrent aucun exemple d'une collection séreuse dans les cavités des plèvres, qui ne présente en même temps une ou plusieurs lésions de ces membranes, du poumon, du cœur ou des gros vaisseaux, etc. L'hydrothorax *idiopathique* dont parle M. Leannec, et qui n'affecte qu'un seul côté de la poitrine, n'est réellement qu'une des formes de la pleurésie. Si M. Leannec assure que les caractères anatomiques de cette hydropisie consistent *seulement* dans l'accumulation d'une quantité plus ou moins considérable de sérosité dans la plèvre, qui est d'ailleurs *tout-à-fait saine*, et que le poumon refoulé vers le médiastin présente un tissu flasque et privé d'air comme dans les épanchemens pleurétiques; il est à regretter que cet habile anatomiste n'en ait point rapporté d'exemples: car l'observation indiquée dans la table de son ouvrage (*de l'Auscultation médiate*, exemple XLII, page 586), et produite, dans le IIme volume, sous le nom de *pneumo-thorax et de pleurésie aiguë chez un phthisique*, n'est réellement qu'une inflammation chronique et mortelle des organes de la respiration, attestée par des cavités ulcéreuses dans les poumons et par des collections purulentes dans les deux plèvres.

Des résultats aussi positifs, fournis par des recherches anatomiques, ne peuvent être infirmés, en aucune manière, par des observations moins complètes; et c'est avec étonnement que j'ai vu M. Itard avancer que, si l'ouverture des cadavres n'offrait jamais d'hydrothorax *essentiel*, l'observation de cette maladie sur l'homme vivant la présentait quelquefois avec ce caractère. Avant les recherches d'Avenbrugger, de Corvisart, de M. Leannec, etc., une foule d'altérations productrices de ces épanchemens thoraciques pouvaient à peine être soupçonnées pendant la vie. L'observation clinique ne pourrait même aujourd'hui démontrer qu'un épanchement dans le thorax est indépendant d'une maladie des veines pulmonaires, des vaisseaux et des ganglions lymphatiques des organes de la respiration. Que faut-il donc penser des exemples d'*hydrothorax essentiels* guéris par M. Itard, et de ceux qu'il a empruntés à Stoll? L'hydrothorax aigu ou pléthorique, dont parle ce dernier, et qui succéda à la disparition d'un violent coryza, et guérit par les sangsues, les laxatifs et les diurétiques, était-il indépendant de l'inflammation de la plèvre? Enfin M. Itard a-t-il prouvé qu'une semblable inflammation fût étrangère à la production des épanchemens qu'il a observés? (P. RAYER.)

HYDROTITE, s. f., *hydotis*, de ὕδωρ, eau, et de ὦτ, ὠτὸς, oreille; hydropisie de l'oreille moyenne, de la cavité du tympan. On a décrit sous ce nom l'accumulation de mucosité qui a lieu dans la cavité du tympan et dans les cellules mastoïdiennes communiquant avec cette dernière, lorsque le conduit guttural oblitéré par une cause quelconque, mais surtout par l'épaississement inflammatoire de sa membrane, ne peut plus donner passage au mucus qui est sécrété naturellement et plus souvent encore par l'effet de l'inflammation. C'est une rétention de matières morbides, et non une hydropisie, l'exhalation simplement séreuse et sans phlegmasie de la membrane muqueuse du tympan n'ayant été admise que d'après des idées théoriques, et non d'après des observations exactes. *Voyez* OTITE, SURDITÉ.

HYDROXANTHIQUE (acide); nom donné par M. Zeise à un composé de soufre, de carbone et d'hydrogène, récemment découvert, que l'on obtient en décomposant l'hydroxanthate de potasse par l'acide sulfurique. Il est sans usages. *Voyez* POTASSE. (ORFILA.)

HYDRURE; c'est le nom que l'on donne aux composés liquides ou solides qui résultent de l'union de l'hydrogène avec un corps simple non métallique ou métallique. *Voyez* l'histoire particulière de ces corps. (ORFILA.)

HYGIÈNE, s. f.; *hygiene*, de ὑγίεια, santé. L'hygiène est proprement l'art de conserver la santé; elle n'a pour objet que l'homme sain: elle apprend à connaître l'influence des agens divers que la nature a destinés à remplir nos besoins, sur nos organes dans l'état de santé, et conséquemment sur leurs fonctions. Cependant l'hygiène étend son domaine jusque sur la thérapeutique. On sait en effet que les maladies réclament souvent un traitement qu'on nomme *hygiénique*. Les anciens en tiraient leurs principales ressources curatives. Dans ce cas l'hygiène fait voir comment l'usage bien ordonné des divers puissances dont elle traite peut rétablir la santé. Elle dicte aux malades et aux convalescens des règles diététiques sur les alimens et les boissons, sur l'air, sur l'exercice, les bains, le sommeil, le repos, les passions de l'âme, les travaux intellectuels, etc. Elle forme aussi la partie la plus considérable de l'étiologie, en faisant connaître comment l'usage vicieux ou excessif de tel agent occasione telle ou telle maladie. C'est ainsi que les diverses branches des sciences se tiennent par la main. L'hygiène a donc pour but principal la conservation de la santé, et pour but accessoire la guérison des maladies. Pour y parvenir elle enseigne à éviter les choses nuisibles et à faire un bon usage des choses utiles.

Moyens de l'hygiène. — Les moyens de l'hygiène sont tous les agens de la nature qui exercent sur l'homme quelque influence, en exceptant toutefois les substances médicamenteuses. On voit par cela que l'hygiène embrasse la nature entière et toutes les connaissances humaines. Conserver la santé n'est-il pas l'objet de tous les efforts des hommes ? La connaissance des agens physiques n'est utile qu'autant qu'elle conduit à apprécier l'influence de ces agens sur l'économie animale; les travaux des chimistes doivent, pour mériter notre attention, produire le même résultat; la botanique, l'anatomie, la physiologie et généralement toutes les sciences naturelles n'obtiennent notre estime qu'autant que leurs nobles efforts nous font connaître l'homme et les objets divers qui peuvent lui être utiles. Les sciences n'auraient plus pour fin qu'une stérile curiosité, si elles n'avaient sur la santé de l'homme les plus fécondes applications. Ce que nous disons des sciences s'applique plus distinctement encore aux arts mécaniques. La plupart n'ont pour objet que la conservation de la santé; les arts de luxe qui rendent la vie plus commode ou plus agréable ne sont pas non plus sans influence sur elle. L'architecte nous garantit de l'intempérie des saisons; les divers artistes qu'il met à contribution doivent être considérés comme concourant au même but. Les ouvriers sans nombre qui nous habillent, qui nous chaussent, nous préservent aussi des effets multipliés des vicissitudes de l'air. Ceux qui sont chargés de pourvoir à notre nourriture, les négocians qui mettent à contribution les productions de toutes les parties du monde, en un mot la classe entière des citoyens utiles, ne travaillent en dernière analyse que pour l'entretien de la santé. L'influence que les beaux-arts exercent sur la plus noble partie de l'homme, sur les sens et l'intelligence, doit faire placer ceux qui les cultivent au rang des bienfaiteurs de l'humanité. La morale fait aussi partie de l'hygiène, puisqu'elle démontre l'utilité de la plupart des vertus : la tempérance, la continence, la modération dans les passions, le calme de l'âme, ne sont-ils pas la base de ses préceptes? Ainsi tout ce qui peut entretenir la santé ou l'altérer est du ressort de cette importante branche de la médecine.

Division et classification de l'hygiène. — L'hygiène considère l'homme réuni en société ou vivant isolé; elle porte son examen sur l'ensemble ou sur l'individu. Dans le premier cas elle a reçu le nom d'*hygiène publique*, et dans le second celui d'*hygiène individuelle*; c'est de cette dernière qu'il est question dans cet article. Les objets que l'*hygiène publique* embrasse sont de la plus grande élévation. L'influence de l'état sociale sur l'homme, du mode de gouvernement, de la liberté, de l'esclavage, de leurs divers degrés, de leur combinaison, des croyances et des pratiques religieuses, des mœurs et des coutumes; les lois sanitaires, les constructions des villes, les édifices publics, les gymnases, les promenades, les lieux d'assemblée, les spectacles, les hôpitaux, les prisons, le commerce, l'agriculture, la topographie, etc., sont les sujets principaux dont elle doit s'occuper.

L'immensité des matériaux que l'hygiène embrasse en rend la classification d'une grande difficulté. On peut y procéder de plusieurs manières, soit en passant en revue les divers objets fournis par l'histoire naturelle, la physique et la chimie, soit en ne considérant que le mode d'application sur l'homme, soit enfin en prenant l'homme lui-même et ses fonctions comme base de cette classification. Hallé, dont les sciences et en particulier l'hygiène regrettent la mort récente, avait adopté la seconde de ces méthodes, qui était aussi celle de Galien et de Boerhaave. Nous croyons devoir à la science et à la mémoire du professeur célèbre que nous venons de citer d'exposer ici son plan d'hygiène.

INTRODUCTION : 1° Histoire naturelle de l'homme dans les différens climats, ou géographie physique et médicale. 2° Histoire naturelle de l'homme dans les différens siècles, ou connaissance physique et médicale de l'histoire. Division de l'hygiène en trois parties :

PREMIÈRE PARTIE. *Sujet de l'hygiène*, ou connaissance de l'homme sain dans ses relations et dans ses différences, c'est-à-dire en société ou individuellement.

DEUXIÈME PARTIE. *Matière de l'hygiène*, ou connaissance des choses dont l'homme use ou jouit, appelées improprement *non naturelles*, et de leur influence sur notre constitution et nos organes.

TROISIÈME PARTIE. *Moyens ou règles d'hygiène*, ou *règles* qui déterminent la mesure dans laquelle doit être restreint l'usage des choses appelées non naturelles, pour la conservation de l'homme, considéré soit en société ou collectivement, soit individuellement.

PREMIÈRE PARTIE. *Sujet de l'hygiène. Division de la première partie en deux sections.*

PREMIÈRE SECTION. Connaissance de l'homme sain considéré en société ou dans ses relations : 1° relations résultantes *des climats et des lieux ;* 2° de la réunion *des habitations communes;* 3° de l'uniformité *du genre de vie*, quant aux occupations, à l'usage commun de l'air, des alimens, etc. ; 4° de l'uniformité dans *les coutumes et les mœurs*, lois, gouvernemens, etc.

DEUXIÈME SECTION. Connaissance de l'homme, considéré individuellement ou dans ses différences : 1° différences relatives aux âges ; 2° aux sexes ; 3° aux tempéramens ; 4° aux habitudes ; 5° aux professions ; 6° aux différentes circonstances de la vie : pauvreté, convalescences, voyages, etc.

DEUXIÈME PARTIE. *Matière de l'hygiène. Division de la seconde partie en six classes :* 1° classe première, *circumfusa*, ou choses environnantes ; 2° *applicata*, ou choses appliquées à la surface du corps ; 3° *ingesta*, ou choses destinées à être introduites dans le corps par les voies alimentaires ; 4° *excreta*, ou choses destinées à être rejetées hors du corps ; 5° *gesta*, actions ou fonctions qui s'exercent par le mouvement volontaire des muscles et des organes ; 6° *percepta, perceptions*, ou fonctions et impressions qui dépendent de la sensibilité et de l'organisation des nerfs.

PREMIÈRE CLASSE. *Circumfusa. Divisée en deux ordres.* Ordre premier, *atmosphère ;* 1° air et matières qui y sont dissoutes, mêlées ou combinées ; 2° chaleur et lumière solaires, chaleur et lumière artificielles ; 3° électricité ; 4° magnétisme et influences ; 5° changemens naturels de l'atmosphère, succession des temps, températures et météores. Ordre deuxième, terre, lieux et eaux : 1° climats ; 2° expositions ; 3° sol ; 4° changemens naturels du globe, tremblemens, inondations, etc. ; 5° changemens artificiels des lieux, culture, habitations, etc.

DEUXIÈME CLASSE, *applicata, divisée en cinq ordres.* Ordre premier, *habillemens ;* vêtemens, ligatures, machines, lits, couvertures ; 2° *cosmétiques :* soins de la chevelure, de la barbe, de la peau ; fards et parfums ; 3° *propreté :* bains, lotions, étuves, etc. ; 4° *frictions* et *onctions* (usitées chez les anciens) ; 5° *applications médicamenteuses ;* comme les amulettes, etc.

TROISIÈME CLASSE, *ingesta, divisée en trois ordres.* Ordre premier, *alimens* simples : végétaux, animaux ; 2° alimens composés ; 3° assaisonnemens ; 4° préparations des alimens. Ordre deuxième, *boissons :* 1° eau ; 2° sucs aqueux des végétaux et des animaux ; 3° infusions et mélanges dans l'eau ; 4° liqueurs fermentées et infusions dans ces liqueurs ; 5° liqueurs alcoholiques et infusions dans ces liqueurs. Ordre troisième, *remèdes* de précaution non évacuans, etc.

QUATRIÈME CLASSE, *excreta, divisée en deux ordres.* Ordre premier, *évacuations naturelles ;* 1° continuelles ; 2° journalières ; 3° périodiques ; 4° extraordinaires et irrégulières, lochies, évacuation séminale. Ordre deuxième, *évacuations artificielles ;* 1° sanguines ; 2° ulcéreuses ; 3° médicamenteuses, tabac, lavemens, purgatifs, émétiques.

CINQUIÈME CLASSE, *gesta, divisée en quatre ordres.* Ordre premier, veilles. Ordre deuxième, sommeil. Ordre troisième, *mouvement et locomotion :* 1° mouvement général imprimé, spontané, mixte ; 2° partiel des membres, des organes de la voix, de la parole, etc. ; 4° repos ; 1° absolu ou inaction ; 2° avec disposition active, sans locomotion, positions, stations, efforts.

SIXIÈME CLASSE, *percepta, divisée en quatre ordres.* Ordre premier, *sensations ;* 1° sens externes ; 2° la faim, la soif et le sentiment de tous les besoins physiques, moraux, intellectuels, habituels ; 3° l'amour physique ; 4° la sympathie et l'antipathie. Ordre deuxième, *fonctions de l'âme :* 1° affections passives agréables, pénibles ; 2° affections actives, attachement, éloignement. Ordre troisième, *fonctions de l'esprit :* 1° intelligence ; 2° imagination ; 3° mémoire. Ordre quatrième, affaiblissement ou privation des perceptions : 1° des sens, apathie ; 2° de l'âme, indifférence ; 3° de l'esprit, inoccupation ; 4° ennui.

TROISIÈME PARTIE. Moyens de l'hygiène, ou règles pour la conservation de l'homme, par l'usage bien ordonné des choses appelées non naturelles. *Partage de la troisième partie en deux divisions.* Division première, *hygiène publique*, ou règles pour la conservation de l'homme, considéré en société ou collectivement. Division deuxième, *hygiène privée*, ou règle pour la conservation de l'homme, considéré individuellement.

Division première, *hygiène publique, partagée en quatre sections*. Section première, règles d'*hygiène publique*, relatives aux climats et aux lieux. Section deuxième, aux habitations communes. Section troisième, au genre commun de vie, aux occupations communes, à l'usage commun de l'air, des alimens, etc. Section quatrième, aux coutumes, aux mœurs et aux lois, etc.

Division deuxième, *hygiène privée, en trois sections*. Section première, *principes généraux* du régime; 2° *règles relatives* à la nature de l'air, des alimens, etc., ou généralités du régime; 3° *règles relatives* aux différences des individus, aux *particularités du régime*.

Section première, *principes généraux du régime, en quatre ordres*. Ordre premier; dans la *manière*, usage, abus; 2° dans la *mesure*, excès, privation; 3° dans *l'ordre*, régularité, irrégularité; 4° dans la *durée* ou *continuité*, habitudes, changemens.

Section deuxième, *généralités du régime, divisées en six ordres*, suivant la division de la deuxième partie de l'hygiène en six classes.

Section troisième, *particularités du régime, divisées en six ordres*. Ordre premier, régime des âges; 2° des sexes; 3° des tempéramens; 4° relatif aux habitudes; 5° relatif aux professions; 6° relatif aux circonstances de la vie, pauvreté, voyages, convalescence, etc.

Conséquences de l'hygiène, *ou ses liaisons avec l'art de guérir*.

Premières liaisons, des différences de l'homme sain, avec les causes prédisposantes aux maladies : 1° de l'homme en société, dispositions épidémiques et endémiques; 2° de l'homme considéré individuellement, dispositions individuelles aux madies, selon les âges, les sexes, les tempéramens, etc. Deuxièmes liaisons, de la connaissance des choses appelées non naturelles, avec les *causes occasionelles* des maladies dépendantes de l'air, etc. Troisièmes liaisons, des *règles conservatrices* de l'hygiène, avec les règles *préservatrices et curatrices* : 1° des épidémies et des endémies; 2° des maladies individuelles.

Tel est le vaste plan d'après lequel le savant professeur Hallé se proposait de traiter l'hygiène. Quoiqu'il soit le résultat de longues méditations, on voit qu'il laisse beaucoup à désirer, d'abord il est purement arbitraire; en second lieu, il comprend l'hygiène publique et l'hygiène privée; en troisième lieu, il expose à de fréquentes redites.

Après avoir long-temps réfléchi sur la meilleure classification de l'hygiène, j'ai pensé que si l'on pouvait, sans trop forcer la nature, appliquer l'ordre physiologique à cette division, on aurait en quelque sorte résolu ce problème difficile. Il m'a semblé naturel de classer les agens de l'hygiène d'après l'ordre des fonctions, c'est-à-dire selon qu'ils agissent primitivement et d'une manière plus spéciale sur telle ou telle fonction. Je ne prétends pas que cette classification soit exempte de reproches; il faut avouer que certaine puissance hygiénique exerce une égale influence sur deux ou plusieurs fonctions; mais pourvu que son action soit bien marquée sur la fonction où l'on en traite, le but est rempli. — Il est aussi des sujets qu'on ne peut guère séparer, bien que de nature un peu différente. Ainsi en traitant de l'air atmosphérique qui agit principalement sur la respiration et la circulation, on ne peut s'empêcher de traiter de la lumière et de l'électricité, qui le modifient à la vérité, mais qui exercent leur action principale sur les organes de l'innervation. — On a proposé de classer tous les agens de la nature d'après leur influence sur l'économie animale, ainsi qu'on a classé les substances médicamenteuses; mais dans quelle section placera-t-on les actes intellectuels et moraux, l'exercice, le coït, qui ne sont point des corps de la nature, mais des fonctions réagissant sur le système entier? — Nous avons donc cru que le tableau suivant approchait le plus possible, dans l'état actuel de la science, de la perfection qu'on peut désirer.

L'hygiène individuelle, la seule dont nous devions parler ici, se divise naturellement en *hygiène générale*, c'est-à-dire qui convient à chaque individu, indépendamment des circonstances de l'âge, du sexe, de la constitution, etc.; et en *hygiène spéciale*, ou celle qui convient à chaque constitution, à chaque sexe, à chaque âge, aux idiosyncrasies, etc. Avant de traiter des divers modificateurs de l'organisme, il était naturel de présenter un tableau de divers états de cet organisme; c'est ce que nous avons fait dans une première partie. Ainsi nous considérons trois parties dans l'hygiène, 1° celle qui traite du sujet de l'hygiène, ou de l'homme et de ses différens états; 2° celle qui traite des puissances de l'hygiène d'une manière générale; 3° enfin celle qui traite de ces mêmes agens relativement aux divers états signalés dans la première partie. — Sept divisions, partagées en diverses sections et paragraphes, sont comprises dans LA PRE-

MIÈRE PARTIE. *La première division* traite des modifications apportées dans l'organisme par la prédominance des divers appareils; *la première section* fait connaître la prédominance des appareils auxquels sont confiées les fonctions de la vie organique, 1° la constitution où domine l'appareil digestif; 2° la constitution où domine l'appareil respiratoire et circulatoire, etc. La *deuxième section* traite de la prédominance des appareils qui exécutent les fonctions animales, 1° la constitution où dominent l'encéphale et ses dépendances; 2° celle où domine le système locomoteur. Dans la *troisième section* on décrit la constitution où domine l'appareil de la génération. Dans la *quatrième section*, celle qui est caractérisée par l'atonie des divers appareils; enfin dans une *cinquième section* on expose en quoi consiste la force de la constitution.

Dans la *deuxième division*, il est traité des changemens apportés par l'âge dans la constitution. Quatre sections composent cette division. La *première section* renferme les changemens que l'âge apporte dans les appareils de la vie animale, chacun de ces appareils constitue un paragraphe particulier; la *deuxième section*, les changemens que l'âge apporte dans l'appareil de la génération; la *troisième section*, ceux que l'âge apporte dans les appareils de la vie organique; enfin la *quatrième*, les modifications que l'âge apporte dans les maladies, et les maladies propres aux différens âges.

Dans la *troisième division* on trouve les différences que les sexes impriment à la constitution; comme la division précédente, elle renferme quatre sections analogues et les mêmes paragraphes.

La *quatrième division* est consacrée aux idiosyncrasies, aux sympathies, aux antipathies, aux goûts et aux répugnances.

La *cinquième division* aux changemens que les habitudes apportent dans l'organisme; la *sixième division* aux dispositions héréditaires; enfin la *septième division* traite de la vie, de sa durée et de la mort. — Tels sont les sujets importans exposés dans cette *première partie*, qu'on peut considérer comme l'introduction à l'hygiène.

La DEUXIÈME PARTIE, la plus considérable des trois, fait connaître les *moyens qui modifient l'organisme*. Elle est ainsi divisée: *Chapitre premier. De la bromatologie*, ou des moyens qui agissent d'abord sur l'appareil digestif. *Première division* :

des alimens et de leur composition; *première section :* examen des principes immédiats tirés des corps organiques végétaux qui servent à l'alimentation; § I : acides végétaux; § II : des principes immédiats des végétaux dans lesquels l'hydrogène et l'oxygène sont dans un rapport convenable pour former l'eau; § III : des principes immédiats dans lesquels l'hydrogène est en excès par rapport à l'oxygène; § IV : des alcalis végétaux; § V : des matières colorantes; § VI : des principes immédiats qui ne contiennent pas d'azote et dont les proportions élémentaires ne sont pas connues; § VII : principes immédiats végéto-animaux; *deuxième section :* examen des principes immédiats tirés des corps organiques animaux qui servent à l'alimentation; § I : principes immédiats qui ne sont ni gras ni acides; § II : principes immédiats gras ou acides; § III : des diverses parties des animaux; § IV : des alimens considérés dans les animaux entiers. *Deuxième division :* des assaisonnemens. *Troisième division :* des alimens considérés sous le rapport de leur préparation et de leur conservation. *Quatrième division :* des alimens considérés sous le rapport de leur altération spontanée et de leur falsification. *Cinquième division :* des alimens considérés sous le rapport des effets qu'ils produisent sur l'économie animale; § I : alimentation rafraîchissante; § II : alimentation relâchante, peu réparatrice; § III : alimentation relâchante et réparatrice; § IV : alimentation tonique et médiocrement réparatrice; § V : alimentation moyenne; § VI : alimentation très-réparatrice; § VII : alimentation spéciale. *Sixième division :* des boissons; *première section :* des boissons et de leurs principes constituans; *deuxième section :* de quelques circonstances qui influent sur les qualités des boissons; *troisième section :* préparation et conservation des boissons; *quatrième section :* altération et falsification des boissons; *cinquième section :* effets des boissons sur l'homme; § I : action des boissons aqueuses; § II : action des boissons aqueuses qui contiennent un arome; § III : action des boissons alcoholiques. *Septième division :* règles diététiques générales.

Chapitre deuxième. De la climatologie, ou des moyens qui agissent d'abord sur les appareils respiratoire et circulatoire. *Première division :* de l'air considéré dans ses qualités physiques et chimiques; *première section :* de l'air considéré physiquement; § I : pesanteur de l'air; § II : électricité de l'air; § III : température de l'air, du calorique; § IV : de l'humidité et de la sécheresse de l'air; § V : des mouvemens de l'air; § VI : de la lumière; § VII : de l'électricité; *deuxième section :* de l'air considéré chimiquement; *troisième section :* des saisons; *quatrième section :* des climats; *cinquième section :* des localités. *Deuxième division ; première section :* effet de l'air sur l'économie animale; § I : effets de l'air à une température moyenne; § II : effet de la densité et de la rareté de l'air sur l'économie animale; § III : effets de l'air chaud; § IV : effets de l'air froid; § V : effets de la sécheresse; § VI : effets de l'humidité; § VII : effets des vents; § VIII : effets de la lumière; § IX : de l'électricité; *deuxième section :* effets des saisons; *troisième section :* effets des climats; *quatrième section :* effets des localités. *Troisième division :* moyen d'éviter et de corriger les qualités de l'air; *première section :* moyen de corriger une grande masse d'air; *deuxième section :* moyen de corriger une petite masse d'air; *troisième section :* construction d'une habitation particulière.

Chapitre troisième. Des moyens de l'hygiène dont l'influence principale s'exerce sur les exhalations, les sécrétions et les excrétions. *Première division :* des moyens qui agissent sur les exhalations; *première section :* des moyens qui agissent sur l'exhalation et la sécrétion folliculaire cutanée; § I : de la propreté en général; § II : des lotions, affusions, aspersions; § III : bains; § IV : pratiques accessoires des bains; § V : soins de l'épiderme et de ses productions; VI : des vêtemens; *deuxième section :* de l'exhalation et de la sécrétion folliculaire muqueuse; *troisième section :* des exhalations séreuses; *quatrième section :* des exhalations cellulaires. *Deuxième division :* des moyens qui agissent sur les sécrétions glandulaires et sur les exécrétions; influence de celles-ci sur la santé.

Chapitre quatrième. Des moyens qui agissent sur l'encéphale, ses dépendances et les fonctions, et effets de ces fonctions sur la santé. *Première division* : des sens et de leurs excitans; § I : de la vue et de la lumière; § II : de l'ouïe et des sens; § III : de l'odorat et des odeurs; § IV : du goût et des saveurs; § V : du toucher. *Deuxième division :* de l'encéphale et de ses fonctions; *première section* : de la sensibilité; *deuxieme section :* de l'intelligence; § I : des sensations; § II : du jugement; § III : de la mémoire; § IV : de l'imagination; § V : sommeil et veille; *troisième section :* des affections et des passions; *quatrième section :* gymnastique ou gymnicologie, ou des moyens qui exercent leur influence directe sur l'appareil de la locomotion, de l'exercice, et des professions.

Chapitre cinquième. Des agens hygiéniques qui exercent leur influence sur l'appareil de la génération, et effets de l'exercice de cette fonction sur l'économie animale.

TROISIÈME PARTIE. Hygiène spéciale, ou règles particulières d'hygiène.

Chapitre premier. Règles de l'hygiène relatives aux constitutions. *Première division :* règles de l'hygiène relatives à la constitution où domine l'appareil digestif; § I : bromatologie; § II : climatologie; § III : des moyens qui exercent leur action sur les exhalations, les sécrétions et les excrétions; § IV : modificateurs de l'appareil de l'innervation; § V : de la gymnastique; § VI : des moyens qui agissent sur l'appareil de la génération. *Deuxième division :* règles relatives à la constitution où dominent les appareils circulatoires et respiratoires (les paragraphes comme ci-dessus). *Troisième division :* de la constitution où domine l'appareil de l'innervation (mêmes paragraphes). *Quatrième division :* règles relatives à la constitution où domine l'appareil locomoteur. *Cinquième division :* règles relatives à la constitution où domine l'appareil reproducteur. *Sixième division :* règles relatives à la constitution caractérisée par l'atonie des divers appareils.

Chapitre deuxième. Règles de l'hygiène relatives aux âges. *Première division :* règles de l'hygiène relatives à l'enfance (mêmes paragraphes que pour les constitutions). *Deuxième division :* règles relatives à l'adolescence. *Troisième division :* règles relatives à l'âge adulte. *Quatrième division :* règles relatives à la vieillesse.

Chapitre troisième. Règles relatives aux sexes. *Premiere division :* règles relatives à l'homme (mêmes subdivisions). *Deuxième division :* règles relatives à la femme.

Chapitre quatrième. Règles de l'hygiène relatives aux idiosyncrasies, aux goûts, aux répugnances individuelles (mêmes subdivisions).

Chapitre cinquième. Règles de l'hygiène relatives aux habitudes.

Chapitre sixième. Règles relatives aux dispositions héréditaires.

Tel est le plan que nous avons cru devoir adopter. La nature semble le dicter elle-même. Puisque l'hygiène a pour but de faire connaître les effets des divers excitans fonctionnels, quoi de plus naturel que de prendre l'homme lui-même, comme base de la classification? Notre siècle, avide de positif, ne se contente plus de spéculations arbitraires, il n'est plus qu'un genre de succès à espérer, c'est celui qu'on fonde sur des expériences précises et des raisonnemens qui en sont rigoureusement déduits.

Coup d'œil sur l'histoire de l'hygiène. — D'après ce qu'on vient de voir, on s'étonnera peu du haut intérêt que l'hygiène a inspiré aux nations de tous les âges. Aussi, les hommes chargés des destinées des peuples ont-ils dirigés, dès le commencement des sociétés, toutes les forces de leur génie vers ce moyen d'améliorer le sort de leurs semblables. Les préceptes de l'hygiène leur parurent d'une si haute importance, qu'ils les érigèrent en lois, et firent même intervenir l'autorité sacrée de la religion pour les faire observer avec rigueur par les peuples ignorans et grossiers qu'ils avaient à gouverner, incapables qu'ils étaient d'en concevoir l'utilité. On trouve, en effet, dans les premières religions, une multitude de préceptes d'hygiène appropriés aux besoins que leurs sectaires pouvaient sentir dans les climats qu'ils habitaient. Les lotions, les ablutions, la circoncision, l'abstinence des viandes, le jeûne, la privation de certains alimens, de certaines boissons, la séquestration des lépreux, la défense d'épouser ses proches pour croiser les races et détruire les maladies héréditaires, etc., sont-ils autre chose que des règles hygiéniques qui furent jugées nécessaires à certaines peuplades d'Orient? Heureux les peuples assez éclairés pour reconnaître que leur conservation physique dépend de l'observation des vertus; que la santé et le bonheur des individus sont les premiers bienfaits de la sagesse!

Nous voyons dans l'Inde le dogme de la transmigration des âmes, imaginé pour défendre aux peuples de ces climats l'usage des alimens animaux, regardés comme funestes dans ces pays. Pythagore transporta en Grèce cette doctrine que suivirent long-temps ses nombreux disciples. On pensait avec raison que ce régime modérait les passions et dérobait l'homme à leur fatale influence physique et morale. Chez les Chaldéens et les Égyptiens le *Sanchoniathon* et l'*Hermès trismégiste* attestent que les règles de l'hygiène avaient mérité l'attention des législateurs. On trouve, dans les livres attribués à Moïse, une foule de préceptes relatifs à la santé des peuples. L'excision du prépuce, les lotions, les ablutions, les bains nécessités par l'ardeur d'un climat brûlant, par le défaut de linge, etc., la séquestration des lépreux, la prohibition d'une multitude d'animaux, le jeûne, etc., ne sont-ils pas de cette nature? Les Crétois suivaient des règles pour les vêtemens, pour les repas, pour les exercices du corps, enfin pour tout ce qui tient à l'éducation. Chez les anciens Perses, les soins que l'on prenait d'élever les hommes passe toute croyance. On accoutumait les enfans à braver la faim, la soif, les intempéries des saisons, et on les dressait à toutes sortes d'exercices; l'eau était leur boisson habituelle, et ils n'avaient d'autres alimens que le pain et une espèce de cresson. Si nous jetons nos regards sur la Grèce, nous sommes d'abord frappés par les institutions de Lycurgue. Les femmes, partageant les exercices des hommes jusqu'au moment du mariage, acquéraient une santé robuste qu'elles transmettaient à leurs enfans. Les danses guerrières, les combats corps à corps, les bains dans l'Eurotas, devaient leur procurer une force remarquable. Dès sa naissance, le jeune Spartiate était plongé dans le vin, et bientôt on l'accoutumait à braver la douleur, la faim, la soif, la rigueur des saisons. Les exercices journaliers les plus rudes, les privations les plus longues, les plus cruelles, la plus grande sobriété, les travaux les plus pénibles, faisaient de chaque citoyen un soldat, un héros. A ces exercices succédaient de véritables combats : à dix-huit ans, ils s'accoutumaient entre eux à braver tous les dangers. L'ivresse leur était inconnue, et leur frugalité était poussée au dernier point. Les beaux-arts qui énervent le courage étaient proscrits avec sévérité. Mais la coutume qui fleurit dans la Grèce avec plus d'éclat fut, sans contredit, la gymnastique. Cela devait être ainsi dans un temps où la force physique était si utile dans les combats : elle conduisait alors au pouvoir, à la gloire, à l'immortalité. Hercule, Castor et Pollux, etc., méritèrent des autels. Iphytus, roi d'Élide, institua des jeux olympiques. Plus tard, des observateurs, ayant remarqué les excellens effets de la gymnastique pour la conservation ou le rétablissement de la santé, réduisirent en art cette branche de l'hygiène. Des Grecs la gymnastique passa chez les Romains, mais sous les empereurs elle dégénéra en véritable boucherie.—Les anciens firent un usage peut-être immodéré des bains; cette habitude dut avoir sur leur santé la plus puissante influence. Les ruines des Thermes établis à Rome nous frappent encore d'étonnement et d'admiration, et attestent quel prix ils mettaient à ces pratiques. Les peuples modernes, tels que les Égyptiens, les Indiens, les Turcs, les Russes, les Finlandais, etc., font encore usage des bains à toutes les températures, à la glace, froids, chauds, à l'eau réduite en vapeurs, etc., et ils emploient le massage et autres pratiques accessoires.

Le régime alimentaire n'avait pas moins attiré l'attention des anciens. L'art de préparer les alimens fut porté très-loin chez les Égyptiens et chez les Romains. Les premiers prenaient des vomitifs et des lavemens de précautions, et le syrmaïsme fut établi chez les derniers pour favoriser leur gloutonnerie. Les Romains ne faisaient, pour ainsi dire, qu'un repas qu'ils appelaient la *cène*. C'était après s'être livrés à leurs affaires, après les exercices du champ de Mars, après les bains, que ce repas avait lieu. Celui qu'ils prenaient le matin était si léger, qu'il mérite à peine ce nom. L'ordre des mets était d'ailleurs à peu près semblable à celui que l'on suit encore de nos jours.

La partie de l'hygiène qui concerne les vêtemens n'était pas moins avancée chez eux. En considérant leurs vastes habillemens, peut-on douter qu'ils n'eussent réfléchi sur les dangers que produit la compression des membres et celle des organes contenus dans les diverses cavités du corps?

Avec quelle sollicitude les magistrats ne veillaient-ils pas à la santé publique? L'approvisionnement des villes, la construction des cités, l'établissement des canaux, des aquéducs, des égouts; le défrichement des terres, le desséchement des marais, étaient l'objet de toute l'attention des édiles, et avaient donné naissance à d'admirables règlemens.

Si nous considérons l'hygiène réduite en art, nous ne pouvons guère la faire remonter au delà d'Iccus et d'Hérodicus, et même nous ne la trouvons réduite en principes que dans Hippocrate. Plutarque a fait un traité sur l'art de conserver la santé. Aulu-Gelle a donné les conseils les plus sages sur l'allaitement maternel; mais le vaste génie de Galien a sigulièrement reculé les bornes de l'hygiène; c'est à lui qu'appartient la fameuse division suivie jusqu'à ce jour. Oribase, Aétius, Paul d'Égine, Alexandre de Tralles, etc., n'ont guère fait que se traîner sur ses traces.

Il n'entre pas dans notre plan de parler des auteurs modernes;

nous devons indiquer cependant quelle influence les découvertes faites depuis quelques siècles ont dû avoir sur l'hygiène, quelle immense supériorité elles ont dû nous donner sur les anciens. L'esprit sévère de Bacon et de Descartes apprit à étudier avec plus d'exactitude les phénomènes physiques; on renonça dès lors aux vaines théories pour revenir à la nature, dont on n'aurait jamais dû s'écarter. L'air devint un corps dont on put mesurer la pesanteur à l'aide d'un instrument ingénieux, et apprécier ainsi son influence sur l'homme. Le thermomètre, l'hygromètre furent inventés, et l'on conçoit quelle précision on dut porter dans les investigations. Sanctorius découvrit la transpiration, et nous laissa sur cette fonction des travaux qui n'ont été surpassés par personne, quoiqu'ils ne soient pas toujours exempts d'erreurs. La circulation du sang fut annoncée au monde; plus tard l'eau fut décomposée, les fluides élastiques découverts, tous les corps de la nature analysés avec justesse, et leur action sur l'homme appréciée avec rigueur; une ère nouvelle s'ouvrit enfin pour l'hygiène.

Alors le professeur Hallé s'empara de toutes ces richesses si péniblement acquises : il travailla pendant toute sa carrière à ériger à la science un des plus beaux monumens qui eût peut-être jamais été créé. Malheureusement pour l'humanité les immenses matériaux qu'il avait recueillis n'avaient enrichi que sa tête; la mort, qui se joue des projets des hommes, nous a envié un ouvrage qui eût fait la gloire de son auteur et de la patrie.

Nous regrettons beaucoup que les bornes qui nous sont imposées ne nous permettent de donner qu'un article aussi abrégé sur une matière de cette importance : on trouvera plus de développemens dans notre introduction au cours d'hygiène.

(ROSTAN.)

HYGIÉNIQUE, adj. *hygienicus;* qui a rapport à l'hygiène; traitement, règles, moyens *hygiéniques*. *Voyez* HYGIÈNE.

HYGMORE (corps d'), *corpus Hygmori;* saillie formée par la tunique albuginée du testicule à l'intérieur de cet organe, et traversée par les principaux troncs des vaisseaux séminifères. Elle a reçu ce nom parce que Hygmore, qui la prenait pour un conduit, est un des premiers qui l'ait décrite sous le nom de *ductus novus*. *Voyez* TESTICULE. (A. B.)

HYGROBLÉPHARIQUE, adj., *hygroblepharicus*, de ὑγρὸς,

humeur, et de βλέφαρον, paupière; nom donné aux conduits excréteurs de la glande lacrymale, qui viennent verser les larmes au-dessous de la paupière supérieure. *Voy.* LACRYMALE (glande.)

HYGROLOGIE, s. f., *hygrologia*, de ὑγρὸν, humeur, et de λόγος, discours; traité des *humeurs*. *Voyez* ce mot.

HYGROMÈTRE, s. m.; de ὑγρὸς, humide, et de μέτρον, mesure; instrument dont on se sert pour mesurer la quantité d'humidité contenue dans l'air atmosphérique. On emploie à cet effet diverses substances susceptibles de se pénétrer avec facilité de l'humidité de l'air. Ce sont en général des matières cornées: telles que la baleine, les cheveux, etc. On emploie aussi la corde à boyau ou même celle de chanvre. Lorsque ces substances sont pénétrées d'humidité, elles augmentent de volume, se raccourcissent ou s'allongent. Les différences de longueur marquées sur une échelle graduée font connaître la quantité de vapeur humide contenue dans l'air. Les cordes ayant aussi la propriété de se tordre ou de se détordre par le plus ou moins d'humidité, on a mis à profit cette propriété pour mesurer le degré d'humidité atmosphérique. C'est sur elle que sont fondés tous les hygromètres qui représentent divers personnages dont les bras ou la tête, mobiles, s'élèvent ou s'abaissent, et par ces mouvemens marquent le degré d'humidité. Ces instrumens sont infidèles.

L'hygromètre qu'on préfère, et qu'on emploie ordinairement dans les expériences de physique, est celui de Saussure. Un cheveu, préalablement dégraissé par l'ébullition, en forme la principale pièce. Une de ses extrémités est attachée à un point fixe, et ce cheveu tendu par un petit contre-poids suspendu à l'extrémité opposée en s'allongeant ou en se raccourcissant, fait mouvoir une aiguille sur un cercle gradué dont les points extrêmes sont la sécheresse absolue de l'air et sa saturation complète d'humidité. L'intervalle est divisé en cent parties. Il faut tenir compte des changemens que le calorique détermine dans la longueur du cheveu, selon la température régnante.

Les divers hygromètres dont nous venons de parler ne mesurent que la quantité relative d'eau que l'air renferme. Pour en connaître la quantité absolue, on met en usage diverses substances qui ont la propriété d'absorber cette humidité. La différence de poids de ces matières à l'état complet de siccité et à l'état de pénétration plus ou moins grande d'humidité, fait connaître la quantité de cette humidité contenue dans un volume d'air préalablement déterminé. Les substances les plus avides d'eau sont l'acide sulfurique concentré, la potasse caustique, le chlorure de calcium. Mais celle qui jouit au plus haut degré de la faculté de faire connaître la plus légère trace d'humidité contenue dans l'air, est le gaz acide phthoroborique. Il répand des vapeurs blanches dans l'air humide, et ne trouble nullement la transparence de l'air parfaitement sec.

La médecine, qui pourrait tirer quelque avantage de l'emploi de l'hygromètre, ne possède point encore de recherches bien faites et suivies sur ce moyen d'exploration. Il pourrait cependant être utile au physiologiste de connaître d'une manière rigoureuse l'influence de l'humidité sur les diverses fonctions de l'économie animale, principalement sur la transpiration, la perspiration pulmonaire, l'innervation, etc.

Il serait intéressant pour le pathologiste de connaître aussi d'une manière précise quelles maladies sont développées ou guéries sous tel ou tel degré d'humidité, les changemens produits par elle dans toutes les maladies, son action sur les médications, etc., etc. Mais ces recherches seraient très-difficiles, et les résultats en seraient toujours incertains. Le nombre des agens auxquels sont soumis les malades est trop grand pour qu'on puisse déterminer avec exactitude et rigueur ce qui est l'effet de l'humidité ou du degré de froid et de chaud de l'air, ce qui est occasioné par le régime alimentaire, ce qui résulte des médicamens, des influences morales, des dispositions individuelles, etc. Ce sont sans doute ces difficultés sans nombre devant lesquelles ont reculé les observateurs. (ROSTAN.)

HYMEN, *hymen*, de ὑμὴν membrane; membrane qui ferme en partie l'entrée du vagin chez les filles vierges. *Voy.* VAGIN. (A. B.)

HYO-ÉPIGLOTTIQUE, adj. On peut donner ce nom à une membrane fibreuse qui s'étend de l'épiglotte à la concavité de l'os hyoïde.

HYO-GLOSSE (muscle); *musculus hyo-glossus;* muscle de la langue, placé, de chaque côté, à la partie antérieure et supérieure du cou, sous les muscles digastrique, stylo-hyoïdien et mylo-hyoïdien; mince, aplati de dehors en dedans, quadrilatère. Il s'insère au corps et à la grande corne de l'os hyoïde par deux portions distinctes, dont on a fait les muscles basio-glosse, et kérato-glosse. Quelques-unes de ses fibres sont aussi quelquefois attachées à la petite corne du même os et au cartilage qui l'unit au corps ; elles constituent le muscle chondro-glosse, ou petit kérato-glosse de quelques auteurs. Du côté de la langue, les fibres de ce muscle s'entrelacent avec celles du stylo-glosse, et montent verticalement dans la partie latérale de cet organe ; on peut le suivre jusqu'à sa membrane muqueuse supérieure. Ce faisceau qui provient de la petite corne, quand il existe, se dirige en long sur la face supérieure de la langue, et peut être suivi jusque vers sa partie moyenne. L'artère linguale, qui ordinairement est placée sous ce muscle, recouvre quelquefois sa portion postérieure, et passe alors entre elle et l'antérieure pour s'engager sous cette dernière. Le muscle hyo-glosse sert à l'abaissement de la base de la langue, et quelquefois à l'élévation de l'os hyoïde ; ses fibres longitudinales contribuent au raccourcissement de la langue et à son renversement en haut et en arrière. (A. B.)

HYOIDE, adj., *hyoïdes*, ὑοειδὴς, de la lettre υ, et de εἶδος, forme. On donne ce nom à un os situé à la partie antérieure du cou, au-dessous de la base de la langue, et au-dessus du larynx, et que ses connexions étroites avec la première ont aussi fait appeler *os lingual*. Sa forme est assez bien indiquée par son nom ; elle ressemble à celle de la mâchoire inférieure au-dessous de laquelle il est placé. Il est composé de cinq pièces longtemps séparées, et que quelques-uns décrivent, par cette raison, comme autant d'os propres. Ces pièces portent le nom de *corps*, de *grandes cornes* et de *petites cornes*. Toutes sont liées entre elles par des cartilages, et isolées du reste du squelette, ou du moins ne lui sont jointes dans l'homme par aucune articulation.

Le corps de l'os hyoïde occupe sa partie moyenne ; c'est une lame osseuse plus large que le reste de l'os, elliptique transversalement, et recourbée d'avant en arrière, dans laquelle on distingue, 1° une face antérieure, convexe, inclinée en haut, garnie d'aspérités, et divisée le plus souvent en quatre parties par une ligne saillante transversale, et par une crête médiane ; 2° une face postérieure, concave, inclinée en bas ; 3° deux bords presque droits, un supérieur plus mince, et un inférieur très-inégal et souvent courbe ; 4° deux extrémités articulées avec les grandes cornes, au moyen d'une facette ovale.

Les grandes cornes sont dirigées d'avant en arrière, et rétrécies dans ce dernier sens. Aplaties de haut en bas, légèrement relevées du côté interne, ainsi qu'à leur extrémité postérieure, elles ont une face supérieure externe, légèrement concave, et une inférieure interne, convexe. Leur bord interne est mince; l'externe est plus épais et rugueux. Leur extrémité antérieure se recourbe pour gagner le corps, et offre une facette semblable à la sienne; l'extrémité postérieure est tuberculeuse.

Les petites cornes ont été justement comparées, pour la forme et le volume, à des grains d'orge. Elles sont placées au-dessus du point d'union du corps avec les grandes cornes, et s'unissent au cartilage qui les sépare; elles se dirigent de là en haut et en arrière, et se terminent par un sommet pointu, en formant un angle aigu avec les grandes cornes.

L'extrémité des grandes cornes de l'os hyoïde est attachée au cartilage thyroïde du larynx par des ligamens appelés *thyro-hyoïdiens*, et celle des petites cornes tient d'une manière médiate aux apophyses styloïdes des temporaux par les ligamens *stylo-hyoïdiens*.

La substance de l'os hyoïde est presque entièrement compacte; du tissu spongieux existe dans son corps et aux extrémités de ses grandes cornes.

Cet os se développe par autant de points d'ossification qu'il a de pièces. A la naissance, le corps et les grandes cornes sont en partie formés; les petites cornes sont encore cartilagineuses. La soudure des différentes pièces est très-tardives; elle a lieu plutôt entre les grandes cornes et le corps : ce n'est que dans un âge très-avancé que les petites cornes se réunissent à ce dernier. Il arrive souvent, par les progrès de l'âge, que des points osseux se forment dans les ligamens thyro et stylo-hyoïdiens. Ces ossifications vont quelquefois jusqu'à souder l'hyoïde avec le cartilage thyroïde ou l'apophyse styloïde : dans certains cas, une série de pièces osseuses l'unit à cette dernière; disposition propre à beaucoup d'animaux, dans lesquels l'apophyse styloïde, détachée du temporal, constitue elle-même une de ces pièces.

L'os hyoïde est plus grêle et moins courbé dans la femme que dans l'homme. Il présente beaucoup de variétés individuelles, par rapport à la longueur de ses cornes, qui est quelquefois inégale, à la hauteur de son corps, etc.

Cet os remplit des usages importans, relativement aux organe du goût, de la voix et de la déglutition. Presque toute sa surface donne attache, par les inégalités qu'elle présente, à un grand nombre de muscles qui forment, meuvent ou soutiennent la langue, le pharynx, le larynx. Une membrane fibreuse, née de l'hyoïde, s'attache au cartilage thyroïde et supporte le larynx : c'est la membrane thyro-hyoïdienne. Une autre membrane de la même nature se porte vers l'épiglotte; une troisième sert d'attache à la base de la langue. Ce dernier organe est encore plus directement supporté par l'hyoïde chez les oiseaux, où le corps de cet os se prolonge dans son épaisseur. Plusieurs des muscles qui meuvent la machoire inférieure prennent leur point fixe sur l'os hyoïde. (*Voy.* DIGASTRIQUE, MYLO-HYOÏDIEN, GENIO-HYOIDIEN, etc. (A. BÉCLARD.)

HYOIDIEN, adj. *hyoïdeus;* qui appartient à l'os hyoïde.

HYO-PHARYNGIEN (muscle). *Voyez* PHARYNX (constricteur moyen du).

HYO-THYROIDIEN (muscle). *Voy.* THYRO-HYOIDIEN. (A. B.)

HYPÉRESTHÉSIE, s. f., *hyperesthœsis*, de ὑπὲρ, au delà, et de αἴσθησις, faculté de sentir; excès de *sensibilité*. *Voyez* ce dernier mot.

HYPERSARCOSE, s. f., *hypersarcosis*, de ὑπὲρ, au-dessus, et de σὰρξ, chair; excroissances molles et fongueuses qui se développent sur la surface des plaies et ulcères. *Voyez* ces mots.

HYPERSTHÉNIE, s. f., *hypersthenia*, de ὑπὲρ, au delà, et de σθένος, force; excès de force; surexcitation, irritation. *Voyez* ces divers mots.

HYPERTONIE, s. f., *hypertonia*, de ὑπὲρ, au delà, et de τόνος, ton; excès de ton. *Voyez* TON, TONICITÉ.

HYPERTROPHIE, s. f., *hypertrophia*, de ὑπὲρ, au delà, et de τροφὴ, nourriture; excès de nutrition. On désigne, sous le nom d'*hypertrophie*, l'état d'une organe qui, par un accroissement dans sa nutrition, présente un développement anormal, une augmentation plus ou moins considérable de volume, sans aucune altération de texture. Si l'on excepte l'hypertrophie du cœur et du corps thyroïde (*voyez* COEUR (pathol.) et GOÎTRE), celle des autres tissus et organes a encore été peu étudiée. Comme la théorie de l'hypertrophie a nécessairement des rapports avec les lois de la nutrition, nous croyons qu'il sera plus avantageux de présenter à la suite de cet article les considérations qui concernent l'hypertrophie ou nutrition morbide.

HYPNOTIQUE, adj. et subst., *hypnoticus*, *somnifer*, de ὑπνόω, endormir; qui provoque le sommeil. Nom donné aux agens pharmaceutiques auxquels on attribue cette propriété. L'insomnie ou absence de sommeil dépendant d'une foule de causes diverses, il est évident qu'il n'existe pas de médicamens qu'on puisse appeler d'une manière absolue *hypnotiques*. Mais on confond souvent le sommeil avec un léger degré de narcotisme; et les substances qui déterminent celui-ci sont regardées comme hypnotiques. *Voyez* NARCOTIQUE et SOMMEIL. (R. D.)

HYPOCHONDRE, s. m., *hypochondrium*, ὑποχόνδριον, de ὑπὸ, sous, et χόνδρός, cartilage; partie supérieure et latérale de l'abdomen, cachée par les cartilages des côtes. *Voyez* ABDOMEN. (A. B.)

HYPOCHONDRIAQUE et HYPOCHONDRE, adj., *hypochondriacus*, qui est affecté d'hypochondrie.

HYPOCHONDRIE, *hypochondria*, de ὑπὸ sous, et de χόνδρός cartilage; ce mot signifie, d'après son sens étymologique, une maladie des organes situés dans les hypochondres. L'on est trop peu d'accord sur le siége et la nature de l'hypochondrie, pour que nous cherchions à en préciser ici les caractères principaux par une définition. Nous préférons commencer l'histoire de cette maladie par l'exposé des phénomènes divers qui signalent son existence.

I. Les symptômes de l'hypochondrie sont extrêmement nombreux et variés; il n'est presque aucune partie du corps qui ne soit le siége de quelque souffrance, de quelque trouble, surtout si l'on étudie la maladie sur un certain nombre d'individus : la tête, la poitrine, l'abdomen, les parties extérieures sont tour à tour ou en même temps accusés par les malades de recéler différentes causes de gêne, de désordres, de douleurs, d'affections diverses. La tête est le siége d'une foule de sensations pénibles et douloureuses; les malades se plaignent d'y ressentir des douleurs violentes plus ou moins étendues, des malaises, des chaleurs, des pesanteurs, des serremens, des compressions, des fourmillemens, des battemens, des bouillonnemens, des frémissemens; ils entendent dans l'intérieur du crâne des bruits singuliers, des sifflemens, des détonations, de la musique, le murmure d'un ruisseau, etc. Parfois la circulation capillaire de la tête est activée, la chaleur et la rougeur de cette partie sont augmentées. Le sommeil est le plus souvent difficile, de peu de durée, troublé par des rêves, des accès de cauchemar, interrompu par des reveils en sursaut, par des bruits extraordinaires dans la tête; quelques malades ne dorment jamais ou presque jamais; quelques-uns dorment assez bien. Les sens présentent en général une grande susceptibilité; toute impression un peu vive, quelquefois même légère, cause de l'agacement, du malaise, de la contrariété, des douleurs de tête; le bruit, la lumière vive, les odeurs fortes, le froid, la chaleur, les variations de la température, l'état électrique de l'atmosphère, causent des malaises et des souffrances; les malades eprouvent des tintemens, des bourdonnemens, des sifflemens dans les oreilles; ils sont sujets à des éblouissemens, des étourdissemens, des vertiges; ils offrent des dépravations de l'odorat et du goût; quelques-uns flairent avec plaisir les odeurs les plus désagréables et savourent avec délices des corps que tout le monde trouve détestables à goûter. Ces malades ont en général l'humeur très-inégale; ils passent presque sans motif de la crainte à l'espérance, de la gaieté à la tristeste, des emportemens à la douceur, des ris aux pleurs; beaucoup sont timides, pusillanimes, craintifs, ombrageux, irascibles, inquiets, défians, difficiles à vivre, tourmentant et fatigant tout le monde; ils sont faciles à émouvoir, un rien les contrarie, les agite, leur cause des craintes, des tourmens, des terreurs paniques, des accès de désespoir. La plupart présentent un changement très-marqué dans leurs affections; les motifs les plus légers les font passer de l'amour à l'indifférence ou à la haine. L'état de leur santé, surtout, les inquiète beaucoup; à la moindre douleur, au plus faible accident, ils se croient dans le plus grand danger. Le travail de l'esprit est difficile, rend la tête chaude et douloureuse; beaucoup de malades se plaignent d'avoir les idées lentes et peu liées, ou rapides et confuses; d'éprouver des espèces d'absences d'idées, de mémoire, ou une exaltation dans la pensée qui les fatigue beaucoup. Ils éprouvent une succession rapide d'idées et d'émotions les plus diverses, sans que la volonté puisse les maîtriser ou les diriger. Ils se plaignent de tomber dans des états de faiblesse extrême, d'anéantissement; ils disent alors qu'ils ont des agonies, de faibles attaques d'apoplexie; ils emploient les expressions les plus exagérées pour peindre le mauvais état de leur intelligence et les souffrances qu'ils ressentent dans la tête; leur maladie est nouvelle, extraordinaire, inconnue, incurable et des plus dangereuses; ils ne guériront jamais, ils perdront tout-à-fait la tête, ils deviendront stupides et maniaques, ils tomberont en apoplexie : Je n'ai plus d'idées, vous dira l'un de ces infortunés d'un ton lamentable, je ne saurais penser, je n'ai plus de mémoire, un voile sépare mon intelligence des impressions faites sur mes sens ; je suis sans courage, sans volonté; j'ai le cœur desséché, désorganisé, pétrifié, mes parens et mes meilleurs amis me sont indifférens ; j'ai le cerveau comprimé, inondé de sérosité, j'éprouve des douleurs horribles, ma santé est délabrée, les médecins ne comprennent rien à ma maladie, je ne puis survivre long-temps à tant de maux, je mourrai subitement dans un état de crise effroyable, la mort est mille fois préférable à une pareille existence, à des maux si cruels, à un état aussi humiliant; je me tuerai : tel est leur dernier mot. Un malade, dont parle M. Louyer Villermay, dit que son corps est un foyer ardent, ses nerfs des charbons embrasés, son sang de l'huile bouillante, qu'il souffre le martyre. Un autre, dont Pomme raconte l'histoire, disait avoir le cerveau noué, pateux, aplati, encloué, somnoleux, vide, plein, sec, aqueux, frémissant, pierreux. Les hypochondriaques parlent souvent du dégoût qu'ils ont pour la vie, du désir qu'ils ont de la mort, et avec cela ils recherchent avec empressement les conseils de la médecine; ils lisent avec avidité les livres de l'art; ils écoutent les commères; ils ont recours à toutes les recettes qu'ils trouvent vantées; ils prennent des précautions infinies pour s'empêcher de souffrir; ils consultent sans cesse, et s'adressent à chaque instant à de nouveaux médecins; mais ils se dégoûtent des remèdes aussitôt qu'ils en ont fait usage. Ils craignent tellement de souffrir et sont si pusillanimes, qu'ils ne commettent presque jamais sérieusement aucun acte de suicide. Mais ce qui fait beaucoup de mal à ces infortunés, et ce qui suffirait quelquefois pour les porter à prendre une funeste détermination, c'est de les traiter de *malades imaginaires*, de leur répéter sans cesse qu'ils s'écoutent trop; qu'ils manquent de volonté et de courage; que s'ils voulaient ils chasseraient l'ennui et la tristesse; qu'ils ne se contrarieraient point pour les motifs les plus légers, et se livreraient à leurs occupations habituelles. Ces reproches sont très-mal fondés, et ces conseils fort inutiles ; les uns et les autres irritent les malades, les désespèrent et leur donnent des paroxysmes. Les hypochondriaques souffrent réellement et beaucoup ; et les désordres de leurs facultés sensitives ne sont que trop positifs.

Les malades éprouvent quelquefois au col des resserremens spasmodiques, des sentimens d'étranglement, la sensation d'un corps étranger qui comprime les conduits aériens et distend les parties environnantes; ils sont quelquefois pris de contrictions du thorax, d'oppression, de dyspnée, de suffocations, d'étouffemens; ils ne peuvent supporter des vêtemens qui serrent la poitrine : on en voit même à qui le poids du drap seul cause des angoisses insupportables. Presque tous, pour ne pas dire tous, éprouvent des palpitations de cœur plus ou moins violentes, quelquefois douloureuses; chez quelques-uns le cœur bat avec une telle force, qu'il soulève avec violence la paroi thoracique de la région précordiale. Le pouls est très-variable, tantôt fort, tantôt petit; fréquent dans un moment, lent dans un autre, quelquefois intermittent. Le conduit alimentaire présente la langue naturelle, ou légèrement chargée d'un enduit jaunâtre le matin; quelquefois une excrétion abondante de salive; souvent une digestion lente, douloureuse, avec un sentiment de chaleur et de gonflement à l'épigraste, des rapports acides, des rots, des angoisses, des chaleurs qui montent à la tête, l'afflux du sang vers cette partie, de la céphalalgie, quelquefois des vomissemens, et à la fin des gargouillemens et des borborygmes; l'appétit est variable, il est diminué ou nul chez les uns, augmenté ou boulimique chez les autres; la soif est rarement considérable. Presque tous les malades éprouvent une constipation habituelle et opiniâtre; ils vont rarement et difficilement à la selle; ils se plaignent de chaleurs d'entrailles, quelquefois d'une sensibilité très-vive dans l'abdomen, de battemens du tronc cœliaque; ils rendent quelquefois des matières glaireuses. Dans les paroxysmes, l'urine est souvent ténue et limpide; M. Vauquelin y a trouvé de l'acide rosacique. Des malades sont sujets aux hémorrhoïdes; le flux menstruel est régulier dans beaucoup de cas; irrégulier, diminué, difficile ou supprimé dans beaucoup d'autres. L'époque des règles est ordinairement marquée par du malaise, des maux de tête, quelquefois par un paroxysme. Beaucoup de femmes sont incommodées par des flueurs blanches abondantes, quelques-unes par des chaleurs, des démangeaisons, des douleurs dans les parties génitales. Ces différens désordres sont rapportés par les malades aux affections les plus graves; ce sont des anévrysmes du cœur, des cancers de l'estomac, des gastrites, des phthisies, des tumeurs, des hydropisies, la syphilis, etc.

La physionomie des hypochondres est très-mobile, d'un moment à l'autre elle annonce la santé et un état de souffrance, le bonheur et la tristesse, elle est pâle ou jaunâtre, et animée des couleurs les plus vives; elle porte une empreinte profonde des diverses émotions qui agitent ces malades. Ils pleurent avec une grande facilité, et l'écoulement abondant des larmes les soulage presque toujours. Dans un très-grand nombre de cas, l'embonpoint n'est pas diminué, la coloration de la face est naturelle, la peau ne présente aucun changement; ce n'est pas sans étonnement que l'on voit des hypochondres gros et frais se plaindre des plus horribles souffrances, dire qu'ils dorment peu et mal, qu'ils digèrent difficilement, et qu'ils éprouvent des flatuosités après le repas; qu'au moindre excès de travail et à la plus légère contrariété, ils ressentent des angoisses et des spasmes dans le ventre. Beaucoup sont cependant amaigris, ont le teint décoloré, la peau de la face pâle, jaunâtre, rugueuse, boutonneuse, dartreuse; beaucoup ont la peau habituellement sèche et ne suent que difficilement; quelques-uns sont sujets à des sueurs locales dans différentes parties du corps. Les tissus sous-cutanés, les membres, sont le siége de douleurs vagues, d'alternatives de chaud et de froid, de fourmillemens, d'engourdissemens, de sensations singulières, variées, erratives; les malades sont fatigués par des crampes, des raideurs convulsives; ils se plaignent d'éprouver un état de faiblesse générale qui les empêche de prendre de l'exercice; ils disent qu'ils ne sentent plus telle ou telle partie; quelquefois ils sont pris instantanément de paralysies locales peu durables; une fois la voix est éteinte, une autre fois il y a hémiplégie; une troisième il y a difficulté ou impossibilité de se servir des mains, des pieds, d'un bras, d'une jambe, etc. Les sens présentent quelquefois des troubles analogues.

Mais ce qui caractérise particulièrement l'affection singulière que nous étudions, ce sont la multiplicité, la variété et la mobilité des désordres accusés par les malades, et les souffrances excessives dont ils se plaignent sans cesse mises en opposition avec le peu de danger de leur état et les apparences extérieures d'une santé presque toujours assez bonne, souvent même d'une santé florissante.

II. Tout ce qui tend à exciter et à développer excessivement les facultés sensitives et morales de l'homme prédispose à l'hypochondrie. Une constitution nerveuse et mélancolique originaire, une disposition héréditaire aux maladies mentales; les climats chauds, les professions qui exigent une attention soutenue, qui exercent outre mesure les facultés de l'esprit; l'oisiveté, l'habitude des impressions vives et variées, les veilles; l'âge où les passions agitent le plus le cœur humain, une mauvaise éducation, les excès de la masturbation ou des plaisirs vénériens; toutes ces circonstances sont très-favorables au développement de cette maladie. Sa fréquence, ainsi que l'a très-bien dit M. Louyer Villermay, est, jusqu'à un certain point, en raison directe du développement de l'esprit humain et des progrès de la civilisation; c'est parmi les hommes de lettres, les citoyens livrés aux travaux assidus du cabinet, les artistes; les poëtes, parmi les littérateurs les plus distingués, et surtout au mileu des personnes douées de l'imagination la plus ardente, ou de la plus vive sensibilité, qu'elle choisit de préférence ses victimes. L'hypochondrie survient rarement chez les vieillards et les enfans, chez les cultivateurs, les militaires, les artisans; on l'observe surtout dans la jeunesse et l'âge viril, dans les grandes villes, chez les riches; les personnes mal élevées, qui ont été ce qu'on appèle des *enfans gâtés*, et dont l'esprit dominateur ne peut supporter la moindre contrariété, y sont surtout sujettes. L'Angleterre est peut-être le pays où l'on voit le plus d'hypochondriaques; ce qui est dû principalement à l'activité prodigieuse de l'esprit dans ce pays, aux tourmens qu'y fait naître le développement de l'industrie, aux fortunes rapidement acquises dans le commerce par une foule d'individus qui passent ensuite leur vie entière dans le désœuvrement et les excès de toute espèce.

Les causes excitantes de l'hypochondrie les plus ordinaires sont les chagrins profonds, un état habituel de tristesse, les contrariétés sans cesse renaissantes, les excès d'étude, les veilles opiniâtres, la jalousie, la crainte d'être affecté de maladies dangereuses, la frayeur, le passage d'une vie active à un état d'oisiveté complet, l'ambition déçue, la perte de la beauté et la succession des années, chez quelques femmes; les excès de la masturbation et des plaisirs vénériens. Les auteurs ajoutent à ces causes la plupart de celles des autres maladies, telles que les suppressions d'hémorrhagies, d'exanthèmes, d'écoulemens divers; l'abus des liqueurs spiritueuses, du thé, du café; les excès de table, etc. Mais premièrement, il est facile de remarquer que ce n'est point parmi les individus qui font abus des boissons alcoholiques que l'on observe en général les hypochondriaques; ainsi les militaires, les ivrognes de profession, les artisans, les malheureux qui ne mangent que de mauvais alimens, ne deviennent point hypochondriaques; c'est au contraire dans les classes élevées de la société, parmi les gens de lettres, les femmes oisives, que cette maladie est surtout fréquente; et depuis long-temps l'ivrognerie est fort rare dans ces classes d'individus. On a beaucoup accusé le thé et le café, que quelques-uns ont appelés des boissons chaudes, lorsque l'usage commença à s'en répandre; mais ces agens ne produisent d'effets que sur les systèmes nerveux irritables ou déjà malades, et nullement sur ceux des individus livrés à des travaux pénibles. Secondement, sur trente-six faits particuliers cités par M. Louyer Villermay (*Traité des maladies nerveuses*), nous avons trouvé les causes suivantes: chez vingt-deux la maladie a été causée par des affections morales pénibles (pag. 226, 304, 360, 374, 400, 426, 430, 443, 457, 460, 465, 467, 498, 502, 522, 555, 559, 612, 638, 705, 711, 715); chez huit elle provenait d'excès d'étude (pag. 387, 417, 449, 464, 518, 581, 597, 633); chez deux elle était le résultat du passage d'une vie active à l'oisiveté (pag. 398, 684); deux autres avaient été saisis par une frayeur (pag. 524, 559); une dame avait été saisie par le froid (pag. 680); enfin une demoiselle était primitivement douée d'une grande vivacité d'esprit jointe à une imagination ardente et très-mobile (page 557). Comme on le voit, ce relevé ne s'accorde guère avec ces descriptions générales, faites le plus souvent d'après des idées préconçues, sur le siége et la nature de la maladie, ou suivant la méthode ordinaire qui consiste à énumérer un certain nombre de causes, presque toujours les mêmes pour toutes les maladies. Troisièmement, enfin, sur un très-grand nombre de malades que nous avons observés avec soin, nous avons toujours reconnu ces mêmes influences comme causes excitantes de l'hyponchondrie.

III. Dans quelques cas, le développement de l'hypochondrie suit promptement l'action de causes violentes, telles qu'un chagrin profond, une frayeur vive, etc. Dans le plus grand nombre des cas, l'influence des causes est longue, et la santé ne s'altère sensiblement qu'au bout de plusieurs mois ou de quelques années. Les malades se plaignent pendant long-temps d'éprouver une grande susceptibilité nerveuse, des chaleurs et des douleurs à la tête, des insomnies, des palpitations, de la constipation, surtout lorsqu'ils se livrent au travail de cabinet, ou qu'ils éprouvent des contrariétés. Ces légers accidens se manifestent chez beaucoup de personnes douées d'un tempérament nerveux ou d'une grande irritabilité de ce système, chez la plupart des gens de lettres. L'hypochondrie est plus souvent qu'on ne pense le résultat presque inévitable d'une constitution primitivement détériorée, soit par une influence héréditaire, soit par une mauvaise éducation. Si on remonte à une époque antérieure à l'invasion de la maladie, on trouve souvent que les malades étaient très-susceptibles, capricieux, colères, impressionnables, sujets à des accès passagers de tristesse sans sujet, à des terreurs paniques, des migraines et autres accidens nerveux.

M. Louyer Villermay a divisé le cours de l'hypochondrie en trois degrés : dans le premier, les désordres ne se manifestent que dans les viscères de l'abdomen ; dans le second, ils s'étendent aux organes thoraciques, et un peu à la tête et aux membres ; dans le troisième, le trouble des fonctions cérébrales est prédominant. Cette division n'est pas fondée ; elle ne repose que sur l'opinion de l'auteur, relative au siége de la maladie. Nous avons souvent observé les variétés suivantes : 1° tantôt les accidens ne subsistent qu'autant que la cause exerce son influence ; si cette influence vient à cesser, le malade n'éprouve plus aucun trouble, et, aussitôt qu'elle recommence, les désordres renaissent. Une foule de ces malades ont à peine suspendu les occupations qui les fatiguent et les tourmentent, mis le pied dans une voiture pour faire un voyage, qu'ils ne se ressentent plus des maux dont ils se plaignent depuis nombre d'années ; mais d'autres fois la maladie est indépendante de sa cause; celle-ci n'a eu qu'une influence passagère, et a laissé des désordres permanens. 2° Tous les symptômes que nous avons énumérés ne s'observent point en même temps, ni chez le même individu, ni à toutes les périodes de la maladie, ni dans tous les instans. Tous les malades ont les fonctions cérébrales plus ou moins affectées; mais, après cela, chez les uns les désordres gastro-intestinaux sont plus intenses, et chez d'autres ils sont légers et nuls; chez les uns les palpitations sont fortes et fréquentes, les serremens de poitrine très-incommodes, et chez d'autres les organes thoraciques sont à peine le siége de quelques phénomènes. Les troubles des différens organes s'influencent et s'aggravent réciproquement, ou bien se succèdent alternativement, souvent par la seule influence de l'imagination du malade. Hier il se plaignait du dos, aujourd'hui il se plaint de l'estomac, demain il se plaindra du cœur ou du poumon, ou seulement de la tête ou des membres. S'il lit un livre de médecine, s'il entend parler d'une maladie, soudain il est affecté de cette maladie; et, ce qui est bien positif, c'est que le centre sensitif perçoit réellement les douleurs et les angoisses indiquées par les malades. 3° L'hypochondrie présente, dans son cours, des exacerbations, des paroxysmes; quelquefois même ce sont de véritables accès séparés par des intermissions complètes et plus ou moins longues. Les exacerbations durent quelques heures, et sont marquées par une augmentation des souffrances, par des chaleurs et des douleurs à la tête, l'injection des capillaires de la face, de l'oppression, des palpitations, des chaleurs et des *spasmes* dans le ventre, du malaise, un état d'angoisse, de tristesse, de mauvaise humeur, de nullité intellectuelle et morale; c'est alors que les malades parlent sans cesse du désir qu'ils ont de mourir. Les exacerbations sont ordinairement provoquées par quelque cause, soit une application soutenue, des contrariétés, l'impression du froid ou de la chaleur, etc. Les paroxysmes durent plusieurs jours, une semaine ou deux; ils sont caractérisés aussi par un état de souffrances plus considérables. L'hypochondrie intermittente n'est pas rare; dans le monde on lui donne plus particulièrement le nom de *vapeurs*. Entre les accès, les malades jouissent d'une bonne santé, sauf les incommodités que détermine si souvent la prédominance du système nerveux. Une dame, affectée de ces *vapeurs*, sent, pendant quelques jours, venir la tristesse sans sujet; elle n'a plus de force, elle a besoin de manger sans en avoir le désir, son sommeil est triste, sa volonté est nulle; elle ne peut chasser le malaise moral qui l'accable. L'accès est quelquefois marqué par une douleur vive sur un point, à la poitrine, à l'estomac, à la tête, etc.; elle se désespère, et croit sa mort inévitable; et tout cela se dissipe au bout de peu de jours, quelquefois un instant après avoir pleuré sur sa mort qu'elle croyait très-prochaine. Après l'accès, l'esprit est plus actif et plus dispos qu'auparavant. 4° Nous croyons que le *spleen* ou la *maladie noire* des Anglais est le plus souvent une hypochondrie: mêmes désordres nerveux, chaleurs et douleurs de tête, chaleurs et douleurs d'entrailles, état habituel de tristesse, nullité de désirs, de volonté, d'intelligence, etc., d'où résultent le dégoût de la vie, la crainte de ne point guérir, le penchant au suicide, et quelquefois l'acte du suicide lui-même.

L'hypochondrie est ordinairement une maladie de longue durée. Dans un petit nombre de cas où elle est traitée à temps, et où l'influence des causes peut être entièrement détruite, la santé renaît promptement; souvent alors, en quelques jours, le malade recouvre une santé parfaite. Mais, lorsque l'hypochondrie a persisté pendant des mois ou des années, qu'elle est passée, pour ainsi dire, en habitude, elle peut durer fort long-temps, poursuivre le malade jusque dans un âge avancé; lors même que les malades recouvrent la santé, ils conservent presque toujours un état nerveux qui les rend très-impressionnables et sujets à quelque accès d'hypochondrie, pour peu qu'ils s'écartent de leur régime habituel, qu'ils fassent un excès d'étude ou qu'ils éprouvent des émotions un peu fortes.

L'affection qui nous occupe présente, dans son cours, une foule de variations qu'il serait difficile de décrire; les phénomènes varient d'un instant à l'autre; les causes les plus légères produisent des changemens considérables, suivant le dire des malades; ce qui plaît et soulage dans un instant ennuie et fait souffrir dans un autre; la vue d'un objet, une odeur, un bruit léger, le froid, la chaleur, un verre de boisson innocente pris trop vite, un peu d'exercice, une légère contrariété, une lecture de quelques instans, un aliment, un médicament, etc., chacune de ces choses peut augmenter les souffrances de l'hypochondriaque. L'époque menstruelle est ordinairement, comme nous l'avons dit, caractérisée par une augmentation des accidens.

Lorsque les malades ne peuvent supporter la plus légère quantité d'alimens sans être pris de vomissemens, on les voit tomber progressivement dans un état de maigreur et de marasme extrêmes; les insomnies opiniâtres, les inquiétudes excessives peuvent produire le même résultat. Beaucoup de malades restent hypochondriaques pendant de longues années, durant toute leur vie, sans que les fonctions nutritives manifestent des désordres notables, pourvu qu'ils s'astreignent à un régime de vie sévère. Quoique l'intelligence soit souvent embarrassée ou promptement fatiguée, ils s'occupent de leurs affaires, ils se livrent même aux travaux du cabinet. Quelques malades finissent par perdre la raison, par devenir aliénés : c'est alors qu'ils s'imaginent que leurs organes sont *dissous* ou transformés, que leur sang est *décomposé*, que leurs souffrances sont causées par des *esprits* ou du *poison*, que leur esprit est à la disposition d'autrui; qu'ils sont haïs, méprisés, abandonnés, même de leurs proches et de leurs amis, qu'ils sont en butte à la calomnie, à l'injustice, menacés de perdre leur fortune ou la vie, etc.; cette terminaison est assez rare. D'autres succombent à des affections chroniques du cerveau, du poumon, du cœur, du conduit alimentaire, du foie, etc.; ce sont des apoplexies, des anévrysmes, des phthisies, des phlegmasies chroniques, des tumeurs, des squirrhes, des cancers, etc.; mais, en général, ces désorganisations se forment lentement, et les malades les portent des années avant de mourir : c'est ce qu'on appelait autrefois des *obstructions*. Du reste, l'hypochondrie est généralement si peu dangereuse, et les malades vivent si long-temps, qu'il est presque toujours fort difficile de suivre la marche de cette affection, la succession des désordres et le développement des altérations plus graves qui la compliquent ou lui succèdent. Ce point de son histoire est fort obscur, et mérite d'être étudié avec soin. Un fait assez singulier, c'est que les hypochondriaques sont peu sujets aux inflammations aiguës graves. Les précautions minutieuses que la plupart prennent pour la conservation de leur santé rendent-elles raison de cette circonstance ?

IV. L'ouverture des cadavres n'a point encore éclairé le siége et la nature de l'hypochondrie : il est même douteux que ce moyen d'investigation fournisse jamais la raison des désordres qui caractérisent cette maladie. Les malades n'en meurent point ordinairement; ils peuvent en être affectés pendant vingt ou quarante ans, sans que la santé en souffre beaucoup; et, comme on ne meurt pas de rien, on trouvera, dans les cadavres, des traces d'affections diverses qui pourront n'avoir aucun rapport avec la première, ou qui en auront été les suites éloignées, et même qui seront peut-être le résultat de l'action d'une foule de remèdes incendiaires dont beaucoup de malades usent sans ménagement toute leur vie.

Lieutaud expose ainsi les résultats de l'ouverture des corps : engorgemens et dilatations variqueuses des vaisseaux qui concourent à la formation de la veine-porte, dans presque tous les cadavres; on observe communément des obstructions, des squirrhes, des suppurations, des pouritures et des sphacèles au foie, à la rate, au pancréas, à l'épiploon, au mésentère, aux capsules atrabilaires. On a trouvé des pierres dans la vésicule du fiel, la rate gonflée, quelquefois monstrueuse ou petite; on l'a vue dure et comme pétrifiée; on a observé, dans un grand nombre de cas, le pylore squirrheux, l'estomac chargé d'une matière noirâtre et fétide, exactement dilaté, de même que le colon, des tumeurs anomales, tenant au mésentère ou à d'autres parties; la poitrine a montré des poumons desséchés, engorgés et adhérens aux parties voisines, le cœur sec et aride, adhérent au péricarde, l'hydropisie de ce sac, les ventricules du cœur contenant un sang noirâtre et épais, séreux et fétide, des concrétions polypeuses, ses valvules ossifiées, des abcès aux oreillettes, des ossifications et des anévrysmes à l'aorte; le cerveau a enfin présenté ses vaisseaux gorgés d'un sang noir et épais, des pouritures et des suppurations, des épanchemens séreux, sanieux, muqueux, des varices et des tumeurs au plexus choroïde, des ossifications à la dure-mère, etc.; sans parler des autres hydropisies et des maladies qui succèdent à l'hypochondrie. Cet exposé ne comprend pas moins que la presque totalité des altérations qui composent le cadre nosologique. Il en résulte nécessairement, ou que l'hypochondrie n'est point une maladie distincte, n'est qu'un effet d'une foule de causes variables, ou bien que son étude n'a point été dirigée suivant les principes qui pouvaient conduire à la découverte de la vérité ou prévenir l'erreur.

V. Il serait fastidieux de rapporter ici toutes les opinions qui ont été émises sur le siége et la nature de l'hypochondrie. Presque tous les auteurs ont placé le foyer de cette maladie dans les viscères de l'abdomen, et ont considéré l'affection du système nerveux comme secondaire; on a tour à tour accusé le vice des humeurs, l'influence de l'atrabile, le développement de vapeurs malignes, les obstructions des organes, la faiblesse de l'estomac, etc. Quant à l'affection du système nerveux, elle a été considérée comme étant le résultat de l'ataxie et de l'irrégularité des esprits animaux (Sydenham), de la tension spasmodique des nerfs (Hoffmann), de la sensibilité ou irritabilité du genre nerveux (Raulin), de l'éréthisme, du spasme et du raccornissement des nerfs (Pomme). Deux opinions partagent les médecins de nos jours. M. Broussais et ses partisans ne voient dans l'hypochondrie qu'une gastrite chronique, développée chez des sujets nerveux, et provoquant une irritation cérébrale secondaire. M. Louyer Villermay, et avec lui un grand nombre de médecins, reconnaît pour siége primitif de l'hypochondrie les viscères abdominaux, spécialement l'estomac, affectés dans leur système nerveux ou leurs propriétés vitales, et surtout dans leur sensibilité organique, occasionant par sympathie le désordre consécutif de presque tous les organes, l'affection des facultés morales et intellectuelles. Suivant M. Broussais, l'hypochondrie est une *phlegmasie*, et, suivant M. Villermay, c'est une *névrose*. Pujol, dans son excellent travail sur les inflammations chroniques des viscères, considère les maladies nerveuses comme un effet symptomatique de l'inflammation lente du foie, du cerveau ou de l'utérus; suivant lui, l'hypochondrie est une hépatite chronique, quelquefois une encéphalite chronique, puisque l'on a trouvé sur des cadavres d'hypochondriaques des dilatations variqueuses, d'autres espèces d'engorgemens sanguins, des pourritures, des suppurations, des épanchemens sanieux et muqueux dans le crâne. Il ajoute qu'il a obtenu de nombreux succès d'un traitement basé sur cette manière de voir.

Nous avons combattu l'opinion générale qui place le siége primitif de l'hypochondrie dans les viscères adbominaux (*Physiologie et maladies du syst. nerv.*, tome II; 1821). Nous avons cru pouvoir démontrer, d'après nos propres observations et d'après les faits rapportés par les auteurs, 1° que les phénomènes caractéristiques de cette maladie appartiennent à la tête; 2° que les autres désordres ne sont pas constans; qu'ainsi on voit des malades dont le cœur n'éprouve point de palpitation, dont les organes digestifs ne présentent aucun dérangement notable, etc.; 3° que presque toutes les causes de la maladie exercent une influence directe sur les fonctions cérébrales; 4° que les agens de traitemens les plus efficaces sont les moyens moraux. Nous en avons conclu que l'hypochondrie est une affection primitive du cerveau. Cette même opinion a depuis été soutenue et développée par le docteur Fabett (*de l'Hypochondrie et du Suicide*, 1822). Il arrive cependant assez souvent que la maladie finit par avoir plusieurs foyers principaux; tantôt le cœur bat avec une force qui fait craindre une hypertrophie, et une influence secondaire sur le cerveau, bien propre à augmenter l'affection de ce dernier : tantôt l'estomac est d'une susceptibilité extrême, et ne peut supporter la plus petite quantité d'alimens; les boissons les plus douces sont rejetées presque à l'intant: d'autres fois les malades se plaignent particulièrement de la région où se trouvent les intestins; ils y ressentent par moment des chaleurs, des malaises, des spasmes, des douleurs, ils sont sujets à une constipation opiniâtre et douloureuse, accidens auxquels ils atribuent l'état d'impatience, de tristesse, d'abattement qu'ils éprouvent: les poumons sont aussi quelquefois le siége d'un sentiment de gêne et d'oppression, de toux, de douleurs vives et erratives dans certains cas. C'est au médecin judicieux à interroger les organes, à peser toutes les circonstances de la maladie, à suivre le développement et la succession des désordres, pour déterminer l'ordre suivant lequel les parties ont été affectées, et le degré d'influence que chaque appareil exerce sur les autres. Quant à la nature de la maladie, elle nous paraît difficile à préciser. Nous ne croyons pas que ce soit une *phlegmasie;* et prétendre que c'est une *névrose* ou une *affection nerveuse*, c'est apprendre fort peu de chose. On ne conçoit pas qu'une inflammation soit assez intense pour causer des souffrances continuelles, souvent insupportables, et puisse durer pendant vingt ou quarante ans sans causer de fièvre, sans altérer la santé d'une manière notable dans beaucoup de cas; conçoit-on, en admettant l'existence d'une phlegmasie, qu'un hypochondriaque qui souffre depuis des années soit subitement délivré de tous ses maux s'il quitte les travaux qui le fatiguent, s'il met le pied en voiture pour aller en voyage ou se récréer à la campagne? Les malades se plaignent souvent de souffrir à la peau lorsqu'elle est trop vivement impressionnée, et pourtant on n'aperçoit rien dans cet organe; ce sont ses nerfs qui sentent autrement qu'à l'ordinaire; les sens présentent un pareil phénomène; en serait-il de même pour les autres parties du corps? Les nerfs de l'estomac supporteraient-ils plus difficilement la présence des alimens, le cœur celle du sang, les poumons celle de l'air, etc.? Cet excès d'irritabilité même, joint à l'abus que font presque tous les malades d'une foule de remèdes irritans, ne suffirait-il pas pour rendre raison de la fréquence, chez les hypochondriaques, des phlegmasies chroniques et des dégénérations qui en résultent? Un organe n'est point enflammé parce qu'il est très-irritable, et dans cet état il est très-sujet aux phlegmasies. L'hypochondrie est une maladie de longue durée, apyrétique, beaucoup plus douloureuse que dangereuse, qui nous paraît dépendre primitivement de l'affection du cerveau, et se répandre, pour ainsi dire, dans les autres organes. Nous ne savons rien de plus positif sur sa nature. Nous devons ajouter que nous avons vu plusieurs de ces malades traités pour des gastrites chroniques, et mis, pendant des mois, à une diète plus ou moins sévère, à l'usage des sangsues appliquées sur l'épigastre à des époques plus ou moins rapprochées ; aucun n'a éprouvé de mieux sensible ; chez plusieurs les douleurs gastriques ont été augmentées : nous en avons vu un perdre tout-à-fait la raison après six mois d'un pareil traitement ; mais il est possible que ce soit par les progrès naturels du mal lui-même. Nous conviendrons toutefois que l'*irritation sanguine* peut exister dans les organes qui sont le siége des divers accidens. Mais nous ne croyons pas que cette irritation constitue la nature primitive de la maladie, comme dans les phlegmasies ordinaires. Si notre opinion, sur le siége de la maladie qui nous occupe, est fondée, le mot *hypochondrie* est impropre, puisqu'il désigne un autre siége; il faut ou un mot insignifiant, ou une expression qui ait rapport au système nerveux ; *névropathie* a été employé par quelques auteurs ; *maux de nerfs*, *vapeurs*, sont des expressions vulgaires.

VI. L'hypochondrie peut être confondue avec d'autres maladies; elle pourrait être simulée. 1° Les douleurs fixes et aiguës à la tête font craindre à la plupart des médecins une altération locale du cerveau, une affection dite organique. Mais ce phénomène étant joint aux autres accidens de la maladie, et existant sans désordres musculaires dans un côté du corps, il ne caractérise point une altération locale du cerveau, soit un cancer, un ramollissement, un épanchement sanguin, etc. 2° On a confondu l'hypochondrie avec la monomanie triste ou mélancolie. Les hypochondres ont conscience de leur état, leur jugement est sain sur tout ce qui est étranger à leur maladie, ils gèrent bien leurs affaires; et même ils ne se trompent point sur leurs souffrances, puisqu'ils les ressentent réellement, et qu'ils n'en tirent des conséquences exagérées que par ce qu'elles sont insupportables. Les aliénés déraisonnent complétement sur un point et se croient fort raisonnables ; ils ne se plaignent presque jamais d'aucune douleur; ils sont en général incapables de continuer leurs occupations dans le monde. On observe pourtant quelques mélancoliques qui ont conscience de l'état de dérangement où se trouve leur tête, qui se sentent assaillis par des idées déraisonnables sans pouvoir les chasser; les hypochondriaques éprouvent un pareil désordre dans leur esprit pendant les paroxysmes. Ces derniers sont de véritables aliénés lorsqu'ils viennent à attribuer la cause de leurs douleurs à l'influence du poison, du diable, d'ennemis, lorsqu'ils s'imaginent avoir des jambes de verre ou de beurre, le corps en dissolution ou être morts, etc. Hors ce dernier cas, les hypochondriaques ne sauraient être frappés d'interdiction; nous croyons cependant que s'ils commettaient des crimes ou des délits, on devrait souvent user envers eux de beaucoup d'indulgence. 3° La plupart des auteurs qui ont écrit depuis Sydenham ont confondu l'hypochondrie avec l'hystérie, et ont décrit ces deux affections sous les noms de *vapeurs, maux de nerfs, etc.* (*Voy.* HYSTÉRIE.) 4° Les phénomènes que présentent les organes des sens et les mouvemens volontaires pourraient annoncer des désordres graves s'ils étaient moins mobiles, et n'existaient pas en même temps que les autres symptômes de l'hypochondrie. 5° Les palpitations nerveuses ont des caractères qui les distinguent des affections du cœur dites organiques (*Voyez* PALPITATION.) 6° Le diagnostic des lésions du poumon est aujourd'hui tellement précis, qu'il serait difficile de confondre les phénomènes de l'hypochondrie avec ces mêmes lésions. 7° Nous avons vu des femmes à qui on avait mis des pessaires, parce qu'elles s'étaient plaintes d'un sentiment de pesanteur et de tiraillement vers l'utérus, et qu'on avait cru reconnaître au toucher un commencement de chute de cet organe, quoique cette infirmité n'existât pas. Il suffit de savoir qu'on a affaire à une hypochondriaque pour se mettre en garde contre de pareilles méprises. 8° M. Broussais et son école soutiennent aujourd'hui, avons-nous dit, que l'hypochondrie n'est qu'une gastrite chronique; et non-seulement nous n'adoptons pas cette opinion, mais nous croyons même que les *accidens* gartro-intestinaux qui peuvent exister dans l'hypochondrie ne sont pas nécessairement le résultat d'une phlegmasie du conduit alimentaire; nous n'insisterons pas beaucoup sur la distinction à établir entre ces deux espèces de lésions, parce que dans tous les cas il n'y a pas grand inconvénient à mettre en usage le traitement qui convient à la plus grave, la gastro-entérite, pourvu qu'on s'arrête dès qu'on en observe les mauvais effets chez les hypochondriaques. Nous ferons seulement remarquer, 1° que les phlegmasies chroniques du canal digestif se manifestent à tous les âges et dans toutes les conditions de la vie, surtout dans la classe pauvre, mal vêtue, mal nourrie, livrée aux excès de boissons; tandis que l'hypochondrie appartient presque exclusivement aux âges de la vie où les passions exercent leur empire, où l'esprit est occupé et tourmenté de toutes les façons, aux individus des classes aisées, chez qui les excès de boisson et la mauvaise nourriture ne sont pas ordinaires; 2° Que dans la gastro-entérite chronique l'appétit est souvent nul, la digestion incomplète, la diarrhée fréquente, la nutrition altérée, l'amaigrissement progressif, la fièvre bientôt continuelle, sans troubles notables dans les fonctions cérébrales; et si la maladie fait des progrès, le malade finit par succomber au bout de quelques mois, ou au plus au bout d'un petit nombre d'années : tandis que dans l'hypochondrie où il existe des accidens gastro-intestinaux, l'appétit est ordinairement bon, la digestion est pénible mais complète, il y a plutôt constipation que diarrhée, la nutrition est excellente, à moins que le malade ne soit en proie à des chagrins continuels, ou que son estomac ne rejette toute espèce de nourriture, ce qui est rare; l'embonpoint est souvent remarquable, il n'y a pas de fièvre, et le malade peut vivre quarante ou cinquante ans avec les spasmes du ventre, les rots, les borborygmes; 3° que le genre de souffrance n'est point le même dans les deux cas: les hypochondriaques accusent des spasmes, des angoisses, des chaleurs, une sensibilité excessive; à les entendre, tout leur ventre est dans un état horrible; et si on vient à le toucher, à le presser, ces douleurs n'augmentent pas ou même elles disparaissent : les autres malades se plaignent de douleurs légères, de coliques qui sont augmentées par le passage des alimens, par la pression sur l'abdomen, par la présence des mucosités abondantes qui font la matière des selles. 4° les affections morales exercent une très-grande influence sur l'état hypochondriaque : un malade dont l'abdomen est calme depuis plusieurs semaines ou plusieurs mois, a-t-il quelque sujet d'inquiétude au moment de son dîner, sa digestion sera accompagnée de rots, de flatuosités, de borborygmes, de spasmes, de chaleurs, etc.

Nous aurions à examiner encore différentes affections avec lesquelles l'hypochondrie peut être confondue, telles que le squirrhe du pylore, les lésions des autres viscères de l'abdomen, etc. Mais nous pensons que les considérations auxquelles nous venons de nous livrer mettront les praticiens à même de ne pas commettre d'erreur grave. (*Voy.* aussi VOMISSEMENT NERVEUX). Cependant ces mêmes altérations que nous avons voulu distinguer de l'hypochondrie peuvent coexister avec celle-ci, la précéder ou la suivre; de là une complication de causes et d'effets, un diagnostic difficile.

VII. L'état extérieur des hypochondriaques est en général assez satisfaisant et les fait prendre pour des *malades imaginaires*. L'exposé qu'ils font de leurs maux, les détails minutieux qu'ils en racontent, leurs plaintes continuelles, leur ton lamentable et l'exagération de leur langage lorsqu'ils parlent de leurs souffrances, feraient croire au contraire qu'ils sont affectés des maladies les plus graves et sont dans un danger pressant. Les apparences extérieures et les sensations des malades ne fournissent également que des renseignemens trompeurs sur leur état. Les hypochondriaques sont en proie à des douleurs physiques et morales, vives et pénibles, qui sont surtout aggravées par l'incrédulité des personnes qu'ils fréquentent; mais leur état n'est point dangereux. Ce qui met le comble à leur désespoir, c'est de se voir obligés, avec un air de santé souvent remarquable, d'abandonner leurs occupations, le soin de leur maison, l'éducation de leurs enfans, la société de leurs amis; leur esprit est peu capable d'un travail soutenu, leur caractère est détestable, leurs sentimens sont mobiles; ils n'aiment qu'à parler médecine et à s'entretenir de leur maladie; ils fuient un monde qui leur déplaît, et recherchent la solitude. Les hypochondres sont des êtres essentiellement malheureux, dignes du plus tendre intérêt, et qui ont besoin de beaucoup d'égards et d'indulgence.

Lorsque la maladie est héréditaire, la guérison est très-difficile à obtenir. Dans l'hypochondrie récente, produite par des causes dont on peut faire cesser l'influence, comme les excès d'étude, le retour à la santé peut être prompt et durable. Lorsque les causes ne peuvent être détruites, il y a impossibilité de guérir la maladie; c'est ce qui arrive lorsque ce sont des chagrins dont la source ne peut être tarie, ou des professions dont l'exercice est indispensable à l'existence du malade. L'hypochondrie qui ne disparaît pas avec la cessation des causes, est difficile à guérir; au contraire, la maladie qui n'existe ou ne se renouvelle qu'autant que les agens qui l'ont produite exercent leur action, est moins fâcheuse. L'hypochondrie qui succède aux excès de la masturbation et des plaisirs vénériens est souvent incurable. Lorsque cette affection a duré plusieurs années, s'est renouvelée plusieurs fois, les guérisons sont rares et rarement complètes, surtout si son existence n'est pas subordonnée à l'action de causes toujours agissantes et dont on peut détruire l'influence; dans ces cas, on n'obtient ordinairement que des rémissions, des intermissions plus ou moins longues; il reste toujours un état d'irritabilité excessive des organes qui les rend très-impressionnables et les dispose aux rechutes. L'aliénation mentale qui résulte des progrès de l'hypochondrie est le plus souvent incurable. L'excessive irritabilité de l'estomac et une disposition continuelle aux vomissemens peuvent amener un état alarmant d'amaigrissement et de marasme. Il est inutile de donner ici le pronostic des différentes affections qui peuvent se développer chez les hypocondriaques, quels qu'en soient l'origine et la nature.

VIII. Les hypochondriaques sont les malades les plus difficiles à soigner; ils sont indociles, versatiles; à chaque instant ils changent de remède et de médecin; personne, selon eux, ne saurait comprendre ni bien connaître leur mal. Il faut en général se borner, dans les traités sur cette maladie, à tracer les règles principales du traitement, sans trop insister sur les détails, pour éviter que les malades ne se droguent eux-mêmes, comme ils ne le font que trop souvent. Les enfans fortement prédisposés à cette maladie ou à toute autre du même genre par une influence héréditaire, et qui manifestent de bonne heure une grande susceptibilité nerveuse, un penchant prononcé à la mélancolie, qui pour la moindre contrariété ont des migraines, des malaises, des palpitations, des vomissemens nerveux, etc., ces enfans ont besoin d'une éducation particulière; il faut ne point se hâter de cultiver leur esprit, se garder d'exalter la sensibilité physique et morale; il faut développer le système musculaire au moyen d'exercices gymnastiques suivis; il est surtout indispensable de préserver ces enfans de la funeste habitude de la masturbation, par une surveillance bien entendue. Une indication importante et souvent difficile à remplir, c'est de détruire ou au moins d'affaiblir l'influence des causes qui ont produit la maladie, de celles qui l'entretiennent et l'aggravent. Le seul changement du genre de vie, des occupations et des habitudes des malades, est presque toujours le moyen le plus efficace à opposer à leurs maux. Dans aucune affection, peut-être, cette seule condition n'est suivie de résultats plus favorables ; les malades guérissent presque toujours par ce seul moyen lorsque l'hypochondrie est récente, et quelquefois même lorsqu'elle date de plusieurs années ; au moins ils en éprouvent un grand soulagement. Malheureusement il est des causes dont on ne peut diminuer ni détruire entièrement l'influence ; telles sont les chagrins profonds et répétés, les occupations habituelles des gens de lettres, les positions sociales et les professions que les malades ne peuvent aucunement abandonner, etc. On est souvent alors obligé de compter sur les heureux effets du temps, et de se contenter d'affaiblir l'influence de ces causes en en rendant l'action moins continue et moins forte.

Les moyens hygiéniques fournissent les principales et souvent les seules ressources thérapeutiques. Mais il est très-difficile d'établir à cet égard des règles générales, attendu que les dispositions individuelles sont variables à l'infini, sont souvent différentes et même opposées, non-seulement chez chaque malade, mais encore chez la même personne à quelques jours ou à plusieurs heures de distance ; ce qui plaît à l'un déplaît à l'autre, ce qui produit de bons effets chez l'un augmente les souffrances chez un autre ; enfin tel malade trouve bon dans un moment ce qu'il rejette un instant après. Aussi le médecin et le malade sont-ils presque toujours à étudier les effets des impressions des agens extérieurs sur l'économie, et à chercher celles qui conviennent le mieux. Un fait bien important qu'il ne faut jamais oublier, et que le médecin doit sans cesse opposer aux lamentations des malades pour les consoler, c'est que les organes de la sensibilité sont dans un état tel, que l'exercice de presque toutes les fonctions ne peut avoir lieu sans causer de souffrances, quelles que soient d'ailleurs les précautions auxquelles on ait recours. Presque tous les malades, observant qu'ils souffrent lorsque les fonctions s'exécutent, ne voient rien de mieux à faire que de tenir en repos le plus possible les organes soumis à la volonté, et ils finissent souvent ainsi par refuser de prendre assez d'aliment pour vivre, de marcher, d'entendre le bruit, de voir le grand jour, de sentir le froid, de se livrer au moindre travail de l'esprit, etc. ; et une pareille conduite, loin d'alléger leurs souffrances, ne fait que les augmenter en rendant les organes de plus en plus impressionnables, et en abandonnant le malade à ses tristes réflexions. Mais il y a un juste milieu à tenir entre un repos trop absolu, et un exercice qui fatiguerait les organes à l'excès.

Parmi les moyens hygiéniques les plus puissans, on doit d'abord compter ceux qui agissent sur le moral des malades. Il est très-essentiel que les hypochondriaques ne soient point les maîtres absolus de leurs volontés, et qu'ils aient une entière confiance dans le médecin qui les soigne. S'ils ne sont soumis à l'autorité de personne, ou au moins si le désir de guérir ne les rend pas d'une docilité parfaite aux conseils qu'on leur donne et aux ordres qui sont prescrits, ils feront sans cesse les choses à demi, s'ils ne font pas tout le contraire de ce qu'on exige d'eux. C'est particulièrement le cas des malades très-riches. Les hypochondriaques s'occupent à chaque instant de leur maladie; ils en causent avec le premier venu; ils aiment à lire les livres de médecine, sont très-avides de remèdes, et restent dans une continuelle hésitation sur ce qu'ils doivent croire et sur ce qu'ils doivent faire; ils ont donc bien besoin d'un médecin habile qui exerce sur eux assez d'influence pour fixer leurs idées et régler leurs actions. Il faut écouter avec patience, avec intérêt, les plaintes des malades et le récit de leurs souffrances, il faut explorer avec la plus grande attention toutes les parties douloureuses; c'est qu'ils se croient toujours atteint de quelque mal extraordinaire aussi difficile à connaître qu'à guérir, et si vous ne les étudiez pas avec le plus grand soin, si vous ne paraissez pas rester quelque temps avant de pouvoir bien connaître leurs maux, vous n'avez point leur confiance, et ne pouvez leur faire aucun bien. Il est en général important de leur prouver, par des raisons à leur portée, qu'ils n'ont point les maladies graves dont ils se croient affectés; la persistance d'un état satisfaisant des fonctions nutritives est un fait qui a de l'influence sur leur esprit. Quelquefois pourtant on peut leur laisser croire qu'ils ont réellement le mal dont ils se plaignent, pour les traiter ensuite et agir de la sorte sur leur imagination. On doit éviter avec le plus grand soin de les traiter de *malades imaginaires*, ce qui est faux et ce qui les révolte; et de paraître faire trop d'attention aux troubles de l'intelligence, car ils appréhendent beaucoup de perdre tout-à-fait la raison. Les explications les plus commodes et les moins fâcheuses à donner aux malades consistent à rattacher d'une manière vague les souffrances, les désordres des fonctions, *au système nerveux*, *à un état nerveux*, *à une irritation nerveuse*, *etc.* Mais il faut parler avec conviction à ces infortunés de l'issue heureuse de leurs maux, des bons effets du traitement conseillé, et des résultats fâcheux des remèdes violens qu'ils ne sont que trop disposés à employer; on doit surtout éloigner d'eux ces personnes qui ne voient pas un malade sans avoir à lui proposer un moyen infaillible de le guérir. L'*isolement* est souvent nécessaire; le malade a besoin de quitter des parens qui l'ont irrité, des occupations qui lui ont été funestes; ou bien il est indocile, et des étrangers seuls pourront obtenir de lui ce qu'il refuse à ses proches et à ses inférieurs. On est souvent obligé d'employer un peu de contrainte pour les gouverner Nous n'avons pas besoin de dire que le penchant au suicide exige une surveillance des plus actives; sans doute les hypochondriaques parlent souvent de se tuer sans y songer sérieusement; mais on ne risque rien de prendre des précautions inaperçues des malades; surtout qu'on évite de leur dire qu'ils parlent de se tuer sans en avoir envie.

Les contentions de l'esprit entretiennent et aggravent les souffrances des hypochondriaques. Lorsque la maladie est récente et provient d'excès d'étude, la cessation des occupations et une agréable distraction sont un excellent moyen de guérison. Mais on ne peut obtenir des gens de lettres, qui par état passent leur vie dans les méditations, de renoncer entièrement à leur genre de vie; on leur conseillera simplement de se reposer souvent l'esprit, d'abandonner le travail aussitôt que la tête devient chaude et douloureuse, de s'occuper le matin plutôt que le soir pour ne pas s'échauffer le cerveau à l'approche du sommeil, de se distraire par un séjour alternatif à la ville et à la campagne, etc. Les sensations trop vives du froid, de la chaleur, de la lumière, des odeurs et du bruit seront évitées avec soin; toutefois les malades éviteront avec le même soin de rester dans des appartemens obscurs, impénétrables au bruit et d'une température toujours égale. Les affections morales pénibles exercent sur les malades une telle influence, qu'on ne saurait trop les en préserver; ou au moins il est nécessaire d'apporter beaucoup de ménagement lorsqu'on est obligé de leur apprendre des nouvelles qui doivent produire sur eux une vive impression. Les jouissances vénériennes sont difficilement supportées par les hypochondriaques, et ils ne doivent se livrer à l'union sexuelle qu'avec beaucoup de réserve. On recommande souvent à ces malades de se distraire; mais on oublie qu'un esprit tourmenté par des souffrances continuelles, et d'ailleurs disposé à la mélancolie, est peu susceptible de distraction; au lieu donc de leur dire avec affectation qu'ils ont tort de s'ennuyer, de se chagriner, de s'abandonner à de sombres réflexions, rompez la chaîne de leurs idées habituelles, en promenant malgré eux leur attention sur des objets qui les intéressent, en les occupant par des conversations agréables, des jeux, des exercices variés, des voyages instructifs, etc. Malheureusement beaucoup de ces malades ne peuvent s'occuper de rien, si ce n'est de leur mal; toute espèce d'occupation les ennuie ou les fatigue : il faut des ordres pour les faire agir un peu. Les voyages, lorsqu'ils peuvent être entrepris et supportés, produisent ordinairement les effets les plus avantageux. Beaucoup ont de la répugnance à faire de l'exercice sous le prétexte qu'ils redoutent des étourdissemens, des faiblesses, etc.; il est important de ne pas les laisser faire leurs volonté sous ce rapport.

Les malades ont quelquefois besoin d'un repos absolu; c'est lorsqu'ils éprouvent un paroxysme, un surcroît de souffrances; et s'efforcer de les distraire dans ces momens, c'est les fatiguer, les irriter, leur donner la migraine, s'ils ne l'ont déjà; c'est produire enfin le contraire de ce que l'on se propose. Il faut donc se garder de trop fatiguer l'esprit tout en cherchant à le distraire.

Les hypochondriaques sont très-difficiles à gouverner : il faut d'abord leur prescrire des règles de conduite bien positives, surtout bien détaillées et par écrit; ces malades veulent savoir juste ce qu'ils doivent faire, pour ainsi dire, à chaque minute, et avec une rigoureuse précision : il faut ensuite qu'ils aient auprès d'eux des personnes bien entendues, fermes et patientes, insensibles aux injures et aux mauvais procédés. Une fois que le médecin s'est emparé de la confiance du malade, il peut, dans l'occasion, user de sévérité.

Le régime alimentaire doit varier suivant plusieurs circonstances. Disons d'abord que la diète, si fort recommandée par les médecins qui ne voient dans l'hypochondrie que le résultat d'une gastrite chronique, augmente le plus souvent les souffrances loin de les diminuer; et que d'ailleurs un pareil régime, mis en usage avec persévérance, est dangereux dans une maladie qui se prolonge ordinairement si long-temps. En général, l'ingestion des alimens produit un certain bien être; et si au bout d'une heure ou deux la digestion devient souvent pénible, douloureuse, du moins elle s'achève presque toujours parfaitement sans causer ni vomissemens ni diarrhée. Au début de l'hypochondrie, la cessation des causes, la distraction et un régime alimentaire tonique sans être stimulant, dissipent presque toujours à merveille les phénomènes de la maladie. Il faut donc nourrir les malades. Il est difficile de déterminer d'une manière générale les alimens qui leur conviennent, attendu que les goûts et les dispositions varient à l'infini; c'est en essayant, c'est en variant que l'on rencontre ce qui convient le mieux; les alimens les plus indigestes sont quelquefois ceux qui sont le mieux digérés : on peut d'ailleurs prescrire successivement et tour à tour, pour base du régime alimentaire, les végétaux, le laitage ou des viandes. La boisson pour les repas sera de l'eau pure, ou de la bière coupée, ou des vins rouges vieux, peu chargés d'alcohol, trempés de beaucoup d'eau. Les malades mangeront plusieurs fois chaque jour, peu chaque fois. Les gens de lettres veulent rarement se priver de café; mais au moins qu'ils le prennent très-faible, ou mêlé à du lait. Les élixirs et les spiritueux doivent être proscrits, à moins que les malades ne se bornent à en mettre une petite quantité dans beaucoup d'eau, et n'en fassent usage que très-rarement. S'il arrive que l'estomac ne puisse supporter aucun aliment, il est évident qu'alors le malade doit s'abstenir d'en prendre; on peut avoir recours, dans ce cas, à divers liquides nourrissans. (*Voy.* GASTRALGIE.) Les vêtemens seront relatifs aux saisons; les malades doivent éviter les excès et les variations brusques de température; mais il faut les empêcher de se couvrir de vêtemens extrêmement chauds en été, comme plusieurs le font sous le prétexte qu'ils ont toujours froid, ou de s'entourer la tête de bonnets fourrés, comme moyen de guérir les prétendus rhumatismes qui leurs causent des céphalalgie. Le froid aux pieds cause des maux de tête ; il faut le prévenir avec soin pendant le jour et durant la nuit. On prescrit d'appliquer immédiatement sur la peau des tissus de laine pour favoriser la transpiration.

Si l'on excepte le début de la maladie, les remèdes proprement dits sont plus utiles pour calmer l'imagination des hypochondriaques que pour alléger directement leurs souffrances. En général, dès que la maladie par sa durée est devenue pour ainsi dire constitutionnelle, l'on ne doit guère compter que sur les soins hygiéniques, et sur quelques moyens propres à combattre les accidens qui viennent aggraver l'état ordinaire de la santé; à quoi l'on peut ajouter les médicamens peu actifs que l'on prescrit, en les variant, comme des remèdes moraux. Pomme s'est élevé avec force et avec raison contre l'usage des stimulans de toute espèce, dont on faisait un abus extraordinaire de son temps; on ne peut douter que cet abus même ne fût la cause de ces *obstructions* si fréquentes alors, beaucoup plus rares aujourd'hui que l'on est plus réservé sur l'emploi de ces remèdes, quoiqu'on y ait recours encore trop souvent. Les malades se plaignent sans cesse d'éprouver des *faiblesses*, et ils demandent des *fortifians;* de ressentir des *spasmes*, et ils veulent des *antispasmodiques;* de rendre des *glaires*, et il leur faut des *purgatifs*. D'un autre côté, beaucoup de médecins s'attachent trop à combattre séparément une foule de symptômes : ils opposent des *narcotiques* à l'*insomnie*, de la *digitale* aux *palpitations*, des *calmans* aux *douleurs*, et traitent ainsi les maux de tête, la toux, la dyspnée, les tremblemens, les vomissemens, la diarrhée, les borborygmes, etc., etc. Pomme réduit tout le traitement de l'hypochondrie à peu près à l'usage des bains tièdes et froids, des boissons rafraîchissantes, des pédiluves, des lavemens froids, des fomentations émollientes, des potions huileuses et mucilagineuses, des eaux minérales rafraîchissantes, de l'eau pure pour boisson ordinaire. Il fait rester les malades dans l'eau plusieurs heures chaque jour. Il se propose, à l'aide de ces moyens, de *relâcher* le système nerveux atteint d'*éréthisme* ou *de raccornissement*. Si un pareil traitement ne guérit pas, on conviendra du moins qu'il est peu susceptible de compromettre la santé, ce qu'on ne peut pas dire des médications stimulantes.

Une médication antiphlogistique active est quelquefois utile au début de la maladie, lorsque sa cause a été vive, son invasion brusque, et que ses symptômes sont intenses; les saignées générales et locales, les applications froides sur la tête, des bains tièdes, des pédiluves sinapisés, des boissons adoucissantes, la distraction et une diète plus ou moins absolue, tels sont alors les meilleurs moyens à opposer aux accidens de la maladie. La guérison ne se fait même pas long-temps attendre, s'il n'existe aucune prédisposition fâcheuse, et si l'influence des causes peut être tout-à-fait détruite. Lorsque la maladie est ancienne, les évacuations sanguines ne conviennent point à tous les individus; si quelques malades pléthoriques ont besoin de perdre une certaine quantité de sang de temps à autre, on trouve une foule de personnes dont la frêle existence ne peut supporter les évacuations sanguines, même les plus faibles. Les bains tièdes de plusieurs heures sont utiles à quelques malades qui vivent, pour ainsi dire, dans l'eau exempts de souffrances, y mangent et y digèrent très-bien; ce même moyen affaiblit tellement d'autres malades, qu'ils ne peuvent en faire usage. Il en est à peu près de même de plusieurs autres remèdes qui réussissent chez les uns et nuisent chez les autres, sans qu'on puisse déterminer d'avance le résultat. Les eaux minérales, tant conseillées, sont surtout utiles prises sur les lieux, à cause du voyage et de la distraction que leur usage nécessite. L'application d'un ou de plusieurs vésicatoires est quelquefois utile pour fixer l'attention du malade par des impressions nouvelles, ou pour lui prouver que sa peau n'est pas insensible et sans vie comme il se l'imagine. Les narcotiques ne calment point les maux de tête et dissipent rarement l'insomnie. Les pédiluves, les applications froides sur la tête, une affusion fraîche un peu avant le coucher, sont les meilleurs moyens à employer pour appeler le sommeil, lorsqu'ils peuvent être supportés par les malades. Quelques-uns éprouvent un si bon effet de l'application du froid sur la tête, qu'ils tiennent presque continuellement de la glace appliquée sur cette partie, ou qu'ils réclament la douche. Les antispasmodiques et les excitans aromatiques ont quelquefois des effets avantageux, mais de peu de durée; leur abus est dangereux. La digitale, conseillée pour modérer de violentes palpitations, ne doit être administrée qu'à de faibles doses, et lorsque le canal digestif n'est point irrité. La gastralgie (*voyez* ce mot) et les flatuosités tourmentent extrêmement les malades qui y sont sujets. C'est surtout dans les paroxysmes que les digestions sont flatulentes : les malades doivent peu manger; quelquefois des boissons légèrement excitantes, prises après le repas, telles qu'une infusion très-légère de café ou de camomille, hâtent la digestion et diminuent la production des gaz; une boisson très-froide n'est pas moins utile dans quelques cas. En général, on n'obtient le résultat désiré qu'avec la fin du paroxysme. La constipation et les chaleurs d'entrailles qui l'accompagnent méritent aussi de fixer l'attention. Il faudrait sans cesse purger les malades si on voulait exciter journellement des selles, et cette méthode finirait par avoir de graves inconvéniens. On conseille l'usage fréquent des lavemens simples, tièdes ou froids, de boissons légèrement laxatives; un purgatif doux peut être administré une fois ou deux par mois, s'il n'y a pas de contre-indication. La fonction menstruelle a quelquefois besoin d'être régularisée ou suppléée. (*V.* AMÉNORRHÉE.) L'écoulement, les irritations et les tumeurs hémorrhoïdaires fournissent souvent aussi des indications à remplir. (*Voy.* HÉMORRHOÏDES.) Nous ne devons pas davantage indiquer dans cet article les soins que réclament les différentes maladies qui peuvent se manifester accidentellement chez les hypochondriaques. Les malades veulent des drogues : formulez, variez les prescriptions, enfin donnez sous toutes les formes l'eau et les médicamens peu actifs et même des substances inertes. (GEORGET.)

HYPOGASTRE, s. m., *hypogastrium*, ὑπογάστριον, de ὑπὸ, sous, et γαστὴρ, ventre; région inférieure de l'abdomen, et particulièrement la partie moyenne de cette région. *Voyez* ABDOMEN. (A. B.)

HYPOGASTRIQUE, adj.; *hypogastricus*, qui appartient à l'hypogastre : *région hypogastrique.*

HYPOGASTRIQUE (plexus); plexus nerveux formé par des filets du grand nerf sympathique et des nerfs sacrés, qui se distribue aux viscères du petit bassin. *Voy.* SYMPATHIQUE.

HYPOGASTRIQUES (artère et veine); divisions de l'artère et de la veine iliaque primitives : elles sont plus communément désignées sous le nom *d'iliaques internes*. *Voy.* ILIAQUE. (A. B.)

HYPOGASTROCÈLE, s. f., *hypogastrocele;* hernie formée dans la région hypogastrique, à travers les fibres écartées de la partie inférieure de la ligne blanche : affection extrêmement rare. *Voyez* HERNIE.

HYPOGLOSSE, adj., *hyppoglossus;* de ὑπὸ, sous, et γλῶσσα langue. Cette épithète désigne une paire de nerfs placée en partie au-desous de la langue, et principalement destinée aux muscles de cet organe : c'est la neuvième paire des nerfs encéphaliques, suivant la numération de Willis, et la douzième, suivant celle de quelques anatomistes modernes. On a aussi donné à ces nerfs les noms de *linguaux* et d'*hyo-glossiens.*

Les nerfs hypoglosses tiennent à la queue de la moelle allongée, dans le sillon qui sépare ses faisceaux antérieurs ou éminences pyramidales, et ses renflemens latéraux ou les éminences olivaires. Chacun d'eux consiste, en cet endroit, en dix ou douze filets écartés les uns des autres, puis en deux ou trois cordons qui se dirigent vers le trou condylien antérieur, où ils se réunissent en un seul. Le nerf sort du crâne par ce trou, où il se trouve contenu dans un canal de la dure-mère, simple ou double, ou même triple, suivant l'endroit où ses cordons se confondent. Hors du crâne, le nerf hypoglosse est d'abord profondément situé contre la colonne vertébrale, à côté du nerf de la huitième paire, du ganglion cervical supérieur du grand nerf sympathique, qui sont plus en dedans, et de la veine jugulaire interne, placée en dehors; il adhère fortement au nerf vague et au ganglion. Il descend de ce point vers l'os hyoïde, en devenant de plus en plus superficiel et en passant sur le nerf de la huitième paire, dont il croise la direction. Il se recourbe ensuite sous le tendon du muscle digastrique, remonte vers la langue, entre les muscles mylo-hyoïdien et hyo-glosse, et se prolonge à la face inférieure de cet organe, entre le lingual et le génio-glosse, jusqu'à un pouce environ de sa pointe.

Les nerfs hypoglosses donnent avant d'arriver à la langue plusieurs rameaux pour les muscles de l'os hyoïde. Le premier et le plus considérable naît de l'endroit où ces nerfs changent de direction, et descend jusque vers là partie moyenne du cou, où il se recourbe en arrière et forme avec un rameau fourni par les deuxième et troisième nerfs CERVICAUX une arcade renversée, située sur l'artère carotide primitive et la veine jugulaire interne. La convexité de cette arcade et le rameau lui-même, avant cette anastomose, envoient aux muscles omoplat-hyoïdien, sterno-hyoïdien, sterno-thyroïdien, et à l'artère carotide des filets, dont plusieurs se prolongent jusqu'à l'insertion inférieure de ces muscles; ceux qui proviennent de l'arcade forment une espèce de plexus qui communique avec les troisième et quatrième nerfs cervicaux et avec le nerf diaphragmatique. Un second rameau est destiné au muscle thyro-hyoïdien. D'autres vont au mylo-hyoïdien, au génio-hyoïdien, et en même temps au constricteur supérieur du pharynx, au stylo-pharyngien, et au génio-glosse. Parvenus dans l'épaisseur de la langue, les nerfs hypoglosses s'y terminent par un grand nombre de filets qui paraissent se distribuer uniquement aux fibres musculaires de cet organe.

Outre les anastomoses indiquées, ces nerfs communiquent, à

leur sortie du crâne, avec les nerfs de la huitième paire et leur accessoire, ainsi qu'avec l'anse formée par l'union des branches antérieures des premier et second nerfs cervicaux. Ils reçoivent un peu plus loin un filet du ganglion cervical supérieur du grand sympathique. Les filets qu'ils donnent aux muscles mylo-hyoïdien et génio-glosse s'anastomosent avec ceux du rameau myloïdien du nerf dentaire inférieur de la cinquième paire. Enfin de nombreuses anastomoses ont lieu sur le muscle hyoglosse entre le nerf hypoglosse et le lingual, autre branche de la cinquième paire.

Il est aisé de voir, d'après cette description, que le nerf hypoglosse est exclusivement destiné au mouvement : aussi naît-il de la partie antérieure de la moelle, comme les racines antérieures des nerfs spinaux, qui ont le même usage. (A. BÉCLARD.)

HYPONITREUX (acide); combinaison d'oxygène et d'azote, qui n'a pas encore pu être obtenue seule, mais qui forme avec les bases salifiables un genre particulier de sels auxquels on donne le nom d'*hyponitrites*. (*Voyez* ce mot.) On suppose que cet acide est formé de 100 parties d'azote et de 150 parties d'oxygène. (ORFILA.)

HYPONITRITE (NITRITE), s. m. M. Gay-Lussac est le premier qui ait fait connaître ce genre de sels. Tous les hyponitrites connus sont solubles dans l'eau; les acides forts en dégagent du gaz nitreux jaune orangé. Les corps simples et composés avides d'oxygène les décomposent à une température élevée, s'emparent de l'oxygène de l'acide et donnent lieu à des produits variables. *Voyez* l'histoire particulière des corps simples métalliques. (ORFILA.)

HYPOPHOSPHITE, s. m.; genre de sels formés par l'union de l'acide hypophosphoreux avec un oxyde. Tous les hypophosphites sont décomposés à une température élevée, et fournissent du gaz hydrogène perphosphoré, du phosphore, un phosphate, et un produit rouge qui paraît être de l'oxyde de phosphore. Si on met sur des charbons incandescens un hypophosphite sec, ce sel se transforme en phosphate, en produisant une belle flamme jaune. Ils sont très-solubles dans l'eau. Ils précipitent l'or et l'argent de leurs dissolutions salines. Ils décolorent le sulfate rouge de peroxyde de manganèse. (ORFILA.)

HYPOPHOSPHOREUX (acide); combinaison de 100 parties de phosphore et de 37,44 d'oxygène en poids. Liquide visqueux, incristallisable, rougissant fortement la teinture de tournesol; fournissant de l'hydrogène perphosphoré et de l'acide phosphorique, quand il est soumis à une température élevée; donnant naissance par son union avec certains oxydes à des sels qui tous sont solubles. Il est sans usages. (ORFILA.)

HYPOPYON, s. m., *hypopyum*, de ὑπό, dessous, et de πύον, pus. On donne ce nom à l'épanchement de pus ou d'une matière puriforme dans les chambres de l'œil. Cette affection est le plus ordinairement la suite d'une inflammation violente des tuniques internes de l'œil, et spécialement de la membrane très-fine qui revêt la face postérieure de la cornée, et tapisse la chambre antérieure. L'inflammation de l'iris, de la choroïde, des abcès formés entre les lames profondes de la cornée et qui s'ouvrent en dedans, peuvent donner lieu à l'épanchement purulent qui constitue l'hypopyon. Lorsqu'une ophthalmie interne, à raison de sa violence ou du mauvais traitement qu'on a employé, ne s'est point terminée par résolution, il se fait à la surface des membranes enflammées tantôt une exsudation membraneuse qui établit des adhérences entre elles, et tantôt une sécrétion purulente qui produit l'épanchement dont il est question. Si le liquide purulent vient de la chambre postérieure de l'œil, il passe à travers la pupille dans la chambre antérieure, se mêle à l'humeur aqueuse, et s'épanche ou plutôt se dépose dans la partie la plus déclive de cette dernière cavité. Suivant que la quantité de ce liquide est plus ou moins grande, on voit, à la partie inférieure de la cornée, une ligne jaunâtre ou blanche, d'une largeur variable, qui cache la partie correspondante de l'iris, et dont les extrémités plus minces se dirigent, l'une en dedans et l'autre en dehors, comme celles d'un croissant. L'épanchement est-il plus considérable? le liquide purulent remplit en grande partie la chambre antérieure de l'œil, s'élève au niveau de la pupille, peut la boucher entièrement, et dérober à la vue toute la face antérieure de l'iris.

Le liquide épanché qui forme l'hypopyon n'est pas le plus souvent du véritable pus; c'est une matière lymphatique, blanchâtre, visqueuse, tenace, adhérente aux parties sur lesquelles elle se dépose, et qui le plus ordinairement ne se détache et ne sort que difficilement, lorsqu'on cherche à lui donner issue en ouvrant la cornée.

Les symptômes de l'hypopyon sont les mêmes que ceux d'une

ophthalmie aiguë très-intense. Les paupières sont gonflées, rouges, parfois œdémateuses ; la conjonctive est tuméfiée, couverte de vaisseaux injectés et comme variqueux ; le malade éprouve un sentiment très-douloureux de chaleur et de tension dans le globe de l'œil ; les douleurs s'étendent ordinairement à la tête, à la face, au cou ; elles sont accompagnées de fièvre, d'agitation, d'insomnie, quelquefois de mouvemens convulsifs ; l'impression de la lumière sur l'œil est fort douloureuse, la pupille est resserrée ; et dès que l'hypopyon commence à se manifester, on voit se former, dans la partie inférieure de la chambre antérieure de l'œil, le cercle blanchâtre en forme de croissant dont j'ai parlé. A mesure que l'épanchement augmente, on voit ce cercle s'agrandir au devant de l'iris qu'il finit par cacher successivement de bas en haut. Tant que l'ophthalmie ne diminue pas de violence, l'épanchement s'accroît de plus en plus ; mais, dès que les symptômes inflammatoires s'apaisent, il s'arrête, et quelquefois même commence à être absorbé.

On conçoit, d'après ce qui précède, combien il est important, dans les premières périodes de la maladie, d'employer les moyens les plus propres à arrêter les progrès de l'inflammation. On doit pratiquer des saignées générales et locales proportionnées à l'âge, à la force du malade et à la violence des symptômes inflammatoires. Quand il existe un chémosis, il faut inciser les vaisseaux dilatés de la conjonctive, afin d'opérer un écoulement de sang et un dégorgement salutaire ; couvrir l'œil de cataplasmes émolliens ; le baigner avec des collyres adoucissans et calmans ; administrer des boissons rafraîchissantes et laxatives, des lavemens purgatifs ; donner des bains de pieds sinapisés ; quelquefois appliquer un large vésicatoire à la nuque, etc.

Quelques jours après l'emploi méthodique de ces moyens, on voit les douleurs et la fièvre se calmer, le gonflement des paupières et de la conjonctive diminuer ; le malade moins agité peut commencer à goûter les douceurs du sommeil ; les mouvemens de l'œil deviennent plus faciles, moins douloureux, et l'épanchement purulent cesse de faire des progrès, et quelquefois ne produit plus qu'une gêne légère au malade. Ce n'est qu'à la terminaison de l'état aigu de l'ophthalmie que l'épanchement s'arrête et qu'il commence à être repris par l'absorption, pourvu que ce travail salutaire de la nature ne soit pas empêché ou retardé par un mauvais traitement et des écarts de régime.

Scarpa dit que les personnes peu versées dans le traitement des maladies des yeux, emploient, comme le meilleur moyen de dissiper l'hypopyon devenu stationnaire, l'incision de la partie inférieure de la cornée, afin d'évacuer la matière épanchée dans les chambres de l'œil; mais l'expérience a appris à ce célèbre praticien, que l'incision de la cornée, dans ce cas, est rarement suivie de succès, et que le plus souvent elle donne lieu à des accidens plus graves que l'hypopyon même, en se conformant au précepte de Richter, qui est de ne point évacuer la matière épanchée d'une seule fois, de ne point faciliter son issue par des pressions répétées ou des injections, mais de la laisser s'écouler d'elle-même et peu à peu. Presque toujours l'incision de la cornée, quelque petite qu'elle soit, détermine une nouvelle inflammation aiguë, et produit en conséquence une nouvelle sécrétion de matière purulente. D'ailleurs, comme cette dernière est tenace, qu'elle ne s'écoule qu'avec peine, il arrive qu'elle met plusieurs jours avant d'être entièrement évacuée, et que, pendant ce laps de temps, elle s'interpose entre les lèvres de la plaie, s'oppose à leur agglutination, et peut déterminer leur suppuration. Ce dernier accident est grave; il est suivi d'un ulcère qui permet à l'humeur aqueuse de s'écouler, et laisse sortir avec elle la membrane iris et même les autres parties intérieures de l'œil. Quelquefois, à la vérité, on a vu la matière purulente de l'hypopyon se faire jour au dehors en perçant la cornée, et la maladie se terminer favorablement; mais ces faits sont assez rares, et de plus il existe une assez grande différence entre les ouvertures qui se forment spontanément dans nos tissus et celles qu'on pratique avec l'instrument tranchant, pour qu'on ne puisse pas s'en étayer et recommander d'inciser la cornée. Il n'y a, ainsi que l'observe judicieusement Scarpa, qu'un cas dans lequel l'incision de la cornée, pour évacuer l'hypopyon, soit non-seulement utile, mais d'une indispensable nécessité; c'est lorsque l'épanchement purulent est si abondant qu'il remplit entièrement les chambres de l'œil, distend les tuniques de cet organe, cause de vives douleurs, de la fièvre, de l'insomnie, du délire, et que la vie du malade est en danger; mais ce cas particulier ne peut servir à donner des règles générales.

La terminaison la plus favorable de l'hypopyon est, sans contredit, l'absorption de l'humeur purulente qui le forme: aussi tous les soins du chirurgien doivent tendre vers ce but. Il faut d'abord arrêter la violence de l'inflammation, et rendre son état aigu aussi court que possible, en employant les saignées générales et locales, les applications émollientes, les boissons rafraîchissantes et laxatives, etc. Lorsque cette première période de l'ophthalmie interne est passée, on doit avoir recours aux moyens propres à relever les forces affaiblies du système vasculaire et lymphatique de l'œil. L'inflammation n'est plus alors entretenue que par le relâchement de l'œil : c'est ce relâchement, cette atonie qu'il faut combattre. Pour cela, Scarpa conseille d'apprécier d'abord avec soin le degré de sensibilité de l'œil affecté, en introduisant entre la paupière quelques gouttes de collyre vitriolique, uni au mucilage de semences de coings. Si on observe que l'œil est fortement irrité, on devra aussitôt renoncer à ce moyen, et se borner pendant quelque temps à l'application de cataplasmes émolliens, avec addition de quelques grains de camphre. On pourra aussi faire usage, par intervalles, des fumigations aromatiques et alcoholiques, et appliquer un vésicatoire à la nuque. Dès que l'excessive sensibilité du globe de l'œil aura cessé, on prescrira de nouveau le collyre vitriolique, d'abord simple, puis animé avec une petite quantité d'alcohol camphré. Pendant ce traitement, on voit, à mesure que l'ophthalmie chronique se dissipe et que l'action du système absorbant de l'œil se réveille, la matière tenace de l'hypopyon se diviser d'abord en petites masses, puis en parties plus fines; le cercle qu'elle forme devient de plus en plus étroit, semble s'abaisser vers le segment inférieur de la cornée, et disparaît enfin entièrement.

Les chirurgiens anglais prétendent retirer de grands avantages de l'emploi du calomélas pour augmenter l'action des vaisseaux absorbans de l'œil et accélérer la résorption de la matière purulente de l'hypopyon.

On n'est point toujours aussi heureux dans le traitement de l'hypopyon. Quelquefois, malgré l'emploi le plus judicieux des moyens indiqués, l'épanchement séro-purulent est si abondant, que non-seulement il remplit les deux chambres de l'œil, mais encore qu'il les distend de dedans en dehors, et qu'il exerce une forte pression sur la cornée. Souvent, dans ce cas, on observe l'obscurcissement, l'ulcération et la crevasse de la cornée transparente vers sa circonférence ou à son centre. La cause immédiate de cet accident tient moins à la nature âcre, corrosive de la matière de l'hypopyon qu'à la pression que cette matière exerce de dedans en dehors contre la cornée. L'ulcération de la cornée, a lieu ordinairement avec tant de promptitude qu'on a rarement le temps de la prévenir. Il se fait alors une érosion, une crevasse sur quelque point de cette membrane; la matière purulente s'échappe au dehors, et le malade éprouve du soulagement. Mais bientôt l'iris, entraîné par l'écoulement de cette matière, sort à travers l'ouverture ulcéreuse de la cornée, et vient faire procidence au dehors.

Si la cornée, déjà obscurcie et ulcérée, tarde à s'ouvrir, la violence des accidens que produit l'extrême distension du globe de l'œil oblige le chirurgien à inciser cette membrane, afin de sauver les jours du malade. Scarpa cite plusieurs cas de ce genre. « Le chirurgien, dit-il, exécutera cette opération avec d'autant moins d'hésitation que, dans des cas semblables, il ne doit que peu ou point compter sur la conservation de l'organe de la vue. » Lorsque la cornée, partout menacée d'ulcération opaque, est prête à tomber en gangrène, il ne reste aucun espoir qu'elle puisse reprendre, même partiellement, sa première transparence. Le meilleur parti pour soulager le malade des douleurs atroces qui l'accablent, c'est d'inciser avec un petit bistouri la cornée à son centre, dans une étendue d'une ligne et demie, de soulever ensuite avec des pinces le lambeau, et de l'emporter en rond d'un seul coup de ciseaux, en laissant au centre de la cornée une ouverture de la largeur d'une lentille. Par cette ouverture la partie la plus fluide de l'épanchement s'échappe immédiatement au dehors; ensuite la lymphe dense et concrescible s'écoule, et bientôt le cristallin et l'humeur vitrée sortent à leur tour. On doit s'abstenir de comprimer le bulbe de l'œil pour accélérer la sortie du corps vitré, l'expérience ayant démontré qu'il est plus utile que cette humeur s'échappe d'elle-même. On couvre ensuite l'œil d'un cataplasme émollient qu'on renouvelle toutes les deux heures. On emploie d'ailleurs les autres moyens propres à combattre l'inflammation locale et le trouble général du système nerveux. A mesure que la suppuration de l'œil se fait, cet organe diminue de plus en plus de volume, s'enfonce dans l'orbite, et bientôt se cicatrise, en laissant une sorte de bulbe sur lequel on peut adapter un œil d'émail.

Tous les chirurgiens n'ont point adopté le précepte de Scarpa sur la manière de pratiquer l'opération de l'hypopyon; quelques-uns préfèrent inciser simplement la cornée à sa région inférieure, comme dans l'opération de la cataracte par extraction. Ils pensent qu'en agissant ainsi la cornée conserve quelquefois une partie de sa transparence, et que la vision peut être sinon complétement, au moins en partie rétablie. J'ai été témoin de plusieurs faits qui viennent à l'appui de cette dernière opinion, et je crois qu'on ne doit faire la résection de la cornée que lorsque cette membrane est profondément altérée dans toute son étendue par les progrès de la maladie. (J. CLOQUET.)

HYPOSPADIAS, s. m., *hypospadiæos*, *hypospadias*, ὑποσπαδιαῖος, ὑποσπαδίας, de ὑποσπάω, *subtraho*, ou de ὑπὸ, sous, et de σπάω, tirer; vice de conformation dans lequel le pénis, au lieu d'être ouvert au sommet du gland, présente son ouverture sous le gland ou plus ou moins loin à la partie inférieure de l'urètre, au périnée, etc. C'est parce que le pénis est toujours renversé ou recourbé sur sa face inférieure, que les anciens ont imposé ce nom à cette perforation insolite de l'urètre. *Voyez* l'article MONSTRUOSITÉS. (G. BRESCHET.)

HYPOSPATHISME, s. m., *hypospathismus*, ὑποσπαθισμός; de ὑπὸ, dessous, et de σπάθη, spatule; opération pratiquée par les anciens dans les cas d'ophthalmie, de goutte sereine, de douleur au front, etc. Elle consistait, d'après Paul d'Égine, à faire trois incisions sur le front, et à introduire ensuite une spatule entre les parties molles et le péricrâne, afin de mettre à nu celui-ci dans une certaine étendue. Cette opération absurde est entièrement abandonnée depuis long-temps.

HYPOSTASE, s. f., *hypostasis*, de ὑπὸ, sous, et στάω, se tenir; dépôt, sédiment de l'urine. *Voyez* URINE (séméiotique).

HYPOTHÉNAR, s. m., *hypothenar*, ὑποθέναρ, de ὑπὸ, sous, et θέναρ, paume de la main; saillie située en dedans de la paume de la main, et formée par les muscles du petit doigt : plusieurs de ces muscles ont aussi été désignés par cette expression; mais elle est aujourd'hui inusitée dans ce sens. (A. B.)

HYPOSULFATES, s. m.; sels formés d'acide hyposulfurique (*voyez* ce mot) et d'un oxyde. Ils sont tous décomposés à froid par l'acide sulfurique; leur acide reste dans la liqueur. Ils sont sans usages. (ORFILA.)

HYPOSULFITES, s. m. (SULFITES SULFURÉS); genre de sels

formés par la combinaison de l'acide hyposulfureux avec un oxyde. Ils sont sans usages. (ORFILA.)

HYPOSULFUREUX (acide). Il n'a pas encore pu être obtenu isolé. Il se forme, suivant M. Gay-Lussac, toutes les fois qu'on fait bouillir du soufre avec un certain nombre de sulfites (composés d'acides sulfureux et d'un oxyde métallique). Le soufre se combine avec une partie de l'oxygène de l'acide sulfureux, en y passant lui-même. Cet acide s'unit à l'oxyde du sel, et forme un hyposulfite qui a été désigné jusqu'à présent sous le nom de *sulfite sulfuré*. (*Voyez* HYPOSULFITES.) Cet acide est sans usages.

HYPOSULFURIQUE (acide). C'est à MM. Welter et Gay-Lussac que l'on doit la découverte de cet acide; ils la firent en 1819. Il est composé, en poids, de soufre 100 parties, et d'oxigène 125 : en sorte qu'il tient le milieu entre l'acide sulfurique et l'acide sulfureux. Il est liquide, inodore, d'une saveur franchement acide. Sa densité dans son état de concentration est de 1,137. Exposé à la chaleur du bain-marie, ou placé dans le vide de la machine pneumatique avec de l'acide sulfurique (à la température de 10°), il se transforme en acide sulfureux qui se dégage, et en acide sulfurique. L'acide nitrique, le chlore et le sulfate rouge de manganèse ne lui font subir aucune modification à froid. Les oxydes de plomb et d'argent, la baryte, la chaux, la strontiane, forment avec cet acide des sels solubles. Il est sans usages. (ORFILA.)

HYSOPE et HYSSOPE, *hyssopus officinalis*. (L. Rich., *Bot. Méd.*, tome I, page 253.) C'est un petit arbuste de la famille des Labiées et de la Didynamie gymnospermie, croissant dans les lieux secs et rocailleux du midi de la France, et qu'on cultive assez abondamment dans les jardins pour en faire d'agréables bordures. Sa tige un peu ligneuse à sa base s'élève à environ un pied : elle porte des feuilles opposées et lancéolées; les fleurs, qui sont violettes, quelquefois roses ou mêmes blanches, constituent des épis unilatéraux. Ces fleurs sont remarquables par un calice tubuleux et strié, une corolle à deux lèvres et quatre étamines inégales, mais divergentes.

Il nous paraît aussi difficile que superflu de discuter ici pour savoir si notre plante est bien la même que l'hysope dont il est fait mention dans la Bible, et qui servait surtout à la purification. Il en est de même de l'hysope de Dioscorides et de Pline, sur lequel nous n'avons que des renseignemens trop incertains pour pouvoir rien décider; ce que nous savons bien positivement, c'est que notre hysope, dont on emploie particulièrement les sommités fleuries, a une odeur forte et aromatique, une saveur chaude et légèrement âcre. Ses diverses préparations, telles que l'infusion, l'eau distillée ou le sirop, sont excitantes; propriété qu'elles partagent avec le plus grand nombre des autres plantes de la même famille. Elles jouissent d'une sorte de réputation dans le traitement des catarrhes pulmonaires chroniques, particulièrement chez les vieillards ou les individus naturellement faibles. Elles facilitent l'expuition des matières muqueuses qui s'amassent dans les bronches. Plusieurs auteurs recommandent aussi l'eau distillée d'hysope dans les diverses ophthalmies chroniques, et pour dissiper les ecchymoses légères qui se forment aux environs des yeux. (A. RICHARD.)

HYSTÉRALGIE, de ὑστέρα, matrice, et ἄλγος, douleur; douleur de la matrice (*voy.* NÉVRALGIE.)

HYSTÉRIE, s. f., *hysteria*, de ὑστέρα, utérus, matrice; *passion hystérique*, *hystéricie*, *hystéricisme*, *suffocation de matrice*, *maux et attaques de nerfs*, *etc.* L'hystérie est une affection convulsive apyrétique, ordinairement de longue durée, qui se compose principalement d'accès ou d'attaques qui ont pour caractères des convulsions générales et une suspension souvent incomplète des fonctions intellectuelles.

§ I. Nous étudierons les symptômes de la maladie pendant les attaques convulsives et dans l'intervalle de ces attaques.

1° *Attaques convulsives.* — Dans presque tous les cas les attaques sont annoncées par une série de phénomènes qui ne trompent point les malades ni les personnes qui les soignent habituellement; ce n'est guère que lorsque l'attaque est accidentellement provoquée par une surprise, une contrariété vive, etc., qu'elle survient subitement. Dans quelques cas assez rares, les attaques qui viennent spontanément ne sont annoncées par aucun symptôme. Une demi-heure, une ou plusieurs heures, quelquefois un ou plusieurs jours d'avance, les malades sont dans un état de malaise, de tristesse, de désespoir ou de gaieté forcée; ils ont l'esprit tendu et agité, la tête douloureuse, l'humeur inégale; ils éprouvent dans les membres des pesanteurs, des engourdissemens, des frissons, un froid glacial, des inquiétudes, des impatiences, un besoin de les exercer, de courir et de sauter, des contractions spasmodiques légères, des crampes;

tour à tour ils rient aux éclats et pleurent abondamment; mais c'est un rire forcé, quelquefois prolongé jusqu'à causer une suspension inquiétante de la respiration; ils sont fatigués par des bâillemens interminables, des pandiculations, des soupirs répétés, des besoins pressans de respirer; ils se plaignent de palpitations violentes, d'un serrement de gosier qui les étrangle, de serremens de poitrine qui les suffoquent, de douleurs vives dans quelque partie, d'un défaut d'appétit ou d'un excès contraire, c'est-à-dire de boulimies qui leur font dévorer de grandes quantités d'alimens qu'ils digèrent souvent fort bien, et qui d'autrefois sont vomis; on observe quelquefois un gonflement progressif et uniforme du ventre, lequel est tendu et sonore à la percussion. Cet état d'angoisse est tellement insupportable qu'il n'est pas de malade qui ne désire ardemment l'invasion de l'attaque pour en être délivré. Dans quelques cas, celle-ci n'a pas lieu, et les phénomènes précités se dissipent peu à peu. Mais ordinairement il n'en est point ainsi : tout à coup la scène change, le malade tombe s'il est debout, perd l'usage de la parole, et entre dans un état de convulsions générales, ordinairement avec suspension incomplète des fonctions intellectuelles, plus rarement avec perte entière de connaissance. Les malades qui conservent en partie l'usage des fonctions cérébrales souffrent des douleurs horribles dans la tête : il semble aux uns que l'*on comprime cette partie avec une enclume*; à d'autres, qu'on *la brise à grands coups de marteau*; à quelques-uns, que *leur cervelle est en ébullition, est en contact avec du feu ou de l'huile bouillante*; il en est qui entendent dans le crâne des bruits effroyables, des détonations, des sifflemens, etc. : j'ai vu une malade qui ressentait parfois des déchiremens horribles au cœur; j'en ai vu une autre qui éprouvait un tortillement des plus douloureux dans la région de l'estomac; ils éprouvent des suffocations, des serremens de gosier, la sensation d'un corps étranger qui remplit la gorge, et les empêche de respirer. Ces malades disent que toute leur existence morale est concentrée dans la perception des souffrances qu'ils endurent. Ceux qui ne perdent pas connaissance entendent tout ce qu'on dit autour d'eux sans pouvoir y répondre; ils rappellent très-bien après leur attaque tout ce qui s'est dit en leur présence. Si l'on entr'ouvre les paupières, l'œil n'aperçoit les objets que confusément ou même pas du tout. Nous avons observé une malade qui entendait, voyait d'un œil dont les paupières étaient convulsivement écartées, et pouvait parler lorsque ses souffrances ne rendaient pas ses idées trop vagues. Ce sont les malades qui rendent ainsi compte de leur état après l'attaque. Voici maintenant ce qu'on observe. Presque tous les malades se plaignent ou profèrent un cri particulier qui ressemble souvent au hurlement du loup, ou à l'aboiement du chien ; la face est vultueuse, rarement convulsée généralement; le plus souvent il n'y a que des serremens de mâchoire, des claquemens ou des grincemens de dents ; dans un très-petit nombre de cas la face est contournée et violette comme dans l'épilepsie; quelquefois aussi les malades rendent comme ces derniers une écume abondante par la bouche. Les veines jugulaires sont extraordinairement gonflées. Les mouvemens acquièrent une énergie extraordinaire, le tronc et les membres se fléchissent et se redressent alternativement avec une telle force que si le malade est libre il fait des sauts, des bonds, des chutes épouvantables, et que cinq ou six personnes ont peine à le contenir quand une seule suffirait hors le temps des attaques. L'abdomen est souvent rétracté, et la compression exercée sur les viscères douloureuse; d'autrefois il est gonflé extraordinairement. Les contractions des muscles abdominaux, du diaphragme, des muscles du thorax et du gosier produisent *quelquefois* le sentiment d'un corps étranger qui monte de l'abdomen, traverse la poitrine et se porte dans le gosier ; c'est la *boule* ou le *globe hystérique* des auteurs. Ce phénomène est beaucoup plus rare qu'on ne le dit communément; le plus souvent il n'existe qu'à partir de la région épigastrique. Dans un très-petit nombre de cas, au lieu de mouvemens convulsifs étendus, il ne se manifeste que des raideurs convulsives et des contorsions des membres, qui ne font point changer le malade de place. Les mouvemens du cœur sont forts, tumultueux, les carotides sont vibrantes. J'ai observé plusieurs malades qui vomissaient fort souvent des flots de sang durant leurs attaques.

La durée des attaques est ordinairement de plusieurs heures; mais les accidens ne conservent point toujours la même intensité : toutes les trois, quatre ou cinq minutes, plus ou moins, les cris et les mouvemens convulsifs cessent pour quelques instans, pendant lesquels le malade se plaint, mais ne recouvre point ordinairement la parole. Quelquefois cependant on voit de longues attaques, des attaques qui durent un ou plusieurs jours, qui présentent des intervalles de repos plus grands, pendant lesquels les malades reviennent à eux, parlent, boivent, et même prennent des alimens. Chez une malade, les cris et les convulsions s'accompagnent de perte de connaissance; ils sont suivis d'une sorte de raideur cataleptique avec respiration insensible, sortie de la bouche d'une quantité considérable de mousse légère; la connaissance revient pour un moment, et la même scène se renouvelle jusqu'à la fin de l'attaque. Les attaques se composent ainsi de paroxysmes convulsifs, dont le nombre varie depuis un petit nombre jusqu'à quarante, cinquante, soixante et plus. Les premières attaques sont quelquefois extrêmement violentes; chez une malade, la première dura huit jours, et la seconde quarante cinq jours, avec des intervalles de repos de quarante ou cinquante minutes. Les malades distinguent ordinairement très-bien le repos qui succède au dernier paroxysme des simples rémissions; ils disent que leur attaque est finie, qu'on peut les laisser libres, et ils se trompent rarement; les rémissions ont beau être considérables, durer plusieurs heures, les malades disent qu'ils se sentent de leurs attaques, qu'elles ne sont pas finies; ils éprouvent toujours dans les membres ces *inquiétudes*, ces *crispations*, ces *agacemens*, ce *malaise*, qui annoncent de nouvelles convulsions. La fin des attaques est souvent marquée par de bruyans éclats de rire et l'expression d'une grande gaieté, ou par des pleurs abondans, ou alternativement par ces deux états opposés; ces deux phénomènes ne se manifestent point dans les simples rémissions; après avoir ri et pleuré quelques instans, ces malades recouvrent la parole. Ils se plaignent alors d'éprouver des souffrances horribles de la tête aux pieds; ils sont fatigués, brisés, épuisés, ils se meuvent avec peine; une sueur abondante ruisselle de toutes parts; la tête est brûlante, les yeux sont douloureux, les dents sont agacées, quelquefois brisées; les sens sont d'une susceptibilité extrême, les idées confuses et agitées; les malades sont irritables, impatiens, tristes, colères; une urine claire et abondante est quelquefois rendue; l'appétit est nul, la soif est grande, le sommeil est impossible ou très-agité. Dans quelques cas, il reste des paralysies locales d'un sens, des muscles de la voix, des sphincters de la vessie, des membres inférieurs, ou bien des convulsions partielles, une danse de Saint-Guy, la rétraction spasmodique d'un membre ou de quelque autre partie. Quelquefois, à la suite de leurs attaques ou dans l'intervalle des paroxysmes, les malades tombent dans un état de rêvasserie ou de *somnambulisme*. (*Voy.* ce mot.) Lorsque le ventre s'est gonflé, son volume ne diminue que peu à peu; quelquefois ce phénomène se dissipe en vingt-quatre heures, d'autrefois il persiste plusieurs semaines. Ces accidens consécutifs, quoique très-douloureux, fatiguent bien moins les malades que les désordres précurseurs. L'état de santé habituel se rétablit peu à peu dans l'espace de quelques heures si l'attaque a été légère, et de plusieurs jours si elle a été violente.

2° *Intervalles des attaques.* — L'état habituel du malade varie suivant que les attaques sont fréquentes et fortes, ou rares et légères, suivant la durée de la maladie. Lorsque les attaques sont rares, et que l'affection n'est pas ancienne, les malades peuvent offrir toutes les apparences de la plus brillante santé; on ne conçoit point alors l'existence d'une si affreuse maladie avec si peu de désordres dans la nutrition, tant l'embonpoint et la fraîcheur sont quelquefois remarquables. Cependant, presque tous ces malades sont nerveux, mobiles, très-susceptibles, d'une imagination vive, faciles à s'inquiéter pour les plus légers motifs, impatiens, irascibles, entêtés, opiniâtres; les sens sont très-irritables, une lumière trop vive, certains sons, certaines odeurs, les variations de température, l'atmosphère chargée d'électricité les affectent vivement; les occupations un peu sérieuses les fatiguent beaucoup, leur causent des maux de tête; chez eux, le sommeil est rarement profond, continu, souvent il est difficile ou impossible, incomplet, troublé par des rêves pénibles, interrompu par des réveils en sursaut; la plupart sont habituellement mélancoliques, solitaires, portés aux idées noires, quelquefois avec désir vague de suicide; quelques-uns sont d'une gaieté extrême, et rient sans cesse pour des causes légères, ou sans savoir pourquoi; d'autres sont tourmentés par des envies de pleurer: on observe aussi chez ces malades des migraines, des serremens de gosier, des besoins de respirer qui nécessitent plusieurs profondes inspirations de suite, des palpitations, des étouffemens, des gastralgies, de la constipation. Le flux menstruel est quelquefois irrégulier, ou bien, s'il vient chaque mois, il est difficile, de courte durée, et s'accompagne de maux de tête, de malaise, de changemens dans le caractère, etc.; il est souvent très-régulier et aussi abondant qu'il doit l'être. La conception, la gestation et l'accouchement ne sont nullement empêchés chez les femmes affectées de la maladie qui nous occupe. Beaucoup sont incommodées par des flueurs blanches abondantes.

Lorsque les attaques sont fréquentes, qu'elles viennent presque tous les jours, une ou plusieurs fois chaque jour, pendant quelques mois, les malades éprouvent des maux de tête continuels et violens, des insomnies opiniâtres; ils sont abattus, tristes, et en même temps agités, comme s'ils avaient pris beaucoup de café, ou comme s'ils avaient un commencement d'ivresse; ils sont d'une susceptibilité et d'une maussaderie sans pareille; ils ont des momens d'absence, la mémoire est affaiblie; ils sont peu capables de se livrer à des occupations qui exigent beaucoup d'attention; ils sont tourmentés par des bourdonnemens d'oreille, des vertiges, des bruits dans la tête; ils ont des inquiétudes, des agitations, des engourdissemens, des crampes dans les membres; ils sont sujets à des alternatives de pâleur et de rougeur, de froid glacial et de chaleur brûlante, de sueur et de sécheresse de la peau; ils sont sujets à des serremens de gosier, des étouffemens, des besoins insatiables de respirer, des palpitations, des toux sèches, des gastralgies; l'appétit est diminué ou perverti, la digestion souvent lente et difficile; des malades vomissent tout ce qu'ils prennent; la nutrition s'altère, l'embonpoint diminue, la peau perd sa fraîcheur, les traits s'affaissent; l'écoulement menstruel est tantôt irrégulier et tantôt régulier, mais difficile, quelquefois pourtant il n'est point troublé. Toutes ces souffrances n'empêchent pas les malades d'aller et venir, de s'occuper un peu; on en voit même qui conservent l'extérieur de la santé. Des attaques violentes, ou si souvent répétées qu'elles paraissent continues, ont été suivies d'accès de manie de plusieurs mois, de paraplégies de plusieurs années, de rétractions spasmodiques persistantes, de chorée pendant plusieurs semaines, de paralysie d'un ou de plusieurs sens pendant un espace de temps plus ou moins long.

Enfin lorsque la maladie a duré long-temps, dix ou quinze ans, par exemple, plus ou moins suivant les dispositions individuelles, il est rare qu'elle n'ait pas laissé des traces profondes de son existence. L'intelligence et surtout la mémoire sont affaiblies, les malades se plaignent d'une grande faiblesse de tête, et craignent de devenir stupides; il existe parfois un affaiblissement marqué dans un côté du corps, ou même dans tout le système musculaire; d'autres fois c'est une surdité plus ou moins complète, ou une diminution de la faculté visuelle; presque toujours on observe alors un état mélancolique et hypochondriaque prononcé; des malades sont sujets à des syncopes incomplètes, des espèces d'étourdissemens avec suppression de la parole et semi-perte de connaissance; les paralysies de la vessie et par suite la rétention d'urine ne sont pas rares. On observe encore à cette époque des maladies du cœur, des irritations chroniques du poumon et du canal alimentaire, l'hématémèse, des vomissemens dits nerveux, l'irrégularité du flux menstruel; j'ai remarqué que la plupart des malades ont les dents cariées. Enfin, comme les hypochondriaques, ces malades finissent par se plaindre de toutes les parties du corps, quoique ce soit toujours la tête qu'ils accusent davantage. Et avec ces paralysies, ces digestions difficiles, ces vomissemens, ces dyspnées, ces palpitations, ces irritations de la poitrine, ces douleurs par tout le corps, etc., la nutrition est souvent en assez bon état, la peau n'offre pas cette décoloration qui appartient aux affections graves, les malades se livrent habituellement à certaines occupations, à moins toutefois que quelque viscère ne finisse par être atteint d'une lésion plus ou moins promptement mortelle. La démence est un phénomène que l'on n'observe point dans l'hystérie.

§ II. Les circonstances qui prédisposent le plus à l'hystérie sont une influence héréditaire, une constitution nerveuse, le sexe féminin et l'âge de douze à vingt-cinq ou trente ans. La plupart des malades ont parmi leurs proches parens des épileptiques, des hystériques, des aliénés, des sourds, des aveugles, des hypochondriaques; la plupart ont montré dès le bas âge des dispositions aux affections convulsives, un caractère mélancolique, colère, emporté, impatient, susceptible : quelques-uns ont eu alors des attaques de catalepsie, des migraines, des serremens de gosier, des étouffemens; l'hystérie est *presque* exclusive au sexe féminin, cependant on l'observe dans l'autre sexe, ainsi que nous l'établirons plus loin; enfin, sur vingt-deux malades dont je consulte l'observation, une a eu ses attaques à neuf ans, une à douze, une à quatorze, trois à quinze, trois à seize, deux à dix-huit, deux à dix-neuf, un à vingt-un, deux à vingt-deux, un à vingt-cinq, un à vingt-six et deux à vingt-huit ans. Les causes excitantes sont plus particulièrement des affections morales vives. Sur neuf cas cités par M. Louyer-Villermay, la maladie a été produite trois fois par la frayeur, dont deux avec suppression des règles au moment même (*Traité des malad. nerv.*, p. 49 et 70), deux fois par un amour contrarié (p. 67 et 173), une fois par des affections vives de l'âme (p. 86), une fois par un mouvement violent de jalousie avec suppression des règles (p. 13), une fois par un refroidissement (p. 21), et une fois par le jeu de l'escarpolette (p. 16). Chez les ving-deux malades dont nous venons de parler, les causes excitantes ont été les suivantes : frayeur treize fois, dont six avec suppression des règles au moment même; chagrins violens sept fois, dont une avec suppression des règles; contrariété vive une fois. Chez une malade, il n'y eut pas de cause excitante; mais cette personne avait eu une enfance mélancolique pendant laquelle elle avait été sujette à une foule d'accidens nerveux. Nous devons faire observer que l'écoulement menstruel qui avait été supprimé par la cause de la maladie finit par se rétablir au bout de plusieurs mois sans être suivi d'amélioration dans les accidens. Ces relevés suffisent pour réfuter l'opinion de ceux qui prétendent que l'hystérie est presque toujours le résultat de la continence, que sur dix cas, neuf ont été produits par cette cause. Nous pourrions même ajouter que les malades sont bien plus sujets à un excès contraire, et que très-souvent la constitution nerveuse et l'état maladif qui précèdent et facilitent le développement des attaques, sont occasionés par les excès de la masturbation. Ce genre d'excès est bien souvent, chez les enfans, la cause véritable d'une foule d'accidens nerveux. Mais il n'est pas toujours facile de découvrir les peines du cœur, surtout chez les femmes; et, si l'on ne se tient sur ses gardes, on risque de s'en laisser imposer par de faux récits, et de se tromper sur l'origine de la maladie que l'on observe. On cite quelques exemples de convulsions survenues pendant la grossesse ou l'accouchement, et qui se sont ensuite régularisées en quelque sorte sous forme d'attaques hystériques.

§ III. L'invasion des attaques a lieu quelquefois immédiatement ou peu après l'action de la cause excitante. Une frayeur vive et un chagrin profond et inattendu peuvent avoir une influence aussi prompte. Les malades tombent alors sur-le-champ dans l'état convulsif, ou bien celui-ci est précédé de quelques heures par des maux de tête, de l'étouffement, des serremens de gosier, etc. Lorsque la maladie débute de la sorte, les premières attaques sont ordinairement longues et violentes, et, pendant quelques semaines ou plusieurs mois, elles se succèdent sans laisser entre elles de grands intervalles. Ces premières attaques durent souvent plusieurs jours; chez une malade elles ont été si fortes et si fréquentes les six premiers mois, qu'elle n'a quitté ni le lit ni la camisole pendant tout ce temps. D'autres fois la cause produit les effets d'une manière plus lente, et les attaques ne surviennent qu'après plusieurs semaines, un ou plusieurs mois, pendant lesquels les malades ont été sujets à cet état mélancolique, ces rires et ces pleurs, ces insomnies, ces serremens de gosier, ces étouffemens, cette vive susceptibilité physique et morale, ces malaises, ces angoisses, ces maux de tête, ces inquiétudes dans les membres, enfin à tous ces accidens que nous avons déjà signalés dans plusieurs circonstances. Nous avons observé trois malades qui ont d'abord eu des attaques de catalepsie.

Le retour des attaques est plus ou moins fréquent. Dans quelques cas, il est entièrement subordonné à l'influence des causes, c'est-à-dire que, sans elles, l'état convulsif ne se reproduit point; il faut de nouvelles affections morales, des excès vénériens, un bruit désagréable, une odeur un peu forte, l'impression subite d'une chaleur excessive ou d'un froid rigoureux, pour déterminer des attaques. Dans le plus grand nombre de cas, celles-ci se répètent spontanément sans l'action de causes nouvelles; ce qui n'empêche pas que ces dernières n'exercent une fâcheuse influence sur la production des attaques. Le retour de celles-ci est rarement régulier, soit pour les jours, soit pour les heures. Les froids de l'hiver, les chaleurs de l'été et les temps orageux sont les époques où les malades souffrent le plus. Les uns n'ont d'attaques qu'en hiver, les autres qu'en été; presque jamais les accidens ne se reproduisent également dans toutes les saisons. Les affections morales influent particulièrement sur le retour et la violence des attaques; une contrariété, une surprise, un chagrin inattendu, les provoquent sur-le-champ; des contrariétés et des chagrins continuels les entretiennent et les aggravent, et le calme renaît avec la tranquillité morale. L'époque menstruelle est ordinairement orageuse, surtout si l'écoulement est difficile et incomplet. Des malades n'ont leurs attaques régulières qu'aux approches de cette époque; et chez celles qui en ont tous les jours ou à peu près, il y a une augmentatiou dans la fréquence et la violence du mal durant cette période. La grossesse suspend quelquefois les attaques. Une malade en fut exempte tout ce temps, et encore trois mois après. Une autre n'en eut point les trois premiers mois; mais les six derniers, elles furent plus violentes et plus continues. L'excitation produite par le café, le vin ou les liqueurs alcoholiques, influe presque toujours d'une manière fâcheuse sur la marche de la maladie. Les phlegmasies graves suspendent ordinairement les attaques, mais non toujours. Une malade a une péripneumonie qui dure quarante jours; elle n'est prise qu'une seule fois de ses convulsions pendant la convalescence; la même personne est atteinte d'une fièvre intermittente, et les attaques viennent comme à l'ordinaire, souvent même au fort de l'accès. Chez une autre, une péritonite aiguë, suite de couches, suspend les attaques; et chez une troisième une pneumonie aiguë ne les suspend point. Lorsque des phlegmasies chroniques ont épuisé les forces, les attaques sont ou suspendues ou considérablement affaiblies. Souvent alors on n'observe plus que la période des phénomènes précurseurs, ou cette période n'est suivie que de la perte de connaissance complète ou non, et de raidissemens musculaires. Une erreur grave, commise presque généralement, c'est de croire que le coït exerce en général une très-heureuse influence sur la production des attaques, et que ce moyen est le meilleur remède de la maladie elle-même. Cette erreur est la conséquence de l'opinion qui considère l'hystérie comme le résultat de la continence neuf fois sur dix cas: opinion dont nous avons démontré la fausseté. Non-seulement le coït ne guérit pas l'hystérie, mais souvent il l'aggrave, ainsi que Tissot et Pomme l'ont très-bien observé, et que nous avons pu l'observer nous-même. Ce n'est que dans quelques cas d'une inclination contrariée, et lorsque la maladie était encore récente, que le mariage a pu être utile, et alors c'est le besoin du cœur qui est satisfait plutôt que celui des sens, comme l'a très-bien dit Pomme. Le médecin ne doit conseiller ce moyen qu'avec une extrême réserve, et ne jamais perdre de vue, en pareille circonstance, les suites ordinaires de l'affection qui nous occupe, et les inconvéniens graves qui en résultent pour les malades, pour ceux qui vivent avec eux, et pour leurs enfans.

M. Louyer-Villermay divise l'hystérie en trois degrés et en deux variétés. Le premier degré ne nous a pas paru très-bien caractérisé; il paraît que l'auteur y fait entrer les accidens qui se manifestent souvent entre l'action de la cause et le développement des attaques : le second comprend les attaques telles que nous les avons décrites : le troisième est réservé à ces syncopes prolongées, ces états de mort apparente dont on trouve quelques exemples dans les auteurs. La première variété, que M. Villermay appelle *hystéricisme*, paraît formée des cas où les attaques sont légères; et la deuxième, qu'il désigne sous le nom d'*hystérie épileptiforme*, paraît se composer des cas où les attaques sont violentes. La seule distinction à faire et qui soit bien tranchée, est relative à l'intensité des attaques, et se tire de l'état des fonctions de l'entendement. Tantôt, en effet, les malades ne perdent point tout-à-fait la connaissance, et tantôt ils la perdent entièrement. Chez les premiers, les convulsions sont moins intenses; ce ne sont, pour ainsi dire, que des efforts commandés par la douleur; ce sont les malades eux-mêmes qui donnent cette explication, comparant ce qui arrive dans cette circonstance à l'espèce de raidissement général que l'on oppose machinalement à toute sensation douloureuse, vive et instantanée. Ce qu'il y a de certain, c'est que dans ces attaques ce ne sont en général que les muscles employés dans les grands efforts qui sont particulièrement mis en mouvement, ce sont les muscles des membres, du tronc et quelquefois les élévateurs des mâchoires, tandis que les petits muscles de la face sont en repos, n'altèrent point les traits, et donnent à la physionomie une simple expression de souffrance; les convulsions consistent en de grands mouvemens de flexion et d'extension qui dénotent une suractivité musculaire plutôt qu'un état morbide véritable. Mais chez les malades qui perdent complétement la connaissance, les convulsions sont ordinairement plus intenses, et se rapprochent davantage de l'attaque épileptique. Quelques-uns ont un côté du corps plus affecté que l'autre, et la face est contournée. C'est dans cette classe que s'observent le plus souvent les malades qui, dans leurs attaques, ont de l'écume à la bouche, la face violette et noire, ceux qui sont en même temps hystériques et épileptiques. Sur les vingt-deux malades dont nous avons déjà parlé, huit n'avaient qu'une semi-perte de connaissance, onze avaient toujours eu une suspension complète du sentiment; une ne perdit point connaissance la première année, une autre eut quelques attaques sans perte complète du sentiment, et une troisième perdait connaissance autrefois que ses forces n'étaient point épuisées, et aujourd'hui ses attaques sont moins violentes, ses forces étant épuisées par une phlegmasie chronique des poumons et de fréquens vomissemens de sang. J'ai observé une malade qui, dans la même attaque, avait des paroxysmes où elle conservait le sentiment, et d'autres où elle en était privée; elle désirait vivement de perdre connaissance pour être délivrée de ses douleurs, quoique les souffrances fussent beaucoup plus grandes après les attaques où il y avait eu plus de paroxysmes de cette nature. Sur le nombre des malades qui perdaient complétement connaissance, j'en trouve sept dont la bouche se garnissait d'écume, six dont les traits s'altéraient profondément, trois dont la face se tuméfiait et devenait violette ou noire, une qui avait seulement des grincemens de dents. Deux de ces malades, dont les attaques avaient été produites par une chute dans un puits, croyaient éprouver le même accident chaque fois qu'elles perdaient connaissance. Chez quelques malades la respiration est à peine gênée; chez d'autres, au contraire, cette fonction s'exécute avec la plus grande difficulté durant les paroxysmes, et la suffocation est imminente. Nous n'avons jamais observé de ces syncopes extraordinaires simulant la mort, et qui duraient plusieurs jours sans signes de sentiment, de mouvement, de respiration, de circulation, etc. (*Voyez* SYNCOPE.) Nous avons seulement vu des malades qui éprouvaient des *faiblesses*, des pertes ou semi-pertes de connaissance, pendant quelques minutes, souvent avec persistance de la respiration et de l'action du cœur. Quelques malades sont en même temps atteints d'hystérie et d'épilepsie; chaque malade a ses attaques particulières bien caractérisées, et quelquefois une même attaque présente des paroxysmes hystériques et des paroxysmes épileptiques. Les attaques et les paroxysmes épileptiques, qui annoncent toujours un état plus grave que les autres, ont surtout lieu, chez les malades qui y sont sujets, à la suite des affections morales pénibles. Cette complication est rarement primitive, l'épilepsie paraissant se joindre à l'hystérie, comme nous verrons qu'elle y succède quelquefois.

La durée de l'hystérie est variable, et ses terminaisons sont diverses. Le retour à un état de santé parfaite peut avoir lieu après un petit nombre d'attaques, après plusieurs mois, lorsqu'il n'existe point une forte prédisposition, que la cause n'a point été violente, et que son influence s'affaiblit progressivement pour cesser entièrement. Cette heureuse terminaison s'effectue beaucoup plus tard, soit simplement par la cessation des causes, soit par une vive affection morale qui détruit la disposition aux attaques au lieu de l'aggraver, soit enfin par l'affaiblissement naturel de la susceptibilité physique et morale amené par les progrès de l'âge. J'ai vu une malade, hystérique depuis sept ans, dont les attaques furent supprimées, il y a cinq ans, par une frayeur; elle est seulement restée sujette à des maux de tête et à des vomissemens nerveux; elle a, du reste, une assez bonne santé. Vers quarante ou quarante-cinq ans, les attaques diminuent de force et de fréquence; mais elles sont alors souvent remplacées par des accidens dont nous parlerons bientôt. On voit des malades dont les attaques sont suspendues pendant plusieurs années, et qui éprouvent des rechutes par l'action de nouvelles causes. Sous ce rapport l'hystérie ne diffère point des autres affections nerveuses. Lors même que la maladie ne se termine point par la guérison, elle a rarement une marche égale; il y a toujours, de temps à autre, des rémissions et des exacerbations marquées, qui sont, il est vrai, souvent subordonnées aux circonstances nombreuses qui exercent ordinairement une si grande influence sur l'état des malades. Les suites fâcheuses de l'hystérie sont : des tics convulsifs permanens, des rétractions spasmodiques de quelque partie, des accès de suffocation, des paralysies partielles, le plus souvent incomplètes, des sens ou des mouvemens volontaires, un état mélancolique et hypochondriaque prononcé, des phlegmasies chroniques, des vomissemens nerveux continuels, des tumeurs abdominales, des maladies du cœur, l'épilepsie, rarement la manie, presque jamais la démence primitive. Mais ces accidens peuvent compliquer la maladie sans la terminer, disparaître et se reproduire plusieurs fois dans son cours. En général, les attaques diminuent de violence et de fréquence avec les progrès de l'âge. Passé quarante ou quarante-cinq ans, elles deviennent rares, et elles se réduisent le plus souvent à des pertes ou semi-pertes de connaissance avec des raideurs musculaires générales. A cet âge, les malades en sont ordinairement délivrées; mais, si leur maladie a duré long-temps, c'est alors qu'on observe cet état hypochondriaque et mélancolique qui rend l'existence insupportable; cet affaiblissement des sens, de l'intelligence et des mouvemens, etc. Lorsque l'hystérie se change en épilepsie, les attaques de la première se rapprochent insensiblement de celles de la seconde, des paroxysmes épileptiques se mêlent aux paroxysmes hystériques, et ceux-ci finissent par céder la place aux seconds. Nous devons dire que ce changement fâcheux est heureusement fort rare. Enfin, nous n'avons pas besoin de signaler ici les caractères des phlegmasies chroniques dont peuvent être affectés les malades. L'hystérie n'est point mortelle par elle-même, quoiqu'il ne soit pas douteux qu'elle dispose l'organisme aux maladies qui peuvent le devenir, et que de la sorte elle abrège la vie. On a pourtant cité quelques cas de mort survenue dans une attaque hystérique; la gêne horrible qu'on observe quelquefois dans la respiration, et la congestion cérébrale qui est souvent assez forte, suffiraient pour rendre raison de ce fait, dont nous n'avons vu aucun exemple. M. Rullier parle d'une jeune fille de quinze ans qui mourut le deuxième jour d'une affection produite par une frayeur avec suppression des règles, et caractérisée par des attaques convulsives, une gêne inexprimable de la respiration, un sentiment de strangulation avec impossibilité d'avaler des liquides, des mouvemens d'abaissement et d'élévation de l'abdomen. La voix était peu changée et la raison conservée dans l'intervalle des convulsions. On trouva les veines cérébrales et les sinus de la dure-mère gorgés de sang, les cavités gauches du cœur vides, les cavités droites, l'artère pulmonaire et tous les vaisseaux à sang noir remplis d'une énorme quantité de sang, les ovaires légèrement altérés. (*Dissertation inaugurale.*) Les symptômes de cette affection ont beaucoup de rapport avec ceux de l'hystérie.

§ V. Ici comme dans la plupart des affections de longue durée, susceptibles de transformations et de complications diverses, et qui ne sont point mortelles par elles-mêmes, les recherches cadavériques n'ont produit aucun résultat satisfaisant. Ainsi, ou les hystériques guérissent, ou ils meurent d'une affection accidentelle qui suspend les attaques et en fait par conséquent disparaître la cause; ou bien enfin ils sont atteints à la longue de diverses lésions dont quelques-unes peuvent bien être l'effet immédiat de l'hystérie, mais qui ne sont cependant plus l'hystérie elle-même. Et ce qui augmente encore les difficultés, c'est que, les malades pouvant vivre fort long-temps, il est rare qu'on soit à même de les bien observer durant toute leur vie, et de suivre la filiation des accidens auxquels ils sont sujets. Les auteurs ont signalé diverses altérations de l'utérus et des ovaires, du canal alimentaire, des viscères thoraciques, des organes encéphaliques, suivant qu'ils plaçaient le siége de l'hystérie dans l'un ou l'autre de ces appareils; ce qui indique assez que leurs recherches étaient dirigées d'après des idées préconçues.

On peut rapporter à quatre chefs principaux les opinions des auteurs sur le siége de l'hystérie. D'après l'opinion la plus ancienne, celle qui a eu et qui a encore le plus de partisans, on considère cette maladie comme une affection de l'utérus; suivant la seconde, qui a été soutenue par beaucoup d'auteurs, l'hystérie tire son origine de différens viscères, soit du ventre, de la poitrine ou de la tête; la troisième en place le siége dans le système nerveux en général, et la quatrième dans le cerveau en particulier. Hippocrate comparait l'utérus à un être doué de sentiment et de mouvement, supposait que cet organe pouvait se porter dans les diverses parties du corps, et y occasioner divers accidens que l'on devait calmer en rappelant l'utérus à sa place par des odeurs propres à flatter les sens. On soutint ensuite la même opinion en imaginant de faire de l'utérus un foyer de vapeurs malignes, assez subtiles pour traverser les tissus et se porter dans les différens organes. Ces vapeurs elles-mêmes ont été remplacées par une *boule mystérieuse* qui est supposée partir de l'utérus, traverser l'abdomen, le thorax, la gorge, monter et redescendre, gêner la respiration, produire des serremens de gosier, des convulsions et la lésion des facultés intellectuelles. On ajoute, 1° que l'hystérie est exclusive aux femmes; 2° qu'elle est presque toujours due à la continence, à une sorte de pléthore spermatique; 3° que la main placée sur la région hypogastrique, ou le doigt introduit dans le vagin durant les attaques, reconnaît un mouvement vermiculaire; 4° qu'à la fin du paroxysme hystérique il se fait fréquemment un écoulement de liqueur *spermatique*, accompagné de la jouissance vénérienne; 5° que l'union des sexes est comme le remède spécifique de cette affection; 6° enfin que des recherches cadavériques ont montré des altérations de l'utérus ou des ovaires. Nous avons prouvé que la continence n'est point la cause la plus fréquente de l'hystérie, et que le rapprochement des sexes est loin d'en être le remède infaillible. La sensation de la boule hystérique ne se présente point chez tous les malades ; et, de l'aveu de M. Villermay, ce phénomène s'observe quelquefois chez l'homme. (Ouv. cit., p. 60.) La maladie qui nous occupe n'est point exclusive au sexe féminin. M. Villermay avoue que l'homme peut ressentir des affections nerveuses très-singulières, des mouvemens convulsifs très-analogues à ceux qui caractérisent l'hystérie, et il cite plusieurs exemples d'individus de ce sexe, affectés d'attaques avec sentiment de la boule (p. 6 à 10). Tous les auteurs qui ont combattu l'opinion que nous examinons ont rapporté de pareils faits. Nous avons observé trois exemples de ce genre. Tous les jours, dans le monde, on entend parler d'hommes qui ont des attaques de nerfs aussi bien que les femmes. Le mouvement vermiculaire de l'utérus dont on parle et l'évacuation vaginale sont des allégations sans preuves, et qui n'ont pas besoin de réfutation. Enfin, nous ferons observer qu'il n'est peut-être pas d'organes dans l'économie, dont les altérations développent moins de sympathies que l'utérus et les ovaires; qu'on ouvre peu de vieilles femmes qui ne présentent de ces altérations, et que chez elles on n'observe point d'hystérie; que des cancers et des polypes utérins, des hydropisies des ovaires, etc., ne produisent jamais de ces phénomènes dits hystériques. D'un autre côté, nous avons vu que, chez les malades, les fonctions utérines, l'écoulement menstruel, la gestation et l'accouchement, nous avons vu que ces fonctions pouvaient être parfaitement régulières, et M. Villermay fait très-bien observer que dans cette maladie l'utérus n'est nullement douloureux (p. 2). Je demande maintenant à quels signes on reconnaît une affection de l'utérus dans l'hystérie? ajouterai-je qu'aucune femme, de celles que j'ai observées, n'a jamais songé à rapporter à l'utérus le siége de son mal?

Cette opinion a été combattue par une foule d'auteurs, entre autres par Lepois, Hygmor, Willis, Sydenham, Dumoulin, Stalh, Boerhaave, Cheyne, Whytt, Raulin, Pomme et Lorry. Suivant Lepois, l'hystérie est une affection idiopathique du cerveau, qui ne diffère point de l'épilepsie, et qu'on observe dans les deux sexes. Willis est à peu près du même avis; il considère l'hystérie comme une maladie convulsive, résultat de l'affection du cerveau et des nerfs, ayant son origine souvent dans la tête, et quelquefois dans les autres viscères. Hygmor attribue les attaques à la gêne du cours du sang dans le cœur et les poumons, ce qui cause de la dyspnée, des syncopes, la compression des intestins par le diaphragme, et la sensation de la boule hystérique. Sydenham a le premier confondu l'hystérie avec l'hypochondrie, et a fait dépendre ces maladies du mouvement déréglé des esprits animaux qui se portent avec violence dans telle ou telle partie, abandonnent telle ou telle autre, et causent, par cette distribution inégale, des spasmes, de la douleur, et le trouble des fonctions. Whytt et Pomme ont également décrit ces deux maladies sous le même titre. Le premier en place le siége dans les viscères du bas-ventre, particulièrement dans l'estomac et les intestins, et le dernier dans le système nerveux. L'opinion de Pomme est aussi celle du vulgaire; de là les noms de *maux* et *d'attaques de nerfs*, généralement employés.

Le phénomène caractéristique de l'hystérie, ce sont les *attaques convulsives;* tous les autres accidens existeraient en même temps chez un individu, qu'ils ne seraient point rapportés à cette maladie. Or, si nous nous rappelons quels sont les désordres précurseurs, concomitans et consécutifs des attaques, nous serons facilement convaincus que le siége principal en est dans la tête, et que le trouble qui se manifeste dans les viscères thoraciques et abdominaux est presque toujours le résultat des spasmes auxquels les muscles du tronc sont en proie. Si, à cela, nous ajoutons que beaucoup de malades, atteints d'effroyables attaques, ont cependant les fonctions nutritives en bon état, présentent, dans l'intervalle, un embonpoint et une fraîcheur remarquables; que les suites ordinaires de l'hystérie qui persiste un grand nombre d'années sont le plus souvent des lésions de l'intelligence, des sens et des mouvemens volontaires; que, dans le principe de la maladie, les organes de la nutrition présentent rarement des désordres permanens notables; que l'hystérie se complique quelquefois d'épilepsie ou de catalepsie; que presque toutes les causes sont des affections morales violentes: toutes ces circonstances ne nous forcent-elles point d'admettre l'opinion de Lepois et de Willis, et de considérer l'encéphale comme le foyer principal de la maladie? Mais si d'abord le système nerveux cérébro-spinal paraît souvent affecté seul, il est bien certain que dans la suite les appareils nerveux et les viscères du thorax et de l'abdomen sont fréquemment le siége de lésions qui méritent de fixer l'attention du praticien. Au reste cette manière de voir, qui nous paraît basée sur les faits, n'empêche pas que le médecin ne doive interroger tous les organes et chercher ainsi la vérité de bonne foi.

Si la maladie qui nous occupe n'est point une affection de l'utérus, si elle n'est point exclusive au sexe féminin, si elle a son siége dans l'appareil cérébro-spinal, le mot *hystérie*, qui sert à la désigner et qui est dérivé de ὑστέρα, matrice, n'est-il pas tout-à-fait impropre, et ne doit-il pas être remplacé par un autre qui n'implique pas contradiction ? le mot *encéphalie spasmodique* ne conviendrait-il pas mieux ? ou bien, si l'on veut un terme à peu près insignifiant, qu'on emploie celui d'*attaques de nerfs*.

On a tour à tour considéré comme la cause prochaine des accidens hystériques les déplacemens de l'utérus, des vapeurs malignes ayant leur source dans l'abdomen, des obstructions, la faiblesse du canal alimentaire, l'ataxie, ou l'explosion des esprits animaux, la gêne du cours du sang, des amas de sérosité dans la tête, l'éréthisme et le racornissement des nerfs, une névrose de l'utérus, une métrite chronique. Ces deux dernières opinions méritent seules d'être examinées avec soin. MM. Pinel, Villermay, et avec eux presque tous les médecins, pensent que l'hystérie est une névrose utérine; Pujol croit que « les maladies hystériques des femmes sont une production et un effet symptomatique des inflammations lentes de la matrice. » Mais on n'a admis cette prétendue névrose que parce qu'on ne pouvait constater aucune lésion réelle de l'utérus, ni dans l'exercice de ses fonctions, ni dans sa forme et sa structure : ce qui montre assez qu'une telle opinion est inadmissible. Ce qui prouve, suivant Pujol, l'existence d'une métrite chronique dans la maladie qui nous occupe, c'est, 1° que l'autopsie cadavérique en fournit des résultats; 2° que la compression de l'hypogastre est douloureuse; 3° que presque toutes les malades ont des flueurs blanches et présentent des irrégularités du flux menstruel; 4° que l'hystérie est fréquente à l'âge où les femmes cessent d'être réglées, et où l'utérus éprouve si souvent des inflammations chroniques; 5° que la grossesse et les couches engendrent des phénomènes nerveux et hystériques qui cessent aussitôt que l'organe est rétabli. (*Essai sur les inflammations chroniques.*) Mais la première preuve n'est appuyée d'aucun fait par l'auteur; la seconde n'en est pas une, car il est faux qu'on fasse souffrir les malades en comprimant l'hypogastre; que penser de la troisième, lorsqu'on sait combien sont fréquentes les flueurs blanches et les irrégularités du flux menstruel chez les femmes les mieux portantes? la quatrième est sans fondement, car tous les faits démontrent que c'est de quinze à trente ans que l'hystérie est le plus fréquente; enfin la dernière prouve l'influence de l'utérus dans certains cas et non l'existence d'une métrite dans l'hystérie. Mais enfin à quelle disposition des organes qui en sont le siége doit-on rapporter les phénomènes dits *hystériques?* quel état du cerveau produit ces convulsions effrayantes, cette céphalalgie atroce et cette suspension incomplète ou entière de la connaissance? Ce n'est certainement ni une inflammation, ni ce que l'on appelle communément *une lésion organique* ou *une désorganisation.* D'où proviennent ces paralysies ou ces rétractions spasmodiques qui ne durent souvent qu'un laps de temps fort court? Ce ne peut être non plus une de ces causes dont nous venons de parler. Les serremens de gosier nous paraissent être l'effet du spasme des muscles du col et du thorax. Un phénomène fort singulier, c'est le gonflement de l'abdomen qui survient quelquefois presque tout à coup, dont on suit la progression à l'œil, qui cesse de même et sans aucun dégagement de fluides gazeux; ce phénomène nous paraît inexplicable. Si l'on veut admettre un état d'*irritation*, on conviendra du moins qu'il y a quelque chose de plus qui dispose aux attaques, qui précède en quelque sorte cette irritation, et la développe chaque fois. L'hystérie présente les caractères des affections considérées comme des *névroses;* c'est une *maladie apyrétique, beaucoup plus douloureuse que dangereuse, et ordinairement de longue durée.* (*Voyez* NÉVROSE.) Enfin on se demande pourquoi l'affection dite *hystérique* est si commune chez les femmes et si rare chez les hommes? Nous ne connaissons pas la cause de ce fait, pas plus que celle de la fréquence des migraines et des gastralgies dans le sexe féminin, et de la rareté de ces affections dans l'autre sexe.

§ VI. 1° Les attaques d'hystérie pourraient être simulées; il est surtout facile de feindre ces légers accès de *vapeurs* qui ne présentent que de la dyspnée, de l'étouffement, un sentiment de strangulation et quelques faibles mouvemens convulsifs. Mais on est beaucoup trop porté à croire que les véritables attaques sont feintes, surtout lorsque la nutrition n'est en rien altérée; les malades sont vivement affligés de pareils soupçons, et leur mal en est aggravé. Un médecin attentif découvrira facilement la vérité. 2° La première attaque hystérique est souvent prise, lorsqu'elle est intense, pour une affection aiguë et grave du cerveau. On peut et on doit en pareil cas mettre en usage les moyens propres à combattre la maladie la plus grave de crainte de méprise. 3° Le mot hystérie est quelquefois employé pour désigner la nymphomanie ; ces deux états ont cependant peu de rapports entre eux. (*Voyez* NYMPHOMANIE.) 4° Nous avons vu une malade affectée d'une rétraction spasmodique de la cuisse, qui avait été traitée par l'un des premiers chirurgiens de Paris, pour une luxation spontanée du fémur ; dix ou douze moxas ne produisirent aucune amélioration. La guérison eut lieu au moyen d'une extension graduée et long-temps prolongée. Le même accident se reproduisit à la suite d'une frayeur, et fut combattu avec succès de la même manière. La malade mourut quelque temps après, et l'on trouva l'articulation coxo-fémorale parfaitement saine. On pourrait également se méprendre sur la nature de ces paralysies passagères dont nous ignorons la cause, et les confondre avec les paralysies permanentes. C'est surtout en ayant égard aux circonstances antécédentes qu'on pourra éviter l'erreur. 5° Nous avons dit que des auteurs n'avaient fait qu'une seule maladie de l'hystérie et de l'hypochondrie. Nous croyons qu'il y a beaucoup d'analogie entre ces deux maladies sous le rapport du siége et de la nature ; des hypochondres éprouvent des spasmes au gosier, au thorax, dans l'abdomen ; des hystériques présentent tous les phénomènes de l'hypochondrie. Mais ces deux ordres de phénomènes se présentent souvent isolés. 6° On a pris des syncopes hystériques pour un état de mort ; on raconte même à ce sujet quelques faits fort extraordinaires. Raulin dit qu'il retarda une fois les funérailles d'une fille du peuple, parce que sa couleur n'était pas totalement changée ; quelques heures après, elle se rétablit. (*Voyez* MORT APPARENTE, SYNCOPE.) 7° L'hystérie a quelques rapports avec les convulsions qui ont été décrites au mot *éclampsie* de ce Dictionnaire. 8° Mais la partie la plus importante du diagnostic de l'hystérie est celle qui a pour objet de distinguer cette maladie de l'épilepsie. Il est bien essentiel de ne pas commettre de méprise à ce sujet, le pronostic de l'hystérie étant beaucoup moins fâcheux que celui de l'épilepsie. Nous nous bornerons ici aux principaux caractères différentiels. *Épilepsie* : s'observe dans les deux sexes, chez les individus de tous les âges ; mais particulièrement chez les enfans ; les idiots y sont très-sujets : attaques ordinairement subites, sans signes précurseurs, avec perte entière de connaissance, convulsions tétaniques, mouvemens peu étendus, saccadés, rétraction ou contorsion des membres plus marquée d'un côté, respiration horriblement gênée, presque impossible, légèrement bruyante, face tuméfiée, violette ou noire et contournée, bouche écumante; ces accidens durent ordinairement quelques minutes, un quart d'heure ou demi-heure au plus, et sont remplacés par la pâleur de la face, la décomposition des traits et un état de démence plus ou moins long; attaques généralement indépendantes des affections morales; espèces d'attaques sans convulsions, appelées *étourdissement* ou *vertige épileptique*; extrême fréquence de la manie, et surtout de la démence chez les épileptiques; tempérament nerveux et affections hypochondriaques fort rares. *Hystérie :* presque exclusive au sexe féminin et à l'époque de la vie comprise entre quinze et trente ou quarante ans, très-rare chez les idiots; attaques ordinairement annoncées par des signes précurseurs assez longtemps d'avance, caractérisées par de grands mouvemens du tronc et des membres, des alternatives d'extension et de relâchement, souvent demi-perte de connaissance seulement, face à peu près naturelle, respiration assez libre, cris répétés; durée ordinaire des attaques, plusieurs heures, sans aliénation de l'esprit à la fin; influence très-grande des affections morales; manie et démence très-rares, constitution nerveuse et état hypochondriaque très-fréquens. Les personnes un peu exercées dans l'étude de ces deux maladies ne se trompent point en observant des paroxymes convulsifs de l'une et de l'autre; on les distingue chez un même individu et dans une même attaque. Lorsque l'hystérie semble se rapprocher de l'épilepsie, soit par l'absence des signes précurseurs, la perte complète de connaissance, ou par la distorsion et l'aspect violet de la face, elle s'en distingue par les cris, la nature des convulsions, le retour à la connaissance et à la raison aussitôt l'attaque finie, etc. La même chose a lieu pour les attaques épileptiques qui se rapprochent des attaques hystériques par leur longueur et la présence de signes précurseurs. M. Esquirol s'étonne que les convulsions hystériques qui, dit-il, sont si intenses, qui persistent pendant plusieurs heures et même plusieurs jours, ne jettent pas dans la démence comme les accès épileptiques et surtout les vertiges. Mais nous ne croyons pas que les convulsions hystériques soient aussi intenses que l'état tétanique de l'épilepsie, et que par conséquent le cerveau soit aussi profondément affecté dans un cas que dans l'autre.

§ VII. L'hystérie est une maladie qui n'offre pas un danger réel, mais qui rend la vie insupportable par les incommodités nombreuses et les souffrances vives qui peuvent l'accompagner, ou en être la suite. Lorsqu'elle est récente, que le retour des attaques est encore subordonné à l'influence toujours agissante des causes, elle est susceptible de guérison. Si les attaques ne cessent avec leur cause, se répètent par une habitude maladive, se renouvellent plusieurs années de suite à certaines époques déterminées, la maladie est difficile à guérir. Dans le plus grand nombre de cas, elle est entretenue par des contrariétés et des chagrins sans cesse renaissans, dont l'action est encore augmentée par la susceptibilité et l'état mélancolique des malades.

§ VIII. Le traitement de l'hystérie indiqué par les auteurs est aussi peu satisfaisant que leurs opinions sur le siége et la nature de cette maladie sont vagues et contradictoires. On vante surtout le mariage, les calmans et les antispasmodiques. Nous avons dit précédemment ce que nous pensons de la vertu du premier moyen, et nous sommes si convaincus de son inutilité ou de ses fâcheux résultats, lorsque la maladie est ancienne ou ne dépend pas d'une inclination contrariée, que nous recommanderons de nouveau aux médecins et aux familles de mettre toute la prudence et toute la circonspection possibles dans son usage. Les *calmans* calment en général fort peu, et les *antispasmodiques* font rarement cesser les spasmes. Rejetez, dit Pomme, ces remèdes antihystériques et antispasmodiques, tels que le castor, l'éther, le succin, le camphre, l'assa-fœtida, le musc, la valériane, la menthe, les eaux spiritueuses, etc. Cet auteur conseille, pour détruire l'*éréthisme* et le *racornissement des nerfs*, pour *relâcher* le système nerveux, les bains simples, tièdes et froids, souvent répétés et prolongés plusieurs heures, les boissons mucilagineuses et rafraîchissantes, les pédiluves, les lavemens froids, l'eau pure pour boisson, en un mot, une médication émolliente, des remèdes doux et aucun stimulant. C'est peut-être le seul auteur qui ait eu la sagesse de ne point opposer de moyens violens à un mal si peu connu dans sa nature, et pour lequel les secours de la pharmacie sont presque toujours inutiles, lorsqu'ils ne sont pas nuisibles.

Il est surtout très-important de prévenir par une éducation

bien entendue le développement de l'hystérie chez les personnes qui y sont prédisposées dès le bas âge ; c'est particulièrement chez les jeunes filles qui sont déjà sujettes à différens accidens nerveux, tels que migraines, étouffemens, palpitations, raideurs cataleptiques à la suite des contrariétés, etc., qu'il faut redoubler de soins et de surveillance. Des exercices musculaires journaliers et souvent portés jusqu'à la fatigue, un travail manuel, l'étude des sciences naturelles, des occupations continuelles de l'esprit; éviter toutes les occasions, toutes les causes propres à exalter l'imagination, exciter les passions, remplir la tête d'illusions et de chimères; ne permettre le coucher que lorsque le sommeil est imminent, et ordonner le lever aussitôt le réveil, pour empêcher les rêves dangereux de l'imagination, et prévenir l'habitude de la masturbation; l'usage habituel d'alimens non stimulans et d'eau pure ou à peine rougie; l'abstinence de boissons excitantes, telles que café, thé, liqueurs spiritueuses; des bains légèrement tièdes en hiver et froids en été; tels sont les moyens les plus efficaces en pareille circonstance.

Nous avons vu que la maladie n'éclate souvent que quelque temps après l'action de la cause, et que dans l'intervalle il se manifeste presque toujours divers accidens nerveux, tels qu'un état mélancolique, des ris ou des pleurs involontaires, de l'insomnie, des maux de tête, des étouffemens, des palpitations, etc.; c'est alors qu'un traitement convenable pourrait surtout être utile, que l'éloignement des causes pourrait prévenir de nouveaux désordres. Mais rarement est-on consulté à cette époque, ou bien on ne sait le plus souvent à quelle cause rapporter ces prodrômes, parce qu'il est ordinairement fort difficile de découvrir la vérité.

Lorsque les attaques sont annoncées par les phénomènes précurseurs, les malades doivent rester à portée des secours qui leur sont nécessaires. Durant les convulsions les malades doivent être contenus pour les empêcher de faire des sauts, des chutes, de se mordre, s'arracher les cheveux, se frapper la tête. Les malades sont d'autant moins fatigués après l'attaque qu'ils ont été moins gênés dans leurs mouvemens; il faut que les membres puissent se fléchir et s'étendre, et le tronc faire diverses inflexions. On débarrasse le malade de ses vêtemens, surtout de ceux qui pourraient gêner le cou, le thorax et l'abdomen, et on le place dans son lit. Pour le contenir, une personne appuie une main sur l'épaule, et de l'autre tient le poignet; un second aide fait la même chose du côté opposé; deux autres maintiennent le bassin et les cuisses en tirant de chaque côté le drap ou la couverture qui couvre ces parties. Si le malade est fort, il faut encore une ou deux personnes pour contenir les jambes, et une pour fixer la tête. Pour gêner le moins possible les mouvemens, on laisse aux membres de la liberté; on les suit en les tenant, seulement on empêche les mains d'attraper les cheveux, ou les dents de saisir quelque partie. Lorsque les grincemens de dents sont très-forts, une personne vigoureuse, appliquant une main sous le menton et l'autre sur le vertex, gêne ou empêche le mouvement des mâchoires; en appuyant fortement sur chaque masseter, on en fait cesser la contraction, et les mâchoires restent écartées, ce qui conduit au même résultat. Mais tous les malades n'ont pas six ou huit personnes à leur service; et l'on est obligé, pour les contenir, d'avoir recours à la camisole de force et aux liens. D'ailleurs, lorsque les attaques sont violentes et de longue durée, ce qui est assez commun, il est beaucoup plus commode de se servir de ces moyens; les malades même en sont moins fatigués, quoiqu'en général ils n'aiment point à se voir ainsi attachés; ils se plaignent aussi que la camisole gêne le col et la poitrine, et comprime quelquefois douloureusement les seins. La camisole est fixée par les épaules au chevet du lit; les cordons qui terminent les manches sont arrêtés au pied du lit, de manière à permettre des mouvemens au bras. Le bassin est retenu par un drap plié en cravate ou par une sangle. Un autre lien placé devant le bas des jambes, dont les extrémités portées en arrière, passées entre les jambes au-dessus du premier tour, sont ramenées antérieurement du côté des pieds et fixées au lit, sert à maintenir les membres inférieurs. Tels sont les moyens de contention mis en usage à la Salpêtrière. Les malades n'ont besoin de personne; il suffit de les visiter de temps en temps pour voir si rien ne les gêne ou ne les blesse. Il est juste de dire que cet appareil les humilie beaucoup. Durant l'attaque, il faut éloigner les curieux, et se garder de faire tout haut sur l'état des malades des observations qui pourraient les irriter ou les inquiéter; car, dans le plus fort de leurs souffrances, ceux qui ne perdent pas entièrement l'usage des sens entendent très-bien ce qui se dit auprès d'eux.

Les attaques, comme les accès de fièvre intermittente, se terminent ordinairement d'elles-mêmes et sans les secours de la médecine. L'état dans lequel se trouvent les malades permet d'ailleurs difficilement d'administrer des remèdes. Souvent on fait respirer des odeurs pénétrantes ou fétides. Pomme dit avoir fait cesser des attaques au moyen de lavemens glacés. On a prescrit des bains tièdes ou froids; on n'a pas craint de proposer une pratique honteuse. Dans les attaques ordinaires, le mieux est de ne rien faire pour ne pas tourmenter les malades. Le seul moyen qui soit praticable, et qui soulage beaucoup, ce sont les applications d'eau froide ou de glace pilée sur la tête. Lorsque les attaques sont d'une grande violence et ne se terminent point au bout de cinq ou six heures, on doit tirer du sang; la saignée du cou produit quelquefois des effets instantanés.

Le traitement de la maladie éprouve souvent de puissans obstacles. Les causes qui l'ont produite exercent quelquefois encore long-temps leur influence; et, dans tous les cas, cette espèce d'affection jette presque toujours les malades dans un état de mélancolie qui entretient et aggrave les accidens. La médecine n'a point de moyens bien efficaces à opposer à des affections morales profondes et sans cesse renaissantes. Les secours hygiéniques, les moyens moraux, sont souvent plus utiles que les ressources de la pharmacie. Le régime alimentaire est difficile à déterminer; les goûts et les dispositions des malades, à cet égard, varient beaucoup. Des alimens de facile digestion et pris en petite quantité chaque fois, la diète lactée, des boissons aqueuses, doivent former la base du régime. Des malades ont l'estomac fort irritable, et ne peuvent prendre la plus faible quantité d'alimens sans éprouver des étouffemens considérables, des gastralgies; cela arrive surtout aux époques où les attaques sont fréquentes. Dans ces cas, toute la nourriture se compose de lait, de bouillons maigres, de panades claires, de bouillon gras froid, de boissons sucrées. On voit des malades qui se plaignent sans cesse de l'estomac et qui digèrent très-bien les substances les plus indigestes. Les exercices musculaires variés sont très-utiles; il ne faut pas permettre aux malades de garder constamment leurs appartemens. L'époque menstruelle, lors même qu'elle est régulière, est presque toujours accompagnée de malaise, de maux de tête, et souvent d'attaques plus fortes. Les pédiluves, les bains de siége, l'application de quelques sangsues à la vulve, peuvent faciliter l'écoulement et le rendre plus abondant. Nous avons vu que chez des malades les attaques se manifestaient dans une saison, sous l'influence d'un excès de température, en hiver ou en été, et cessaient dans des conditions opposées; ne devrait-on pas conseiller alors un changement de climat, de manière que le malade vécût constamment sous l'influence de la même température? Ces malades sont en général susceptibles, bizarres, préoccupés et tristes; leur état exige de ceux qui vivent avec eux beaucoup de ménagement, de patience, de douceur et d'indulgence; on attribue trop souvent à leur volonté ce qui n'est que l'effet de leur maladie. Qu'on se garde surtout de douter devant eux de la réalité de leurs souffrances, de leurs attaques; de leur dire que ce ne sont que des *vapeurs;* rien ne les afflige autant. Il est bien important d'occuper l'esprit des malades, de faire diversion à leurs rêveries habituelles et à leurs affections pénibles; un travail soutenu, facile, interrompu aussitôt qu'il fatigue, des jeux où le système musculaire s'exerce plus que l'intelligence, des lectures agréables, une société choisie, la promenade, sont autant de moyens propres à atteindre ce but. Les malades obligés à travailler pour vivre, dont l'existence n'est point assurée, sont d'autant plus à plaindre que leur position est pour eux une source de chagrins, et qu'ils manquent des forces que nécessitent des occupations pénibles.

Les remèdes actifs doivent être employés avec d'autant plus de ménagement que la maladie est ordinairement de longue durée, et que les malades, naturellement très-irritables, supportent mal les impressions trop vives. On ne doit même pas se dissimuler que, dans beaucoup de cas, il ne se présente aucune indication thérapeutique bien caractérisée, et que le médecin ne peut compter que sur les secours de l'hygiène et les effets du temps. Lorsque toutes les fonctions sont parfaitement régulières dans les intervalles des attaques, et que des essais n'ont produit aucun résultat satisfaisant, il vaut mieux sans doute ne rien faire que de risquer d'ajouter à l'influence de la maladie par des médications empiriques; il faut laisser les malades vivre avec leurs attaques de nerfs.

Les divers phénomènes qui ont lieu dans le cours de l'hystérie peuvent devenir l'objet d'indications particulières, que nous exposerons à l'article NÉVROSE, des circonstances indépendantes de notre volonté nous empêchant de les présenter ici. (GEORGET.)

HYSTÉRIQUE, adj., *hystericus*; qui est affecté d'hystérie; qui a rapport à l'hystérie : douleurs, symptômes *hystériques*, etc.

HYSTÉROCÈLE, s. f., *hysterocèle*, de ὑστέρα, matrice, utérus, et de κηλή, tumeur; hernie formée par la matrice. *Voyez* HERNIE.

HYSTÉROLOXIE, s. f., *hyteroloxia*, de ὑστέρα, utérus, et de λοξὸς, oblique; obliquité de l'utérus. Quelques auteurs se sont servis de cette expression pour désigner ce déplacement. *Voyez* OBLIQUITÉ DE L'UTÉRUS.

HYSTÉROMANIE, s. f., synonyme de NYMPHOMANIE.

HYSTÉROPTOSE, s. f., *hysteroptosis*, de ὑστέρα, utérus, et πτῶσις, chute; nom donné par quelques accoucheurs à la chute et au renversement de l'utérus. *Voyez* CHUTE, RENVERSEMENT et UTÉRUS.

HYSTÉROSTOMATOME, s. m., de ὑστέρα, utérus, στόμα, orifice, et τέμνω, je coupe. Instrument inventé par M. Coutouly, pour inciser les bords de l'orifice de l'utérus : c'est une sorte de bistouri caché à ressort. Il y en a un simple ou à une lame, et un double ou à deux lames. On préfère avec raison un bistouri boutonné à cet instrument. *Voyez* OPÉRATION CÉSARIENNE. (D.)

HYSTÉROTOME, s. m., même étymologie. Bistouri, dont la lame, longue de trois pouces et demi, arrondie à son extrémité, et tranchante seulement à l'endroit de sa convexité, est reçue dans une chape d'argent mobile qui se retire en arrière, et laisse à nu le tranchant quand on l'appuie sur la partie qu'on veut inciser. Cet instrument a été inventé par M. Flamant, pour inciser la partie inférieure de l'utérus par le vagin. (D.)

HYSTÉROTOMIE, s. f., même étymologie; nom donné communément à l'*opération césarienne*. (D.)

HYSTÉROTOMOTOKIE, s. f., formée des mêmes racines, et de τόκος, enfantement; mot inventé par Rousset pour désigner la même opération. (D.)

FIN DU ONZIÈME VOLUME.

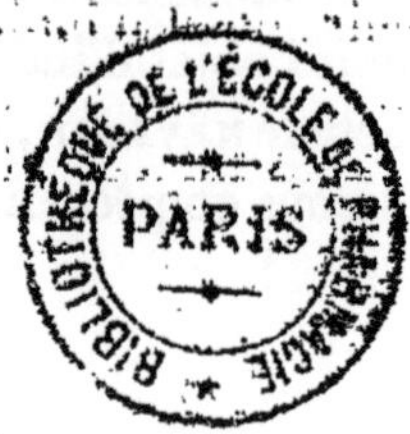

TABLE

DES PRINCIPAUX ARTICLES

CONTENUS DANS LE ONZIÈME VOLUME.

DISTRIBUTION DES MATIÈRES.

	MM.
Anatomie.	BÉCLARD, professeur de la faculté de médecine, et H. CLOQUET.
Physiologie	ADELON, COUTANCEAU, RULLIER, docteurs en méd.
Anatomie pathologique	BRESCHET, chef des travaux anatomiques de la fac. de méd.
Pathologies générale et interne.	CHOMEL, COUTANCEAU, LANDRÉ-BEAUVAIS, RAYER, ROCHOUX, docteurs en méd.
Pathologie externe et opérations chirurgicales	J. CLOQUET, chir. de l'hôpital Saint-Louis; MARJOLIN, ROUX, prof. de la fac. de méd., et MURAT, chirurgien en chef de la maison royale de Bicêtre.
Accouchemens, Maladies des femmes et des nouveau-nés	DESORMEAUX, professeur de la fac. de méd.
Maladies des enfans.	GUERSENT, médecin de l'hôpital des Enfans.
Maladies des vieillards	FERRUS et ROSTAN, méd. de l'hospice de la Salpêtrière.
Maladies mentales.	GEORGET, docteur en méd.
Maladies cutanées.	BIETT, méd. de l'hôpital Saint-Louis, et RAYER, doct. en méd.
Maladies syphilitiques.	LAGNEAU, docteur en médecine
Maladies des pays chauds.	ROCHOUX, doct. en méd.
Thérapeutique générale	GUERSENT, médecin de l'hôpital des Enfans.
Histoire naturelle médicale.	H. CLOQUET, docteur en méd., ORFILA, prof. de la fac. de méd., et A. RICHARD, démonstrateur de botan. de la faculté de méd.
Chimie médicale et pharmacie.	ORFILA, et PELLETIER, professeur de l'École de pharmacie.
Physique médicale et hygiène.	ROSTAN.
Médecine légale et police médicale.	MARC, doct. méd., ORFILA, et RAIGE-DELORME, docteur en médecine, qui sera aussi chargé des articles de vocabulaire.

www.ingramcontent.com/pod-product-compliance
Ingram Content Group UK Ltd.
Pitfield, Milton Keynes, MK11 3LW, UK
UKHW020255230726
13925UKWH00001B/59